国家病原微生物资源库目录

——第三类病原微生物目录（2022年版）

魏 强 姜孟楠◎主编

清华大学出版社

北京

图书在版编目（CIP）数据

国家病原微生物资源库目录 . 第三类病原微生物目录：
2022 年版 / 魏强，姜孟楠主编 . -- 北京：清华大学出
版社 , 2024. 7. -- ISBN 978-7-302-66635-6

Ⅰ . R37

中国国家版本馆 CIP 数据核字第 20244HV991 号

责任编辑： 辛瑞瑞　孙　宇
封面设计： 吴　晋
责任校对： 李建庄
责任印制： 宋　林

出版发行： 清华大学出版社
　　　　网　　　址：https://www.tup.com.cn，https://www.wqxuetang.com
　　　　地　　　址：北京清华大学学研大厦 A 座　　　邮　　　编：100084
　　　　社 总 机：010-83470000　　　　　　　　　邮　　　购：010-62786544
　　　　投稿与读者服务：010-62776969，c-service@tup.tsinghua.edu.cn
　　　　质量反馈：010-62772015，zhiliang@tup.tsinghua.edu.cn
印 装 者： 三河市铭诚印务有限公司
经　　销： 全国新华书店
开　　本： 210mm×285mm　　　　**印　张：** 28　　　　**字　数：** 693 千字
版　　次： 2024 年 6 月第 1 版　　　　　　　　　　**印　次：** 2024 年 6 月第 1 次印刷
定　　价： 188.00 元

产品编号：103905-01

编 委 会

主　编　魏　强　姜孟楠

副主编　张必科　韩　俊　刘维达　侯雪新　黎　薇　江永忠

编　委（按姓氏汉语拼音排序）

曹旭东　中国疾病预防控制中心

曾灵风　广东省疾病预防控制中心

陈雪雪　苏州市疾病预防控制中心

董　飚　中国医学科学院医药生物技术研究所

董　婕　中国疾病预防控制中心病毒病预防控制所

高　晨　中国疾病预防控制中心病毒病预防控制所

郭　丽　中国医学科学院病原生物学研究所

洪　耕　中国疾病预防控制中心

胡辛欣　中国医学科学院医药生物技术研究所

黄维娟　中国疾病预防控制中心病毒病预防控制所

霍细香　湖北省疾病预防控制中心

李　康　中国食品药品检定研究院

李聪然　中国医学科学院医药生物技术研究所

李丽娜　中国医学科学院病原生物学研究所

李筱芳　中国医学科学院皮肤病医院（中国医学科学院皮肤病研究所）

李宜晓　中国疾病预防控制中心

李玉环　中国医学科学院医药生物技术研究所

李振军　中国疾病预防控制中心传染病预防控制所

刘　丽　中国疾病预防控制中心

刘　洋　中国疾病预防控制中心

刘立国　中国医学科学院病原生物学研究所

刘梦莹　中国疾病预防控制中心

吕子全　深圳市疾病预防控制中心

梅　蠢　中国疾病预防控制中心

梅　嬛　中国医学科学院皮肤病医院（中国医学科学院皮肤病研究所）

莫艳玲　广东省疾病预防控制中心

彭　博　深圳市疾病预防控制中心

任丽丽　中国医学科学院病原生物学研究所

佘晓东　中国医学科学院皮肤病医院（中国医学科学院皮肤病研究所）

申小娜　中国疾病预防控制中心传染病预防控制所

石晓路　深圳市疾病预防控制中心

宋　杨　中国疾病预防控制中心

宋芹芹　中国疾病预防控制中心病毒病预防控制所

王聪慧　中国医学科学院病原生物学研究所

王慧玲　中国疾病预防控制中心病毒病预防控制所

王衍海　中国疾病预防控制中心病毒病预防控制所

吴林寰　中国科学院微生物研究所

吴思宇　中国疾病预防控制中心

徐　苗　中国食品药品检定研究院

徐　潇　中国食品药品检定研究院

薛　颖　中国医学科学院病原生物学研究所

杨信怡　中国医学科学院医药生物技术研究所

游雪甫　中国医学科学院医药生物技术研究所

余　波　湖北省疾病预防控制中心

张　颖　广州市疾病预防控制中心

赵　莉　中国疾病预防控制中心病毒病预防控制所

赵爱华　中国食品药品检定研究院

赵元元　中国疾病预防控制中心

郑海林　中国医学科学院皮肤病医院（中国医学科学院皮肤病研究所）

郑雅匀　中国疾病预防控制中心传染病预防控制所

郑仲华　广东省疾病预防控制中心

仲松超　中科软科技股份有限公司

邹　伟　湖北省疾病预防控制中心

邹　旋　深圳市疾病预防控制中心

　　编制病原微生物目录是国家指定的病原微生物菌（毒）种保藏机构的基本职责，也是提供国家科技资源共享服务的重要体现。2021年4月15日实施的《中华人民共和国生物安全法》提出国家建立生物安全名录和清单制度，对涉及重要生物资源数据等涉及生物安全的材料要制定、公布名录或者清单，并动态调整。

　　病原微生物作为国家重要战略资源之一，是进行传染病防治、科研、教学、药品和生物制品生产、出入境检验检疫等工作的重要基础支撑材料。按照《病原微生物实验室生物安全管理条例》（国务院第424号令）的相关规定，国家根据病原微生物的传染性和病原微生物感染后对个体或者群体的危害程度将病原微生物分为四类。其中，第三类病原微生物是指能够引起人类或者动物疾病，但一般情况下对人、动物或者环境不构成严重危害，传播风险有限，实验室感染后很少引起严重疾病，并且具备有效治疗和预防措施的微生物。

　　2017年8月，原国家卫生计生委指定中国疾病预防控制中心为首家国家级病原微生物菌（毒）种保藏中心。2019年6月，经国家卫生健康委推荐，科技部和财政部批准，依托中国疾病预防控制中心组建国家病原微生物资源库，承担国家病原微生物资源保藏任务，履行国家病原微生物保藏职能。为此，中国疾病预防控制中心牵头组织相关保藏机构和国家病原微生物资源库参建单位，于2019年底启动了《国家病原微生物资源库目录——第三类病原微生物目录》系列编制工作。

　　2021年3月，《国家病原微生物资源库目录——第三类病原微生物目录（2019年版）》正式出版。2019年版目录是我国首部病原微生物目录，奠定了我国病原微生物目录的基本框架和内容基础，受到相关管理部门和业内专业人员的广泛关注。为进一步探索建立病原微生物目录制定、发布，以及动态调整等机制，中国疾病预防控制中心相继牵头编制了《国家病原微生物资源库目录——第三类病原微生物目录（2020年版）》与《国家病原微生物资源库目录——第三类病原微生物目录（2021年版）》，分别于2022年12月、2023年9月出版面世。2022年版继续以《病原微生物菌(毒)种保藏数据描述通则》(T/CPMA 011-2020)为依据，在前三版目录基础上对资源内容进行优化和扩充，收录了由国家卫生健康委指定的保藏机构保藏的危害程度为第三类的细菌、病毒、真菌等近2000条菌（毒）种信息。该版目录进一步了丰富病原微生物相关图谱及形态学描述信息，使读者可以更直观地了解病原微生物，从而也将发挥科普作用。

《国家病原微生物资源库目录——第三类病原微生物目录（2022年版）》的出版，进一步规范了国家病原微生物资源库目录编制体系，为下一步全国病原微生物数据资源汇交打下坚实基础。同时，系列目录的出版对于生物资源的研究、开发和利用具有重要意义，将为生物医药产业的研发和各类科技计划与项目的实施提供强大支持。本书适用于疾控、科研、临床、生产等从事病原微生物检测、鉴定、保藏、教学等相关专业人员使用。作为一本规范性专业性工具书，为方便使用，获取目录之外的其他信息及目录中某一株菌（毒）种，可以登陆国家病原微生物资源库网站（www.nprc.org.cn）进一步查询。

本书的出版得到了国家重点研发计划（2022YFC2602200）、国家科技资源共享服务平台(国家病原微生物资源库–NPRC-32)、国家科技基础资源调查专项（2021FY100904）等资助。同时，本目录在编制过程中得到了国家卫生健康委科教司、国家疾控局科教国际司、科技部相关司局、国家科技基础条件平台中心等单位领导，以及国家病原微生物资源库、国家微生物科学数据中心及有关专家的支持与指导，在此深表感谢！

由于经验有限，目录中难免有疏漏和不妥之处，敬请读者和相关专业人士批评指正，以便在今后版本中持续修改完善，不断提升国家病原微生物资源共享服务的水平和能力。

魏　强　姜孟楠

2024年6月

目 录

第二部分　真　菌　303

第三部分　病　毒　373

第一部分

细 菌

一、不动杆菌属

1. 不动杆菌属

国家科技资源标识符：CSTR: 16698.06.NPRC 1.2.1401

平台资源号：NPRC 1.2.1401

保藏编号：CHPC 1.13917

中文名称：鲍氏不动杆菌

外文名称：*Acinetobacter baumannii*

分类学地位：Bacteria; Pseudomonadota; Gammaproteobacteria; Pseudomonadales; Moraxellaceae; *Acinetobacter*

生物危害程度：第三类

分离时间：2020-01-01

分离地址：中国吉林省白城市

分离基物：患者脑脊液

致病名称：肺炎、脑膜炎、腹膜炎、心内膜炎、泌尿道和皮肤感染

致病对象：人、动物

来源历史：←中国疾病预防控制中心病原微生物菌（毒）种保藏中心传染病所分中心 ←中国疾病预防控制中心传染病预防控制所

用　　途：临床检验

联系单位：中国疾病预防控制中心传染病预防控制所

电子邮箱：chpc@icdc.cn

2. 不动杆菌属

国家科技资源标识符：CSTR: 16698.06.NPRC 1.2.1402

平台资源号：NPRC 1.2.1402

保藏编号：CHPC 1.13918

中文名称：鲍氏不动杆菌

外文名称：*Acinetobacter baumannii*

分类学地位：Bacteria; Pseudomonadota; Gammaproteobacteria; Pseudomonadales; Moraxellaceae; *Acinetobacter*

生物危害程度：第三类

分离时间：2021-01-01

分离地址：中国吉林省白城市

分离基物：患者脑脊液

致病名称：肺炎、脑膜炎、腹膜炎、心内膜炎、泌尿道和皮肤感染

致病对象：人、动物

来源历史：←中国疾病预防控制中心病原微生物菌（毒）种保藏中心传染病所分中心 ←中国疾病预防控制中心传染病预防控制所

用　　途：临床检验

联系单位：中国疾病预防控制中心传染病预防控制所

电子邮箱：chpc@icdc.cn

3. 不动杆菌属

国家科技资源标识符：CSTR: 16698.06.NPRC 1.2.1403

平台资源号：NPRC 1.2.1403

保藏编号：CHPC 1.13919

中文名称：鲍氏不动杆菌

外文名称：*Acinetobacter baumannii*

分类学地位：Bacteria; Pseudomonadota; Gammaproteobacteria; Pseudomonadales; Moraxellaceae; *Acinetobacter*

生物危害程度：第三类

分离时间：2022-01-01

分离地址：中国四川省泸州市

分离基物：患者脑脊液

致病名称：肺炎、脑膜炎、腹膜炎、心内膜炎、泌尿道和皮肤感染

致病对象：人、动物

来源历史：←中国疾病预防控制中心病原微生物菌（毒）种保藏中心传染病所分中心 ←中国疾病预防控制中心传染病预防

控制所

用　　途：临床检验

联系单位：中国疾病预防控制中心传染病预防控制所

电子邮箱：chpc@icdc.cn

4. 不动杆菌属

国家科技资源标识符: CSTR: 16698.06.NPRC 1.2.1404

平台资源号：NPRC 1.2.1404

保藏编号：CHPC 1.13920

中文名称：鲍氏不动杆菌

外文名称：*Acinetobacter baumannii*

分类学地位：Bacteria; Pseudomonadota; Gammaproteobacteria; Pseudomonadales; Moraxellaceae; *Acinetobacter*

生物危害程度：第三类

分离时间：2021-01-01

分离地址：中国湖北省随州市

分离基物：患者脑脊液

致病名称：肺炎、脑膜炎、腹膜炎、心内膜炎、泌尿道和皮肤感染

致病对象：人、动物

来源历史：←中国疾病预防控制中心病原微生物菌（毒）种保藏中心传染病所分中心 ←中国疾病预防控制中心传染病预防控制所

用　　途：临床检验

联系单位：中国疾病预防控制中心传染病预防控制所

电子邮箱：chpc@icdc.cn

5. 不动杆菌属

国家科技资源标识符: CSTR: 16698.06.NPRC 1.2.1405

平台资源号：NPRC 1.2.1405

保藏编号：CHPC 1.13921

中文名称：鲍氏不动杆菌

外文名称：*Acinetobacter baumannii*

分类学地位：Bacteria; Pseudomonadota; Gammaproteobacteria; Pseudomonadales; Moraxellaceae; *Acinetobacter*

生物危害程度：第三类

分离时间：2021-01-01

分离地址：中国湖北省随州市

分离基物：患者脑脊液

致病名称：肺炎、脑膜炎、腹膜炎、心内膜炎、泌尿道和皮肤感染

致病对象：人、动物

来源历史：←中国疾病预防控制中心病原微生物菌（毒）种保藏中心传染病所分中心 ←中国疾病预防控制中心传染病预防控制所

用　　途：临床检验

联系单位：中国疾病预防控制中心传染病预防控制所

电子邮箱：chpc@icdc.cn

6. 不动杆菌属

国家科技资源标识符: CSTR: 16698.06.NPRC 1.2.1406

平台资源号：NPRC 1.2.1406

保藏编号：CHPC 1.13922

中文名称：鲍氏不动杆菌

外文名称：*Acinetobacter baumannii*

分类学地位：Bacteria; Pseudomonadota; Gammaproteobacteria; Pseudomonadales; Moraxellaceae; *Acinetobacter*

生物危害程度：第三类

分离时间：2021-01-01

分离地址：中国湖北省宜昌市

分离基物：患者脑脊液

致病名称：肺炎、脑膜炎、腹膜炎、心内膜炎、泌尿道和皮肤感染

致病对象：人、动物

来源历史：←中国疾病预防控制中心病原微生物菌（毒）种保藏中心传染病所分中心

←中国疾病预防控制中心传染病预防控制所

用　　途：临床检验，

联系单位：中国疾病预防控制中心传染病预防控制所

电子邮箱：chpc@icdc.cn

7. 不动杆菌属

国家科技资源标识符：CSTR: 16698.06.NPRC 1.2.1407

平台资源号：NPRC 1.2.1407

保藏编号：CHPC 1.13923

中文名称：鲍氏不动杆菌

外文名称：*Acinetobacter baumannii*

分类学地位：Bacteria; Pseudomonadota; Gammaproteobacteria; Pseudomonadales; Moraxellaceae; *Acinetobacter*

生物危害程度：第三类

分离时间：2022-01-01

分离地址：中国广东省江门市

分离基物：患者脑脊液

致病名称：肺炎、脑膜炎、腹膜炎、心内膜炎、泌尿道和皮肤感染

致病对象：人、动物

来源历史：←中国疾病预防控制中心病原微生物菌（毒）种保藏中心传染病所分中心←中国疾病预防控制中心传染病预防控制所

用　　途：临床检验

联系单位：中国疾病预防控制中心传染病预防控制所

电子邮箱：chpc@icdc.cn

8. 不动杆菌属

国家科技资源标识符：CSTR: 16698.06.NPRC 1.2.1408

平台资源号：NPRC 1.2.1408

保藏编号：CHPC 1.13924

中文名称：鲍氏不动杆菌

外文名称：*Acinetobacter baumannii*

分类学地位：Bacteria; Pseudomonadota; Gammaproteobacteria; Pseudomonadales; Moraxellaceae; *Acinetobacter*

生物危害程度：第三类

分离时间：2022-01-01

分离地址：中国广东省江门市

分离基物：患者脑脊液

致病名称：肺炎、脑膜炎、腹膜炎、心内膜炎、泌尿道和皮肤感染

致病对象：人、动物

来源历史：←中国疾病预防控制中心病原微生物菌（毒）种保藏中心传染病所分中心←中国疾病预防控制中心传染病预防控制所

用　　途：临床检验

联系单位：中国疾病预防控制中心传染病预防控制所

电子邮箱：chpc@icdc.cn

9. 不动杆菌属

国家科技资源标识符：CSTR: 16698.06.NPRC 1.2.1409

平台资源号：NPRC 1.2.1409

保藏编号：CHPC 1.13925

中文名称：鲍氏不动杆菌

外文名称：*Acinetobacter baumannii*

分类学地位：Bacteria; Pseudomonadota; Gammaproteobacteria; Pseudomonadales; Moraxellaceae; *Acinetobacter*

生物危害程度：第三类

分离时间：2022-01-01

分离地址：中国广东省韶关市

分离基物：患者脑脊液

致病名称：肺炎、脑膜炎、腹膜炎、心内膜炎、泌尿道和皮肤感染

致病对象：人、动物

来源历史：←中国疾病预防控制中心病原微生物

菌（毒）种保藏中心传染病所分中心
←中国疾病预防控制中心传染病预防
控制所

用　　途：临床检验

联系单位：中国疾病预防控制中心传染病预防控
制所

电子邮箱：chpc@icdc.cn

10. 不动杆菌属

国家科技资源标识符：CSTR: 16698.06.NPRC 1.2.1410

平台资源号：NPRC 1.2.1410

保藏编号：CHPC 1.13926

中文名称：鲍氏不动杆菌

外文名称：*Acinetobacter baumannii*

分类学地位：Bacteria; Pseudomonadota; Gammaproteobacteria; Pseudomonadales; Moraxellaceae; *Acinetobacter*

生物危害程度：第三类

分离时间：2021-01-01

分离地址：中国浙江省温州市

分离基物：患者脑脊液

致病名称：肺炎、脑膜炎、腹膜炎、心内膜炎、泌尿道和皮肤感染

致病对象：人、动物

来源历史：←中国疾病预防控制中心病原微生物菌（毒）种保藏中心传染病所分中心←中国疾病预防控制中心传染病预防控制所

用　　途：临床检验

联系单位：中国疾病预防控制中心传染病预防控制所

电子邮箱：chpc@icdc.cn

11. 不动杆菌属

国家科技资源标识符：CSTR: 16698.06.NPRC 1.2.1411

平台资源号：NPRC 1.2.1411

保藏编号：CHPC 1.15049

中文名称：鲍氏不动杆菌

外文名称：*Acinetobacter baumannii*

分类学地位：Bacteria; Pseudomonadota; Gammaproteobacteria; Pseudomonadales; Moraxellaceae; *Acinetobacter*

生物危害程度：第三类

分离时间：2020-12-09

分离地址：中国吉林省白城市

分离基物：患者脑脊液

致病名称：肺炎、脑膜炎、腹膜炎、心内膜炎、泌尿道和皮肤感染

致病对象：人、动物

来源历史：←中国疾病预防控制中心病原微生物菌（毒）种保藏中心传染病所分中心←中国疾病预防控制中心传染病预防控制所

用　　途：临床检验

联系单位：中国疾病预防控制中心传染病预防控制所

电子邮箱：chpc@icdc.cn

12. 不动杆菌属

国家科技资源标识符：CSTR: 16698.06.NPRC 1.2.1412

平台资源号：NPRC 1.2.1412

保藏编号：CHPC 1.15050

中文名称：鲍氏不动杆菌

外文名称：*Acinetobacter baumannii*

分类学地位：Bacteria; Pseudomonadota; Gammaproteobacteria; Pseudomonadales; Moraxellaceae; *Acinetobacter*

生物危害程度：第三类

分离时间：2021-03-09

分离地址：中国吉林省白城市

分离基物：患者脑脊液

致病名称：肺炎、脑膜炎、腹膜炎、心内膜炎、泌尿道和皮肤感染

致病对象：人、动物

细菌

来源历史：←中国疾病预防控制中心病原微生物
　　　　　菌（毒）种保藏中心传染病所分中心
　　　　　←中国疾病预防控制中心传染病预防
　　　　　控制所

用　　途：临床检验

联系单位：中国疾病预防控制中心传染病预防控
　　　　　制所

电子邮箱：chpc@icdc.cn

13. 不动杆菌属

国家科技资源标识符：CSTR: 16698.06.NPRC 1.2.1413

平台资源号：NPRC 1.2.1413

保藏编号：CHPC 1.15051

中文名称：鲍氏不动杆菌

外文名称：*Acinetobacter baumannii*

分类学地位：Bacteria; Pseudomonadota; Gammaproteobacteria; Pseudomonadales; Moraxellaceae; *Acinetobacter*

生物危害程度：第三类

分离时间：2022-04-29

分离地址：中国四川省泸州市

分离基物：患者脑脊液

致病名称：肺炎、脑膜炎、腹膜炎、心内膜炎、
　　　　　泌尿道和皮肤感染

致病对象：人、动物

来源历史：←中国疾病预防控制中心病原微生物
　　　　　菌（毒）种保藏中心传染病所分中心
　　　　　←中国疾病预防控制中心传染病预防
　　　　　控制所

用　　途：临床检验

联系单位：中国疾病预防控制中心传染病预防控
　　　　　制所

电子邮箱：chpc@icdc.cn

14. 不动杆菌属

国家科技资源标识符：CSTR: 16698.06.NPRC 1.2.1414

平台资源号：NPRC 1.2.1414

保藏编号：CHPC 1.15052

中文名称：鲍氏不动杆菌

外文名称：*Acinetobacter baumannii*

分类学地位：Bacteria; Pseudomonadota; Gammaproteobacteria; Pseudomonadales; Moraxellaceae; *Acinetobacter*

生物危害程度：第三类

分离时间：2021-01-01

分离地址：中国湖北省随州市

分离基物：患者脑脊液

致病名称：肺炎、脑膜炎、腹膜炎、心内膜炎、
　　　　　泌尿道和皮肤感染

致病对象：人、动物

来源历史：←中国疾病预防控制中心病原微生物
　　　　　菌（毒）种保藏中心传染病所分中心
　　　　　←中国疾病预防控制中心传染病预防
　　　　　控制所

用　　途：临床检验

联系单位：中国疾病预防控制中心传染病预防控
　　　　　制所

电子邮箱：chpc@icdc.cn

15. 不动杆菌属

国家科技资源标识符：CSTR: 16698.06.NPRC 1.2.1415

平台资源号：NPRC 1.2.1415

保藏编号：CHPC 1.15053

中文名称：鲍氏不动杆菌

外文名称：*Acinetobacter baumannii*

分类学地位：Bacteria; Pseudomonadota; Gammaproteobacteria; Pseudomonadales; Moraxellaceae; *Acinetobacter*

生物危害程度：第三类

分离时间：2021-01-01

分离地址：中国湖北省随州市

分离基物：患者脑脊液

致病名称：肺炎、脑膜炎、腹膜炎、心内膜炎、
　　　　　泌尿道和皮肤感染

致病对象：人、动物

来源历史：←中国疾病预防控制中心病原微生物
　　　　　菌（毒）种保藏中心传染病所分中心
　　　　　←中国疾病预防控制中心传染病预防
　　　　　控制所

用　　途：临床检验

联系单位：中国疾病预防控制中心传染病预防控
　　　　　制所

电子邮箱：chpc@icdc.cn

16. 不动杆菌属

国家科技资源标识符：CSTR: 16698.06.NPRC 1.2.1416

平台资源号：NPRC 1.2.1416

保藏编号：CHPC 1.15054

中文名称：鲍氏不动杆菌

外文名称：*Acinetobacter baumannii*

分类学地位：Bacteria; Pseudomonadota; Gam-
　　　　　maproteobacteria; Pseudomonadales;
　　　　　Moraxellaceae; *Acinetobacter*

生物危害程度：第三类

分离时间：2021-01-01

分离地址：中国湖北省宜昌市

分离基物：患者脑脊液

致病名称：肺炎、脑膜炎、腹膜炎、心内膜炎、
　　　　　泌尿道和皮肤感染

致病对象：人、动物

来源历史：←中国疾病预防控制中心病原微生物
　　　　　菌（毒）种保藏中心传染病所分中心
　　　　　←中国疾病预防控制中心传染病预防
　　　　　控制所

用　　途：临床检验

联系单位：中国疾病预防控制中心传染病预防控
　　　　　制所

电子邮箱：chpc@icdc.cn

17. 不动杆菌属

国家科技资源标识符：CSTR: 16698.06.NPRC 1.2.1417

平台资源号：NPRC 1.2.1417

保藏编号：CHPC 1.15055

中文名称：鲍氏不动杆菌

外文名称：*Acinetobacter baumannii*

分类学地位：Bacteria; Pseudomonadota; Gam-
　　　　　maproteobacteria; Pseudomonadales;
　　　　　Moraxellaceae; *Acinetobacter*

生物危害程度：第三类

分离时间：2022-01-01

分离地址：中国广东省江门市

分离基物：患者脑脊液

致病名称：肺炎、脑膜炎、腹膜炎、心内膜炎、
　　　　　泌尿道和皮肤感染

致病对象：人、动物

来源历史：←中国疾病预防控制中心病原微生物
　　　　　菌（毒）种保藏中心传染病所分中心
　　　　　←中国疾病预防控制中心传染病预防
　　　　　控制所

用　　途：临床检验

联系单位：中国疾病预防控制中心传染病预防控
　　　　　制所

电子邮箱：chpc@icdc.cn

18. 不动杆菌属

国家科技资源标识符：CSTR: 16698.06.NPRC 1.2.1418

平台资源号：NPRC 1.2.1418

保藏编号：CHPC 1.15056

中文名称：鲍氏不动杆菌

外文名称：*Acinetobacter baumannii*

分类学地位：Bacteria; Pseudomonadota; Gam-
　　　　　maproteobacteria; Pseudomonadales;
　　　　　Moraxellaceae; *Acinetobacter*

生物危害程度：第三类

分离时间：2022-01-01

分离地址：中国广东省江门市

分离基物：患者脑脊液

致病名称：肺炎、脑膜炎、腹膜炎、心内膜炎、

泌尿道和皮肤感染

致病对象：人、动物

来源历史：←中国疾病预防控制中心病原微生物
菌（毒）种保藏中心传染病所分中心
←中国疾病预防控制中心传染病预防
控制所

用　　途：临床检验

联系单位：中国疾病预防控制中心传染病预防控
制所

电子邮箱：chpc@icdc.cn

19. 不动杆菌属

国家科技资源标识符：CSTR: 16698.06.NPRC 1.2.1419

平台资源号：NPRC 1.2.1419

保藏编号：CHPC 1.15057

中文名称：鲍氏不动杆菌

外文名称：*Acinetobacter baumannii*

分类学地位：Bacteria; Pseudomonadota; Gammaproteobacteria; Pseudomonadales; Moraxellaceae; *Acinetobacter*

生物危害程度：第三类

分离时间：2022-01-01

分离地址：中国广东省韶关市

分离基物：患者脑脊液

致病名称：肺炎、脑膜炎、腹膜炎、心内膜炎、
泌尿道和皮肤感染

致病对象：人、动物

来源历史：←中国疾病预防控制中心病原微生物
菌（毒）种保藏中心传染病所分中心
←中国疾病预防控制中心传染病预防
控制所

用　　途：临床检验

联系单位：中国疾病预防控制中心传染病预防控
制所

电子邮箱：chpc@icdc.cn

20. 不动杆菌属

国家科技资源标识符：CSTR: 16698.06.NPRC 1.9.184

平台资源号：NPRC 1.9.184

保藏编号：CMCC(B) 25161

中文名称：鲍氏不动杆菌

外文名称：*Acinetobacter baumannii*

分类学地位：Bacteria; Pseudomonadota; Gammaproteobacteria; Pseudomonadales; Moraxellaceae; *Acinetobacter*

生物危害程度：第三类

分离时间：2020-10-01

分离地址：未知

分离基物：大鲵

致病名称：菌血症、尿路感染

致病对象：人、动物

来源历史：←中国食品药品检定研究院病原微生
物菌（毒）种保藏中心←军事科学院
军事医学研究院生物工程研究所

用　　途：科研

联系单位：中国食品药品检定研究院

电子邮箱：cmcc@nifdc.org.cn

21. 不动杆菌属

国家科技资源标识符：CSTR: 16698.06.NPRC 1.7.74

平台资源号：NPRC 1.7.74

保藏编号：CCPM(A)-P-102101

中文名称：鲍氏不动杆菌

外文名称：*Acinetobacter baumannii*

分类学地位：Bacteria; Pseudomonadota; Gammaproteobacteria; Pseudomonadales; Moraxellaceae; *Acinetobacter*

生物危害程度：第三类

分离时间：2021-03

分离地址：中国北京市

分离基物：患者股静脉导管尖

致病名称：肺炎、细菌性烧伤感染、细菌性伤口

感染、细菌性脑膜炎、细菌性尿路感
染、细菌性腹膜炎、细菌性心内膜炎、
细菌性骨髓炎、细菌性关节炎、细菌
性败血症

致病对象：人、动物

来源历史：←中国医学科学院病原微生物菌（毒）
种保藏中心药用微生物相关菌（毒）
种保藏分中心←中国医学科学院医药
生物技术研究所←北京协和医院

用　　途：科研

联系单位：中国医学科学院医药生物技术研究所

电子邮箱：xinxinhu@imb.cams.cn

22. 不动杆菌属

国家科技资源标识符：CSTR: 16698.06.NPRC 1.7.75

平台资源号：NPRC 1.7.75

保藏编号：CCPM(A)-P-102102

中文名称：鲍氏不动杆菌

外文名称：*Acinetobacter baumannii*

分类学地位：Bacteria; Pseudomonadota; Gam-
maproteobacteria; Pseudomonadales;
Moraxellaceae; *Acinetobacter*

生物危害程度：第三类

分离时间：2021-03

分离地址：中国北京市

分离基物：患者引流液

致病名称：肺炎、细菌性烧伤感染、细菌性伤口
感染、细菌性脑膜炎、细菌性尿路感
染、细菌性腹膜炎、细菌性心内膜炎、
细菌性骨髓炎、细菌性关节炎、细菌
性败血症

致病对象：人、动物

来源历史：←中国医学科学院病原微生物菌（毒）
种保藏中心药用微生物相关菌（毒）
种保藏分中心←中国医学科学院医药
生物技术研究所←北京协和医院

用　　途：科研

联系单位：中国医学科学院医药生物技术研究所

电子邮箱：xinxinhu@imb.cams.cn

23. 不动杆菌属

国家科技资源标识符：CSTR: 16698.06.NPRC 1.7.76

平台资源号：NPRC 1.7.76

保藏编号：CCPM(A)-P-102103

中文名称：鲍氏不动杆菌

外文名称：*Acinetobacter baumannii*

分类学地位：Bacteria; Pseudomonadota; Gam-
maproteobacteria; Pseudomonadales;
Moraxellaceae; *Acinetobacter*

生物危害程度：第三类

分离时间：2021-03

分离地址：中国北京市

分离基物：患者拭子

致病名称：肺炎、细菌性烧伤感染、细菌性伤口
感染、细菌性脑膜炎、细菌性尿路感
染、细菌性腹膜炎、细菌性心内膜炎、
细菌性骨髓炎、细菌性关节炎、细菌
性败血症

致病对象：人、动物

来源历史：←中国医学科学院病原微生物菌（毒）
种保藏中心药用微生物相关菌（毒）
种保藏分中心←中国医学科学院医药
生物技术研究所←北京协和医院

用　　途：科研

联系单位：中国医学科学院医药生物技术研究所

电子邮箱：xinxinhu@imb.cams.cn

24. 不动杆菌属

国家科技资源标识符：CSTR: 16698.06.NPRC 1.7.77

平台资源号：NPRC 1.7.77

保藏编号：CCPM(A)-P-102165

中文名称：鲍氏不动杆菌

外文名称：*Acinetobacter baumannii*

分类学地位：Bacteria; Pseudomonadota; Gam-

细菌

maproteobacteria; Pseudomonadales; Moraxellaceae; *Acinetobacter*

生物危害程度：第三类

分离时间：2021-06

分离地址：中国河北省张家口市

分离基物：患者痰液

致病名称：肺炎、细菌性烧伤感染、细菌性伤口感染、细菌性脑膜炎、细菌性尿路感染、细菌性腹膜炎、细菌性心内膜炎、细菌性骨髓炎、细菌性关节炎、细菌性败血症

致病对象：人、动物

来源历史：←中国医学科学院病原微生物菌（毒）种保藏中心药用微生物相关菌（毒）种保藏分中心←中国医学科学院医药生物技术研究所←河北北方学院附属第一医院

用　　途：科研

联系单位：中国医学科学院医药生物技术研究所

电子邮箱：xinxinhu@imb.cams.cn

25. 不动杆菌属

国家科技资源标识符：CSTR: 16698.06.NPRC 1.7.78

平台资源号：NPRC 1.7.78

保藏编号：CCPM(A)-P-102166

中文名称：鲍氏不动杆菌

外文名称：*Acinetobacter baumannii*

分类学地位：Bacteria; Pseudomonadota; Gammaproteobacteria; Pseudomonadales; Moraxellaceae; *Acinetobacter*

生物危害程度：第三类

分离时间：2021-06

分离地址：中国河北省张家口市

分离基物：患者脑脊液

致病名称：肺炎、细菌性烧伤感染、细菌性伤口感染、细菌性脑膜炎、细菌性尿路感染、细菌性腹膜炎、细菌性心内膜炎、

细菌性骨髓炎、细菌性关节炎、细菌性败血症

致病对象：人、动物

来源历史：←中国医学科学院病原微生物菌（毒）种保藏中心药用微生物相关菌（毒）种保藏分中心←中国医学科学院医药生物技术研究所←河北北方学院附属第一医院

用　　途：科研

联系单位：中国医学科学院医药生物技术研究所

电子邮箱：xinxinhu@imb.cams.cn

26. 不动杆菌属

国家科技资源标识符：CSTR: 16698.06.NPRC 1.9.182

平台资源号：NPRC 1.9.182

保藏编号：CMCC(B) 25155

中文名称：莴苣不动杆菌

外文名称：*Acinetobacter lactucae*

分类学地位：Bacteria; Pseudomonadota; Gammaproteobacteria; Pseudomonadales; Moraxellaceae; *Acinetobacter*

生物危害程度：第三类

分离时间：2019-08-25

分离地址：未知

分离基物：蜗牛

致病名称：菌血症

致病对象：人

来源历史：←中国食品药品检定研究院病原微生物菌（毒）种保藏中心←中国食品药品检定研究院生物检测室

用　　途：科研

联系单位：中国食品药品检定研究院

电子邮箱：cmcc@nifdc.org.cn

27. 不动杆菌属

国家科技资源标识符：CSTR: 16698.06.NPRC 1.9.183

平台资源号：NPRC 1.9.183

保藏编号：CMCC(B) 25156

中文名称：医院不动杆菌

外文名称：*Acinetobacter nosocomialis*

分类学地位：Bacteria; Pseudomonadota; Gammaproteobacteria; Pseudomonadales; Moraxellaceae; *Acinetobacter*

生物危害程度：第三类

分离时间：2019-08-25

分离地址：未知

分离基物：斑衣蜡蝉

致病名称：菌血症、尿路感染

致病对象：人

来源历史：←中国食品药品检定研究院病原微生物菌（毒）种保藏中心←中国食品药品检定研究院生物检测室

用　　途：科研

联系单位：中国食品药品检定研究院

电子邮箱：cmcc@nifdc.org.cn

▎二、芽孢杆菌属

28. 芽孢杆菌属

国家科技资源标识符：CSTR: 16698.06.NPRC 1.12.300

平台资源号：NPRC 1.12.300

保藏编号：HB1100047

中文名称：蜡样芽孢杆菌

外文名称：*Bacillus cereus*

分类学地位：Bacteria; Bacillota; Bacilli; Caryophanales; Bacillaceae; *Bacillus*

生物危害程度：第三类

分离时间：2021-03-12

分离地址：中国湖北省黄石市

分离基物：食品

致病名称：食物中毒

致病对象：人

来源历史：←湖北省疾病预防控制中心病原微生物菌（毒）种保藏中心←湖北省疾病预防控制中心←黄石市疾病预防控制中心

用　　途：食品检验、科研

联系单位：湖北省疾病预防控制中心

电子邮箱：JDZBCZX@163.com

29. 芽孢杆菌属

国家科技资源标识符：CSTR: 16698.06.NPRC 1.12.301

平台资源号：NPRC 1.12.301

保藏编号：HB1100048

中文名称：蜡样芽孢杆菌

外文名称：*Bacillus cereus*

分类学地位：Bacteria; Bacillota; Bacilli; Caryophanales; Bacillaceae; *Bacillus*

生物危害程度：第三类

分离时间：2021-03-18

分离地址：中国湖北省神农架林区

分离基物：食品

致病名称：食物中毒

致病对象：人

来源历史：←湖北省疾病预防控制中心病原微生物菌（毒）种保藏中心←湖北省疾病预防控制中心←神农架林区疾病预防控制中心

用　　途：食品检验、科研

联系单位：湖北省疾病预防控制中心

电子邮箱：JDZBCZX@163.com

30. 芽孢杆菌属

国家科技资源标识符：CSTR: 16698.06.NPRC 1.12.302

平台资源号：NPRC 1.12.302

保藏编号：HB1100049

中文名称：蜡样芽孢杆菌

外文名称：*Bacillus cereus*

分类学地位：Bacteria; Bacillota; Bacilli; Caryopha-

细菌

nales; Bacillaceae; *Bacillus*

生物危害程度：第三类

分离时间：2021-03-02

分离地址：中国湖北省随州市

分离基物：食品

致病名称：食物中毒

致病对象：人

来源历史：←湖北省疾病预防控制中心病原微生物菌（毒）种保藏中心←湖北省疾病预防控制中心←随州市疾病预防控制中心

用　　途：食品检验、科研

联系单位：湖北省疾病预防控制中心

电子邮箱：JDZBCZX@163.com

31. 芽孢杆菌属

国家科技资源标识符：CSTR: 16698.06.NPRC 1.12.303

平台资源号：NPRC 1.12.303

保藏编号：HB1100050

中文名称：蜡样芽孢杆菌

外文名称：*Bacillus cereus*

分类学地位：Bacteria; Bacillota; Bacilli; Caryophanales; Bacillaceae; *Bacillus*

生物危害程度：第三类

分离时间：2021-03-02

分离地址：中国湖北省随州市

分离基物：食品

致病名称：食物中毒

致病对象：人

来源历史：←湖北省疾病预防控制中心病原微生物菌（毒）种保藏中心←湖北省疾病预防控制中心←随州市疾病预防控制中心

用　　途：食品检验、科研

联系单位：湖北省疾病预防控制中心

电子邮箱：JDZBCZX@163.com

32. 芽孢杆菌属

国家科技资源标识符：CSTR: 16698.06.NPRC 1.12.304

平台资源号：NPRC 1.12.304

保藏编号：HB1100051

中文名称：蜡样芽孢杆菌

外文名称：*Bacillus cereus*

分类学地位：Bacteria; Bacillota; Bacilli; Caryophanales; Bacillaceae; *Bacillus*

生物危害程度：第三类

分离时间：2021-05-24

分离地址：中国湖北省黄冈市

分离基物：食品

致病名称：食物中毒

致病对象：人

来源历史：←湖北省疾病预防控制中心病原微生物菌（毒）种保藏中心←湖北省疾病预防控制中心←黄冈市疾病预防控制中心

用　　途：食品检验、科研

联系单位：湖北省疾病预防控制中心

电子邮箱：JDZBCZX@163.com

33. 芽孢杆菌属

国家科技资源标识符：CSTR: 16698.06.NPRC 1.12.305

平台资源号：NPRC 1.12.305

保藏编号：HB1100052

中文名称：蜡样芽孢杆菌

外文名称：*Bacillus cereus*

分类学地位：Bacteria; Bacillota; Bacilli; Caryophanales; Bacillaceae; *Bacillus*

生物危害程度：第三类

分离时间：2021-05-27

分离地址：中国湖北省十堰市

分离基物：食品

致病名称：食物中毒

致病对象：人

来源历史：←湖北省疾病预防控制中心病原微生物菌（毒）种保藏中心←湖北省疾病预防控制中心←十堰市疾病预防控制中心

用　途：食品检验、科研

联系单位：湖北省疾病预防控制中心

电子邮箱：JDZBCZX@163.com

34. 芽孢杆菌属

国家科技资源标识符：CSTR: 16698.06.NPRC 1.12.306

平台资源号：NPRC 1.12.306

保藏编号：HB1100053

中文名称：蜡样芽孢杆菌

外文名称：*Bacillus cereus*

分类学地位：Bacteria; Bacillota; Bacilli; Caryophanales; Bacillaceae; *Bacillus*

生物危害程度：第三类

分离时间：2021-05-27

分离地址：中国湖北省十堰市

分离基物：食品

致病名称：食物中毒

致病对象：人

来源历史：←湖北省疾病预防控制中心病原微生物菌（毒）种保藏中心←湖北省疾病预防控制中心←十堰市疾病预防控制中心

用　途：食品检验、科研

联系单位：湖北省疾病预防控制中心

电子邮箱：JDZBCZX@163.com

35. 芽孢杆菌属

国家科技资源标识符：CSTR: 16698.06.NPRC 1.12.307

平台资源号：NPRC 1.12.307

保藏编号：HB1100054

中文名称：蜡样芽孢杆菌

外文名称：*Bacillus cereus*

分类学地位：Bacteria; Bacillota; Bacilli; Caryopha-

nales; Bacillaceae; *Bacillus*

生物危害程度：第三类

分离时间：2021-05-27

分离地址：中国湖北省十堰市

分离基物：食品

致病名称：食物中毒

致病对象：人

来源历史：←湖北省疾病预防控制中心病原微生物菌（毒）种保藏中心←湖北省疾病预防控制中心←十堰市疾病预防控制中心

用　途：食品检验、科研

联系单位：湖北省疾病预防控制中心

电子邮箱：JDZBCZX@163.com

36. 芽孢杆菌属

国家科技资源标识符：CSTR: 16698.06.NPRC 1.12.308

平台资源号：NPRC 1.12.308

保藏编号：HB1100055

中文名称：蜡样芽孢杆菌

外文名称：*Bacillus cereus*

分类学地位：Bacteria; Bacillota; Bacilli; Caryophanales; Bacillaceae; *Bacillus*

生物危害程度：第三类

分离时间：2021-04-19

分离地址：中国湖北省宜昌市

分离基物：食品

致病名称：食物中毒

致病对象：人

来源历史：←湖北省疾病预防控制中心病原微生物菌（毒）种保藏中心←湖北省疾病预防控制中心←宜昌市疾病预防控制中心

用　途：食品检验、科研

联系单位：湖北省疾病预防控制中心

电子邮箱：JDZBCZX@163.com

细菌

37. 芽孢杆菌属

国家科技资源标识符：CSTR: 16698.06.NPRC 1.12.309

平台资源号：NPRC 1.12.309

保藏编号：HB1100056

中文名称：蜡样芽孢杆菌

外文名称：*Bacillus cereus*

分类学地位：Bacteria; Bacillota; Bacilli; Caryophanales; Bacillaceae; *Bacillus*

生物危害程度：第三类

分离时间：2021-05-18

分离地址：中国湖北省咸宁市

分离基物：食品

致病名称：食物中毒

致病对象：人

来源历史：←湖北省疾病预防控制中心病原微生物菌（毒）种保藏中心←湖北省疾病预防控制中心←咸宁市疾病预防控制中心

用　　途：食品检验、科研

联系单位：湖北省疾病预防控制中心

电子邮箱：JDZBCZX@163.com

38 芽孢杆菌属

国家科技资源标识符：CSTR: 16698.06.NPRC 1.9.205

平台资源号：NPRC 1.9.205

保藏编号：CMCC(B) 63318

中文名称：蜡样芽孢杆菌

外文名称：*Bacillus cereus*

分类学地位：Bacteria; Bacillota; Bacilli; Caryophanales; Bacillaceae; *Bacillus*

生物危害程度：第三类

分离时间：2017-05-01

分离地址：未知

分离基物：中药饮片

致病名称：食物中毒、腹泻、菌血症

致病对象：人

来源历史：←中国食品药品检定研究院病原微生物菌（毒）种保藏中心←中国食品药品检定研究院微生物室

用　　途：科研

联系单位：中国食品药品检定研究院

电子邮箱：cmcc@nifdc.org.cn

39. 芽孢杆菌属

国家科技资源标识符：CSTR: 16698.06.NPRC 1.9.206

平台资源号：NPRC 1.9.206

保藏编号：CMCC(B) 63548

中文名称：枯草芽孢杆菌

外文名称：*Bacillus subtilis*

分类学地位：Bacteria; Bacillota; Bacilli; Caryophanales; Bacillaceae; *Bacillus*

生物危害程度：第三类

分离时间：2017-05-01

分离地址：未知

分离基物：中药饮片

致病名称：食物中毒、腹泻、菌血症

致病对象：人

来源历史：←中国食品药品检定研究院病原微生物菌（毒）种保藏中心←中国食品药品检定研究院微生物室

用　　途：科研

联系单位：中国食品药品检定研究院

电子邮箱：cmcc@nifdc.org.cn

40. 芽孢杆菌属

国家科技资源标识符：CSTR: 16698.06.NPRC 1.9.207

平台资源号：NPRC 1.9.207

保藏编号：CMCC(B) 63601

中文名称：人参土芽孢杆菌

外文名称：*Bacillus ginsengihumi*

分类学地位：Bacteria; Bacillota; Bacilli; Caryophanales; Bacillaceae; *Bacillus*

生物危害程度：第三类

分离时间：2017-12

分离地址：未知

分离基物：胶囊壳

致病名称：食物中毒、腹泻、菌血症

致病对象：人

来源历史：←中国食品药品检定研究院病原微生物菌（毒）种保藏中心←中国食品药品检定研究院微生物室

用　　途：科研

联系单位：中国食品药品检定研究院

电子邮箱：cmcc@nifdc.org.cn

41. 芽孢杆菌属

国家科技资源标识符：CSTR: 16698.06.NPRC 1.9.208

平台资源号：NPRC 1.9.208

保藏编号：CMCC(B) 63605

中文名称：简单芽孢杆菌

外文名称：*Bacillus simplex*

分类学地位：Bacteria; Bacillota; Bacilli; Caryophanales; Bacillaceae; *Bacillus*

生物危害程度：第三类

分离时间：2019-08-25

分离地址：未知

分离基物：鼠妇

致病名称：食物中毒、腹泻、菌血症

致病对象：人

来源历史：←中国食品药品检定研究院病原微生物菌（毒）种保藏中心←中国食品药品检定研究院生物检测室

用　　途：科研

联系单位：中国食品药品检定研究院

电子邮箱：cmcc@nifdc.org.cn

42. 芽孢杆菌属

国家科技资源标识符：CSTR: 16698.06.NPRC 1.9.209

平台资源号：NPRC 1.9.209

保藏编号：CMCC(B) 63606

中文名称：假蕈状芽孢杆菌

外文名称：*Bacillus pseudomycoides*

分类学地位：Bacteria; Bacillota; Bacilli; Caryophanales; Bacillaceae; *Bacillus*

生物危害程度：第三类

分离时间：2019-10-25

分离地址：中国北京市

分离基物：天坛公园泥土环境

致病名称：食物中毒、腹泻、菌血症

致病对象：人

来源历史：←中国食品药品检定研究院病原微生物菌（毒）种保藏中心←中国食品药品检定研究院生物检测室

用　　途：科研

联系单位：中国食品药品检定研究院

电子邮箱：cmcc@nifdc.org.cn

43. 芽孢杆菌属

国家科技资源标识符：CSTR: 16698.06.NPRC 1.9.210

平台资源号：NPRC 1.9.210

保藏编号：CMCC(B) 63613

中文名称：副炭疽芽孢杆菌

外文名称：*Bacillus paranthracis*

分类学地位：Bacteria; Bacillota; Bacilli; Caryophanales; Bacillaceae; *Bacillus*

生物危害程度：第三类

分离时间：2020-10

分离地址：中国陕西省

分离基物：大鲵

致病名称：食物中毒、腹泻、菌血症

致病对象：人

来源历史：←中国食品药品检定研究院病原微生物菌（毒）种保藏中心←军事科学院军事医学研究院生物工程研究所

用　　途：科研

联系单位：中国食品药品检定研究院

电子邮箱：cmcc@nifdc.org.cn

细菌

三、分枝杆菌属

44. 分枝杆菌属

国家科技资源标识符：CSTR: 16698.06.NPRC 1.5.6

平台资源号：NPRC 1.5.6

保藏编号：CAMS-CCPM-C-Ⅲ-216-001

中文名称：海分枝杆菌

外文名称：*Mycobacterium marinum*

分类学地位：Bacteria; Actinomycetota; Actinomy-
cetes; Mycobacteriales; Mycobacteria-
ceae; *Mycobacterium*

生物危害程度：第三类

分离时间：未知

分离地址：未知

分离基物：患者皮肤组织

致病名称：皮肤感染

致病对象：人、动物

来源历史：←中国医学科学院病原微生物菌（毒）
种保藏中心医学病原微生物菌（毒）
种保藏分中心←中国医学科学院病原
生物学研究所

用　　途：科研，用于分枝杆菌基因编辑工具的
研发

联系单位：中国医学科学院病原生物学研究所

电子邮箱：CCPM_C@ipbcams.ac.cn

45. 分枝杆菌属

国家科技资源标识符：CSTR: 16698.06.NPRC 1.5.7

平台资源号：NPRC 1.5.7

保藏编号：CAMS-CCPM-C-Ⅲ-216-002

中文名称：鸟分枝杆菌

外文名称：*Mycobacterium avium*

分类学地位：Bacteria; Actinomycetota; Actinomy-
cetes; Mycobacteriales; Mycobacteria-

ceae; *Mycobacterium*

生物危害程度：第三类

分离时间：未知

分离地址：未知

分离基物：患者痰液

致病名称：肺部疾病、脊髓炎

致病对象：人

来源历史：←中国医学科学院病原微生物菌（毒）
种保藏中心医学病原微生物菌（毒）
种保藏分中心←中国医学科学院病原
生物学研究所

用　　途：科研，用于分枝杆菌基因编辑工具的
研发

联系单位：中国医学科学院病原生物学研究所

电子邮箱：CCPM_C@ipbcams.ac.cn

四、弯曲菌属

46. 弯曲菌属

国家科技资源标识符：CSTR: 16698.06.NPRC 1.2.1951

平台资源号：NPRC 1.2.1951

保藏编号：CHPC 1.13897

中文名称：空肠弯曲菌

外文名称：*Campylobacter jejuni*

分类学地位：Bacteria; Pseudomonadota; Epsilon-
proteobacteria; Campylobacterales;
Campylobacteraceae; *Campylobacter*

生物危害程度：第三类

分离时间：2022-01-01

分离地址：中国北京市

分离基物：患者粪便

致病名称：急性肠炎

致病对象：人、动物

来源历史：←中国疾病预防控制中心病原微生物
菌（毒）种保藏中心传染病所分中心

←中国疾病预防控制中心传染病预防
控制所

用　　途：临床检验

联系单位：中国疾病预防控制中心传染病预防控
制所

电子邮箱：chpc@icdc.cn

47. 弯曲菌属

国家科技资源标识符：CSTR: 16698.06.NPRC 1.2.1952

平台资源号：NPRC 1.2.1952

保藏编号：CHPC 1.13898

中文名称：结肠弯曲菌

外文名称：*Campylobacter coli*

分类学地位：Bacteria; Pseudomonadota; Epsilon-
proteobacteria; Campylobacterales;
Campylobacteraceae; *Campylobacter*

生物危害程度：第三类

分离时间：2022-01-01

分离地址：中国北京市

分离基物：患者粪便

致病名称：急性肠炎

致病对象：人、动物

来源历史：←中国疾病预防控制中心病原微生物
菌（毒）种保藏中心传染病所分中心
←中国疾病预防控制中心传染病预防
控制所

用　　途：临床检验

联系单位：中国疾病预防控制中心传染病预防控
制所

电子邮箱：chpc@icdc.cn

48. 弯曲菌属

国家科技资源标识符：CSTR: 16698.06.NPRC 1.2.1953

平台资源号：NPRC 1.2.1953

保藏编号：CHPC 1.13899

中文名称：乌普萨拉弯曲菌

外文名称：*Campylobacter upsaliensis*

分类学地位：Bacteria; Pseudomonadota; Epsilon-
proteobacteria; Campylobacterales;
Campylobacteraceae; *Campylobacter*

生物危害程度：第三类

分离时间：2022-01-01

分离地址：中国北京市

分离基物：患者粪便

致病名称：急性肠炎

致病对象：人、动物

来源历史：←中国疾病预防控制中心病原微生物
菌（毒）种保藏中心传染病所分中心
←中国疾病预防控制中心传染病预防
控制所

用　　途：临床检验

联系单位：中国疾病预防控制中心传染病预防控
制所

电子邮箱：chpc@icdc.cn

49. 弯曲菌属

国家科技资源标识符：CSTR: 16698.06.NPRC 1.2.1954

平台资源号：NPRC 1.2.1954

保藏编号：CHPC 1.13900

中文名称：海鸥弯曲菌／红嘴鸭弯曲菌

外文名称：*Campylobacter lari*

分类学地位：Bacteria; Pseudomonadota; Epsilon-
proteobacteria; Campylobacterales;
Campylobacteraceae; *Campylobacter*

生物危害程度：第三类

分离时间：2022-01-01

分离地址：中国北京市

分离基物：患者粪便

致病名称：急性肠炎

致病对象：人、动物

来源历史：←中国疾病预防控制中心病原微生物
菌（毒）种保藏中心传染病所分中心
←中国疾病预防控制中心传染病预防
控制所

用　　途：临床检验

联系单位：中国疾病预防控制中心传染病预防控制所

电子邮箱：chpc@icdc.cn

50. 弯曲菌属

国家科技资源标识符：CSTR: 16698.06.NPRC 1.2.1955

平台资源号：NPRC 1.2.1955

保藏编号：CHPC 1.13901

中文名称：猫弯曲菌新种

外文名称：*Campylobacter felis* sp. nov.

分类学地位：Bacteria; Pseudomonadota; Epsilon-proteobacteria; Campylobacterales; Campylobacteraceae; *Campylobacter*

生物危害程度：第三类

分离时间：2022-01-01

分离地址：中国北京市

分离基物：患者粪便

致病名称：急性肠炎

致病对象：人、动物

来源历史：←中国疾病预防控制中心病原微生物菌（毒）种保藏中心传染病所分中心←中国疾病预防控制中心传染病预防控制所

用　　途：临床检验

联系单位：中国疾病预防控制中心传染病预防控制所

电子邮箱：chpc@icdc.cn

51. 弯曲菌属

国家科技资源标识符：CSTR: 16698.06.NPRC 1.2.1956

平台资源号：NPRC 1.2.1956

保藏编号：CHPC 1.13902

中文名称：羊弯曲菌新种

外文名称：*Campylobacter ovis* sp. nov.

分类学地位：Bacteria; Pseudomonadota; Epsilon-proteobacteria; Campylobacterales;

Campylobacteraceae; *Campylobacter*

生物危害程度：第三类

分离时间：2022-01-01

分离地址：中国北京市

分离基物：患者粪便

致病名称：急性肠炎

致病对象：人、动物

来源历史：←中国疾病预防控制中心病原微生物菌（毒）种保藏中心传染病所分中心←中国疾病预防控制中心传染病预防控制所

用　　途：临床检验

联系单位：中国疾病预防控制中心传染病预防控制所

电子邮箱：chpc@icdc.cn

52. 弯曲菌属

国家科技资源标识符：CSTR: 16698.06.NPRC 1.2.1957

平台资源号：NPRC 1.2.1957

保藏编号：CHPC 1.13903

中文名称：猪胃弯曲菌新种

外文名称：*Campylobacter gastrosuis* sp. nov.

分类学地位：Bacteria; Pseudomonadota; Epsilon-proteobacteria; Campylobacterales; Campylobacteraceae; *Campylobacter*

生物危害程度：第三类

分离时间：2022-01-01

分离地址：中国北京市

分离基物：患者粪便

致病名称：急性肠炎

致病对象：人、动物

来源历史：←中国疾病预防控制中心病原微生物菌（毒）种保藏中心传染病所分中心←中国疾病预防控制中心传染病预防控制所

用　　途：临床检验

联系单位：中国疾病预防控制中心传染病预防控

制所

电子邮箱：chpc@icdc.cn

◥ 五、梭菌属

53. 梭菌属

国家科技资源标识符：CSTR: 16698.06.NPRC 1.2.1942

平台资源号：NPRC 1.2.1942

保藏编号：CHPC 1.15040

中文名称：艰难梭菌

外文名称：*Clostridium difficile*

分类学地位：Bacteria; Bacillota; Clostridia; Eubacteriales; Clostridiaceae; *Clostridium*

生物危害程度：第三类

分离时间：2021-01-01

分离地址：中国海南省海口市

分离基物：患者咽拭子

致病名称：肠炎

致病对象：人、动物

来源历史：←中国疾病预防控制中心病原微生物菌（毒）种保藏中心传染病所分中心←中国疾病预防控制中心传染病预防控制所

用　　途：临床检验

联系单位：中国疾病预防控制中心传染病预防控制所

电子邮箱：chpc@icdc.cn

54. 梭菌属

国家科技资源标识符：CSTR: 16698.06.NPRC 1.2.1943

平台资源号：NPRC 1.2.1943

保藏编号：CHPC 1.15041

中文名称：艰难梭菌

外文名称：*Clostridium difficile*

分类学地位：Bacteria; Bacillota; Clostridia; Eubac-

teriales; Clostridiaceae; *Clostridium*

生物危害程度：第三类

分离时间：2021-01-01

分离地址：中国海南省海口市

分离基物：患者咽拭子

致病名称：肠炎

致病对象：人、动物

来源历史：←中国疾病预防控制中心病原微生物菌（毒）种保藏中心传染病所分中心←中国疾病预防控制中心传染病预防控制所

用　　途：临床检验

联系单位：中国疾病预防控制中心传染病预防控制所

电子邮箱：chpc@icdc.cn

55. 梭菌属

国家科技资源标识符：CSTR: 16698.06.NPRC 1.2.1944

平台资源号：NPRC 1.2.1944

保藏编号：CHPC 1.15042

中文名称：艰难梭菌

外文名称：*Clostridium difficile*

分类学地位：Bacteria; Bacillota; Clostridia; Eubacteriales; Clostridiaceae; *Clostridium*

生物危害程度：第三类

分离时间：2021-01-01

分离地址：中国海南省海口市

分离基物：患者咽拭子

致病名称：肠炎

致病对象：人、动物

来源历史：←中国疾病预防控制中心病原微生物菌（毒）种保藏中心传染病所分中心←中国疾病预防控制中心传染病预防控制所

用　　途：临床检验

联系单位：中国疾病预防控制中心传染病预防控制所

电子邮箱：chpc@icdc.cn

56. 梭菌属

国家科技资源标识符：CSTR: 16698.06.NPRC 1.2.1945

平台资源号：NPRC 1.2.1945

保藏编号：CHPC 1.15043

中文名称：艰难梭菌

外文名称：*Clostridium difficile*

分类学地位：Bacteria; Bacillota; Clostridia; Eubacteriales; Clostridiaceae; *Clostridium*

生物危害程度：第三类

分离时间：2021-01-01

分离地址：中国海南省海口市

分离基物：患者咽拭子

致病名称：肠炎

致病对象：人、动物

来源历史：←中国疾病预防控制中心病原微生物菌（毒）种保藏中心传染病所分中心←中国疾病预防控制中心传染病预防控制所

用　　途：临床检验

联系单位：中国疾病预防控制中心传染病预防控制所

电子邮箱：chpc@icdc.cn

57. 梭菌属

国家科技资源标识符：CSTR: 16698.06.NPRC 1.2.1946

平台资源号：NPRC 1.2.1946

保藏编号：CHPC 1.15044

中文名称：艰难梭菌

外文名称：*Clostridium difficile*

分类学地位：Bacteria; Bacillota; Clostridia; Eubacteriales; Clostridiaceae; *Clostridium*

生物危害程度：第三类

分离时间：2021-01-01

分离地址：中国海南省海口市

分离基物：患者咽拭子

致病名称：肠炎

致病对象：人、动物

来源历史：←中国疾病预防控制中心病原微生物菌（毒）种保藏中心传染病所分中心←中国疾病预防控制中心传染病预防控制所

用　　途：临床检验

联系单位：中国疾病预防控制中心传染病预防控制所

电子邮箱：chpc@icdc.cn

58. 梭菌属

国家科技资源标识符：CSTR: 16698.06.NPRC 1.2.1947

平台资源号：NPRC 1.2.1947

保藏编号：CHPC 1.15045

中文名称：艰难梭菌

外文名称：*Clostridium difficile*

分类学地位：Bacteria; Bacillota; Clostridia; Eubacteriales; Clostridiaceae; *Clostridium*

生物危害程度：第三类

分离时间：2021-01-01

分离地址：中国海南省海口市

分离基物：患者咽拭子

致病名称：肠炎

致病对象：人、动物

来源历史：←中国疾病预防控制中心病原微生物菌（毒）种保藏中心传染病所分中心←中国疾病预防控制中心传染病预防控制所

用　　途：临床检验

联系单位：中国疾病预防控制中心传染病预防控制所

电子邮箱：chpc@icdc.cn

59. 梭菌属

国家科技资源标识符：CSTR: 16698.06.NPRC 1.2.1948

平台资源号：NPRC 1.2.1948

保藏编号：CHPC 1.15046

中文名称：艰难梭菌

外文名称：*Clostridium difficile*

分类学地位：Bacteria; Bacillota; Clostridia; Eubacteriales; Clostridiaceae; *Clostridium*

生物危害程度：第三类

分离时间：2021-01-01

分离地址：中国海南省海口市

分离基物：患者咽拭子

致病名称：肠炎

致病对象：人、动物

来源历史：←中国疾病预防控制中心病原微生物菌（毒）种保藏中心传染病所分中心 ←中国疾病预防控制中心传染病预防控制所

用　　途：临床检验

联系单位：中国疾病预防控制中心传染病预防控制所

电子邮箱：chpc@icdc.cn

60. 梭菌属

国家科技资源标识符：CSTR: 16698.06.NPRC 1.2.1949

平台资源号：NPRC 1.2.1949

保藏编号：CHPC 1.15047

中文名称：艰难梭菌

外文名称：*Clostridium difficile*

分类学地位：Bacteria; Bacillota; Clostridia; Eubacteriales; Clostridiaceae; *Clostridium*

生物危害程度：第三类

分离时间：2021-01-01

分离地址：中国海南省海口市

分离基物：患者咽拭子

致病名称：肠炎

致病对象：人、动物

来源历史：←中国疾病预防控制中心病原微生物菌（毒）种保藏中心传染病所分中心 ←中国疾病预防控制中心传染病预防控制所

用　　途：临床检验

联系单位：中国疾病预防控制中心传染病预防控制所

电子邮箱：chpc@icdc.cn

61. 梭菌属

国家科技资源标识符：CSTR: 16698.06.NPRC 1.2.1950

平台资源号：NPRC 1.2.1950

保藏编号：CHPC 1.15048

中文名称：艰难梭菌

外文名称：*Clostridium difficile*

分类学地位：Bacteria; Bacillota; Clostridia; Eubacteriales; Clostridiaceae; *Clostridium*

生物危害程度：第三类

分离时间：2022-03-31

分离地址：中国云南省红河哈尼族彝族自治州

分离基物：患者咽拭子

致病名称：肠炎

致病对象：人、动物

来源历史：←中国疾病预防控制中心病原微生物菌（毒）种保藏中心传染病所分中心 ←中国疾病预防控制中心传染病预防控制所

用　　途：临床检验

联系单位：中国疾病预防控制中心传染病预防控制所

电子邮箱：chpc@icdc.cn

62. 梭菌属

国家科技资源标识符：CSTR: 16698.06.NPRC 1.12.290

平台资源号：NPRC 1.12.290

保藏编号：HB1200001

中文名称：产气荚膜梭菌

外文名称：*Clostridium perfringens*

分类学地位：Bacteria; Bacillota; Clostridia; Eubacteriales; Clostridiaceae; *Clostridium*

生物危害程度：第三类

分离时间：2021-03-22

分离地址：中国湖北省宜昌市

分离基物：食品

致病名称：食物中毒

致病对象：人

来源历史：←湖北省疾病预防控制中心病原微生物菌（毒）种保藏中心←湖北省疾病预防控制中心←宜昌市疾病预防控制中心

用　　途：食品检验、科研

联系单位：湖北省疾病预防控制中心

电子邮箱：JDZBCZX@163.com

63. 梭菌属

国家科技资源标识符：CSTR: 16698.06.NPRC 1.12.291

平台资源号：NPRC 1.12.291

保藏编号：HB1200002

中文名称：产气荚膜梭菌

外文名称：*Clostridium perfringens*

分类学地位：Bacteria; Bacillota; Clostridia; Eubacteriales; Clostridiaceae; *Clostridium*

生物危害程度：第三类

分离时间：2021-03-22

分离地址：中国湖北省宜昌市

分离基物：食品

致病名称：食物中毒

致病对象：人

来源历史：←湖北省疾病预防控制中心病原微生物菌（毒）种保藏中心←湖北省疾病预防控制中心←宜昌市疾病预防控制中心

用　　途：食品检验、科研

联系单位：湖北省疾病预防控制中心

电子邮箱：JDZBCZX@163.com

64. 梭菌属

国家科技资源标识符：CSTR: 16698.06.NPRC 1.12.292

平台资源号：NPRC 1.12.292

保藏编号：HB1200003

中文名称：产气荚膜梭菌

外文名称：*Clostridium perfringens*

分类学地位：Bacteria; Bacillota; Clostridia; Eubacteriales; Clostridiaceae; *Clostridium*

生物危害程度：第三类

分离时间：2021-05-14

分离地址：中国湖北省宜昌市

分离基物：食品

致病名称：食物中毒

致病对象：人

来源历史：←湖北省疾病预防控制中心病原微生物菌（毒）种保藏中心←湖北省疾病预防控制中心←宜昌市疾病预防控制中心

用　　途：食品检验、科研

联系单位：湖北省疾病预防控制中心

电子邮箱：JDZBCZX@163.com

65. 梭菌属

国家科技资源标识符：CSTR: 16698.06.NPRC 1.12.293

平台资源号：NPRC 1.12.293

保藏编号：HB1200004

中文名称：产气荚膜梭菌

外文名称：*Clostridium perfringens*

分类学地位：Bacteria; Bacillota; Clostridia; Eubacteriales; Clostridiaceae; *Clostridium*

生物危害程度：第三类

分离时间：2021-05-14

分离地址：中国湖北省宜昌市

分离基物：食品

致病名称：食物中毒

致病对象：人

来源历史：←湖北省疾病预防控制中心病原微生物菌（毒）种保藏中心←湖北省疾病预防控制中心←宜昌市疾病预防控制中心

用　　途：食品检验、科研

联系单位：湖北省疾病预防控制中心

电子邮箱：JDZBCZX@163.com

66. 梭菌属

国家科技资源标识符：CSTR: 16698.06.NPRC 1.12.294

平台资源号：NPRC 1.12.294

保藏编号：HB1200005

中文名称：产气荚膜梭菌

外文名称：*Clostridium perfringens*

分类学地位：Bacteria; Bacillota; Clostridia; Eubacteriales; Clostridiaceae; *Clostridium*

生物危害程度：第三类

分离时间：2021-06-09

分离地址：中国湖北省十堰市

分离基物：食品

致病名称：食物中毒

致病对象：人

来源历史：←湖北省疾病预防控制中心病原微生物菌（毒）种保藏中心←湖北省疾病预防控制中心←十堰市疾病预防控制中心

用　　途：食品检验、科研

联系单位：湖北省疾病预防控制中心

电子邮箱：JDZBCZX@163.com

67. 梭菌属

国家科技资源标识符：CSTR: 16698.06.NPRC 1.12.295

平台资源号：NPRC 1.12.295

保藏编号：HB1200006

中文名称：产气荚膜梭菌

外文名称：*Clostridium perfringens*

分类学地位：Bacteria; Bacillota; Clostridia; Eubacteriales; Clostridiaceae; *Clostridium*

生物危害程度：第三类

分离时间：2021-06-09

分离地址：中国湖北省十堰市

分离基物：食品

致病名称：食物中毒

致病对象：人

来源历史：←湖北省疾病预防控制中心病原微生物菌（毒）种保藏中心←湖北省疾病预防控制中心←十堰市疾病预防控制中心

用　　途：食品检验、科研

联系单位：湖北省疾病预防控制中心

电子邮箱：JDZBCZX@163.com

68. 梭菌属

国家科技资源标识符：CSTR: 16698.06.NPRC 1.12.296

平台资源号：NPRC 1.12.296

保藏编号：HB1200007

中文名称：产气荚膜梭菌

外文名称：*Clostridium perfringens*

分类学地位：Bacteria; Bacillota; Clostridia; Eubacteriales; Clostridiaceae; *Clostridium*

生物危害程度：第三类

分离时间：2021-05-10

分离地址：中国湖北省随州市

分离基物：食品

致病名称：食物中毒

致病对象：人

来源历史：←湖北省疾病预防控制中心病原微生物菌（毒）种保藏中心←湖北省疾病预防控制中心←随州市疾病预防控制中心

用　　途：食品检验、科研

联系单位：湖北省疾病预防控制中心

电子邮箱：JDZBCZX@163.com

69. 梭菌属

国家科技资源标识符：CSTR: 16698.06.NPRC 1.12.297

平台资源号：NPRC 1.12.297

保藏编号：HB1200008

中文名称：产气荚膜梭菌

外文名称：*Clostridium perfringens*

分类学地位：Bacteria; Bacillota; Clostridia; Eubacteriales; Clostridiaceae; *Clostridium*

生物危害程度：第三类

分离时间：2021-05-10

分离地址：中国湖北省随州市

分离基物：食品

致病名称：食物中毒

致病对象：人

来源历史：←湖北省疾病预防控制中心病原微生物菌（毒）种保藏中心←湖北省疾病预防控制中心←随州市疾病预防控制中心

用　　途：食品检验、科研

联系单位：湖北省疾病预防控制中心

电子邮箱：JDZBCZX@163.com

70. 梭菌属

国家科技资源标识符：CSTR: 16698.06.NPRC 1.12.298

平台资源号：NPRC 1.12.298

保藏编号：HB1200009

中文名称：产气荚膜梭菌

外文名称：*Clostridium perfringens*

分类学地位：Bacteria; Bacillota; Clostridia; Eubacteriales; Clostridiaceae; *Clostridium*

生物危害程度：第三类

分离时间：2021-05-10

分离地址：中国湖北省随州市

分离基物：食品

致病名称：食物中毒

致病对象：人

来源历史：←湖北省疾病预防控制中心病原微生物菌（毒）种保藏中心←湖北省疾病预防控制中心←随州市疾病预防控制中心

用　　途：食品检验、科研

联系单位：湖北省疾病预防控制中心

电子邮箱：JDZBCZX@163.com

71. 梭菌属

国家科技资源标识符：CSTR: 16698.06.NPRC 1.12.299

平台资源号：NPRC 1.12.299

保藏编号：HB1200010

中文名称：产气荚膜梭菌

外文名称：*Clostridium perfringens*

分类学地位：Bacteria; Bacillota; Clostridia; Eubacteriales; Clostridiaceae; *Clostridium*

生物危害程度：第三类

分离时间：2021-05-10

分离地址：中国湖北省随州市

分离基物：食品

致病名称：食物中毒

致病对象：人

来源历史：←湖北省疾病预防控制中心病原微生物菌（毒）种保藏中心←湖北省疾病预防控制中心←随州市疾病预防控制中心

用　　途：食品检验、科研

联系单位：湖北省疾病预防控制中心

电子邮箱：JDZBCZX@163.com

六、棒杆菌属

72. 棒杆菌属

国家科技资源标识符：CSTR: 16698.06.NPRC 1.2.1381

平台资源号：NPRC 1.2.1381

保藏编号：CHPC 1.14977

中文名称：白喉棒杆菌

外文名称：*Corynebacterium diphtheriae*

分类学地位：Bacteria; Actinomycetota; Actinomycetes; Mycobacteriales; Corynebacteriaceae; *Corynebacterium*

生物危害程度：第三类

分离时间：2021-01-01

分离地址：中国海南省文昌市

分离基物：血液

致病名称：窒息、心肌损伤

致病对象：人、动物

来源历史：←中国疾病预防控制中心病原微生物菌（毒）种保藏中心传染病所分中心←中国疾病预防控制中心传染病预防控制所

用　　途：临床检验

联系单位：中国疾病预防控制中心传染病预防控制所

电子邮箱：chpc@icdc.cn

七、肠杆菌属

73. 肠杆菌属

国家科技资源标识符：CSTR: 16698.06.NPRC 1.9.185

平台资源号：NPRC 1.9.185

保藏编号：CMCC(B) 45503

中文名称：阿氏肠杆菌

外文名称：*Enterobacter asburiae*

分类学地位：Bacteria; Pseudomonadota; Gammaproteobacteria; Enterobacterales; Enterobacteriaceae; *Enterobacter*

生物危害程度：第三类

分离时间：2016-08-13

分离地址：未知

分离基物：鸽子

致病名称：未知

致病对象：未知

来源历史：←中国食品药品检定研究院病原微生物菌（毒）种保藏中心←中国食品药品检定研究院生物检测室

用　　途：科研

联系单位：中国食品药品检定研究院

电子邮箱：cmcc@nifdc.org.cn

74. 肠杆菌属

国家科技资源标识符：CSTR: 16698.06.NPRC 1.7.79

平台资源号：NPRC 1.7.79

保藏编号：CCPM(A)-P-112127

中文名称：阴沟肠杆菌

外文名称：*Enterobacter cloacae*

分类学地位：Bacteria; Pseudomonadota; Gammaproteobacteria; Enterobacterales; Enterobacteriaceae; *Enterobacter*

生物危害程度：第三类

分离时间：2021-05

分离地址：中国河北省张家口市

分离基物：患者痰液

致病名称：细菌性呼吸道感染、细菌性尿路感染、细菌性伤口感染、细菌性脑膜炎、菌血症

致病对象：人、动物

来源历史：←中国医学科学院病原微生物菌（毒）种保藏中心药用微生物相关菌（毒）种保藏分中心←中国医学科学院医药生物技术研究所←河北北方学院附属第一医院

用　　途：科研

联系单位：中国医学科学院医药生物技术研究所

电子邮箱：xinxinhu@imb.cams.cn

细菌

75. 肠杆菌属

国家科技资源标识符：CSTR: 16698.06.NPRC 1.7.80

平台资源号：NPRC 1.7.80

保藏编号：CCPM(A)-P-112128

中文名称：阴沟肠杆菌

外文名称：*Enterobacter cloacae*

分类学地位：Bacteria; Pseudomonadota; Gammaproteobacteria; Enterobacterales; Enterobacteriaceae; *Enterobacter*

生物危害程度：第三类

分离时间：2021-05

分离地址：中国河北省张家口市

分离基物：患者痰液

致病名称：细菌性呼吸道感染、细菌性尿路感染、细菌性伤口感染、细菌性脑膜炎、菌血症

致病对象：人、动物

来源历史：←中国医学科学院病原微生物菌（毒）种保藏中心药用微生物相关菌（毒）种保藏分中心←中国医学科学院医药生物技术研究所←河北北方学院附属第一医院

用　　途：科研

联系单位：中国医学科学院医药生物技术研究所

电子邮箱：xinxinhu@imb.cams.cn

76. 肠杆菌属

国家科技资源标识符：CSTR: 16698.06.NPRC 1.7.81

平台资源号：NPRC 1.7.81

保藏编号：CCPM(A)-P-112129

中文名称：阴沟肠杆菌

外文名称：*Enterobacter cloacae*

分类学地位：Bacteria; Pseudomonadota; Gammaproteobacteria; Enterobacterales; Enterobacteriaceae; *Enterobacter*

生物危害程度：第三类

分离时间：2021-05

分离地址：中国河北省张家口市

分离基物：患者痰液

致病名称：细菌性呼吸道感染、细菌性尿路感染、细菌性伤口感染、细菌性脑膜炎、菌血症

致病对象：人、动物

来源历史：←中国医学科学院病原微生物菌（毒）种保藏中心药用微生物相关菌（毒）种保藏分中心←中国医学科学院医药生物技术研究所←河北北方学院附属第一医院

用　　途：科研

联系单位：中国医学科学院医药生物技术研究所

电子邮箱：xinxinhu@imb.cams.cn

77. 肠杆菌属

国家科技资源标识符：CSTR: 16698.06.NPRC 1.7.82

平台资源号：NPRC 1.7.82

保藏编号：CCPM(A)-P-122130

中文名称：产气肠杆菌

外文名称：*Enterobacter aerogenes*

分类学地位：Bacteria; Pseudomonadota; Gammaproteobacteria; Enterobacterales; Enterobacteriaceae; *Enterobacter*

生物危害程度：第三类

分离时间：2021-06

分离地址：中国河北省张家口市

分离基物：患者全血

致病名称：细菌性呼吸道感染、细菌性尿路感染、细菌性伤口感染、菌血症

致病对象：人、动物

来源历史：←中国医学科学院病原微生物菌（毒）种保藏中心药用微生物相关菌（毒）种保藏分中心←中国医学科学院医药生物技术研究所←河北北方学院附属第一医院

用　　途：科研

联系单位：中国医学科学院医药生物技术研究所

电子邮箱：xinxinhu@imb.cams.cn

78. 肠杆菌属

国家科技资源标识符：CSTR: 16698.06.NPRC 1.7.83

平台资源号：NPRC 1.7.83

保藏编号：CCPM(A)-P-122131

中文名称：产气肠杆菌

外文名称：*Enterobacter aerogenes*

分类学地位：Bacteria; Pseudomonadota; Gammaproteobacteria; Enterobacterales; Enterobacteriaceae; *Enterobacter*

生物危害程度：第三类

分离时间：2021-06

分离地址：中国河北省张家口市

分离基物：患者痰液

致病名称：细菌性呼吸道感染、细菌性尿路感染、细菌性伤口感染、菌血症

致病对象：人、动物

来源历史：←中国医学科学院病原微生物菌（毒）种保藏中心药用微生物相关菌（毒）种保藏分中心←中国医学科学院医药生物技术研究所←河北北方学院附属第一医院

用　　途：科研

联系单位：中国医学科学院医药生物技术研究所

电子邮箱：xinxinhu@imb.cams.cn

79. 肠杆菌属

国家科技资源标识符：CSTR: 16698.06.NPRC 1.7.84

平台资源号：NPRC 1.7.84

保藏编号：CCPM(A)-P-122132

中文名称：产气肠杆菌

外文名称：*Enterobacter aerogenes*

分类学地位：Bacteria; Pseudomonadota; Gammaproteobacteria; Enterobacterales;

Enterobacteriaceae; *Enterobacter*

生物危害程度：第三类

分离时间：2021-06

分离地址：中国河北省张家口市

分离基物：患者脓液

致病名称：细菌性呼吸道感染、细菌性尿路感染、细菌性伤口感染、菌血症

致病对象：人、动物

来源历史：←中国医学科学院病原微生物菌（毒）种保藏中心药用微生物相关菌（毒）种保藏分中心←中国医学科学院医药生物技术研究所←河北北方学院附属第一医院

用　　途：科研

联系单位：中国医学科学院医药生物技术研究所

电子邮箱：xinxinhu@imb.cams.cn

▲ 八、嗜血杆菌属

80. 嗜血杆菌属

国家科技资源标识符：CSTR: 16698.06.NPRC 1.2.1932

平台资源号：NPRC 1.2.1932

保藏编号：CHPC 1.15030

中文名称：流感嗜血杆菌

外文名称：*Haemophilus influenzae*

分类学地位：Bacteria; Pseudomonadota; Gammaproteobacteria; Pasteurellales; Pasteurellaceae; *Haemophilus*

生物危害程度：第三类

分离时间：2022-01-01

分离地址：中国海南省海口市

分离基物：患者咽拭子

致病名称：肺炎

致病对象：人

来源历史：←中国疾病预防控制中心病原微生物

菌（毒）种保藏中心传染病所分中心
←中国疾病预防控制中心传染病预防
控制所

用　　途：临床检验

联系单位：中国疾病预防控制中心传染病预防控
制所

电子邮箱：chpc@icdc.cn

81. 嗜血杆菌属

国家科技资源标识符：CSTR: 16698.06.NPRC 1.2.1933

平台资源号：NPRC 1.2.1933

保藏编号：CHPC 1.15031

中文名称：流感嗜血杆菌

外文名称：*Haemophilus influenzae*

分类学地位：Bacteria; Pseudomonadota; Gammaproteobacteria; Pasteurellales; Pasteurellaceae; *Haemophilus*

生物危害程度：第三类

分离时间：2022-01-01

分离地址：中国海南省海口市

分离基物：患者咽拭子

致病名称：肺炎

致病对象：人

来源历史：←中国疾病预防控制中心病原微生物
菌（毒）种保藏中心传染病所分中心
←中国疾病预防控制中心传染病预防
控制所

用　　途：临床检验

联系单位：中国疾病预防控制中心传染病预防控
制所

电子邮箱：chpc@icdc.cn

82. 嗜血杆菌属

国家科技资源标识符：CSTR: 16698.06.NPRC 1.2.1934

平台资源号：NPRC 1.2.1934

保藏编号：CHPC 1.15032

中文名称：流感嗜血杆菌

外文名称：*Haemophilus influenzae*

分类学地位：Bacteria; Pseudomonadota; Gammaproteobacteria; Pasteurellales; Pasteurellaceae; *Haemophilus*

生物危害程度：第三类

分离时间：2022-08-03

分离地址：中国甘肃省天水市

分离基物：患者咽拭子

致病名称：肺炎

致病对象：人

来源历史：←中国疾病预防控制中心病原微生物
菌（毒）种保藏中心传染病所分中心
←中国疾病预防控制中心传染病预防
控制所

用　　途：临床检验

联系单位：中国疾病预防控制中心传染病预防控
制所

电子邮箱：chpc@icdc.cn

83. 嗜血杆菌属

国家科技资源标识符：CSTR: 16698.06.NPRC 1.2.1935

平台资源号：NPRC 1.2.1935

保藏编号：CHPC 1.15033

中文名称：流感嗜血杆菌

外文名称：*Haemophilus influenzae*

分类学地位：Bacteria; Pseudomonadota; Gammaproteobacteria; Pasteurellales; Pasteurellaceae; *Haemophilus*

生物危害程度：第三类

分离时间：2022-07-15

分离地址：中国黑龙江省齐齐哈尔市

分离基物：患者咽拭子

致病名称：肺炎

致病对象：人

来源历史：←中国疾病预防控制中心病原微生物
菌（毒）种保藏中心传染病所分中心
←中国疾病预防控制中心传染病预防

控制所

用　　途：临床检验

联系单位：中国疾病预防控制中心传染病预防控制所

电子邮箱：chpc@icdc.cn

84. 嗜血杆菌属

国家科技资源标识符：CSTR: 16698.06.NPRC 1.2.1936

平台资源号：NPRC 1.2.1936

保藏编号：CHPC 1.15034

中文名称：流感嗜血杆菌

外文名称：*Haemophilus influenzae*

分类学地位：Bacteria; Pseudomonadota; Gammaproteobacteria; Pasteurellales; Pasteurellaceae; *Haemophilus*

生物危害程度：第三类

分离时间：2022-07-21

分离地址：中国黑龙江省齐齐哈尔市

分离基物：患者咽拭子

致病名称：肺炎

致病对象：人

来源历史：←中国疾病预防控制中心病原微生物菌（毒）种保藏中心传染病所分中心←中国疾病预防控制中心传染病预防控制所

用　　途：临床检验

联系单位：中国疾病预防控制中心传染病预防控制所

电子邮箱：chpc@icdc.cn

85. 嗜血杆菌属

国家科技资源标识符：CSTR: 16698.06.NPRC 1.2.1937

平台资源号：NPRC 1.2.1937

保藏编号：CHPC 1.15035

中文名称：流感嗜血杆菌

外文名称：*Haemophilus influenzae*

分类学地位：Bacteria; Pseudomonadota; Gam-

maproteobacteria; Pasteurellales; Pasteurellaceae; *Haemophilus*

生物危害程度：第三类

分离时间：2022-07-29

分离地址：中国黑龙江省齐齐哈尔市

分离基物：患者咽拭子

致病名称：肺炎

致病对象：人

来源历史：←中国疾病预防控制中心病原微生物菌（毒）种保藏中心传染病所分中心←中国疾病预防控制中心传染病预防控制所

用　　途：临床检验

联系单位：中国疾病预防控制中心传染病预防控制所

电子邮箱：chpc@icdc.cn

86. 嗜血杆菌属

国家科技资源标识符：CSTR: 16698.06.NPRC 1.2.1938

平台资源号：NPRC 1.2.1938

保藏编号：CHPC 1.15036

中文名称：流感嗜血杆菌

外文名称：*Haemophilus influenzae*

分类学地位：Bacteria; Pseudomonadota; Gammaproteobacteria; Pasteurellales; Pasteurellaceae; *Haemophilus*

生物危害程度：第三类

分离时间：2022-08-30

分离地址：中国黑龙江省齐齐哈尔市

分离基物：患者咽拭子

致病名称：肺炎

致病对象：人

来源历史：←中国疾病预防控制中心病原微生物菌（毒）种保藏中心传染病所分中心←中国疾病预防控制中心传染病预防控制所

用　　途：临床检验

联系单位：中国疾病预防控制中心传染病预防控制所

电子邮箱：chpc@icdc.cn

87. 嗜血杆菌属

国家科技资源标识符：CSTR: 16698.06.NPRC 1.2.1939

平台资源号：NPRC 1.2.1939

保藏编号：CHPC 1.15037

中文名称：流感嗜血杆菌

外文名称：*Haemophilus influenzae*

分类学地位：Bacteria; Pseudomonadota; Gammaproteobacteria; Pasteurellales; Pasteurellaceae; *Haemophilus*

生物危害程度：第三类

分离时间：2022-09-11

分离地址：中国黑龙江省齐齐哈尔市

分离基物：患者咽拭子

致病名称：肺炎

致病对象：人

来源历史：←中国疾病预防控制中心病原微生物菌（毒）种保藏中心传染病所分中心 ←中国疾病预防控制中心传染病预防控制所

用　　途：临床检验

联系单位：中国疾病预防控制中心传染病预防控制所

电子邮箱：chpc@icdc.cn

88. 嗜血杆菌属

国家科技资源标识符：CSTR: 16698.06.NPRC 1.2.1940

平台资源号：NPRC 1.2.1940

保藏编号：CHPC 1.15038

中文名称：流感嗜血杆菌

外文名称：*Haemophilus influenzae*

分类学地位：Bacteria; Pseudomonadota; Gammaproteobacteria; Pasteurellales; Pasteurellaceae; *Haemophilus*

生物危害程度：第三类

分离时间：2022-10-02

分离地址：中国黑龙江省齐齐哈尔市

分离基物：患者咽拭子

致病名称：肺炎

致病对象：人

来源历史：←中国疾病预防控制中心病原微生物菌（毒）种保藏中心传染病所分中心 ←中国疾病预防控制中心传染病预防控制所

用　　途：临床检验

联系单位：中国疾病预防控制中心传染病预防控制所

电子邮箱：chpc@icdc.cn

89. 嗜血杆菌属

国家科技资源标识符：CSTR: 16698.06.NPRC 1.2.1941

平台资源号：NPRC 1.2.1941

保藏编号：CHPC 1.15039

中文名称：流感嗜血杆菌

外文名称：*Haemophilus influenzae*

分类学地位：Bacteria; Pseudomonadota; Gammaproteobacteria; Pasteurellales; Pasteurellaceae; *Haemophilus*

生物危害程度：第三类

分离时间：2021-12-22

分离地址：中国天津市

分离基物：患者咽拭子

致病名称：肺炎

致病对象：人

来源历史：←中国疾病预防控制中心病原微生物菌（毒）种保藏中心传染病所分中心 ←中国疾病预防控制中心传染病预防控制所

用　　途：临床检验

联系单位：中国疾病预防控制中心传染病预防控制所

电子邮箱：chpc@icdc.cn

90. 嗜血杆菌属

国家科技资源标识符：CSTR: 16698.06.NPRC 1.9.202

平台资源号：NPRC 1.9.202

保藏编号：CMCC(B) 58604

中文名称：副溶血性嗜血杆菌

外文名称：*Haemophilus parahaemolyticus*

分类学地位：Bacteria; Pseudomonadota; Gammaproteobacteria; Pasteurellales; Pasteurellaceae; *Haemophilus*

生物危害程度：第三类

分离时间：未知

分离地址：未知

分离基物：未知

致病名称：肺炎、急性咽炎、口腔化脓性感染、慢性下呼吸道感染

致病对象：人

来源历史：←中国食品药品检定研究院病原微生物菌（毒）种保藏中心←上海宝录生物公司

用　　途：科研

联系单位：中国食品药品检定研究院

电子邮箱：cmcc@nifdc.org.cn

九、螺杆菌属

91. 螺杆菌属

国家科技资源标识符：CSTR: 16698.06.NPRC 1.9.194

平台资源号：NPRC 1.9.194

保藏编号：CMCC(B) 22801

中文名称：幽门螺杆菌

外文名称：*Helicobacter pylori*

分类学地位：Bacteria; Pseudomonadota; Epsilonproteobacteria; Campylobacterales; Helicobacteraceae; *Helicobacter*

生物危害程度：第三类

分离时间：未知

分离地址：未知

分离基物：未知

致病名称：胃炎、消化性溃疡、胃癌、胃黏膜相关性淋巴样组织淋巴瘤、非甾体类抗炎药物相关性胃病功能性消化不良、胃食管反流

致病对象：人

来源历史：←中国食品药品检定研究院病原微生物菌（毒）种保藏中心←新南威尔士大学 Dr Jani O，Rourke

用　　途：科研

联系单位：中国食品药品检定研究院

电子邮箱：cmcc@nifdc.org.cn

十、克雷伯菌属

92. 克雷伯菌属

国家科技资源标识符：CSTR: 16698.06.NPRC 1.7.105

平台资源号：NPRC 1.7.105

保藏编号：CCPM(A)-P-252129

中文名称：产酸克雷伯菌

外文名称：*Klebsiella oxytoca*

分类学地位：Bacteria; Pseudomonadota; Gammaproteobacteria; Enterobacterales; Enterobacteriaceae; *Klebsiella*

生物危害程度：第三类

分离时间：2021-08

分离地址：中国河北省张家口市

分离基物：患者痰液

致病名称：肺炎克雷伯菌肺炎、菌血症

致病对象：人、动物

来源历史：←中国医学科学院病原微生物菌（毒）

种保藏中心药用微生物相关菌（毒）种保藏分中心←中国医学科学院医药生物技术研究所←河北北方学院附属第一医院

用　　途：科研

联系单位：中国医学科学院医药生物技术研究所

电子邮箱：xinxinhu@imb.cams.cn

93. 克雷伯菌属

国家科技资源标识符：CSTR: 16698.06.NPRC 1.7.99

平台资源号：NPRC 1.7.99

保藏编号：CCPM(A)-P-082133

中文名称：肺炎克雷伯菌

外文名称：*Klebsiella pneumoniae*

分类学地位：Bacteria; Pseudomonadota; Gammaproteobacteria; Enterobacterales; Enterobacteriaceae; *Klebsiella*

生物危害程度：第三类

分离时间：2021-05

分离地址：中国河北省张家口市

分离基物：患者尿液

致病名称：肺炎克雷伯菌肺炎、菌血症

致病对象：人、动物

来源历史：←中国医学科学院病原微生物菌（毒）种保藏中心药用微生物相关菌（毒）种保藏分中心←中国医学科学院医药生物技术研究所←河北北方学院附属第一医院

用　　途：科研

联系单位：中国医学科学院医药生物技术研究所

电子邮箱：xinxinhu@imb.cams.cn

94. 克雷伯菌属

国家科技资源标识符：CSTR: 16698.06.NPRC 1.7.100

平台资源号：NPRC 1.7.100

保藏编号：CCPM(A)-P-082134

中文名称：肺炎克雷伯菌

外文名称：*Klebsiella pneumoniae*

分类学地位：Bacteria; Pseudomonadota; Gammaproteobacteria; Enterobacterales; Enterobacteriaceae; *Klebsiella*

生物危害程度：第三类

分离时间：2021-05

分离地址：中国河北省张家口市

分离基物：患者血液

致病名称：肺炎克雷伯菌肺炎、菌血症

致病对象：人、动物

来源历史：←中国医学科学院病原微生物菌（毒）种保藏中心药用微生物相关菌（毒）种保藏分中心←中国医学科学院医药生物技术研究所←河北北方学院附属第一医院

用　　途：科研

联系单位：中国医学科学院医药生物技术研究所

电子邮箱：xinxinhu@imb.cams.cn

95. 克雷伯菌属

国家科技资源标识符：CSTR: 16698.06.NPRC 1.7.101

平台资源号：NPRC 1.7.101

保藏编号：CCPM(A)-P-082111

中文名称：肺炎克雷伯菌

外文名称：*Klebsiella pneumoniae*

分类学地位：Bacteria; Pseudomonadota; Gammaproteobacteria; Enterobacterales; Enterobacteriaceae; *Klebsiella*

生物危害程度：第三类

分离时间：2021-03

分离地址：中国北京市

分离基物：患者创面分泌物

致病名称：肺炎克雷伯菌肺炎、菌血症

致病对象：人、动物

来源历史：←中国医学科学院病原微生物菌（毒）种保藏中心药用微生物相关菌（毒）种保藏分中心←中国医学科学院医药

生物技术研究所←北京协和医院

用　　途：科研

联系单位：中国医学科学院医药生物技术研究所

电子邮箱：xinxinhu@imb.cams.cn

96. 克雷伯菌属

国家科技资源标识符：CSTR: 16698.06.NPRC 1.7.102

平台资源号：NPRC 1.7.102

保藏编号：CCPM(A)-P-082112

中文名称：肺炎克雷伯菌

外文名称：*Klebsiella pneumoniae*

分类学地位：Bacteria; Pseudomonadota; Gammaproteobacteria; Enterobacterales; Enterobacteriaceae; *Klebsiella*

生物危害程度：第三类

分离时间：2021-03

分离地址：中国北京市

分离基物：患者盆腔引流液

致病名称：肺炎克雷伯菌肺炎、菌血症

致病对象：人、动物

来源历史：←中国医学科学院病原微生物菌（毒）种保藏中心药用微生物相关菌（毒）种保藏分中心←中国医学科学院医药生物技术研究所←北京协和医院

用　　途：科研

联系单位：中国医学科学院医药生物技术研究所

电子邮箱：xinxinhu@imb.cams.cn

97. 克雷伯菌属

国家科技资源标识符：CSTR: 16698.06.NPRC 1.7.103

平台资源号：NPRC 1.7.103

保藏编号：CCPM(A)-P-082114

中文名称：肺炎克雷伯菌

外文名称：*Klebsiella pneumoniae*

分类学地位：Bacteria; Pseudomonadota; Gammaproteobacteria; Enterobacterales; Enterobacteriaceae; *Klebsiella*

生物危害程度：第三类

分离时间：2021-03

分离地址：中国北京市

分离基物：患者引流液

致病名称：肺炎克雷伯菌肺炎、菌血症

致病对象：人、动物

来源历史：←中国医学科学院病原微生物菌（毒）种保藏中心药用微生物相关菌（毒）种保藏分中心←中国医学科学院医药生物技术研究所←北京协和医院

用　　途：科研

联系单位：中国医学科学院医药生物技术研究所

电子邮箱：xinxinhu@imb.cams.cn

98. 克雷伯菌属

国家科技资源标识符：CSTR: 16698.06.NPRC 1.7.104

平台资源号：NPRC 1.7.104

保藏编号：CCPM(A)-P-082118

中文名称：肺炎克雷伯菌

外文名称：*Klebsiella pneumoniae*

分类学地位：Bacteria; Pseudomonadota; Gammaproteobacteria; Enterobacterales; Enterobacteriaceae; *Klebsiella*

生物危害程度：第三类

分离时间：2021-03

分离地址：中国北京市

分离基物：患者脓液

致病名称：肺炎克雷伯菌肺炎、菌血症

致病对象：人、动物

来源历史：←中国医学科学院病原微生物菌（毒）种保藏中心药用微生物相关菌（毒）种保藏分中心←中国医学科学院医药生物技术研究所←北京协和医院

用　　途：科研

联系单位：中国医学科学院医药生物技术研究所

电子邮箱：xinxinhu@imb.cams.cn

细菌

99. 克雷伯菌属

国家科技资源标识符：CSTR: 16698.06.NPRC 1.2.1438

平台资源号：NPRC 1.2.1438

保藏编号：CHPC 1.14928

中文名称：肺炎克雷伯菌

外文名称：*Klebsiella pneumoniae*

分类学地位：Bacteria; Pseudomonadota; Gammaproteobacteria; Enterobacterales; Enterobacteriaceae; *Klebsiella*

生物危害程度：第三类

分离时间：2022-01-26

分离地址：中国四川省德阳市

分离基物：血液

致病名称：组织坏死、液化

致病对象：人、动物

来源历史：←中国疾病预防控制中心病原微生物菌（毒）种保藏中心传染病所分中心←中国疾病预防控制中心传染病预防控制所

用　　途：临床检验

联系单位：中国疾病预防控制中心传染病预防控制所

电子邮箱：chpc@icdc.cn

100. 克雷伯菌属

国家科技资源标识符：CSTR: 16698.06.NPRC 1.2.1439

平台资源号：NPRC 1.2.1439

保藏编号：CHPC 1.14929

中文名称：肺炎克雷伯菌

外文名称：*Klebsiella pneumoniae*

分类学地位：Bacteria; Pseudomonadota; Gammaproteobacteria; Enterobacterales; Enterobacteriaceae; *Klebsiella*

生物危害程度：第三类

分离时间：2022-03-25

分离地址：中国四川省德阳市

分离基物：血液

致病名称：组织坏死、液化

致病对象：人、动物

来源历史：←中国疾病预防控制中心病原微生物菌（毒）种保藏中心传染病所分中心←中国疾病预防控制中心传染病预防控制所

用　　途：临床检验

联系单位：中国疾病预防控制中心传染病预防控制所

电子邮箱：chpc@icdc.cn

101. 克雷伯菌属

国家科技资源标识符：CSTR: 16698.06.NPRC 1.2.1440

平台资源号：NPRC 1.2.1440

保藏编号：CHPC 1.14930

中文名称：肺炎克雷伯菌

外文名称：*Klebsiella pneumoniae*

分类学地位：Bacteria; Pseudomonadota; Gammaproteobacteria; Enterobacterales; Enterobacteriaceae; *Klebsiella*

生物危害程度：第三类

分离时间：2022-01-18

分离地址：中国四川省德阳市

分离基物：血液

致病名称：组织坏死、液化

致病对象：人、动物

来源历史：←中国疾病预防控制中心病原微生物菌（毒）种保藏中心传染病所分中心←中国疾病预防控制中心传染病预防控制所

用　　途：临床检验

联系单位：中国疾病预防控制中心传染病预防控制所

电子邮箱：chpc@icdc.cn

102. 克雷伯菌属

国家科技资源标识符：CSTR: 16698.06.NPRC 1.2.1441

平台资源号：NPRC 1.2.1441

保藏编号：CHPC 1.14931

中文名称：肺炎克雷伯菌

外文名称：*Klebsiella pneumoniae*

分类学地位：Bacteria; Pseudomonadota; Gammaproteobacteria; Enterobacterales; Enterobacteriaceae; *Klebsiella*

生物危害程度：第三类

分离时间：2022-01-19

分离地址：中国四川省德阳市

分离基物：血液

致病名称：组织坏死、液化

致病对象：人、动物

来源历史：←中国疾病预防控制中心病原微生物菌（毒）种保藏中心传染病所分中心←中国疾病预防控制中心传染病预防控制所

用　　途：临床检验

联系单位：中国疾病预防控制中心传染病预防控制所

电子邮箱：chpc@icdc.cn

103. 克雷伯菌属

国家科技资源标识符：CSTR: 16698.06.NPRC 1.2.1442

平台资源号：NPRC 1.2.1442

保藏编号：CHPC 1.14932

中文名称：肺炎克雷伯菌

外文名称：*Klebsiella pneumoniae*

分类学地位：Bacteria; Pseudomonadota; Gammaproteobacteria; Enterobacterales; Enterobacteriaceae; *Klebsiella*

生物危害程度：第三类

分离时间：2022-03-26

分离地址：中国四川省德阳市

分离基物：血液

致病名称：组织坏死、液化

致病对象：人、动物

来源历史：←中国疾病预防控制中心病原微生物菌（毒）种保藏中心传染病所分中心←中国疾病预防控制中心传染病预防控制所

用　　途：临床检验

联系单位：中国疾病预防控制中心传染病预防控制所

电子邮箱：chpc@icdc.cn

104. 克雷伯菌属

国家科技资源标识符：CSTR: 16698.06.NPRC 1.2.1443

平台资源号：NPRC 1.2.1443

保藏编号：CHPC 1.14933

中文名称：肺炎克雷伯菌

外文名称：*Klebsiella pneumoniae*

分类学地位：Bacteria; Pseudomonadota; Gammaproteobacteria; Enterobacterales; Enterobacteriaceae; *Klebsiella*

生物危害程度：第三类

分离时间：2022-08-22

分离地址：中国四川省达州市

分离基物：血液

致病名称：组织坏死、液化

致病对象：人、动物

来源历史：←中国疾病预防控制中心病原微生物菌（毒）种保藏中心传染病所分中心←中国疾病预防控制中心传染病预防控制所

用　　途：临床检验

联系单位：中国疾病预防控制中心传染病预防控制所

电子邮箱：chpc@icdc.cn

细菌

105. 克雷伯菌属

国家科技资源标识符：CSTR: 16698.06.NPRC 1.2.1444

平台资源号：NPRC 1.2.1444

保藏编号：CHPC 1.14934

中文名称：肺炎克雷伯菌

外文名称：*Klebsiella pneumoniae*

分类学地位：Bacteria; Pseudomonadota; Gammaproteobacteria; Enterobacterales; Enterobacteriaceae; *Klebsiella*

生物危害程度：第三类

分离时间：2022-10-17

分离地址：中国四川省达州市

分离基物：血液

致病名称：组织坏死、液化

致病对象：人、动物

来源历史：←中国疾病预防控制中心病原微生物菌（毒）种保藏中心传染病所分中心←中国疾病预防控制中心传染病预防控制所

用　　途：临床检验

联系单位：中国疾病预防控制中心传染病预防控制所

电子邮箱：chpc@icdc.cn

106. 克雷伯菌属

国家科技资源标识符：CSTR: 16698.06.NPRC 1.2.1445

平台资源号：NPRC 1.2.1445

保藏编号：CHPC 1.14935

中文名称：肺炎克雷伯菌

外文名称：*Klebsiella pneumoniae*

分类学地位：Bacteria; Pseudomonadota; Gammaproteobacteria; Enterobacterales; Enterobacteriaceae; *Klebsiella*

生物危害程度：第三类

分离时间：2022-10-20

分离地址：中国四川省达州市

分离基物：血液

致病名称：组织坏死、液化

致病对象：人、动物

来源历史：←中国疾病预防控制中心病原微生物菌（毒）种保藏中心传染病所分中心←中国疾病预防控制中心传染病预防控制所

用　　途：临床检验

联系单位：中国疾病预防控制中心传染病预防控制所

电子邮箱：chpc@icdc.cn

107. 克雷伯菌属

国家科技资源标识符：CSTR: 16698.06.NPRC 1.2.1446

平台资源号：NPRC 1.2.1446

保藏编号：CHPC 1.14936

中文名称：肺炎克雷伯菌

外文名称：*Klebsiella pneumoniae*

分类学地位：Bacteria; Pseudomonadota; Gammaproteobacteria; Enterobacterales; Enterobacteriaceae; *Klebsiella*

生物危害程度：第三类

分离时间：2022-10-19

分离地址：中国四川省达州市

分离基物：血液

致病名称：组织坏死、液化

致病对象：人、动物

来源历史：←中国疾病预防控制中心病原微生物菌（毒）种保藏中心传染病所分中心←中国疾病预防控制中心传染病预防控制所

用　　途：临床检验

联系单位：中国疾病预防控制中心传染病预防控制所

电子邮箱：chpc@icdc.cn

108. 克雷伯菌属

国家科技资源标识符：CSTR: 16698.06.NPRC 1.2.1447

平台资源号：NPRC 1.2.1447

保藏编号：CHPC 1.14937

中文名称：肺炎克雷伯菌

外文名称：*Klebsiella pneumoniae*

分类学地位：Bacteria; Pseudomonadota; Gammaproteobacteria; Enterobacterales; Enterobacteriaceae; *Klebsiella*

生物危害程度：第三类

分离时间：2022-05-16

分离地址：中国四川省广安市

分离基物：血液

致病名称：组织坏死、液化

致病对象：人、动物

来源历史：←中国疾病预防控制中心病原微生物菌（毒）种保藏中心传染病所分中心←中国疾病预防控制中心传染病预防控制所

用　　途：临床检验

联系单位：中国疾病预防控制中心传染病预防控制所

电子邮箱：chpc@icdc.cn

109. 克雷伯菌属

国家科技资源标识符：CSTR: 16698.06.NPRC 1.2.1448

平台资源号：NPRC 1.2.1448

保藏编号：CHPC 1.14938

中文名称：肺炎克雷伯菌

外文名称：*Klebsiella pneumoniae*

分类学地位：Bacteria; Pseudomonadota; Gammaproteobacteria; Enterobacterales; Enterobacteriaceae; *Klebsiella*

生物危害程度：第三类

分离时间：2022-01-21

分离地址：中国四川省广安市

分离基物：血液

致病名称：组织坏死、液化

致病对象：人、动物

来源历史：←中国疾病预防控制中心病原微生物菌（毒）种保藏中心传染病所分中心←中国疾病预防控制中心传染病预防控制所

用　　途：临床检验

联系单位：中国疾病预防控制中心传染病预防控制所

电子邮箱：chpc@icdc.cn

110. 克雷伯菌属

国家科技资源标识符：CSTR: 16698.06.NPRC 1.2.1449

平台资源号：NPRC 1.2.1449

保藏编号：CHPC 1.14939

中文名称：肺炎克雷伯菌

外文名称：*Klebsiella pneumoniae*

分类学地位：Bacteria; Pseudomonadota; Gammaproteobacteria; Enterobacterales; Enterobacteriaceae; *Klebsiella*

生物危害程度：第三类

分离时间：2022-02-15

分离地址：中国四川省广安市

分离基物：血液

致病名称：组织坏死、液化

致病对象：人、动物

来源历史：←中国疾病预防控制中心病原微生物菌（毒）种保藏中心传染病所分中心←中国疾病预防控制中心传染病预防控制所

用　　途：临床检验

联系单位：中国疾病预防控制中心传染病预防控制所

电子邮箱：chpc@icdc.cn

111. 克雷伯菌属

国家科技资源标识符：CSTR: 16698.06.NPRC 1.2.1450

平台资源号：NPRC 1.2.1450

保藏编号：CHPC 1.14940

中文名称：肺炎克雷伯菌

外文名称：*Klebsiella pneumoniae*

分类学地位：Bacteria; Pseudomonadota; Gammaproteobacteria; Enterobacterales; Enterobacteriaceae; *Klebsiella*

生物危害程度：第三类

分离时间：2022-05-09

分离地址：中国四川省广安市

分离基物：血液

致病名称：组织坏死、液化

致病对象：人、动物

来源历史：←中国疾病预防控制中心病原微生物菌（毒）种保藏中心传染病所分中心←中国疾病预防控制中心传染病预防控制所

用　　途：临床检验

联系单位：中国疾病预防控制中心传染病预防控制所

电子邮箱：chpc@icdc.cn

112. 克雷伯菌属

国家科技资源标识符：CSTR: 16698.06.NPRC 1.2.1451

平台资源号：NPRC 1.2.1451

保藏编号：CHPC 1.14941

中文名称：肺炎克雷伯菌

外文名称：*Klebsiella pneumoniae*

分类学地位：Bacteria; Pseudomonadota; Gammaproteobacteria; Enterobacterales; Enterobacteriaceae; *Klebsiella*

生物危害程度：第三类

分离时间：2022-03-11

分离地址：中国四川省广元市

分离基物：血液

致病名称：组织坏死、液化

致病对象：人、动物

来源历史：←中国疾病预防控制中心病原微生物菌（毒）种保藏中心传染病所分中心←中国疾病预防控制中心传染病预防控制所

用　　途：临床检验

联系单位：中国疾病预防控制中心传染病预防控制所

电子邮箱：chpc@icdc.cn

113. 克雷伯菌属

国家科技资源标识符：CSTR: 16698.06.NPRC 1.2.1452

平台资源号：NPRC 1.2.1452

保藏编号：CHPC 1.14942

中文名称：肺炎克雷伯菌

外文名称：*Klebsiella pneumoniae*

分类学地位：Bacteria; Pseudomonadota; Gammaproteobacteria; Enterobacterales; Enterobacteriaceae; *Klebsiella*

生物危害程度：第三类

分离时间：2022-03-11

分离地址：中国四川省广元市

分离基物：血液

致病名称：组织坏死、液化

致病对象：人、动物

来源历史：←中国疾病预防控制中心病原微生物菌（毒）种保藏中心传染病所分中心←中国疾病预防控制中心传染病预防控制所

用　　途：临床检验

联系单位：中国疾病预防控制中心传染病预防控制所

电子邮箱：chpc@icdc.cn

114. 克雷伯菌属

国家科技资源标识符：CSTR: 16698.06.NPRC 1.2.1453

平台资源号：NPRC 1.2.1453

保藏编号：CHPC 1.14943

中文名称：肺炎克雷伯菌

外文名称：*Klebsiella pneumoniae*

分类学地位：Bacteria; Pseudomonadota; Gammaproteobacteria; Enterobacterales; Enterobacteriaceae; *Klebsiella*

生物危害程度：第三类

分离时间：2022-03-14

分离地址：中国四川省广元市

分离基物：血液

致病名称：组织坏死、液化

致病对象：人、动物

来源历史：←中国疾病预防控制中心病原微生物菌（毒）种保藏中心传染病所分中心←中国疾病预防控制中心传染病预防控制所

用　　途：临床检验

联系单位：中国疾病预防控制中心传染病预防控制所

电子邮箱：chpc@icdc.cn

115. 克雷伯菌属

国家科技资源标识符：CSTR: 16698.06.NPRC 1.2.1454

平台资源号：NPRC 1.2.1454

保藏编号：CHPC 1.14944

中文名称：肺炎克雷伯菌

外文名称：*Klebsiella pneumoniae*

分类学地位：Bacteria; Pseudomonadota; Gammaproteobacteria; Enterobacterales; Enterobacteriaceae; *Klebsiella*

生物危害程度：第三类

分离时间：2022-04-22

分离地址：中国四川省广元市

分离基物：血液

致病名称：组织坏死、液化

致病对象：人、动物

来源历史：←中国疾病预防控制中心病原微生物菌（毒）种保藏中心传染病所分中心←中国疾病预防控制中心传染病预防控制所

用　　途：临床检验

联系单位：中国疾病预防控制中心传染病预防控制所

电子邮箱：chpc@icdc.cn

116. 克雷伯菌属

国家科技资源标识符：CSTR: 16698.06.NPRC 1.2.1455

平台资源号：NPRC 1.2.1455

保藏编号：CHPC 1.14945

中文名称：肺炎克雷伯菌

外文名称：*Klebsiella pneumoniae*

分类学地位：Bacteria; Pseudomonadota; Gammaproteobacteria; Enterobacterales; Enterobacteriaceae; *Klebsiella*

生物危害程度：第三类

分离时间：2022-05-23

分离地址：中国四川省广元市

分离基物：血液

致病名称：组织坏死、液化

致病对象：人、动物

来源历史：←中国疾病预防控制中心病原微生物菌（毒）种保藏中心传染病所分中心←中国疾病预防控制中心传染病预防控制所

用　　途：临床检验

联系单位：中国疾病预防控制中心传染病预防控制所

电子邮箱：chpc@icdc.cn

细菌

117. 克雷伯菌属

国家科技资源标识符：CSTR: 16698.06.NPRC 1.2.1456

平台资源号：NPRC 1.2.1456

保藏编号：CHPC 1.14946

中文名称：肺炎克雷伯菌

外文名称：*Klebsiella pneumoniae*

分类学地位：Bacteria; Pseudomonadota; Gammaproteobacteria; Enterobacterales; Enterobacteriaceae; *Klebsiella*

生物危害程度：第三类

分离时间：2021-12-01

分离地址：中国四川省泸州市

分离基物：血液

致病名称：组织坏死、液化

致病对象：人、动物

来源历史：←中国疾病预防控制中心病原微生物菌（毒）种保藏中心传染病所分中心←中国疾病预防控制中心传染病预防控制所

用　　途：临床检验

联系单位：中国疾病预防控制中心传染病预防控制所

电子邮箱：chpc@icdc.cn

118. 克雷伯菌属

国家科技资源标识符：CSTR: 16698.06.NPRC 1.2.1457

平台资源号：NPRC 1.2.1457

保藏编号：CHPC 1.14947

中文名称：肺炎克雷伯菌

外文名称：*Klebsiella pneumoniae*

分类学地位：Bacteria; Pseudomonadota; Gammaproteobacteria; Enterobacterales; Enterobacteriaceae; *Klebsiella*

生物危害程度：第三类

分离时间：2021-12-13

分离地址：中国四川省泸州市

分离基物：血液

致病名称：组织坏死、液化

致病对象：人、动物

来源历史：←中国疾病预防控制中心病原微生物菌（毒）种保藏中心传染病所分中心←中国疾病预防控制中心传染病预防控制所

用　　途：临床检验

联系单位：中国疾病预防控制中心传染病预防控制所

电子邮箱：chpc@icdc.cn

119. 克雷伯菌属

国家科技资源标识符：CSTR: 16698.06.NPRC 1.2.1458

平台资源号：NPRC 1.2.1458

保藏编号：CHPC 1.14948

中文名称：肺炎克雷伯菌

外文名称：*Klebsiella pneumoniae*

分类学地位：Bacteria; Pseudomonadota; Gammaproteobacteria; Enterobacterales; Enterobacteriaceae; *Klebsiella*

生物危害程度：第三类

分离时间：2021-12-15

分离地址：中国四川省泸州市

分离基物：血液

致病名称：组织坏死、液化

致病对象：人、动物

来源历史：←中国疾病预防控制中心病原微生物菌（毒）种保藏中心传染病所分中心←中国疾病预防控制中心传染病预防控制所

用　　途：临床检验

联系单位：中国疾病预防控制中心传染病预防控制所

电子邮箱：chpc@icdc.cn

细
菌

120. 克雷伯菌属

国家科技资源标识符: CSTR: 16698.06.NPRC 1.2.1459

平台资源号: NPRC 1.2.1459

保藏编号: CHPC 1.14949

中文名称: 肺炎克雷伯菌

外文名称: *Klebsiella pneumoniae*

分类学地位: Bacteria; Pseudomonadota; Gammaproteobacteria; Enterobacterales; Enterobacteriaceae; *Klebsiella*

生物危害程度: 第三类

分离时间: 2021-12-20

分离地址: 中国四川省泸州市

分离基物: 血液

致病名称: 组织坏死、液化

致病对象: 人、动物

来源历史: ←中国疾病预防控制中心病原微生物菌（毒）种保藏中心传染病所分中心 ←中国疾病预防控制中心传染病预防控制所

用　　途: 临床检验

联系单位: 中国疾病预防控制中心传染病预防控制所

电子邮箱: chpc@icdc.cn

121. 克雷伯菌属

国家科技资源标识符: CSTR: 16698.06.NPRC 1.2.1460

平台资源号: NPRC 1.2.1460

保藏编号: CHPC 1.14950

中文名称: 肺炎克雷伯菌

外文名称: *Klebsiella pneumoniae*

分类学地位: Bacteria; Pseudomonadota; Gammaproteobacteria; Enterobacterales; Enterobacteriaceae; *Klebsiella*

生物危害程度: 第三类

分离时间: 2022-02-26

分离地址: 中国四川省泸州市

分离基物: 血液

致病名称: 组织坏死、液化

致病对象: 人、动物

来源历史: ←中国疾病预防控制中心病原微生物菌（毒）种保藏中心传染病所分中心 ←中国疾病预防控制中心传染病预防控制所

用　　途: 临床检验

联系单位: 中国疾病预防控制中心传染病预防控制所

电子邮箱: chpc@icdc.cn

122. 克雷伯菌属

国家科技资源标识符: CSTR: 16698.06.NPRC 1.2.1461

平台资源号: NPRC 1.2.1461

保藏编号: CHPC 1.14951

中文名称: 肺炎克雷伯菌

外文名称: *Klebsiella pneumoniae*

分类学地位: Bacteria; Pseudomonadota; Gammaproteobacteria; Enterobacterales; Enterobacteriaceae; *Klebsiella*

生物危害程度: 第三类

分离时间: 2022-06-01

分离地址: 中国四川省泸州市

分离基物: 血液

致病名称: 组织坏死、液化

致病对象: 人、动物

来源历史: ←中国疾病预防控制中心病原微生物菌（毒）种保藏中心传染病所分中心 ←中国疾病预防控制中心传染病预防控制所

用　　途: 临床检验

联系单位: 中国疾病预防控制中心传染病预防控制所

电子邮箱: chpc@icdc.cn

123. 克雷伯菌属

国家科技资源标识符：CSTR: 16698.06.NPRC 1.2.1462

平台资源号：NPRC 1.2.1462

保藏编号：CHPC 1.14952

中文名称：肺炎克雷伯菌

外文名称：*Klebsiella pneumoniae*

分类学地位：Bacteria; Pseudomonadota; Gammaproteobacteria; Enterobacterales; Enterobacteriaceae; *Klebsiella*

生物危害程度：第三类

分离时间：2022-06-10

分离地址：中国四川省泸州市

分离基物：血液

致病名称：组织坏死、液化

致病对象：人、动物

来源历史：←中国疾病预防控制中心病原微生物菌（毒）种保藏中心传染病所分中心←中国疾病预防控制中心传染病预防控制所

用　　途：临床检验

联系单位：中国疾病预防控制中心传染病预防控制所

电子邮箱：chpc@icdc.cn

124. 克雷伯菌属

国家科技资源标识符：CSTR: 16698.06.NPRC 1.2.1463

平台资源号：NPRC 1.2.1463

保藏编号：CHPC 1.14953

中文名称：肺炎克雷伯菌

外文名称：*Klebsiella pneumoniae*

分类学地位：Bacteria; Pseudomonadota; Gammaproteobacteria; Enterobacterales; Enterobacteriaceae; *Klebsiella*

生物危害程度：第三类

分离时间：2022-06-19

分离地址：中国四川省泸州市

分离基物：血液

致病名称：组织坏死、液化

致病对象：人、动物

来源历史：←中国疾病预防控制中心病原微生物菌（毒）种保藏中心传染病所分中心←中国疾病预防控制中心传染病预防控制所

用　　途：临床检验

联系单位：中国疾病预防控制中心传染病预防控制所

电子邮箱：chpc@icdc.cn

125. 克雷伯菌属

国家科技资源标识符：CSTR: 16698.06.NPRC 1.2.1464

平台资源号：NPRC 1.2.1464

保藏编号：CHPC 1.14954

中文名称：肺炎克雷伯菌

外文名称：*Klebsiella pneumoniae*

分类学地位：Bacteria; Pseudomonadota; Gammaproteobacteria; Enterobacterales; Enterobacteriaceae; *Klebsiella*

生物危害程度：第三类

分离时间：2022-04-22

分离地址：中国四川省绵阳市

分离基物：血液

致病名称：组织坏死、液化

致病对象：人、动物

来源历史：←中国疾病预防控制中心病原微生物菌（毒）种保藏中心传染病所分中心←中国疾病预防控制中心传染病预防控制所

用　　途：临床检验

联系单位：中国疾病预防控制中心传染病预防控制所

电子邮箱：chpc@icdc.cn

126. 克雷伯菌属

国家科技资源标识符：CSTR: 16698.06.NPRC 1.2.1465

平台资源号：NPRC 1.2.1465

保藏编号：CHPC 1.14955

中文名称：肺炎克雷伯菌

外文名称：*Klebsiella pneumoniae*

分类学地位：Bacteria; Pseudomonadota; Gammaproteobacteria; Enterobacterales; Enterobacteriaceae; *Klebsiella*

生物危害程度：第三类

分离时间：2022-11-02

分离地址：中国四川省内江市

分离基物：血液

致病名称：组织坏死、液化

致病对象：人、动物

来源历史：←中国疾病预防控制中心病原微生物菌（毒）种保藏中心传染病所分中心←中国疾病预防控制中心传染病预防控制所

用　　途：临床检验

联系单位：中国疾病预防控制中心传染病预防控制所

电子邮箱：chpc@icdc.cn

127. 克雷伯菌属

国家科技资源标识符：CSTR: 16698.06.NPRC 1.2.1466

平台资源号：NPRC 1.2.1466

保藏编号：CHPC 1.14956

中文名称：肺炎克雷伯菌

外文名称：*Klebsiella pneumoniae*

分类学地位：Bacteria; Pseudomonadota; Gammaproteobacteria; Enterobacterales; Enterobacteriaceae; *Klebsiella*

生物危害程度：第三类

分离时间：2022-11-21

分离地址：中国四川省内江市

分离基物：血液

致病名称：组织坏死、液化

致病对象：人、动物

来源历史：←中国疾病预防控制中心病原微生物菌（毒）种保藏中心传染病所分中心←中国疾病预防控制中心传染病预防控制所

用　　途：临床检验

联系单位：中国疾病预防控制中心传染病预防控制所

电子邮箱：chpc@icdc.cn

128. 克雷伯菌属

国家科技资源标识符：CSTR: 16698.06.NPRC 1.2.1467

平台资源号：NPRC 1.2.1467

保藏编号：CHPC 1.14957

中文名称：肺炎克雷伯菌

外文名称：*Klebsiella pneumoniae*

分类学地位：Bacteria; Pseudomonadota; Gammaproteobacteria; Enterobacterales; Enterobacteriaceae; *Klebsiella*

生物危害程度：第三类

分离时间：2022-12-08

分离地址：中国四川省内江市

分离基物：血液

致病名称：组织坏死、液化

致病对象：人、动物

来源历史：←中国疾病预防控制中心病原微生物菌（毒）种保藏中心传染病所分中心←中国疾病预防控制中心传染病预防控制所

用　　途：临床检验

联系单位：中国疾病预防控制中心传染病预防控制所

电子邮箱：chpc@icdc.cn

129. 克雷伯菌属

国家科技资源标识符：CSTR: 16698.06.NPRC 1.2.1468

平台资源号：NPRC 1.2.1468

保藏编号：CHPC 1.14958

中文名称：肺炎克雷伯菌

外文名称：*Klebsiella pneumoniae*

分类学地位：Bacteria; Pseudomonadota; Gammaproteobacteria; Enterobacterales; Enterobacteriaceae; *Klebsiella*

生物危害程度：第三类

分离时间：2022-12-14

分离地址：中国四川省内江市

分离基物：血液

致病名称：组织坏死、液化

致病对象：人、动物

来源历史：←中国疾病预防控制中心病原微生物菌（毒）种保藏中心传染病所分中心←中国疾病预防控制中心传染病预防控制所

用　　途：临床检验

联系单位：中国疾病预防控制中心传染病预防控制所

电子邮箱：chpc@icdc.cn

130. 克雷伯菌属

国家科技资源标识符：CSTR: 16698.06.NPRC 1.2.1469

平台资源号：NPRC 1.2.1469

保藏编号：CHPC 1.14959

中文名称：肺炎克雷伯菌

外文名称：*Klebsiella pneumoniae*

分类学地位：Bacteria; Pseudomonadota; Gammaproteobacteria; Enterobacterales; Enterobacteriaceae; *Klebsiella*

生物危害程度：第三类

分离时间：2022-06-03

分离地址：中国四川省遂宁市

分离基物：血液

致病名称：组织坏死、液化

致病对象：人、动物

来源历史：←中国疾病预防控制中心病原微生物菌（毒）种保藏中心传染病所分中心←中国疾病预防控制中心传染病预防控制所

用　　途：临床检验

联系单位：中国疾病预防控制中心传染病预防控制所

电子邮箱：chpc@icdc.cn

131. 克雷伯菌属

国家科技资源标识符：CSTR: 16698.06.NPRC 1.2.1470

平台资源号：NPRC 1.2.1470

保藏编号：CHPC 1.14960

中文名称：肺炎克雷伯菌

外文名称：*Klebsiella pneumoniae*

分类学地位：Bacteria; Pseudomonadota; Gammaproteobacteria; Enterobacterales; Enterobacteriaceae; *Klebsiella*

生物危害程度：第三类

分离时间：2022-06-03

分离地址：中国四川省遂宁市

分离基物：血液

致病名称：组织坏死、液化

致病对象：人、动物

来源历史：←中国疾病预防控制中心病原微生物菌（毒）种保藏中心传染病所分中心←中国疾病预防控制中心传染病预防控制所

用　　途：临床检验

联系单位：中国疾病预防控制中心传染病预防控制所

电子邮箱：chpc@icdc.cn

132. 克雷伯菌属

国家科技资源标识符：CSTR: 16698.06.NPRC 1.2.1471

平台资源号：NPRC 1.2.1471

保藏编号：CHPC 1.14961

中文名称：肺炎克雷伯菌

外文名称：*Klebsiella pneumoniae*

分类学地位：Bacteria; Pseudomonadota; Gammaproteobacteria; Enterobacterales; Enterobacteriaceae; *Klebsiella*

生物危害程度：第三类

分离时间：2022-06-03

分离地址：中国四川省遂宁市

分离基物：血液

致病名称：组织坏死、液化

致病对象：人、动物

来源历史：←中国疾病预防控制中心病原微生物菌（毒）种保藏中心传染病所分中心←中国疾病预防控制中心传染病预防控制所

用　　途：临床检验

联系单位：中国疾病预防控制中心传染病预防控制所

电子邮箱：chpc@icdc.cn

133. 克雷伯菌属

国家科技资源标识符：CSTR: 16698.06.NPRC 1.2.1472

平台资源号：NPRC 1.2.1472

保藏编号：CHPC 1.14962

中文名称：肺炎克雷伯菌

外文名称：*Klebsiella pneumoniae*

分类学地位：Bacteria; Pseudomonadota; Gammaproteobacteria; Enterobacterales; Enterobacteriaceae; *Klebsiella*

生物危害程度：第三类

分离时间：2022-06-03

分离地址：中国四川省遂宁市

分离基物：血液

致病名称：组织坏死、液化

致病对象：人、动物

来源历史：←中国疾病预防控制中心病原微生物菌（毒）种保藏中心传染病所分中心←中国疾病预防控制中心传染病预防控制所

用　　途：临床检验

联系单位：中国疾病预防控制中心传染病预防控制所

电子邮箱：chpc@icdc.cn

134. 克雷伯菌属

国家科技资源标识符：CSTR: 16698.06.NPRC 1.2.1473

平台资源号：NPRC 1.2.1473

保藏编号：CHPC 1.14963

中文名称：肺炎克雷伯菌

外文名称：*Klebsiella pneumoniae*

分类学地位：Bacteria; Pseudomonadota; Gammaproteobacteria; Enterobacterales; Enterobacteriaceae; *Klebsiella*

生物危害程度：第三类

分离时间：2022-07-14

分离地址：中国江苏省

分离基物：血液

致病名称：组织坏死、液化

致病对象：人、动物

来源历史：←中国疾病预防控制中心病原微生物菌（毒）种保藏中心传染病所分中心←中国疾病预防控制中心传染病预防控制所

用　　途：临床检验

联系单位：中国疾病预防控制中心传染病预防控制所

电子邮箱：chpc@icdc.cn

135. 克雷伯菌属

国家科技资源标识符：CSTR: 16698.06.NPRC 1.2.1474

平台资源号：NPRC 1.2.1474

保藏编号：CHPC 1.14964

中文名称：肺炎克雷伯菌

外文名称：*Klebsiella pneumoniae*

分类学地位：Bacteria; Pseudomonadota; Gammaproteobacteria; Enterobacterales; Enterobacteriaceae; *Klebsiella*

生物危害程度：第三类

分离时间：2022-07-08

分离地址：中国江苏省

分离基物：血液

致病名称：组织坏死、液化

致病对象：人、动物

来源历史：←中国疾病预防控制中心病原微生物菌（毒）种保藏中心传染病所分中心←中国疾病预防控制中心传染病预防控制所

用　　途：临床检验

联系单位：中国疾病预防控制中心传染病预防控制所

电子邮箱：chpc@icdc.cn

十一、诺卡菌属

136. 诺卡菌属

国家科技资源标识符：CSTR: 16698.06.NPRC 1.2.1527

平台资源号：NPRC 1.2.1527

保藏编号：CHPC 1.13906

中文名称：诺卡菌

外文名称：*Nocardia*

分类学地位：Bacteria; Actinomycetota; Actinomycetes; Mycobacteriales; Nocardiaceae; *Nocardia*

生物危害程度：第三类

分离时间：2019-09-01

分离地址：中国海南省海口市

分离基物：患者脓液

致病名称：诺卡菌病

致病对象：人、动物

来源历史：←中国疾病预防控制中心病原微生物菌（毒）种保藏中心传染病所分中心←中国疾病预防控制中心传染病预防控制所

用　　途：临床检验

联系单位：中国疾病预防控制中心传染病预防控制所

电子邮箱：chpc@icdc.cn

137. 诺卡菌属

国家科技资源标识符：CSTR: 16698.06.NPRC 1.2.1528

平台资源号：NPRC 1.2.1528

保藏编号：CHPC 1.13905

中文名称：诺卡菌

外文名称：*Nocardia*

分类学地位：Bacteria; Actinomycetota; Actinomycetes; Mycobacteriales; Nocardiaceae; *Nocardia*

生物危害程度：第三类

分离时间：2019-08-01

分离地址：中国河北省邢台市

分离基物：患者肺泡灌洗液

致病名称：诺卡菌病

致病对象：人、动物

来源历史：←中国疾病预防控制中心病原微生物菌（毒）种保藏中心传染病所分中心←中国疾病预防控制中心传染病预防控制所

用　　途：临床检验

联系单位：中国疾病预防控制中心传染病预防控

制所

电子邮箱：chpc@icdc.cn

138. 诺卡菌属

国家科技资源标识符：CSTR: 16698.06.NPRC 1.2.1529

平台资源号：NPRC 1.2.1529

保藏编号：CHPC 1.13904

中文名称：诺卡菌

外文名称：*Nocardia*

分类学地位：Bacteria; Actinomycetota; Actinomycetes; Mycobacteriales; Nocardiaceae; *Nocardia*

生物危害程度：第三类

分离时间：2019-01-04

分离地址：中国内蒙古自治区赤峰市

分离基物：患者支气管肺泡灌洗液

致病名称：诺卡菌病

致病对象：人、动物

来源历史：←中国疾病预防控制中心病原微生物菌（毒）种保藏中心传染病所分中心←中国疾病预防控制中心传染病预防控制所

用　　途：临床检验

联系单位：中国疾病预防控制中心传染病预防控制所

电子邮箱：chpc@icdc.cn

十二、埃希菌属

139. 埃希菌属

国家科技资源标识符：CSTR: 16698.06.NPRC 1.2.1371

平台资源号：NPRC 1.2.1371

保藏编号：CHPC 1.14967

中文名称：大肠埃希菌

外文名称：*Escherichia coli*

分类学地位：Bacteria; Pseudomonadota; Gammaproteobacteria; Enterobacterales; Enterobacteriaceae; *Escherichia*

生物危害程度：第三类

分离时间：2022-05-16

分离地址：中国甘肃省白银市

分离基物：患者粪便

致病名称：食物中毒、腹泻

致病对象：人、动物

来源历史：←中国疾病预防控制中心病原微生物菌（毒）种保藏中心传染病所分中心←中国疾病预防控制中心传染病预防控制所

用　　途：临床检验

联系单位：中国疾病预防控制中心传染病预防控制所

电子邮箱：chpc@icdc.cn

140. 埃希菌属

国家科技资源标识符：CSTR: 16698.06.NPRC 1.2.1372

平台资源号：NPRC 1.2.1372

保藏编号：CHPC 1.14968

中文名称：大肠埃希菌

外文名称：*Escherichia coli*

分类学地位：Bacteria; Pseudomonadota; Gammaproteobacteria; Enterobacterales; Enterobacteriaceae; *Escherichia*

生物危害程度：第三类

分离时间：2022-07-06

分离地址：中国甘肃省白银市

分离基物：患者粪便

致病名称：食物中毒、腹泻

致病对象：人、动物

来源历史：←中国疾病预防控制中心病原微生物菌（毒）种保藏中心传染病所分中心←中国疾病预防控制中心传染病预防控制所

细菌

用　　途：临床检验

联系单位：中国疾病预防控制中心传染病预防控制所

电子邮箱：chpc@icdc.cn

141. 埃希菌属

国家科技资源标识符：CSTR: 16698.06.NPRC 1.2.1373

平台资源号：NPRC 1.2.1373

保藏编号：CHPC 1.14969

中文名称：大肠埃希菌

外文名称：*Escherichia coli*

分类学地位：Bacteria; Pseudomonadota; Gammaproteobacteria; Enterobacterales; Enterobacteriaceae; *Escherichia*

生物危害程度：第三类

分离时间：2021-01-01

分离地址：中国湖南省岳阳市

分离基物：患者粪便

致病名称：食物中毒、腹泻

致病对象：人、动物

来源历史：←中国疾病预防控制中心病原微生物菌（毒）种保藏中心传染病所分中心←中国疾病预防控制中心传染病预防控制所

用　　途：临床检验，

联系单位：中国疾病预防控制中心传染病预防控制所

电子邮箱：chpc@icdc.cn

142. 埃希菌属

国家科技资源标识符：CSTR: 16698.06.NPRC 1.2.1374

平台资源号：NPRC 1.2.1374

保藏编号：CHPC 1.14970

中文名称：大肠埃希菌

外文名称：*Escherichia coli*

分类学地位：Bacteria; Pseudomonadota; Gammaproteobacteria; Enterobacterales;

Enterobacteriaceae; *Escherichia*

生物危害程度：第三类

分离时间：2021-01-01

分离地址：中国辽宁省沈阳市

分离基物：患者粪便

致病名称：食物中毒、腹泻

致病对象：人、动物

来源历史：←中国疾病预防控制中心病原微生物菌（毒）种保藏中心传染病所分中心←中国疾病预防控制中心传染病预防控制所

用　　途：临床检验

联系单位：中国疾病预防控制中心传染病预防控制所

电子邮箱：chpc@icdc.cn

143. 埃希菌属

国家科技资源标识符：CSTR: 16698.06.NPRC 1.2.1375

平台资源号：NPRC 1.2.1375

保藏编号：CHPC 1.14971

中文名称：大肠埃希菌

外文名称：*Escherichia coli*

分类学地位：Bacteria; Pseudomonadota; Gammaproteobacteria; Enterobacterales; Enterobacteriaceae; *Escherichia*

生物危害程度：第三类

分离时间：2021-01-01

分离地址：中国辽宁省沈阳市

分离基物：患者粪便

致病名称：食物中毒、腹泻

致病对象：人、动物

来源历史：←中国疾病预防控制中心病原微生物菌（毒）种保藏中心传染病所分中心←中国疾病预防控制中心传染病预防控制所

用　　途：临床检验

联系单位：中国疾病预防控制中心传染病预防控

制所

电子邮箱：chpc@icdc.cn

144. 埃希菌属

国家科技资源标识符：CSTR: 16698.06.NPRC 1.2.1376

平台资源号：NPRC 1.2.1376

保藏编号：CHPC 1.14972

中文名称：大肠埃希菌

外文名称：*Escherichia coli*

分类学地位：Bacteria; Pseudomonadota; Gammaproteobacteria; Enterobacterales; Enterobacteriaceae; *Escherichia*

生物危害程度：第三类

分离时间：2021-01-01

分离地址：中国辽宁省沈阳市

分离基物：患者粪便

致病名称：食物中毒、腹泻

致病对象：人、动物

来源历史：←中国疾病预防控制中心病原微生物菌（毒）种保藏中心传染病所分中心 ←中国疾病预防控制中心传染病预防控制所

用　　途：临床检验

联系单位：中国疾病预防控制中心传染病预防控制所

电子邮箱：chpc@icdc.cn

145. 埃希菌属

国家科技资源标识符：CSTR: 16698.06.NPRC 1.2.1377

平台资源号：NPRC 1.2.1377

保藏编号：CHPC 1.14973

中文名称：大肠埃希菌

外文名称：*Escherichia coli*

分类学地位：Bacteria; Pseudomonadota; Gammaproteobacteria; Enterobacterales; Enterobacteriaceae; *Escherichia*

生物危害程度：第三类

分离时间：2021-01-01

分离地址：中国宁夏回族自治区固原市

分离基物：患者粪便

致病名称：食物中毒、腹泻

致病对象：人、动物

来源历史：←中国疾病预防控制中心病原微生物菌（毒）种保藏中心传染病所分中心 ←中国疾病预防控制中心传染病预防控制所

用　　途：临床检验

联系单位：中国疾病预防控制中心传染病预防控制所

电子邮箱：chpc@icdc.cn

146. 埃希菌属

国家科技资源标识符：CSTR: 16698.06.NPRC 1.2.1378

平台资源号：NPRC 1.2.1378

保藏编号：CHPC 1.14974

中文名称：大肠埃希菌

外文名称：*Escherichia coli*

分类学地位：Bacteria; Pseudomonadota; Gammaproteobacteria; Enterobacterales; Enterobacteriaceae; *Escherichia*

生物危害程度：第三类

分离时间：2021-01-01

分离地址：中国宁夏回族自治区中卫市

分离基物：患者粪便

致病名称：食物中毒、腹泻

致病对象：人、动物

来源历史：←中国疾病预防控制中心病原微生物菌（毒）种保藏中心传染病所分中心 ←中国疾病预防控制中心传染病预防控制所

用　　途：临床检验

联系单位：中国疾病预防控制中心传染病预防控制所

电子邮箱：chpc@icdc.cn

细菌

147. 埃希菌属

国家科技资源标识符：CSTR: 16698.06.NPRC 1.2.1379

平台资源号：NPRC 1.2.1379

保藏编号：CHPC 1.14975

中文名称：大肠埃希菌

外文名称：*Escherichia coli*

分类学地位：Bacteria; Pseudomonadota; Gammaproteobacteria; Enterobacterales; Enterobacteriaceae; *Escherichia*

生物危害程度：第三类

分离时间：2021-01-01

分离地址：中国宁夏回族自治区银川市

分离基物：患者粪便

致病名称：食物中毒、腹泻

致病对象：人、动物

来源历史：←中国疾病预防控制中心病原微生物菌（毒）种保藏中心传染病所分中心←中国疾病预防控制中心传染病预防控制所

用　　途：临床检验

联系单位：中国疾病预防控制中心传染病预防控制所

电子邮箱：chpc@icdc.cn

148. 埃希菌属

国家科技资源标识符：CSTR: 16698.06.NPRC 1.2.1380

平台资源号：NPRC 1.2.1380

保藏编号：CHPC 1.14976

中文名称：大肠埃希菌

外文名称：*Escherichia coli*

分类学地位：Bacteria; Pseudomonadota; Gammaproteobacteria; Enterobacterales; Enterobacteriaceae; *Escherichia*

生物危害程度：第三类

分离时间：2021-01-01

分离地址：中国宁夏回族自治区固原市

分离基物：患者粪便

致病名称：食物中毒、腹泻

致病对象：人、动物

来源历史：←中国疾病预防控制中心病原微生物菌（毒）种保藏中心传染病所分中心←中国疾病预防控制中心传染病预防控制所

用　　途：临床检验

联系单位：中国疾病预防控制中心传染病预防控制所

电子邮箱：chpc@icdc.cn

149. 埃希菌属

国家科技资源标识符：CSTR: 16698.06.NPRC 1.12.210

平台资源号：NPRC 1.12.210

保藏编号：HB0400069

中文名称：大肠埃希菌

外文名称：*Escherichia coli*

分类学地位：Bacteria; Pseudomonadota; Gammaproteobacteria; Enterobacterales; Enterobacteriaceae; *Escherichia*

生物危害程度：第三类

分离时间：2021-02-22

分离地址：中国湖北省宜昌市

分离基物：腹泻患者粪便

致病名称：食物中毒

致病对象：人

来源历史：←湖北省疾病预防控制中心病原微生物菌（毒）种保藏中心←湖北省疾病预防控制中心←宜昌市疾病预防控制中心←宜昌市妇幼保健院

用　　途：临床检验

联系单位：湖北省疾病预防控制中心

电子邮箱：JDZBCZX@163.com

150. 埃希菌属

国家科技资源标识符：CSTR: 16698.06.NPRC 1.12.211

细菌

平台资源号：NPRC 1.12.211

保藏编号：HB0400070

中文名称：大肠埃希菌

外文名称：*Escherichia coli*

分类学地位：Bacteria; Pseudomonadota; Gammaproteobacteria; Enterobacterales; Enterobacteriaceae; *Escherichia*

生物危害程度：第三类

分离时间：2021-03-11

分离地址：中国湖北省宜昌市

分离基物：腹泻患者粪便

致病名称：食物中毒

致病对象：人

来源历史：←湖北省疾病预防控制中心病原微生物菌（毒）种保藏中心←湖北省疾病预防控制中心←宜昌市疾病预防控制中心←宜昌市妇幼保健院

用　　途：临床检验

联系单位：湖北省疾病预防控制中心

电子邮箱：JDZBCZX@163.com

151. 埃希菌属

国家科技资源标识符：CSTR: 16698.06.NPRC 1.12.212

平台资源号：NPRC 1.12.212

保藏编号：HB0400071

中文名称：大肠埃希菌

外文名称：*Escherichia coli*

分类学地位：Bacteria; Pseudomonadota; Gammaproteobacteria; Enterobacterales; Enterobacteriaceae; *Escherichia*

生物危害程度：第三类

分离时间：2021-03-12

分离地址：中国湖北省荆州市

分离基物：腹泻患者粪便

致病名称：食物中毒

致病对象：人

来源历史：←湖北省疾病预防控制中心病原微生

物菌（毒）种保藏中心←湖北省疾病预防控制中心←荆州市疾病预防控制中心←荆州市妇幼保健院

用　　途：临床检验

联系单位：湖北省疾病预防控制中心

电子邮箱：JDZBCZX@163.com

152. 埃希菌属

国家科技资源标识符：CSTR: 16698.06.NPRC 1.12.213

平台资源号：NPRC 1.12.213

保藏编号：HB0400072

中文名称：大肠埃希菌

外文名称：*Escherichia coli*

分类学地位：Bacteria; Pseudomonadota; Gammaproteobacteria; Enterobacterales; Enterobacteriaceae; *Escherichia*

生物危害程度：第三类

分离时间：2021-04-19

分离地址：中国湖北省武汉市

分离基物：腹泻患者粪便

致病名称：食物中毒

致病对象：人

来源历史：←湖北省疾病预防控制中心病原微生物菌（毒）种保藏中心←湖北省疾病预防控制中心←武汉市疾病预防控制中心←华中科技大学社区卫生服务中心

用　　途：临床检验

联系单位：湖北省疾病预防控制中心

电子邮箱：JDZBCZX@163.com

153. 埃希菌属

国家科技资源标识符：CSTR: 16698.06.NPRC 1.12.214

平台资源号：NPRC 1.12.214

保藏编号：HB0400073

中文名称：大肠埃希菌

外文名称：*Escherichia coli*

分类学地位：Bacteria; Pseudomonadota; Gam-

maproteobacteria; Enterobacterales; Enterobacteriaceae; *Escherichia*

生物危害程度：第三类

分离时间：2021-04-19

分离地址：中国湖北省武汉市

分离基物：腹泻患者粪便

致病名称：食物中毒

致病对象：人

来源历史：←湖北省疾病预防控制中心病原微生物菌（毒）种保藏中心←湖北省疾病预防控制中心←武汉市疾病预防控制中心←华中科技大学社区卫生服务中心

用　　途：临床检验

联系单位：湖北省疾病预防控制中心

电子邮箱：JDZBCZX@163.com

154. 埃希菌属

国家科技资源标识符：CSTR: 16698.06.NPRC 1.12.215

平台资源号：NPRC 1.12.215

保藏编号：HB0400074

中文名称：大肠埃希菌

外文名称：*Escherichia coli*

分类学地位：Bacteria; Pseudomonadota; Gammaproteobacteria; Enterobacterales; Enterobacteriaceae; *Escherichia*

生物危害程度：第三类

分离时间：2021-04-19

分离地址：中国湖北省武汉市

分离基物：腹泻患者粪便

致病名称：食物中毒

致病对象：人

来源历史：←湖北省疾病预防控制中心病原微生物菌（毒）种保藏中心←湖北省疾病预防控制中心←武汉市疾病预防控制中心←华中科技大学社区卫生服务中心

用　　途：临床检验

联系单位：湖北省疾病预防控制中心

电子邮箱：JDZBCZX@163.com

155. 埃希菌属

国家科技资源标识符：CSTR: 16698.06.NPRC 1.12.216

平台资源号：NPRC 1.12.216

保藏编号：HB0400075

中文名称：大肠埃希菌

外文名称：*Escherichia coli*

分类学地位：Bacteria; Pseudomonadota; Gammaproteobacteria; Enterobacterales; Enterobacteriaceae; *Escherichia*

生物危害程度：第三类

分离时间：2021-05-20

分离地址：中国湖北省武汉市

分离基物：腹泻患者粪便

致病名称：食物中毒

致病对象：人

来源历史：←湖北省疾病预防控制中心病原微生物菌（毒）种保藏中心←湖北省疾病预防控制中心←武汉市疾病预防控制中心←华中科技大学社区卫生服务中心

用　　途：临床检验

联系单位：湖北省疾病预防控制中心

电子邮箱：JDZBCZX@163.com

156. 埃希菌属

国家科技资源标识符：CSTR: 16698.06.NPRC 1.12.217

平台资源号：NPRC 1.12.217

保藏编号：HB0400076

中文名称：大肠埃希菌

外文名称：*Escherichia coli*

分类学地位：Bacteria; Pseudomonadota; Gammaproteobacteria; Enterobacterales; Enterobacteriaceae; *Escherichia*

生物危害程度：第三类

分离时间：2021-05-20

分离地址：中国湖北省武汉市

分离基物：腹泻患者粪便

致病名称：食物中毒

致病对象：人

来源历史：←湖北省疾病预防控制中心病原微生物菌（毒）种保藏中心←湖北省疾病预防控制中心←武汉市疾病预防控制中心←华中科技大学社区卫生服务中心

用　　途：临床检验

联系单位：湖北省疾病预防控制中心

电子邮箱：JDZBCZX@163.com

157. 埃希菌属

国家科技资源标识符：CSTR: 16698.06.NPRC 1.12.218

平台资源号：NPRC 1.12.218

保藏编号：HB0400077

中文名称：大肠埃希菌

外文名称：*Escherichia coli*

分类学地位：Bacteria; Pseudomonadota; Gammaproteobacteria; Enterobacterales; Enterobacteriaceae; *Escherichia*

生物危害程度：第三类

分离时间：2021-05-20

分离地址：中国湖北省武汉市

分离基物：腹泻患者粪便

致病名称：食物中毒

致病对象：人

来源历史：←湖北省疾病预防控制中心病原微生物菌（毒）种保藏中心←湖北省疾病预防控制中心←武汉市疾病预防控制中心←华中科技大学社区卫生服务中心

用　　途：临床检验

联系单位：湖北省疾病预防控制中心

电子邮箱：JDZBCZX@163.com

158. 埃希菌属

国家科技资源标识符：CSTR: 16698.06.NPRC 1.12.219

平台资源号：NPRC 1.12.219

保藏编号：HB0400078

中文名称：大肠埃希菌

外文名称：*Escherichia coli*

分类学地位：Bacteria; Pseudomonadota; Gammaproteobacteria; Enterobacterales; Enterobacteriaceae; *Escherichia*

生物危害程度：第三类

分离时间：2021-05-20

分离地址：中国湖北省武汉市

分离基物：腹泻患者粪便

致病名称：食物中毒

致病对象：人

来源历史：←湖北省疾病预防控制中心病原微生物菌（毒）种保藏中心←湖北省疾病预防控制中心←武汉市疾病预防控制中心←华中师范大学社区卫生服务中心

用　　途：临床检验

联系单位：湖北省疾病预防控制中心

电子邮箱：JDZBCZX@163.com

159. 埃希菌属

国家科技资源标识符：CSTR: 16698.06.NPRC 1.12.220

平台资源号：NPRC 1.12.220

保藏编号：HB0400079

中文名称：大肠埃希菌

外文名称：*Escherichia coli*

分类学地位：Bacteria; Pseudomonadota; Gammaproteobacteria; Enterobacterales; Enterobacteriaceae; *Escherichia*

生物危害程度：第三类

分离时间：2021-06-19

分离地址：中国湖北省武汉市

分离基物：腹泻患者粪便

致病名称：食物中毒

致病对象：人

来源历史：←湖北省疾病预防控制中心病原微生物菌（毒）种保藏中心←湖北省疾病预防

细菌

控制中心←武汉市疾病预防控制中心←华中师范大学社区卫生服务中心

用　　途：临床检验

联系单位：湖北省疾病预防控制中心

电子邮箱：JDZBCZX@163.com

160. 埃希菌属

国家科技资源标识符：CSTR: 16698.06.NPRC 1.12.221

平台资源号：NPRC 1.12.221

保藏编号：HB0400080

中文名称：大肠埃希菌

外文名称：*Escherichia coli*

分类学地位：Bacteria; Pseudomonadota; Gammaproteobacteria; Enterobacterales; Enterobacteriaceae; *Escherichia*

生物危害程度：第三类

分离时间：2021-06-19

分离地址：中国湖北省武汉市

分离基物：腹泻患者粪便

致病名称：食物中毒

致病对象：人

来源历史：←湖北省疾病预防控制中心病原微生物菌（毒）种保藏中心←湖北省疾病预防控制中心←武汉市疾病预防控制中心←华中科技大学社区卫生服务中心

用　　途：临床检验

联系单位：湖北省疾病预防控制中心

电子邮箱：JDZBCZX@163.com

161. 埃希菌属

国家科技资源标识符：CSTR: 16698.06.NPRC 1.12.222

平台资源号：NPRC 1.12.222

保藏编号：HB0400081

中文名称：大肠埃希菌

外文名称：*Escherichia coli*

分类学地位：Bacteria; Pseudomonadota; Gammaproteobacteria; Enterobacterales;

Enterobacteriaceae; *Escherichia*

生物危害程度：第三类

分离时间：2021-06-19

分离地址：中国湖北省武汉市

分离基物：腹泻患者粪便

致病名称：食物中毒

致病对象：人

来源历史：←湖北省疾病预防控制中心病原微生物菌（毒）种保藏中心←湖北省疾病预防控制中心←武汉市疾病预防控制中心←华中科技大学社区卫生服务中心

用　　途：临床检验

联系单位：湖北省疾病预防控制中心

电子邮箱：JDZBCZX@163.com

162. 埃希菌属

国家科技资源标识符：CSTR: 16698.06.NPRC 1.12.223

平台资源号：NPRC 1.12.223

保藏编号：HB0400082

中文名称：大肠埃希菌

外文名称：*Escherichia coli*

分类学地位：Bacteria; Pseudomonadota; Gammaproteobacteria; Enterobacterales; Enterobacteriaceae; *Escherichia*

生物危害程度：第三类

分离时间：2021-06-30

分离地址：中国湖北省荆州市

分离基物：腹泻患者粪便

致病名称：食物中毒

致病对象：人

来源历史：←湖北省疾病预防控制中心病原微生物菌（毒）种保藏中心←湖北省疾病预防控制中心←荆州市疾病预防控制中心←荆州市妇幼保健院

用　　途：临床检验

联系单位：湖北省疾病预防控制中心

电子邮箱：JDZBCZX@163.com

细

菌

163. 埃希菌属

国家科技资源标识符: CSTR: 16698.06.NPRC 1.12.224

平台资源号: NPRC 1.12.224

保藏编号: HB0400083

中文名称: 大肠埃希菌

外文名称: *Escherichia coli*

分类学地位: Bacteria; Pseudomonadota; Gammaproteobacteria; Enterobacterales; Enterobacteriaceae; *Escherichia*

生物危害程度: 第三类

分离时间: 2021-07-19

分离地址: 中国湖北省武汉市

分离基物: 腹泻患者粪便

致病名称: 食物中毒

致病对象: 人

来源历史: ←湖北省疾病预防控制中心病原微生物菌（毒）种保藏中心←湖北省疾病预防控制中心←武汉市疾病预防控制中心←华中科技大学社区卫生服务中心

用　　途: 临床检验

联系单位: 湖北省疾病预防控制中心

电子邮箱: JDZBCZX@163.com

164. 埃希菌属

国家科技资源标识符: CSTR: 16698.06.NPRC 1.12.225

平台资源号: NPRC 1.12.225

保藏编号: HB0400084

中文名称: 大肠埃希菌

外文名称: *Escherichia coli*

分类学地位: Bacteria; Pseudomonadota; Gammaproteobacteria; Enterobacterales; Enterobacteriaceae; *Escherichia*

生物危害程度: 第三类

分离时间: 2021-07-19

分离地址: 中国湖北省武汉市

分离基物: 腹泻患者粪便

致病名称: 食物中毒

致病对象: 人

来源历史: ←湖北省疾病预防控制中心病原微生物菌（毒）种保藏中心←湖北省疾病预防控制中心←武汉市疾病预防控制中心←华中师范大学社区卫生服务中心

用　　途: 临床检验

联系单位: 湖北省疾病预防控制中心

电子邮箱: JDZBCZX@163.com

165. 埃希菌属

国家科技资源标识符: CSTR: 16698.06.NPRC 1.12.226

平台资源号: NPRC 1.12.226

保藏编号: HB0400085

中文名称: 大肠埃希菌

外文名称: *Escherichia coli*

分类学地位: Bacteria; Pseudomonadota; Gammaproteobacteria; Enterobacterales; Enterobacteriaceae; *Escherichia*

生物危害程度: 第三类

分离时间: 2021-07-19

分离地址: 中国湖北省武汉市

分离基物: 腹泻患者粪便

致病名称: 食物中毒

致病对象: 人

来源历史: ←湖北省疾病预防控制中心病原微生物菌（毒）种保藏中心←湖北省疾病预防控制中心←武汉市疾病预防控制中心←华中科技大学社区卫生服务中心

用　　途: 临床检验

联系单位: 湖北省疾病预防控制中心

电子邮箱: JDZBCZX@163.com

166. 埃希菌属

国家科技资源标识符: CSTR: 16698.06.NPRC 1.12.227

平台资源号: NPRC 1.12.227

保藏编号: HB0400086

中文名称：大肠埃希菌

外文名称：*Escherichia coli*

分类学地位：Bacteria; Pseudomonadota; Gammaproteobacteria; Enterobacterales; Enterobacteriaceae; *Escherichia*

生物危害程度：第三类

分离时间：2021-07-19

分离地址：中国湖北省武汉市

分离基物：腹泻患者粪便

致病名称：食物中毒

致病对象：人

来源历史：←湖北省疾病预防控制中心病原微生物菌（毒）种保藏中心←湖北省疾病预防控制中心←武汉市疾病预防控制中心←华中科技大学社区卫生服务中心

用　　途：临床检验

联系单位：湖北省疾病预防控制中心

电子邮箱：JDZBCZX@163.com

167. 埃希菌属

国家科技资源标识符：CSTR: 16698.06.NPRC 1.12.228

平台资源号：NPRC 1.12.228

保藏编号：HB0400087

中文名称：大肠埃希菌

外文名称：*Escherichia coli*

分类学地位：Bacteria; Pseudomonadota; Gammaproteobacteria; Enterobacterales; Enterobacteriaceae; *Escherichia*

生物危害程度：第三类

分离时间：2021-09-16

分离地址：中国湖北省武汉市

分离基物：腹泻患者粪便

致病名称：食物中毒

致病对象：人

来源历史：←湖北省疾病预防控制中心病原微生物菌（毒）种保藏中心←湖北省疾病预防控制中心←武汉市疾病预防控制中心←

华中师范大学社区卫生服务中心

用　　途：临床检验

联系单位：湖北省疾病预防控制中心

电子邮箱：JDZBCZX@163.com

168. 埃希菌属

国家科技资源标识符：CSTR: 16698.06.NPRC 1.12.229

平台资源号：NPRC 1.12.229

保藏编号：HB0400088

中文名称：大肠埃希菌

外文名称：*Escherichia coli*

分类学地位：Bacteria; Pseudomonadota; Gammaproteobacteria; Enterobacterales; Enterobacteriaceae; *Escherichia*

生物危害程度：第三类

分离时间：2021-09-16

分离地址：中国湖北省武汉市

分离基物：腹泻患者粪便

致病名称：食物中毒

致病对象：人

来源历史：←湖北省疾病预防控制中心病原微生物菌（毒）种保藏中心←湖北省疾病预防控制中心←武汉市疾病预防控制中心←华中科技大学社区卫生服务中心

用　　途：临床检验

联系单位：湖北省疾病预防控制中心

电子邮箱：JDZBCZX@163.com

169. 埃希菌属

国家科技资源标识符：CSTR: 16698.06.NPRC 1.9.169

平台资源号：NPRC 1.9.169

保藏编号：CMCC(B) 43236

中文名称：大肠埃希菌

外文名称：*Escherichia coli*

分类学地位：Bacteria; Pseudomonadota; Gammaproteobacteria; Enterobacterales; Enterobacteriaceae; *Escherichia*

生物危害程度：第三类

分离时间：2019-12-25

分离地址：中国北京市

分离基物：牛肉

致病名称：急性胃肠炎、腹泻、尿路感染

致病对象：人

来源历史：←中国食品药品检定研究院病原微生物菌（毒）种保藏中心←中国食品药品检定研究院生物检测室

用　　途：科研

联系单位：中国食品药品检定研究院

电子邮箱：cmcc@nifdc.org.cn

170. 埃希菌属

国家科技资源标识符：CSTR: 16698.06.NPRC 1.9.170

平台资源号：NPRC 1.9.170

保藏编号：CMCC(B) 43237

中文名称：大肠埃希菌

外文名称：*Escherichia coli*

分类学地位：Bacteria; Pseudomonadota; Gammaproteobacteria; Enterobacterales; Enterobacteriaceae; *Escherichia*

生物危害程度：第三类

分离时间：2019-12-25

分离地址：中国北京市

分离基物：牛肉

致病名称：急性胃肠炎、腹泻、尿路感染

致病对象：人

来源历史：←中国食品药品检定研究院病原微生物菌（毒）种保藏中心←中国食品药品检定研究院生物检测室

用　　途：科研

联系单位：中国食品药品检定研究院

电子邮箱：cmcc@nifdc.org.cn

171. 埃希菌属

国家科技资源标识符：CSTR: 16698.06.NPRC 1.9.171

平台资源号：NPRC 1.9.171

保藏编号：CMCC(B) 43238

中文名称：大肠埃希菌

外文名称：*Escherichia coli*

分类学地位：Bacteria; Pseudomonadota; Gammaproteobacteria; Enterobacterales; Enterobacteriaceae; *Escherichia*

生物危害程度：第三类

分离时间：2019-12-25

分离地址：中国北京市

分离基物：牛肉

致病名称：急性胃肠炎、腹泻、尿路感染

致病对象：人

来源历史：←中国食品药品检定研究院病原微生物菌（毒）种保藏中心←中国食品药品检定研究院生物检测室

用　　途：科研

联系单位：中国食品药品检定研究院

电子邮箱：cmcc@nifdc.org.cn

172. 埃希菌属

国家科技资源标识符：CSTR: 16698.06.NPRC 1.9.172

平台资源号：NPRC 1.9.172

保藏编号：CMCC(B) 43240

中文名称：大肠埃希菌

外文名称：*Escherichia coli*

分类学地位：Bacteria; Pseudomonadota; Gammaproteobacteria; Enterobacterales; Enterobacteriaceae; *Escherichia*

生物危害程度：第三类

分离时间：2021-02-19

分离地址：中国江西省

分离基物：牛肉馅

致病名称：急性胃肠炎、腹泻、尿路感染

致病对象：人

来源历史：←中国食品药品检定研究院病原微生物菌（毒）种保藏中心←中国食品药

品检定研究院生物检测室

用　　途：科研

联系单位：中国食品药品检定研究院

电子邮箱：cmcc@nifdc.org.cn

173. 埃希菌属

国家科技资源标识符：CSTR: 16698.06.NPRC 1.9.173

平台资源号：NPRC 1.9.173

保藏编号：CMCC(B) 43241

中文名称：大肠埃希菌

外文名称：*Escherichia coli*

分类学地位：Bacteria; Pseudomonadota; Gammaproteobacteria; Enterobacterales; Enterobacteriaceae; *Escherichia*

生物危害程度：第三类

分离时间：2021-03-20

分离地址：中国河北省

分离基物：牛肉块

致病名称：急性胃肠炎、腹泻、尿路感染

致病对象：人

来源历史：←中国食品药品检定研究院病原微生物菌（毒）种保藏中心←中国食品药品检定研究院生物检测室

用　　途：科研

联系单位：中国食品药品检定研究院

电子邮箱：cmcc@nifdc.org.cn

174. 埃希菌属

国家科技资源标识符：CSTR: 16698.06.NPRC 1.9.174

平台资源号：NPRC 1.9.174

保藏编号：CMCC(B) 43242

中文名称：大肠埃希菌

外文名称：*Escherichia coli*

分类学地位：Bacteria; Pseudomonadota; Gammaproteobacteria; Enterobacterales; Enterobacteriaceae; *Escherichia*

生物危害程度：第三类

分离时间：未知

分离地址：未知

分离基物：腹泻病人

致病名称：急性胃肠炎、腹泻、尿路感染

致病对象：人

来源历史：←中国食品药品检定研究院病原微生物菌（毒）种保藏中心←中国食品药品检定研究院生物检测室

用　　途：科研

联系单位：中国食品药品检定研究院

电子邮箱：cmcc@nifdc.org.cn

175. 埃希菌属

国家科技资源标识符：CSTR: 16698.06.NPRC 1.9.175

平台资源号：NPRC 1.9.175

保藏编号：CMCC(B) 43243

中文名称：大肠埃希菌

外文名称：*Escherichia coli*

分类学地位：Bacteria; Pseudomonadota; Gammaproteobacteria; Enterobacterales; Enterobacteriaceae; *Escherichia*

生物危害程度：第三类

分离时间：未知

分离地址：未知

分离基物：腹泻病人

致病名称：急性胃肠炎、腹泻、尿路感染

致病对象：人

来源历史：←中国食品药品检定研究院病原微生物菌（毒）种保藏中心←中国食品药品检定研究院生物检测室

用　　途：科研

联系单位：中国食品药品检定研究院

电子邮箱：cmcc@nifdc.org.cn

176. 埃希菌属

国家科技资源标识符：CSTR: 16698.06.NPRC 1.7.66

平台资源号：NPRC 1.7.66

保藏编号：CCPM(A)-P-072136

中文名称：大肠埃希菌

外文名称：*Escherichia coli*

分类学地位：Bacteria; Pseudomonadota; Gammaproteobacteria; Enterobacterales; Enterobacteriaceae; *Escherichia*

生物危害程度：第三类

分离时间：2021-05

分离地址：中国河北省张家口市

分离基物：患者尿液

致病名称：细菌性尿路感染、细菌性消化道感染、菌血症

致病对象：人、动物

来源历史：←中国医学科学院病原微生物菌（毒）种保藏中心药用微生物相关菌（毒）种保藏分中心←中国医学科学院医药生物技术研究所←河北北方学院附属第一医院

用　　途：科研

联系单位：中国医学科学院医药生物技术研究所

电子邮箱：xinxinhu@imb.cams.cn

177. 埃希菌属

国家科技资源标识符：CSTR: 16698.06.NPRC 1.7.67

平台资源号：NPRC 1.7.67

保藏编号：CCPM(A)-P-072139

中文名称：大肠埃希菌

外文名称：*Escherichia coli*

分类学地位：Bacteria; Pseudomonadota; Gammaproteobacteria; Enterobacterales; Enterobacteriaceae; *Escherichia*

生物危害程度：第三类

分离时间：2021-05

分离地址：中国河北省张家口市

分离基物：患者血液

致病名称：细菌性尿路感染、细菌性消化道感染、菌血症

致病对象：人、动物

来源历史：←中国医学科学院病原微生物菌（毒）种保藏中心药用微生物相关菌（毒）种保藏分中心←中国医学科学院医药生物技术研究所←河北北方学院附属第一医院

用　　途：科研

联系单位：中国医学科学院医药生物技术研究所

电子邮箱：xinxinhu@imb.cams.cn

178. 埃希菌属

国家科技资源标识符：CSTR: 16698.06.NPRC 1.7.68

平台资源号：NPRC 1.7.68

保藏编号：CCPM(A)-P-072116

中文名称：大肠埃希菌

外文名称：*Escherichia coli*

分类学地位：Bacteria; Pseudomonadota; Gammaproteobacteria; Enterobacterales; Enterobacteriaceae; *Escherichia*

生物危害程度：第三类

分离时间：2021-03

分离地址：中国北京市

分离基物：患者导管尖

致病名称：细菌性尿路感染、细菌性消化道感染、菌血症

致病对象：人、动物

来源历史：←中国医学科学院病原微生物菌（毒）种保藏中心药用微生物相关菌（毒）种保藏分中心←中国医学科学院医药生物技术研究所←北京协和医院

用　　途：科研

联系单位：中国医学科学院医药生物技术研究所

电子邮箱：xinxinhu@imb.cams.cn

179. 埃希菌属

国家科技资源标识符：CSTR: 16698.06.NPRC 1.7.69

平台资源号：NPRC 1.7.69

细菌

保藏编号：CCPM(A)-P-072118

中文名称：大肠埃希菌

外文名称：*Escherichia coli*

分类学地位：Bacteria; Pseudomonadota; Gammaproteobacteria; Enterobacterales; Enterobacteriaceae; *Escherichia*

生物危害程度：第三类

分离时间：2021-03

分离地址：中国北京市

分离基物：患者其他拭子

致病名称：细菌性尿路感染、细菌性消化道感染、菌血症

致病对象：人、动物

来源历史：←中国医学科学院病原微生物菌（毒）种保藏中心药用微生物相关菌（毒）种保藏分中心←中国医学科学院医药生物技术研究所←北京协和医院

用　途：科研

联系单位：中国医学科学院医药生物技术研究所

电子邮箱：xinxinhu@imb.cams.cn

180. 埃希菌属

国家科技资源标识符：CSTR: 16698.06.NPRC 1.7.70

平台资源号：NPRC 1.7.70

保藏编号：CCPM(A)-P-072119

中文名称：大肠埃希菌

外文名称：*Escherichia coli*

分类学地位：Bacteria; Pseudomonadota; Gammaproteobacteria; Enterobacterales; Enterobacteriaceae; *Escherichia*

生物危害程度：第三类

分离时间：2021-03

分离地址：中国北京市

分离基物：患者切口分泌物

致病名称：细菌性尿路感染、细菌性消化道感染、菌血症

致病对象：人、动物

来源历史：←中国医学科学院病原微生物菌（毒）种保藏中心药用微生物相关菌（毒）种保藏分中心←中国医学科学院医药生物技术研究所←北京协和医院

用　途：科研

联系单位：中国医学科学院医药生物技术研究所

电子邮箱：xinxinhu@imb.cams.cn

181. 埃希菌属

国家科技资源标识符：CSTR: 16698.06.NPRC 1.7.71

平台资源号：NPRC 1.7.71

保藏编号：CCPM(A)-P-072121

中文名称：大肠埃希菌

外文名称：*Escherichia coli*

分类学地位：Bacteria; Pseudomonadota; Gammaproteobacteria; Enterobacterales; Enterobacteriaceae; *Escherichia*

生物危害程度：第三类

分离时间：2021-03

分离地址：中国北京市

分离基物：患者引流液

致病名称：细菌性尿路感染、细菌性消化道感染、菌血症

致病对象：人、动物

来源历史：←中国医学科学院病原微生物菌（毒）种保藏中心药用微生物相关菌（毒）种保藏分中心←中国医学科学院医药生物技术研究所←北京协和医院

用　途：科研

联系单位：中国医学科学院医药生物技术研究所

电子邮箱：xinxinhu@imb.cams.cn

182. 埃希菌属

国家科技资源标识符：CSTR: 16698.06.NPRC 1.7.72

平台资源号：NPRC 1.7.72

保藏编号：CCPM(A)-P-072122

中文名称：大肠埃希菌

外文名称：*Escherichia coli*

分类学地位：Bacteria; Pseudomonadota; Gammaproteobacteria; Enterobacterales; Enterobacteriaceae; *Escherichia*

生物危害程度：第三类

分离时间：2021-03

分离地址：中国北京市

分离基物：患者盆腔引流液

致病名称：细菌性尿路感染、细菌性消化道感染、菌血症

致病对象：人、动物

来源历史：←中国医学科学院病原微生物菌（毒）种保藏中心药用微生物相关菌（毒）种保藏分中心←中国医学科学院医药生物技术研究所←北京协和医院

用　　途：科研

联系单位：中国医学科学院医药生物技术研究所

电子邮箱：xinxinhu@imb.cams.cn

十三、变形菌属

183. 变形菌属

国家科技资源标识符：CSTR: 16698.06.NPRC 1.7.73

平台资源号：NPRC 1.7.73

保藏编号：CCPM(A)-P-132145

中文名称：奇异变形菌

外文名称：*Proteus mirabilis*

分类学地位：Bacteria; Pseudomonadota; Gammaproteobacteria; Enterobacterales; Morganellaceae; *Proteus*

生物危害程度：第三类

分离时间：2021-08

分离地址：中国河北省张家口市

分离基物：患者痰液

致病名称：细菌性尿路感染、细菌性伤口感染、细菌性肺炎、细菌性败血症、细菌性肠炎

致病对象：人、动物

来源历史：←中国医学科学院病原微生物菌（毒）种保藏中心药用微生物相关菌（毒）种保藏分中心←中国医学科学院医药生物技术研究所←河北北方学院附属第一医院

用　　途：科研

联系单位：中国医学科学院医药生物技术研究所

电子邮箱：xinxinhu@imb.cams.cn

184. 变形菌属

国家科技资源标识符：CSTR: 16698.06.NPRC 1.2.1382

平台资源号：NPRC 1.2.1382

保藏编号：CHPC 1.15005

中文名称：普通变形菌

外文名称：*Proteus vulgaris*

分类学地位：Bacteria; Pseudomonadota; Gammaproteobacteria; Enterobacterales; Morganellaceae; *Proteus*

生物危害程度：第三类

分离时间：2022-02-25

分离地址：中国四川省泸州市

分离基物：食品

致病名称：食物中毒、尿路感染、医源性感染

致病对象：人、动物

来源历史：←中国疾病预防控制中心病原微生物菌（毒）种保藏中心传染病所分中心←中国疾病预防控制中心传染病预防控制所

用　　途：临床检验

联系单位：中国疾病预防控制中心传染病预防控制所

电子邮箱：chpc@icdc.cn

185. 变形菌属

国家科技资源标识符：CSTR: 16698.06.NPRC 1.2.1383

平台资源号：NPRC 1.2.1383

保藏编号：CHPC 1.15006

中文名称：普通变形菌

外文名称：*Proteus vulgaris*

分类学地位：Bacteria; Pseudomonadota; Gammaproteobacteria; Enterobacterales; Morganellaceae; *Proteus*

生物危害程度：第三类

分离时间：2022-04-29

分离地址：中国四川省泸州市

分离基物：食品

致病名称：食物中毒、尿路感染、医源性感染

致病对象：人、动物

来源历史：←中国疾病预防控制中心病原微生物菌（毒）种保藏中心传染病所分中心←中国疾病预防控制中心传染病预防控制所

用　　途：临床检验

联系单位：中国疾病预防控制中心传染病预防控制所

电子邮箱：chpc@icdc.cn

186. 变形菌属

国家科技资源标识符：CSTR: 16698.06.NPRC 1.2.1384

平台资源号：NPRC 1.2.1384

保藏编号：CHPC 1.15007

中文名称：普通变形菌

外文名称：*Proteus vulgaris*

分类学地位：Bacteria; Pseudomonadota; Gammaproteobacteria; Enterobacterales; Morganellaceae; *Proteus*

生物危害程度：第三类

分离时间：2022-06-13

分离地址：中国四川省泸州市

分离基物：食品

致病名称：食物中毒、尿路感染、医源性感染

致病对象：人、动物

来源历史：←中国疾病预防控制中心病原微生物菌（毒）种保藏中心传染病所分中心←中国疾病预防控制中心传染病预防控制所

用　　途：临床检验

联系单位：中国疾病预防控制中心传染病预防控制所

电子邮箱：chpc@icdc.cn

187. 变形菌属

国家科技资源标识符：CSTR: 16698.06.NPRC 1.2.1385

平台资源号：NPRC 1.2.1385

保藏编号：CHPC 1.15008

中文名称：普通变形菌

外文名称：*Proteus vulgaris*

分类学地位：Bacteria; Pseudomonadota; Gammaproteobacteria; Enterobacterales; Morganellaceae; *Proteus*

生物危害程度：第三类

分离时间：2022-06-28

分离地址：中国四川省泸州市

分离基物：食品

致病名称：食物中毒、尿路感染、医源性感染

致病对象：人、动物

来源历史：←中国疾病预防控制中心病原微生物菌（毒）种保藏中心传染病所分中心←中国疾病预防控制中心传染病预防控制所

用　　途：临床检验

联系单位：中国疾病预防控制中心传染病预防控制所

电子邮箱：chpc@icdc.cn

188. 变形菌属

国家科技资源标识符: CSTR: 16698.06.NPRC 1.2.1386

平台资源号: NPRC 1.2.1386

保藏编号: CHPC 1.15009

中文名称: 普通变形菌

外文名称: *Proteus vulgaris*

分类学地位: Bacteria; Pseudomonadota; Gammaproteobacteria; Enterobacterales; Morganellaceae; *Proteus*

生物危害程度: 第三类

分离时间: 2022-07-24

分离地址: 中国四川省泸州市

分离基物: 食品

致病名称: 食物中毒、尿路感染、医源性感染

致病对象: 人、动物

来源历史: ←中国疾病预防控制中心病原微生物菌（毒）种保藏中心传染病所分中心 ←中国疾病预防控制中心传染病预防控制所

用　　途: 临床检验

联系单位: 中国疾病预防控制中心传染病预防控制所

电子邮箱: chpc@icdc.cn

189. 变形菌属

国家科技资源标识符: CSTR: 16698.06.NPRC 1.2.1387

平台资源号: NPRC 1.2.1387

保藏编号: CHPC 1.15010

中文名称: 普通变形菌

外文名称: *Proteus vulgaris*

分类学地位: Bacteria; Pseudomonadota; Gammaproteobacteria; Enterobacterales; Morganellaceae; *Proteus*

生物危害程度: 第三类

分离时间: 2022-08-15

分离地址: 中国四川省泸州市

分离基物: 食品

致病名称: 食物中毒、尿路感染、医源性感染

致病对象: 人、动物

来源历史: ←中国疾病预防控制中心病原微生物菌（毒）种保藏中心传染病所分中心 ←中国疾病预防控制中心传染病预防控制所

用　　途: 临床检验

联系单位: 中国疾病预防控制中心传染病预防控制所

电子邮箱: chpc@icdc.cn

190. 变形菌属

国家科技资源标识符: CSTR: 16698.06.NPRC 1.2.1388

平台资源号: NPRC 1.2.1388

保藏编号: CHPC 1.15011

中文名称: 普通变形菌

外文名称: *Proteus vulgaris*

分类学地位: Bacteria; Pseudomonadota; Gammaproteobacteria; Enterobacterales; Morganellaceae; *Proteus*

生物危害程度: 第三类

分离时间: 2022-09-26

分离地址: 中国四川省泸州市

分离基物: 尿液

致病名称: 食物中毒、尿路感染、医源性感染

致病对象: 人、动物

来源历史: ←中国疾病预防控制中心病原微生物菌（毒）种保藏中心传染病所分中心 ←中国疾病预防控制中心传染病预防控制所

用　　途: 临床检验

联系单位: 中国疾病预防控制中心传染病预防控制所

电子邮箱: chpc@icdc.cn

191. 变形菌属

国家科技资源标识符：CSTR: 16698.06.NPRC 1.2.1389

平台资源号：NPRC 1.2.1389

保藏编号：CHPC 1.15012

中文名称：普通变形菌

外文名称：*Proteus vulgaris*

分类学地位：Bacteria; Pseudomonadota; Gammaproteobacteria; Enterobacterales; Morganellaceae; *Proteus*

生物危害程度：第三类

分离时间：2022-11-15

分离地址：中国四川省泸州市

分离基物：尿液

致病名称：食物中毒、尿路感染、医源性感染

致病对象：人、动物

来源历史：←中国疾病预防控制中心病原微生物菌（毒）种保藏中心传染病所分中心←中国疾病预防控制中心传染病预防控制所

用　　途：临床检验

联系单位：中国疾病预防控制中心传染病预防控制所

电子邮箱：chpc@icdc.cn

192. 变形菌属

国家科技资源标识符：CSTR: 16698.06.NPRC 1.2.1390

平台资源号：NPRC 1.2.1390

保藏编号：CHPC 1.15013

中文名称：普通变形菌

外文名称：*Proteus vulgaris*

分类学地位：Bacteria; Pseudomonadota; Gammaproteobacteria; Enterobacterales; Morganellaceae; *Proteus*

生物危害程度：第三类

分离时间：2022-04-22

分离地址：中国四川省绵阳市

分离基物：尿液

致病名称：食物中毒、尿路感染、医源性感染

致病对象：人、动物

来源历史：←中国疾病预防控制中心病原微生物菌（毒）种保藏中心传染病所分中心←中国疾病预防控制中心传染病预防控制所

用　　途：临床检验

联系单位：中国疾病预防控制中心传染病预防控制所

电子邮箱：chpc@icdc.cn

十四、普罗威登斯菌属

193. 普罗威登斯菌属

国家科技资源标识符：CSTR: 16698.06.NPRC 1.7.123

平台资源号：NPRC 1.7.123

保藏编号：CCPM(A)-P-172103

中文名称：雷极普罗威登斯菌

外文名称：*Providencia rettgeri*

分类学地位：Bacteria; Pseudomonadota; Gammaproteobacteria; Enterobacterales; Morganellaceae; *Providencia*

生物危害程度：第三类

分离时间：2021-08

分离地址：中国河北省张家口市

分离基物：患者痰液

致病名称：细菌性尿路感染、细菌性伤口感染、细菌性烧伤感染

致病对象：人、动物

来源历史：←中国医学科学院病原微生物菌（毒）种保藏中心药用微生物相关菌（毒）种保藏分中心←中国医学科学院医药生物技术研究所←河北北方学院附属第一医院

用　　途：科研

联系单位：中国医学科学院医药生物技术研究所

电子邮箱：xinxinhu@imb.cams.cn

◤ 十五、假单胞菌属

194. 假单胞菌属

国家科技资源标识符：CSTR: 16698.06.NPRC 1.2.1421

平台资源号：NPRC 1.2.1421

保藏编号：CHPC 1.14916

中文名称：铜绿假单胞菌

外文名称：*Pseudomonas aeruginosa*

分类学地位：Bacteria; Pseudomonadota; Gammaproteobacteria; Pseudomonadales; Pseudomonadaceae; *Pseudomonas*

生物危害程度：第三类

分离时间：2022-05-17

分离地址：中国四川省广元市

分离基物：尿液

致病名称：中耳炎、脑膜炎、呼吸道感染、尿路感染、败血症

致病对象：人、动物

来源历史：←中国疾病预防控制中心病原微生物菌（毒）种保藏中心传染病所分中心←中国疾病预防控制中心传染病预防控制所

用　　途：临床检验

联系单位：中国疾病预防控制中心传染病预防控制所

电子邮箱：chpc@icdc.cn

195. 假单胞菌属

国家科技资源标识符：CSTR: 16698.06.NPRC 1.2.1422

平台资源号：NPRC 1.2.1422

保藏编号：CHPC 1.14917

中文名称：铜绿假单胞菌

外文名称：*Pseudomonas aeruginosa*

分类学地位：Bacteria; Pseudomonadota; Gammaproteobacteria; Pseudomonadales; Pseudomonadaceae; *Pseudomonas*

生物危害程度：第三类

分离时间：2022-05-26

分离地址：中国四川省广元市

分离基物：尿液

致病名称：中耳炎、脑膜炎、呼吸道感染、尿路感染、败血症

致病对象：人、动物

来源历史：←中国疾病预防控制中心病原微生物菌（毒）种保藏中心传染病所分中心←中国疾病预防控制中心传染病预防控制所

用　　途：临床检验

联系单位：中国疾病预防控制中心传染病预防控制所

电子邮箱：chpc@icdc.cn

196. 假单胞菌属

国家科技资源标识符：CSTR: 16698.06.NPRC 1.2.1423

平台资源号：NPRC 1.2.1423

保藏编号：CHPC 1.14918

中文名称：铜绿假单胞菌

外文名称：*Pseudomonas aeruginosa*

分类学地位：Bacteria; Pseudomonadota; Gammaproteobacteria; Pseudomonadales; Pseudomonadaceae; *Pseudomonas*

生物危害程度：第三类

分离时间：2022-02-24

分离地址：中国四川省泸州市

分离基物：尿液

致病名称：中耳炎、脑膜炎、呼吸道感染、尿路感染、败血症

致病对象：人、动物

来源历史：←中国疾病预防控制中心病原微生物菌（毒）种保藏中心传染病所分中心←中国疾病预防控制中心传染病预防控制所

用　　途：临床检验

联系单位：中国疾病预防控制中心传染病预防控制所

电子邮箱：chpc@icdc.cn

197. 假单胞菌属

国家科技资源标识符：CSTR: 16698.06.NPRC 1.2.1424

平台资源号：NPRC 1.2.1424

保藏编号：CHPC 1.14919

中文名称：铜绿假单胞菌

外文名称：*Pseudomonas aeruginosa*

分类学地位：Bacteria; Pseudomonadota; Gammaproteobacteria; Pseudomonadales; Pseudomonadaceae; *Pseudomonas*

生物危害程度：第三类

分离时间：2022-06-09

分离地址：中国四川省泸州市

分离基物：尿液

致病名称：中耳炎、脑膜炎、呼吸道感染、尿路感染、败血症

致病对象：人、动物

来源历史：←中国疾病预防控制中心病原微生物菌（毒）种保藏中心传染病所分中心←中国疾病预防控制中心传染病预防控制所

用　　途：临床检验

联系单位：中国疾病预防控制中心传染病预防控制所

电子邮箱：chpc@icdc.cn

198. 假单胞菌属

国家科技资源标识符：CSTR: 16698.06.NPRC 1.2.1425

平台资源号：NPRC 1.2.1425

保藏编号：CHPC 1.14920

中文名称：铜绿假单胞菌

外文名称：*Pseudomonas aeruginosa*

分类学地位：Bacteria; Pseudomonadota; Gammaproteobacteria; Pseudomonadales; Pseudomonadaceae; *Pseudomonas*

生物危害程度：第三类

分离时间：2022-12-01

分离地址：中国四川省内江市

分离基物：尿液

致病名称：中耳炎、脑膜炎、呼吸道感染、尿路感染、败血症

致病对象：人、动物

来源历史：←中国疾病预防控制中心病原微生物菌（毒）种保藏中心传染病所分中心←中国疾病预防控制中心传染病预防控制所

用　　途：临床检验

联系单位：中国疾病预防控制中心传染病预防控制所

电子邮箱：chpc@icdc.cn

199. 假单胞菌属

国家科技资源标识符：CSTR: 16698.06.NPRC 1.2.1426

平台资源号：NPRC 1.2.1426

保藏编号：CHPC 1.14921

中文名称：铜绿假单胞菌

外文名称：*Pseudomonas aeruginosa*

分类学地位：Bacteria; Pseudomonadota; Gammaproteobacteria; Pseudomonadales; Pseudomonadaceae; *Pseudomonas*

生物危害程度：第三类

分离时间：2022-12-05

分离地址：中国四川省内江市

分离基物：尿液

致病名称：中耳炎、脑膜炎、呼吸道感染、尿路感染、败血症

致病对象：人、动物

来源历史：←中国疾病预防控制中心病原微生物
菌（毒）种保藏中心传染病所分中心
←中国疾病预防控制中心传染病预防
控制所

用　　途：临床检验

联系单位：中国疾病预防控制中心传染病预防控
制所

电子邮箱：chpc@icdc.cn

200. 假单胞菌属

国家科技资源标识符：CSTR: 16698.06.NPRC 1.2.1427

平台资源号：NPRC 1.2.1427

保藏编号：CHPC 1.14922

中文名称：铜绿假单胞菌

外文名称：*Pseudomonas aeruginosa*

分类学地位：Bacteria; Pseudomonadota; Gammaproteobacteria; Pseudomonadales; Pseudomonadaceae; *Pseudomonas*

生物危害程度：第三类

分离时间：2022-06-03

分离地址：中国四川省遂宁市

分离基物：尿液

致病名称：中耳炎、脑膜炎、呼吸道感染、尿路感染、
败血症

致病对象：人、动物

来源历史：←中国疾病预防控制中心病原微生物
菌（毒）种保藏中心传染病所分中心
←中国疾病预防控制中心传染病预防
控制所

用　　途：临床检验

联系单位：中国疾病预防控制中心传染病预防控
制所

电子邮箱：chpc@icdc.cn

201. 假单胞菌属

国家科技资源标识符：CSTR: 16698.06.NPRC 1.12.230

平台资源号：NPRC 1.12.230

保藏编号：HB1300022

中文名称：铜绿假单胞菌

外文名称：*Pseudomonas aeruginosa*

分类学地位：Bacteria; Pseudomonadota; Gammaproteobacteria; Pseudomonadales; Pseudomonadaceae; *Pseudomonas*

生物危害程度：第三类

分离时间：2021-09-07

分离地址：中国湖北省十堰市

分离基物：桶装饮用水

致病名称：食物中毒

致病对象：人

来源历史：←湖北省疾病预防控制中心病原微生
物菌（毒）种保藏中心←湖北省疾病
预防控制中心←十堰市疾病预防控制
中心

用　　途：食品检验、科研

联系单位：湖北省疾病预防控制中心

电子邮箱：JDZBCZX@163.com

202. 假单胞菌属

国家科技资源标识符：CSTR: 16698.06.NPRC 1.12.231

平台资源号：NPRC 1.12.231

保藏编号：HB1300023

中文名称：铜绿假单胞菌

外文名称：*Pseudomonas aeruginosa*

分类学地位：Bacteria; Pseudomonadota; Gammaproteobacteria; Pseudomonadales; Pseudomonadaceae; *Pseudomonas*

生物危害程度：第三类

分离时间：2021-09-07

分离地址：中国湖北省十堰市

分离基物：桶装饮用水

致病名称：食物中毒

致病对象：人

来源历史：←湖北省疾病预防控制中心病原微生

物菌（毒）种保藏中心←湖北省疾病
预防控制中心←十堰市疾病预防控制
中心

用　　途：食品检验、科研

联系单位：湖北省疾病预防控制中心

电子邮箱：JDZBCZX@163.com

203. 假单胞菌属

国家科技资源标识符：CSTR: 16698.06.NPRC 1.12.232

平台资源号：NPRC 1.12.232

保藏编号：HB1300024

中文名称：铜绿假单胞菌

外文名称：*Pseudomonas aeruginosa*

分类学地位：Bacteria; Pseudomonadota; Gammaproteobacteria; Pseudomonadales; Pseudomonadaceae; *Pseudomonas*

生物危害程度：第三类

分离时间：2021-09-07

分离地址：中国湖北省十堰市

分离基物：桶装饮用水

致病名称：食物中毒

致病对象：人

来源历史：←湖北省疾病预防控制中心病原微生物菌（毒）种保藏中心←湖北省疾病预防控制中心←十堰市疾病预防控制中心

用　　途：食品检验、科研

联系单位：湖北省疾病预防控制中心

电子邮箱：JDZBCZX@163.com

204. 假单胞菌属

国家科技资源标识符：CSTR: 16698.06.NPRC 1.12.233

平台资源号：NPRC 1.12.233

保藏编号：HB1300025

中文名称：铜绿假单胞菌

外文名称：*Pseudomonas aeruginosa*

分类学地位：Bacteria; Pseudomonadota; Gam-

maproteobacteria; Pseudomonadales; Pseudomonadaceae; *Pseudomonas*

生物危害程度：第三类

分离时间：2021-09-07

分离地址：中国湖北省十堰市

分离基物：桶装饮用水

致病名称：食物中毒

致病对象：人

来源历史：←湖北省疾病预防控制中心病原微生物菌（毒）种保藏中心←湖北省疾病预防控制中心←十堰市疾病预防控制中心

用　　途：食品检验、科研

联系单位：湖北省疾病预防控制中心

电子邮箱：JDZBCZX@163.com

205. 假单胞菌属

国家科技资源标识符：CSTR: 16698.06.NPRC 1.12.234

平台资源号：NPRC 1.12.234

保藏编号：HB1300026

中文名称：铜绿假单胞菌

外文名称：*Pseudomonas aeruginosa*

分类学地位：Bacteria; Pseudomonadota; Gammaproteobacteria; Pseudomonadales; Pseudomonadaceae; *Pseudomonas*

生物危害程度：第三类

分离时间：2021-09-07

分离地址：中国湖北省十堰市

分离基物：桶装饮用水

致病名称：食物中毒

致病对象：人

来源历史：←湖北省疾病预防控制中心病原微生物菌（毒）种保藏中心←湖北省疾病预防控制中心←十堰市疾病预防控制中心

用　　途：食品检验、科研

联系单位：湖北省疾病预防控制中心

电子邮箱：JDZBCZX@163.com

206. 假单胞菌属

国家科技资源标识符：CSTR: 16698.06.NPRC 1.12.235

平台资源号：NPRC 1.12.235

保藏编号：HB1300027

中文名称：铜绿假单胞菌

外文名称：*Pseudomonas aeruginosa*

分类学地位：Bacteria; Pseudomonadota; Gammaproteobacteria; Pseudomonadales; Pseudomonadaceae; *Pseudomonas*

生物危害程度：第三类

分离时间：2021-09-10

分离地址：中国湖北省荆门市

分离基物：桶装饮用水

致病名称：食物中毒

致病对象：人

来源历史：←湖北省疾病预防控制中心病原微生物菌（毒）种保藏中心←湖北省疾病预防控制中心←荆门市疾病预防控制中心

用　　途：食品检验、科研

联系单位：湖北省疾病预防控制中心

电子邮箱：JDZBCZX@163.com

207. 假单胞菌属

国家科技资源标识符：CSTR: 16698.06.NPRC 1.12.236

平台资源号：NPRC 1.12.236

保藏编号：HB1300028

中文名称：铜绿假单胞菌

外文名称：*Pseudomonas aeruginosa*

分类学地位：Bacteria; Pseudomonadota; Gammaproteobacteria; Pseudomonadales; Pseudomonadaceae; *Pseudomonas*

生物危害程度：第三类

分离时间：2021-09-09

分离地址：中国湖北省黄石市

分离基物：桶装饮用水

致病名称：食物中毒

致病对象：人

来源历史：←湖北省疾病预防控制中心病原微生物菌（毒）种保藏中心←湖北省疾病预防控制中心←黄石市疾病预防控制中心

用　　途：食品检验、科研

联系单位：湖北省疾病预防控制中心

电子邮箱：JDZBCZX@163.com

208. 假单胞菌属

国家科技资源标识符：CSTR: 16698.06.NPRC 1.12.237

平台资源号：NPRC 1.12.237

保藏编号：HB1300029

中文名称：铜绿假单胞菌

外文名称：*Pseudomonas aeruginosa*

分类学地位：Bacteria; Pseudomonadota; Gammaproteobacteria; Pseudomonadales; Pseudomonadaceae; *Pseudomonas*

生物危害程度：第三类

分离时间：2021-09-09

分离地址：中国湖北省黄石市

分离基物：桶装饮用水

致病名称：食物中毒

致病对象：人

来源历史：←湖北省疾病预防控制中心病原微生物菌（毒）种保藏中心←湖北省疾病预防控制中心←黄石市疾病预防控制中心

用　　途：食品检验、科研

联系单位：湖北省疾病预防控制中心

电子邮箱：JDZBCZX@163.com

209. 假单胞菌属

国家科技资源标识符：CSTR: 16698.06.NPRC 1.12.238

平台资源号：NPRC 1.12.238

细菌

保藏编号：HB1300030

中文名称：铜绿假单胞菌

外文名称：*Pseudomonas aeruginosa*

分类学地位：Bacteria; Pseudomonadota; Gammaproteobacteria; Pseudomonadales; Pseudomonadaceae; *Pseudomonas*

生物危害程度：第三类

分离时间：2021-09-09

分离地址：中国湖北省黄石市

分离基物：桶装饮用水

致病名称：食物中毒

致病对象：人

来源历史：←湖北省疾病预防控制中心病原微生物菌（毒）种保藏中心←湖北省疾病预防控制中心←黄石市疾病预防控制中心

用　　途：食品检验、科研

联系单位：湖北省疾病预防控制中心

电子邮箱：JDZBCZX@163.com

210. 假单胞菌属

国家科技资源标识符：CSTR: 16698.06.NPRC 1.12.239

平台资源号：NPRC 1.12.239

保藏编号：HB1300031

中文名称：铜绿假单胞菌

外文名称：*Pseudomonas aeruginosa*

分类学地位：Bacteria; Pseudomonadota; Gammaproteobacteria; Pseudomonadales; Pseudomonadaceae; *Pseudomonas*

生物危害程度：第三类

分离时间：2021-09-09

分离地址：中国湖北省黄石市

分离基物：桶装饮用水

致病名称：食物中毒

致病对象：人

来源历史：←湖北省疾病预防控制中心病原微生物菌（毒）种保藏中心←湖北省疾病

预防控制中心←黄石市疾病预防控制中心

用　　途：食品检验、科研

联系单位：湖北省疾病预防控制中心

电子邮箱：JDZBCZX@163.com

211. 假单胞菌属

国家科技资源标识符：CSTR: 16698.06.NPRC 1.7.94

平台资源号：NPRC 1.7.94

保藏编号：CCPM(A)-P-092102

中文名称：铜绿假单胞菌

外文名称：*Pseudomonas aeruginosa*

分类学地位：Bacteria; Pseudomonadota; Gammaproteobacteria; Pseudomonadales; Pseudomonadaceae; *Pseudomonas*

生物危害程度：第三类

分离时间：2021-03

分离地址：中国北京市

分离基物：患者痰液

致病名称：细菌性伤口感染、细菌性烧伤感染、菌血症、细菌性败血症

致病对象：人、动物

来源历史：←中国医学科学院病原微生物菌（毒）种保藏中心药用微生物相关菌（毒）种保藏分中心←中国医学科学院医药生物技术研究所←北京协和医院

用　　途：科研

联系单位：中国医学科学院医药生物技术研究所

电子邮箱：xinxinhu@imb.cams.cn

212. 假单胞菌属

国家科技资源标识符：CSTR: 16698.06.NPRC 1.7.95

平台资源号：NPRC 1.7.95

保藏编号：CCPM(A)-P-092103

中文名称：铜绿假单胞菌

外文名称：*Pseudomonas aeruginosa*

分类学地位：Bacteria; Pseudomonadota; Gam-

maproteobacteria; Pseudomonadales; Pseudomonadaceae; *Pseudomonas*

生物危害程度：第三类

分离时间：2021-03

分离地址：中国北京市

分离基物：患者痰液

致病名称：细菌性伤口感染、细菌性烧伤感染、菌血症、细菌性败血症

致病对象：人、动物

来源历史：←中国医学科学院病原微生物菌（毒）种保藏中心药用微生物相关菌（毒）种保藏分中心←中国医学科学院医药生物技术研究所←北京协和医院

用　　途：科研

联系单位：中国医学科学院医药生物技术研究所

电子邮箱：xinxinhu@imb.cams.cn

213. 假单胞菌属

国家科技资源标识符：CSTR: 16698.06.NPRC 1.7.96

平台资源号：NPRC 1.7.96

保藏编号：CCPM(A)-P-092104

中文名称：铜绿假单胞菌

外文名称：*Pseudomonas aeruginosa*

分类学地位：Bacteria; Pseudomonadota; Gammaproteobacteria; Pseudomonadales; Pseudomonadaceae; *Pseudomonas*

生物危害程度：第三类

分离时间：2021-03

分离地址：中国北京市

分离基物：患者分泌物

致病名称：细菌性伤口感染、细菌性烧伤感染、菌血症、细菌性败血症

致病对象：人、动物

来源历史：←中国医学科学院病原微生物菌（毒）种保藏中心药用微生物相关菌（毒）种保藏分中心←中国医学科学院医药生物技术研究所←北京协和医院

用　　途：科研

联系单位：中国医学科学院医药生物技术研究所

电子邮箱：xinxinhu@imb.cams.cn

214. 假单胞菌属

国家科技资源标识符：CSTR: 16698.06.NPRC 1.7.97

平台资源号：NPRC 1.7.97

保藏编号：CCPM(A)-P-092187

中文名称：铜绿假单胞菌

外文名称：*Pseudomonas aeruginosa*

分类学地位：Bacteria; Pseudomonadota; Gammaproteobacteria; Pseudomonadales; Pseudomonadaceae; *Pseudomonas*

生物危害程度：第三类

分离时间：2021-06

分离地址：中国河北省张家口市

分离基物：患者痰液

致病名称：细菌性伤口感染、细菌性烧伤感染、菌血症、细菌性败血症

致病对象：人、动物

来源历史：←中国医学科学院病原微生物菌（毒）种保藏中心药用微生物相关菌（毒）种保藏分中心←中国医学科学院医药生物技术研究所←河北北方学院附属第一医院

用　　途：科研

联系单位：中国医学科学院医药生物技术研究所

电子邮箱：xinxinhu@imb.cams.cn

215. 假单胞菌属

国家科技资源标识符：CSTR: 16698.06.NPRC 1.7.98

平台资源号：NPRC 1.7.98

保藏编号：CCPM(A)-P-092188

中文名称：铜绿假单胞菌

外文名称：*Pseudomonas aeruginosa*

分类学地位：Bacteria; Pseudomonadota; Gammaproteobacteria; Pseudomonadales;

Pseudomonadaceae; *Pseudomonas*

生物危害程度：第三类

分离时间：2021-06

分离地址：中国河北省张家口市

分离基物：患者尿液

致病名称：细菌性伤口感染、细菌性烧伤感染、
菌血症、细菌性败血症

致病对象：人、动物

来源历史：←中国医学科学院病原微生物菌（毒）
种保藏中心药用微生物相关菌（毒）
种保藏分中心←中国医学科学院医药
生物技术研究所←河北北方学院附属
第一医院

用　　途：科研

联系单位：中国医学科学院医药生物技术研究所

电子邮箱：xinxinhu@imb.cams.cn

216. 假单胞菌属

国家科技资源标识符：CSTR: 16698.06.NPRC 1.9.188

平台资源号：NPRC 1.9.188

保藏编号：CMCC(B) 10710

中文名称：高丽假单胞菌

外文名称：*Pseudomonas koreensis*

分类学地位：Bacteria; Pseudomonadota; Gammaproteobacteria; Pseudomonadales; Pseudomonadaceae; *Pseudomonas*

生物危害程度：第三类

分离时间：2019-08-25

分离地址：未知

分离基物：蜗牛

致病名称：未知

致病对象：未知

来源历史：←中国食品药品检定研究院病原微生
物菌（毒）种保藏中心←中国食品药
品检定研究院生物检测室

用　　途：科研

联系单位：中国食品药品检定研究院

电子邮箱：cmcc@nifdc.org.cn

十六、沙门菌属

217. 沙门菌属

国家科技资源标识符：CSTR: 16698.06.NPRC 1.12.289

平台资源号：NPRC 1.12.289

保藏编号：CMCC(B) 47530

中文名称：阿伯尼沙门菌

外文名称：*Salmonella abony*

分类学地位：Bacteria; Pseudomonadota; Gammaproteobacteria; Enterobacterales; Enterobacteriaceae; *Salmonella*

生物危害程度：第三类

分离时间：2010-03-01

分离地址：未知

分离基物：乌鸡

致病名称：急性胃肠炎

致病对象：人

来源历史：←中国食品药品检定研究院病原微生
物菌（毒）种保藏中心←中国食品药
品检定研究院生物检测室←西北农林
科技大学微生物食品安全实验室

用　　途：科研

联系单位：中国食品药品检定研究院

电子邮箱：cmcc@nifdc.org.cn

218. 沙门菌属

国家科技资源标识符：CSTR: 16698.06.NPRC 1.9.200

平台资源号：NPRC 1.9.200

保藏编号：CMCC(B) 47538

中文名称：沙门菌

外文名称：*Salmonella* spp.

分类学地位：Bacteria; Pseudomonadota; Gammaproteobacteria; Enterobacterales;

Enterobacteriaceae; *Salmonella*

生物危害程度：第三类

分离时间：2014-06-23

分离地址：中国陕西省

分离基物：食品

致病名称：急性胃肠炎

致病对象：人

来源历史：←中国食品药品检定研究院病原微生物菌（毒）种保藏中心←中国食品药品检定研究院生物检测室

用　　途：科研

联系单位：中国食品药品检定研究院

电子邮箱：cmcc@nifdc.org.cn

219. 沙门菌属

国家科技资源标识符：CSTR: 16698.06.NPRC 1.2.1643

平台资源号：NPRC 1.2.1643

保藏编号：CHPC 1.13927

中文名称：肠沙门菌

外文名称：*Salmonella enterica*

分类学地位：Bacteria; Pseudomonadota; Gammaproteobacteria; Enterobacterales; Enterobacteriaceae; *Salmonella*

生物危害程度：第三类

分离时间：2020-11-03

分离地址：中国江西省抚州市

分离基物：患者粪便

致病名称：急性胃肠炎

致病对象：人、动物

来源历史：←中国疾病预防控制中心病原微生物菌（毒）种保藏中心传染病所分中心←中国疾病预防控制中心传染病预防控制所

用　　途：临床检验

联系单位：中国疾病预防控制中心传染病预防控制所

电子邮箱：chpc@icdc.cn

220. 沙门菌属

国家科技资源标识符：CSTR: 16698.06.NPRC 1.2.1644

平台资源号：NPRC 1.2.1644

保藏编号：CHPC 1.13928

中文名称：肠沙门菌

外文名称：*Salmonella enterica*

分类学地位：Bacteria; Pseudomonadota; Gammaproteobacteria; Enterobacterales; Enterobacteriaceae; *Salmonella*

生物危害程度：第三类

分离时间：2020-05-13

分离地址：中国江西省抚州市

分离基物：患者粪便

致病名称：急性胃肠炎

致病对象：人、动物

来源历史：←中国疾病预防控制中心病原微生物菌（毒）种保藏中心传染病所分中心←中国疾病预防控制中心传染病预防控制所

用　　途：临床检验

联系单位：中国疾病预防控制中心传染病预防控制所

电子邮箱：chpc@icdc.cn

221. 沙门菌属

国家科技资源标识符：CSTR: 16698.06.NPRC 1.2.1645

平台资源号：NPRC 1.2.1645

保藏编号：CHPC 1.13929

中文名称：肠沙门菌

外文名称：*Salmonella enterica*

分类学地位：Bacteria; Pseudomonadota; Gammaproteobacteria; Enterobacterales; Enterobacteriaceae; *Salmonella*

生物危害程度：第三类

分离时间：2020-08-25

分离地址：中国江西省抚州市

分离基物：患者粪便

致病名称：急性胃肠炎

致病对象：人、动物

来源历史：←中国疾病预防控制中心病原微生物菌（毒）种保藏中心传染病所分中心←中国疾病预防控制中心传染病预防控制所

用　　途：临床检验

联系单位：中国疾病预防控制中心传染病预防控制所

电子邮箱：chpc@icdc.cn

222. 沙门菌属

国家科技资源标识符：CSTR: 16698.06.NPRC 1.2.1646

平台资源号：NPRC 1.2.1646

保藏编号：CHPC 1.13930

中文名称：肠沙门菌

外文名称：*Salmonella enterica*

分类学地位：Bacteria; Pseudomonadota; Gammaproteobacteria; Enterobacterales; Enterobacteriaceae; *Salmonella*

生物危害程度：第三类

分离时间：2020-07-01

分离地址：中国江西省抚州市

分离基物：患者粪便

致病名称：急性胃肠炎

致病对象：人、动物

来源历史：←中国疾病预防控制中心病原微生物菌（毒）种保藏中心传染病所分中心←中国疾病预防控制中心传染病预防控制所

用　　途：临床检验

联系单位：中国疾病预防控制中心传染病预防控制所

电子邮箱：chpc@icdc.cn

223. 沙门菌属

国家科技资源标识符：CSTR: 16698.06.NPRC 1.2.1647

平台资源号：NPRC 1.2.1647

保藏编号：CHPC 1.13931

中文名称：肠沙门菌

外文名称：*Salmonella enterica*

分类学地位：Bacteria; Pseudomonadota; Gammaproteobacteria; Enterobacterales; Enterobacteriaceae; *Salmonella*

生物危害程度：第三类

分离时间：2020-09-24

分离地址：中国江西省抚州市

分离基物：患者粪便

致病名称：急性胃肠炎

致病对象：人、动物

来源历史：←中国疾病预防控制中心病原微生物菌（毒）种保藏中心传染病所分中心←中国疾病预防控制中心传染病预防控制所

用　　途：临床检验

联系单位：中国疾病预防控制中心传染病预防控制所

电子邮箱：chpc@icdc.cn

224. 沙门菌属

国家科技资源标识符：CSTR: 16698.06.NPRC 1.2.1648

平台资源号：NPRC 1.2.1648

保藏编号：CHPC 1.13932

中文名称：肠沙门菌

外文名称：*Salmonella enterica*

分类学地位：Bacteria; Pseudomonadota; Gammaproteobacteria; Enterobacterales; Enterobacteriaceae; *Salmonella*

生物危害程度：第三类

分离时间：2020-08-13

分离地址：中国江西省抚州市

分离基物：患者粪便

致病名称：急性胃肠炎

致病对象：人、动物

来源历史：←中国疾病预防控制中心病原微生物菌（毒）种保藏中心传染病所分中心←中国疾病预防控制中心传染病预防控制所

用　　途：临床检验

联系单位：中国疾病预防控制中心传染病预防控制所

电子邮箱：chpc@icdc.cn

225. 沙门菌属

国家科技资源标识符：CSTR: 16698.06.NPRC 1.2.1649

平台资源号：NPRC 1.2.1649

保藏编号：CHPC 1.13933

中文名称：肠沙门菌

外文名称：*Salmonella enterica*

分类学地位：Bacteria; Pseudomonadota; Gammaproteobacteria; Enterobacterales; Enterobacteriaceae; *Salmonella*

生物危害程度：第三类

分离时间：2021-06-20

分离地址：中国江西省九江市

分离基物：患者粪便

致病名称：急性胃肠炎

致病对象：人、动物

来源历史：←中国疾病预防控制中心病原微生物菌（毒）种保藏中心传染病所分中心←中国疾病预防控制中心传染病预防控制所

用　　途：临床检验

联系单位：中国疾病预防控制中心传染病预防控制所

电子邮箱：chpc@icdc.cn

226. 沙门菌属

国家科技资源标识符：CSTR: 16698.06.NPRC 1.2.1650

平台资源号：NPRC 1.2.1650

保藏编号：CHPC 1.13934

中文名称：肠沙门菌

外文名称：*Salmonella enterica*

分类学地位：Bacteria; Pseudomonadota; Gammaproteobacteria; Enterobacterales; Enterobacteriaceae; *Salmonella*

生物危害程度：第三类

分离时间：2020-07-06

分离地址：中国江西省宜春市

分离基物：患者粪便

致病名称：急性胃肠炎

致病对象：人、动物

来源历史：←中国疾病预防控制中心病原微生物菌（毒）种保藏中心传染病所分中心←中国疾病预防控制中心传染病预防控制所

用　　途：临床检验

联系单位：中国疾病预防控制中心传染病预防控制所

电子邮箱：chpc@icdc.cn

227. 沙门菌属

国家科技资源标识符：CSTR: 16698.06.NPRC 1.2.1651

平台资源号：NPRC 1.2.1651

保藏编号：CHPC 1.13935

中文名称：肠沙门菌

外文名称：*Salmonella enterica*

分类学地位：Bacteria; Pseudomonadota; Gammaproteobacteria; Enterobacterales; Enterobacteriaceae; *Salmonella*

生物危害程度：第三类

分离时间：2020-09-04

分离地址：中国江西省抚州市

细菌

分离基物：患者粪便

致病名称：急性胃肠炎

致病对象：人、动物

来源历史：←中国疾病预防控制中心病原微生物
　　　　　菌（毒）种保藏中心传染病所分中心
　　　　　←中国疾病预防控制中心传染病预防
　　　　　控制所

用　　途：临床检验

联系单位：中国疾病预防控制中心传染病预防控
　　　　　制所

电子邮箱：chpc@icdc.cn

228. 沙门菌属

国家科技资源标识符：CSTR: 16698.06.NPRC 1.2.1652

平台资源号：NPRC 1.2.1652

保藏编号：CHPC 1.13936

中文名称：肠沙门菌

外文名称：*Salmonella enterica*

分类学地位：Bacteria; Pseudomonadota; Gammaproteobacteria; Enterobacterales; Enterobacteriaceae; *Salmonella*

生物危害程度：第三类

分离时间：2021-08-22

分离地址：中国江西省抚州市

分离基物：患者粪便

致病名称：急性胃肠炎

致病对象：人、动物

来源历史：←中国疾病预防控制中心病原微生物
　　　　　菌（毒）种保藏中心传染病所分中心
　　　　　←中国疾病预防控制中心传染病预防
　　　　　控制所

用　　途：临床检验

联系单位：中国疾病预防控制中心传染病预防控
　　　　　制所

电子邮箱：chpc@icdc.cn

229. 沙门菌属

国家科技资源标识符：CSTR: 16698.06.NPRC 1.2.1653

平台资源号：NPRC 1.2.1653

保藏编号：CHPC 1.13937

中文名称：肠沙门菌

外文名称：*Salmonella enterica*

分类学地位：Bacteria; Pseudomonadota; Gammaproteobacteria; Enterobacterales; Enterobacteriaceae; *Salmonella*

生物危害程度：第三类

分离时间：2021-05-25

分离地址：中国江西省萍乡市

分离基物：患者粪便

致病名称：急性胃肠炎

致病对象：人、动物

来源历史：←中国疾病预防控制中心病原微生物
　　　　　菌（毒）种保藏中心传染病所分中心
　　　　　←中国疾病预防控制中心传染病预防
　　　　　控制所

用　　途：临床检验

联系单位：中国疾病预防控制中心传染病预防控
　　　　　制所

电子邮箱：chpc@icdc.cn

230. 沙门菌属

国家科技资源标识符：CSTR: 16698.06.NPRC 1.2.1654

平台资源号：NPRC 1.2.1654

保藏编号：CHPC 1.13938

中文名称：肠沙门菌

外文名称：*Salmonella enterica*

分类学地位：Bacteria; Pseudomonadota; Gammaproteobacteria; Enterobacterales; Enterobacteriaceae; *Salmonella*

生物危害程度：第三类

分离时间：2021-08-02

分离地址：中国江西省抚州市

分离基物：患者粪便

致病名称：急性胃肠炎

致病对象：人、动物

来源历史：←中国疾病预防控制中心病原微生物
菌（毒）种保藏中心传染病所分中心
←中国疾病预防控制中心传染病预防
控制所

用　　途：临床检验

联系单位：中国疾病预防控制中心传染病预防控
制所

电子邮箱：chpc@icdc.cn

231. 沙门菌属

国家科技资源标识符：CSTR: 16698.06.NPRC 1.2.1655

平台资源号：NPRC 1.2.1655

保藏编号：CHPC 1.13939

中文名称：肠沙门菌

外文名称：*Salmonella enterica*

分类学地位：Bacteria; Pseudomonadota; Gam-
maproteobacteria; Enterobacterales;
Enterobacteriaceae; *Salmonella*

生物危害程度：第三类

分离时间：2021-09-14

分离地址：中国江西省九江市

分离基物：患者粪便

致病名称：急性胃肠炎

致病对象：人、动物

来源历史：←中国疾病预防控制中心病原微生物
菌（毒）种保藏中心传染病所分中心
←中国疾病预防控制中心传染病预防
控制所

用　　途：临床检验

联系单位：中国疾病预防控制中心传染病预防控
制所

电子邮箱：chpc@icdc.cn

232. 沙门菌属

国家科技资源标识符：CSTR: 16698.06.NPRC 1.2.1656

平台资源号：NPRC 1.2.1656

保藏编号：CHPC 1.13940

中文名称：肠沙门菌

外文名称：*Salmonella enterica*

分类学地位：Bacteria; Pseudomonadota; Gam-
maproteobacteria; Enterobacterales;
Enterobacteriaceae; *Salmonella*

生物危害程度：第三类

分离时间：2020-11-07

分离地址：中国山东省德州市

分离基物：患者粪便

致病名称：急性胃肠炎

致病对象：人、动物

来源历史：←中国疾病预防控制中心病原微生物
菌（毒）种保藏中心传染病所分中心
←中国疾病预防控制中心传染病预防
控制所

用　　途：临床检验

联系单位：中国疾病预防控制中心传染病预防控
制所

电子邮箱：chpc@icdc.cn

233. 沙门菌属

国家科技资源标识符：CSTR: 16698.06.NPRC 1.2.1657

平台资源号：NPRC 1.2.1657

保藏编号：CHPC 1.13941

中文名称：肠沙门菌

外文名称：*Salmonella enterica*

分类学地位：Bacteria; Pseudomonadota; Gam-
maproteobacteria; Enterobacterales;
Enterobacteriaceae; *Salmonella*

生物危害程度：第三类

分离时间：2022-07-06

分离地址：中国山东省德州市

细菌

分离基物：患者粪便

致病名称：急性胃肠炎

致病对象：人、动物

来源历史：←中国疾病预防控制中心病原微生物
菌（毒）种保藏中心传染病所分中心
←中国疾病预防控制中心传染病预防
控制所

用　　途：临床检验

联系单位：中国疾病预防控制中心传染病预防控
制所

电子邮箱：chpc@icdc.cn

234. 沙门菌属

国家科技资源标识符：CSTR: 16698.06.NPRC 1.2.1658

平台资源号：NPRC 1.2.1658

保藏编号：CHPC 1.13942

中文名称：肠沙门菌

外文名称：*Salmonella enterica*

分类学地位：Bacteria; Pseudomonadota; Gammaproteobacteria; Enterobacterales; Enterobacteriaceae; *Salmonella*

生物危害程度：第三类

分离时间：2020-10-29

分离地址：中国山东省德州市

分离基物：患者粪便

致病名称：急性胃肠炎

致病对象：人、动物

来源历史：←中国疾病预防控制中心病原微生物
菌（毒）种保藏中心传染病所分中心
←中国疾病预防控制中心传染病预防
控制所

用　　途：临床检验

联系单位：中国疾病预防控制中心传染病预防控
制所

电子邮箱：chpc@icdc.cn

235. 沙门菌属

国家科技资源标识符：CSTR: 16698.06.NPRC 1.2.1659

平台资源号：NPRC 1.2.1659

保藏编号：CHPC 1.13943

中文名称：肠沙门菌

外文名称：*Salmonella enterica*

分类学地位：Bacteria; Pseudomonadota; Gammaproteobacteria; Enterobacterales; Enterobacteriaceae; *Salmonella*

生物危害程度：第三类

分离时间：2022-06-19

分离地址：中国山东省青岛市

分离基物：患者粪便

致病名称：急性胃肠炎

致病对象：人、动物

来源历史：←中国疾病预防控制中心病原微生物
菌（毒）种保藏中心传染病所分中心
←中国疾病预防控制中心传染病预防
控制所

用　　途：临床检验

联系单位：中国疾病预防控制中心传染病预防控
制所

电子邮箱：chpc@icdc.cn

236. 沙门菌属

国家科技资源标识符：CSTR: 16698.06.NPRC 1.2.1660

平台资源号：NPRC 1.2.1660

保藏编号：CHPC 1.13944

中文名称：肠沙门菌

外文名称：*Salmonella enterica*

分类学地位：Bacteria; Pseudomonadota; Gammaproteobacteria; Enterobacterales; Enterobacteriaceae; *Salmonella*

生物危害程度：第三类

分离时间：2020-06-10

分离地址：中国山东省青岛市

分离基物：患者粪便

致病名称：急性胃肠炎

致病对象：人、动物

来源历史：←中国疾病预防控制中心病原微生物
菌（毒）种保藏中心传染病所分中心
←中国疾病预防控制中心传染病预防
控制所

用　　途：临床检验

联系单位：中国疾病预防控制中心传染病预防控
制所

电子邮箱：chpc@icdc.cn

237. 沙门菌属

国家科技资源标识符: CSTR: 16698.06.NPRC 1.2.1661

平台资源号：NPRC 1.2.1661

保藏编号：CHPC 1.13945

中文名称：肠沙门菌

外文名称：*Salmonella enterica*

分类学地位：Bacteria; Pseudomonadota; Gam-
maproteobacteria; Enterobacterales;
Enterobacteriaceae; *Salmonella*

生物危害程度：第三类

分离时间：2022-07-23

分离地址：中国山东省枣庄市

分离基物：患者粪便

致病名称：急性胃肠炎

致病对象：人、动物

来源历史：←中国疾病预防控制中心病原微生物
菌（毒）种保藏中心传染病所分中心
←中国疾病预防控制中心传染病预防
控制所

用　　途：临床检验

联系单位：中国疾病预防控制中心传染病预防控
制所

电子邮箱：chpc@icdc.cn

238. 沙门菌属

国家科技资源标识符: CSTR: 16698.06.NPRC 1.2.1662

平台资源号：NPRC 1.2.1662

保藏编号：CHPC 1.13946

中文名称：肠沙门菌

外文名称：*Salmonella enterica*

分类学地位：Bacteria; Pseudomonadota; Gam-
maproteobacteria; Enterobacterales;
Enterobacteriaceae; *Salmonella*

生物危害程度：第三类

分离时间：2020-10-13

分离地址：中国山东省枣庄市

分离基物：患者粪便

致病名称：急性胃肠炎

致病对象：人、动物

来源历史：←中国疾病预防控制中心病原微生物
菌（毒）种保藏中心传染病所分中心
←中国疾病预防控制中心传染病预防
控制所

用　　途：临床检验

联系单位：中国疾病预防控制中心传染病预防控
制所

电子邮箱：chpc@icdc.cn

239. 沙门菌属

国家科技资源标识符: CSTR: 16698.06.NPRC 1.2.1663

平台资源号：NPRC 1.2.1663

保藏编号：CHPC 1.13947

中文名称：肠沙门菌

外文名称：*Salmonella enterica*

分类学地位：Bacteria; Pseudomonadota; Gam-
maproteobacteria; Enterobacterales;
Enterobacteriaceae; *Salmonella*

生物危害程度：第三类

分离时间：2021-07-27

分离地址：中国山东省德州市

分离基物：患者粪便

致病名称：急性胃肠炎

致病对象：人、动物

来源历史：←中国疾病预防控制中心病原微生物
　　　　　菌（毒）种保藏中心传染病所分中心
　　　　　←中国疾病预防控制中心传染病预防
　　　　　控制所

用　　途：临床检验

联系单位：中国疾病预防控制中心传染病预防控
　　　　　制所

电子邮箱：chpc@icdc.cn

240. 沙门菌属

国家科技资源标识符：CSTR: 16698.06.NPRC 1.2.1664

平台资源号：NPRC 1.2.1664

保藏编号：CHPC 1.13948

中文名称：肠沙门菌

外文名称：*Salmonella enterica*

分类学地位：Bacteria; Pseudomonadota; Gammaproteobacteria; Enterobacterales; Enterobacteriaceae; *Salmonella*

生物危害程度：第三类

分离时间：2020-06-13

分离地址：中国山东省枣庄市

分离基物：患者粪便

致病名称：急性胃肠炎

致病对象：人、动物

来源历史：←中国疾病预防控制中心病原微生物
　　　　　菌（毒）种保藏中心传染病所分中心
　　　　　←中国疾病预防控制中心传染病预防
　　　　　控制所

用　　途：临床检验

联系单位：中国疾病预防控制中心传染病预防控
　　　　　制所

电子邮箱：chpc@icdc.cn

241. 沙门菌属

国家科技资源标识符：CSTR: 16698.06.NPRC 1.2.1665

平台资源号：NPRC 1.2.1665

保藏编号：CHPC 1.13949

中文名称：肠沙门菌

外文名称：*Salmonella enterica*

分类学地位：Bacteria; Pseudomonadota; Gammaproteobacteria; Enterobacterales; Enterobacteriaceae; *Salmonella*

生物危害程度：第三类

分离时间：2021-09-22

分离地址：中国山东省枣庄市

分离基物：患者粪便

致病名称：急性胃肠炎

致病对象：人、动物

来源历史：←中国疾病预防控制中心病原微生物
　　　　　菌（毒）种保藏中心传染病所分中心
　　　　　←中国疾病预防控制中心传染病预防
　　　　　控制所

用　　途：临床检验

联系单位：中国疾病预防控制中心传染病预防控
　　　　　制所

电子邮箱：chpc@icdc.cn

242. 沙门菌属

国家科技资源标识符：CSTR: 16698.06.NPRC 1.2.1666

平台资源号：NPRC 1.2.1666

保藏编号：CHPC 1.13950

中文名称：肠沙门菌

外文名称：*Salmonella enterica*

分类学地位：Bacteria; Pseudomonadota; Gammaproteobacteria; Enterobacterales; Enterobacteriaceae; *Salmonella*

生物危害程度：第三类

分离时间：2022-07-13

分离地址：中国山东省济宁市

分离基物：患者粪便

致病名称：急性胃肠炎

致病对象：人、动物

来源历史：←中国疾病预防控制中心病原微生物菌（毒）种保藏中心传染病所分中心←中国疾病预防控制中心传染病预防控制所

用　　途：临床检验

联系单位：中国疾病预防控制中心传染病预防控制所

电子邮箱：chpc@icdc.cn

243. 沙门菌属

国家科技资源标识符：CSTR: 16698.06.NPRC 1.2.1667

平台资源号：NPRC 1.2.1667

保藏编号：CHPC 1.13951

中文名称：肠沙门菌

外文名称：*Salmonella enterica*

分类学地位：Bacteria; Pseudomonadota; Gammaproteobacteria; Enterobacterales; Enterobacteriaceae; *Salmonella*

生物危害程度：第三类

分离时间：2022-07-18

分离地址：中国山东省枣庄市

分离基物：患者粪便

致病名称：急性胃肠炎

致病对象：人、动物

来源历史：←中国疾病预防控制中心病原微生物菌（毒）种保藏中心传染病所分中心←中国疾病预防控制中心传染病预防控制所

用　　途：临床检验

联系单位：中国疾病预防控制中心传染病预防控制所

电子邮箱：chpc@icdc.cn

244. 沙门菌属

国家科技资源标识符：CSTR: 16698.06.NPRC 1.2.1668

平台资源号：NPRC 1.2.1668

保藏编号：CHPC 1.13952

中文名称：肠沙门菌

外文名称：*Salmonella enterica*

分类学地位：Bacteria; Pseudomonadota; Gammaproteobacteria; Enterobacterales; Enterobacteriaceae; *Salmonella*

生物危害程度：第三类

分离时间：2021-08-13

分离地址：中国山东省枣庄市

分离基物：患者粪便

致病名称：急性胃肠炎

致病对象：人、动物

来源历史：←中国疾病预防控制中心病原微生物菌（毒）种保藏中心传染病所分中心←中国疾病预防控制中心传染病预防控制所

用　　途：临床检验

联系单位：中国疾病预防控制中心传染病预防控制所

电子邮箱：chpc@icdc.cn

245. 沙门菌属

国家科技资源标识符：CSTR: 16698.06.NPRC 1.2.1669

平台资源号：NPRC 1.2.1669

保藏编号：CHPC 1.13953

中文名称：肠沙门菌

外文名称：*Salmonella enterica*

分类学地位：Bacteria; Pseudomonadota; Gammaproteobacteria; Enterobacterales; Enterobacteriaceae; *Salmonella*

生物危害程度：第三类

分离时间：2021-06-02

分离地址：中国山东省济宁市

细
菌

分离基物：患者粪便

致病名称：急性胃肠炎

致病对象：人、动物

来源历史：←中国疾病预防控制中心病原微生物
　　　　　菌（毒）种保藏中心传染病所分中心
　　　　　←中国疾病预防控制中心传染病预防
　　　　　控制所

用　　途：临床检验

联系单位：中国疾病预防控制中心传染病预防控
　　　　　制所

电子邮箱：chpc@icdc.cn

246. 沙门菌属

国家科技资源标识符：CSTR: 16698.06.NPRC 1.2.1670

平台资源号：NPRC 1.2.1670

保藏编号：CHPC 1.13954

中文名称：肠沙门菌

外文名称：*Salmonella enterica*

分类学地位：Bacteria; Pseudomonadota; Gammaproteobacteria; Enterobacterales; Enterobacteriaceae; *Salmonella*

生物危害程度：第三类

分离时间：2022-07-11

分离地址：中国山东省枣庄市

分离基物：患者粪便

致病名称：急性胃肠炎

致病对象：人、动物

来源历史：←中国疾病预防控制中心病原微生物
　　　　　菌（毒）种保藏中心传染病所分中心
　　　　　←中国疾病预防控制中心传染病预防
　　　　　控制所

用　　途：临床检验

联系单位：中国疾病预防控制中心传染病预防控
　　　　　制所

电子邮箱：chpc@icdc.cn

247. 沙门菌属

国家科技资源标识符：CSTR: 16698.06.NPRC 1.2.1671

平台资源号：NPRC 1.2.1671

保藏编号：CHPC 1.13955

中文名称：肠沙门菌

外文名称：*Salmonella enterica*

分类学地位：Bacteria; Pseudomonadota; Gammaproteobacteria; Enterobacterales; Enterobacteriaceae; *Salmonella*

生物危害程度：第三类

分离时间：2022-07-18

分离地址：中国山东省枣庄市

分离基物：患者粪便

致病名称：急性胃肠炎

致病对象：人、动物

来源历史：←中国疾病预防控制中心病原微生物
　　　　　菌（毒）种保藏中心传染病所分中心
　　　　　←中国疾病预防控制中心传染病预防
　　　　　控制所

用　　途：临床检验

联系单位：中国疾病预防控制中心传染病预防控
　　　　　制所

电子邮箱：chpc@icdc.cn

248. 沙门菌属

国家科技资源标识符：CSTR: 16698.06.NPRC 1.2.1672

平台资源号：NPRC 1.2.1672

保藏编号：CHPC 1.13956

中文名称：肠沙门菌

外文名称：*Salmonella enterica*

分类学地位：Bacteria; Pseudomonadota; Gammaproteobacteria; Enterobacterales; Enterobacteriaceae; *Salmonella*

生物危害程度：第三类

分离时间：2022-06-03

分离地址：中国山东省济宁市

分离基物：患者粪便

致病名称：急性胃肠炎

致病对象：人、动物

来源历史：←中国疾病预防控制中心病原微生物
菌（毒）种保藏中心传染病所分中心
←中国疾病预防控制中心传染病预防
控制所

用　　途：临床检验

联系单位：中国疾病预防控制中心传染病预防控
制所

电子邮箱：chpc@icdc.cn

249. 沙门菌属

国家科技资源标识符：CSTR: 16698.06.NPRC 1.2.1673

平台资源号：NPRC 1.2.1673

保藏编号：CHPC 1.13957

中文名称：肠沙门菌

外文名称：*Salmonella enterica*

分类学地位：Bacteria; Pseudomonadota; Gammaproteobacteria; Enterobacterales; Enterobacteriaceae; *Salmonella*

生物危害程度：第三类

分离时间：2022-05-20

分离地址：中国山东省济宁市

分离基物：患者粪便

致病名称：急性胃肠炎

致病对象：人、动物

来源历史：←中国疾病预防控制中心病原微生物
菌（毒）种保藏中心传染病所分中心
←中国疾病预防控制中心传染病预防
控制所

用　　途：临床检验

联系单位：中国疾病预防控制中心传染病预防控
制所

电子邮箱：chpc@icdc.cn

250. 沙门菌属

国家科技资源标识符：CSTR: 16698.06.NPRC 1.2.1674

平台资源号：NPRC 1.2.1674

保藏编号：CHPC 1.13958

中文名称：肠沙门菌

外文名称：*Salmonella enterica*

分类学地位：Bacteria; Pseudomonadota; Gammaproteobacteria; Enterobacterales; Enterobacteriaceae; *Salmonella*

生物危害程度：第三类

分离时间：2022-07-08

分离地址：中国山东省枣庄市

分离基物：患者粪便

致病名称：急性胃肠炎

致病对象：人、动物

来源历史：←中国疾病预防控制中心病原微生物
菌（毒）种保藏中心传染病所分中心
←中国疾病预防控制中心传染病预防
控制所

用　　途：临床检验

联系单位：中国疾病预防控制中心传染病预防控
制所

电子邮箱：chpc@icdc.cn

251. 沙门菌属

国家科技资源标识符：CSTR: 16698.06.NPRC 1.2.1675

平台资源号：NPRC 1.2.1675

保藏编号：CHPC 1.13959

中文名称：肠沙门菌

外文名称：*Salmonella enterica*

分类学地位：Bacteria; Pseudomonadota; Gammaproteobacteria; Enterobacterales; Enterobacteriaceae; *Salmonella*

生物危害程度：第三类

分离时间：2022-06-01

分离地址：中国山东省威海市

细

菌

分离基物：患者粪便

致病名称：急性胃肠炎

致病对象：人、动物

来源历史：←中国疾病预防控制中心病原微生物
菌（毒）种保藏中心传染病所分中心
←中国疾病预防控制中心传染病预防
控制所

用　　途：临床检验

联系单位：中国疾病预防控制中心传染病预防控
制所

电子邮箱：chpc@icdc.cn

252. 沙门菌属

国家科技资源标识符：CSTR: 16698.06.NPRC 1.2.1676

平台资源号：NPRC 1.2.1676

保藏编号：CHPC 1.13960

中文名称：肠沙门菌

外文名称：*Salmonella enterica*

分类学地位：Bacteria; Pseudomonadota; Gammaproteobacteria; Enterobacterales; Enterobacteriaceae; *Salmonella*

生物危害程度：第三类

分离时间：2022-06-01

分离地址：中国山东省济宁市

分离基物：患者粪便

致病名称：急性胃肠炎

致病对象：人、动物

来源历史：←中国疾病预防控制中心病原微生物
菌（毒）种保藏中心传染病所分中心
←中国疾病预防控制中心传染病预防
控制所

用　　途：临床检验

联系单位：中国疾病预防控制中心传染病预防控
制所

电子邮箱：chpc@icdc.cn

253. 沙门菌属

国家科技资源标识符：CSTR: 16698.06.NPRC 1.2.1677

平台资源号：NPRC 1.2.1677

保藏编号：CHPC 1.13961

中文名称：肠沙门菌

外文名称：*Salmonella enterica*

分类学地位：Bacteria; Pseudomonadota; Gammaproteobacteria; Enterobacterales; Enterobacteriaceae; *Salmonella*

生物危害程度：第三类

分离时间：2021-06-02

分离地址：中国山东省济宁市

分离基物：患者粪便

致病名称：急性胃肠炎

致病对象：人、动物

来源历史：←中国疾病预防控制中心病原微生物
菌（毒）种保藏中心传染病所分中心
←中国疾病预防控制中心传染病预防
控制所

用　　途：临床检验

联系单位：中国疾病预防控制中心传染病预防控
制所

电子邮箱：chpc@icdc.cn

254. 沙门菌属

国家科技资源标识符：CSTR: 16698.06.NPRC 1.2.1678

平台资源号：NPRC 1.2.1678

保藏编号：CHPC 1.13962

中文名称：肠沙门菌

外文名称：*Salmonella enterica*

分类学地位：Bacteria; Pseudomonadota; Gammaproteobacteria; Enterobacterales; Enterobacteriaceae; *Salmonella*

生物危害程度：第三类

分离时间：2022-09-07

分离地址：中国山东省济宁市

分离基物：患者粪便

致病名称：急性胃肠炎

致病对象：人、动物

来源历史：←中国疾病预防控制中心病原微生物菌（毒）种保藏中心传染病所分中心←中国疾病预防控制中心传染病预防控制所

用　　途：临床检验

联系单位：中国疾病预防控制中心传染病预防控制所

电子邮箱：chpc@icdc.cn

255. 沙门菌属

国家科技资源标识符：CSTR: 16698.06.NPRC 1.2.1679

平台资源号：NPRC 1.2.1679

保藏编号：CHPC 1.13963

中文名称：肠沙门菌

外文名称：*Salmonella enterica*

分类学地位：Bacteria; Pseudomonadota; Gammaproteobacteria; Enterobacterales; Enterobacteriaceae; *Salmonella*

生物危害程度：第三类

分离时间：2021-10-24

分离地址：中国山东省威海市

分离基物：患者粪便

致病名称：急性胃肠炎

致病对象：人、动物

来源历史：←中国疾病预防控制中心病原微生物菌（毒）种保藏中心传染病所分中心←中国疾病预防控制中心传染病预防控制所

用　　途：临床检验

联系单位：中国疾病预防控制中心传染病预防控制所

电子邮箱：chpc@icdc.cn

256. 沙门菌属

国家科技资源标识符：CSTR: 16698.06.NPRC 1.2.1680

平台资源号：NPRC 1.2.1680

保藏编号：CHPC 1.13964

中文名称：肠沙门菌

外文名称：*Salmonella enterica*

分类学地位：Bacteria; Pseudomonadota; Gammaproteobacteria; Enterobacterales; Enterobacteriaceae; *Salmonella*

生物危害程度：第三类

分离时间：2021-07-09

分离地址：中国山东省威海市

分离基物：患者粪便

致病名称：急性胃肠炎

致病对象：人、动物

来源历史：←中国疾病预防控制中心病原微生物菌（毒）种保藏中心传染病所分中心←中国疾病预防控制中心传染病预防控制所

用　　途：临床检验

联系单位：中国疾病预防控制中心传染病预防控制所

电子邮箱：chpc@icdc.cn

257. 沙门菌属

国家科技资源标识符：CSTR: 16698.06.NPRC 1.2.1681

平台资源号：NPRC 1.2.1681

保藏编号：CHPC 1.13965

中文名称：肠沙门菌

外文名称：*Salmonella enterica*

分类学地位：Bacteria; Pseudomonadota; Gammaproteobacteria; Enterobacterales; Enterobacteriaceae; *Salmonella*

生物危害程度：第三类

分离时间：2020-06-01

分离地址：中国山东省淄博市

分离基物：患者粪便

致病名称：急性胃肠炎

致病对象：人、动物

来源历史：←中国疾病预防控制中心病原微生物
菌（毒）种保藏中心传染病所分中心
←中国疾病预防控制中心传染病预防
控制所

用　　途：临床检验

联系单位：中国疾病预防控制中心传染病预防控
制所

电子邮箱：chpc@icdc.cn

258. 沙门菌属

国家科技资源标识符：CSTR: 16698.06.NPRC 1.2.1682

平台资源号：NPRC 1.2.1682

保藏编号：CHPC 1.13966

中文名称：肠沙门菌

外文名称：*Salmonella enterica*

分类学地位：Bacteria; Pseudomonadota; Gam-
maproteobacteria; Enterobacterales;
Enterobacteriaceae; *Salmonella*

生物危害程度：第三类

分离时间：2020-06-01

分离地址：中国山东省淄博市

分离基物：患者粪便

致病名称：急性胃肠炎

致病对象：人、动物

来源历史：←中国疾病预防控制中心病原微生物
菌（毒）种保藏中心传染病所分中心
←中国疾病预防控制中心传染病预防
控制所

用　　途：临床检验

联系单位：中国疾病预防控制中心传染病预防控
制所

电子邮箱：chpc@icdc.cn

259. 沙门菌属

国家科技资源标识符：CSTR: 16698.06.NPRC 1.2.1683

平台资源号：NPRC 1.2.1683

保藏编号：CHPC 1.13967

中文名称：肠沙门菌

外文名称：*Salmonella enterica*

分类学地位：Bacteria; Pseudomonadota; Gam-
maproteobacteria; Enterobacterales;
Enterobacteriaceae; *Salmonella*

生物危害程度：第三类

分离时间：2021-09-06

分离地址：中国山东省威海市

分离基物：患者粪便

致病名称：急性胃肠炎

致病对象：人、动物

来源历史：←中国疾病预防控制中心病原微生物
菌（毒）种保藏中心传染病所分中心
←中国疾病预防控制中心传染病预防
控制所

用　　途：临床检验

联系单位：中国疾病预防控制中心传染病预防控
制所

电子邮箱：chpc@icdc.cn

260. 沙门菌属

国家科技资源标识符：CSTR: 16698.06.NPRC 1.2.1684

平台资源号：NPRC 1.2.1684

保藏编号：CHPC 1.13968

中文名称：肠沙门菌

外文名称：*Salmonella enterica*

分类学地位：Bacteria; Pseudomonadota; Gam-
maproteobacteria; Enterobacterales;
Enterobacteriaceae; *Salmonella*

生物危害程度：第三类

分离时间：2022-05-25

分离地址：中国山东省威海市

分离基物：患者粪便

致病名称：急性胃肠炎

致病对象：人、动物

来源历史：←中国疾病预防控制中心病原微生物菌（毒）种保藏中心传染病所分中心 ←中国疾病预防控制中心传染病预防控制所

用　　途：临床检验

联系单位：中国疾病预防控制中心传染病预防控制所

电子邮箱：chpc@icdc.cn

261. 沙门菌属

国家科技资源标识符：CSTR: 16698.06.NPRC 1.2.1685

平台资源号：NPRC 1.2.1685

保藏编号：CHPC 1.13969

中文名称：肠沙门菌

外文名称：*Salmonella enterica*

分类学地位：Bacteria; Pseudomonadota; Gammaproteobacteria; Enterobacterales; Enterobacteriaceae; *Salmonella*

生物危害程度：第三类

分离时间：2022-09-27

分离地址：中国山东省威海市

分离基物：患者粪便

致病名称：急性胃肠炎

致病对象：人、动物

来源历史：←中国疾病预防控制中心病原微生物菌（毒）种保藏中心传染病所分中心 ←中国疾病预防控制中心传染病预防控制所

用　　途：临床检验

联系单位：中国疾病预防控制中心传染病预防控制所

电子邮箱：chpc@icdc.cn

262. 沙门菌属

国家科技资源标识符：CSTR: 16698.06.NPRC 1.2.1686

平台资源号：NPRC 1.2.1686

保藏编号：CHPC 1.13970

中文名称：肠沙门菌

外文名称：*Salmonella enterica*

分类学地位：Bacteria; Pseudomonadota; Gammaproteobacteria; Enterobacterales; Enterobacteriaceae; *Salmonella*

生物危害程度：第三类

分离时间：2021-09-06

分离地址：中国山东省烟台市

分离基物：患者粪便

致病名称：急性胃肠炎

致病对象：人、动物

来源历史：←中国疾病预防控制中心病原微生物菌（毒）种保藏中心传染病所分中心 ←中国疾病预防控制中心传染病预防控制所

用　　途：临床检验

联系单位：中国疾病预防控制中心传染病预防控制所

电子邮箱：chpc@icdc.cn

263. 沙门菌属

国家科技资源标识符：CSTR: 16698.06.NPRC 1.2.1687

平台资源号：NPRC 1.2.1687

保藏编号：CHPC 1.13971

中文名称：肠沙门菌

外文名称：*Salmonella enterica*

分类学地位：Bacteria; Pseudomonadota; Gammaproteobacteria; Enterobacterales; Enterobacteriaceae; *Salmonella*

生物危害程度：第三类

分离时间：2021-11-02

分离地址：中国山东省日照市

细菌

分离基物：患者粪便

致病名称：急性胃肠炎

致病对象：人、动物

来源历史：←中国疾病预防控制中心病原微生物菌（毒）种保藏中心传染病所分中心
←中国疾病预防控制中心传染病预防控制所

用　　途：临床检验

联系单位：中国疾病预防控制中心传染病预防控制所

电子邮箱：chpc@icdc.cn

264. 沙门菌属

国家科技资源标识符：CSTR: 16698.06.NPRC 1.2.1688

平台资源号：NPRC 1.2.1688

保藏编号：CHPC 1.13972

中文名称：肠沙门菌

外文名称：*Salmonella enterica*

分类学地位：Bacteria; Pseudomonadota; Gammaproteobacteria; Enterobacterales; Enterobacteriaceae; *Salmonella*

生物危害程度：第三类

分离时间：2021-04-14

分离地址：中国山东省青岛市

分离基物：患者粪便

致病名称：急性胃肠炎

致病对象：人、动物

来源历史：←中国疾病预防控制中心病原微生物菌（毒）种保藏中心传染病所分中心
←中国疾病预防控制中心传染病预防控制所

用　　途：临床检验

联系单位：中国疾病预防控制中心传染病预防控制所

电子邮箱：chpc@icdc.cn

265. 沙门菌属

国家科技资源标识符：CSTR: 16698.06.NPRC 1.2.1689

平台资源号：NPRC 1.2.1689

保藏编号：CHPC 1.13973

中文名称：肠沙门菌

外文名称：*Salmonella enterica*

分类学地位：Bacteria; Pseudomonadota; Gammaproteobacteria; Enterobacterales; Enterobacteriaceae; *Salmonella*

生物危害程度：第三类

分离时间：2022-07-20

分离地址：中国山东省青岛市

分离基物：患者粪便

致病名称：急性胃肠炎

致病对象：人、动物

来源历史：←中国疾病预防控制中心病原微生物菌（毒）种保藏中心传染病所分中心
←中国疾病预防控制中心传染病预防控制所

用　　途：临床检验

联系单位：中国疾病预防控制中心传染病预防控制所

电子邮箱：chpc@icdc.cn

266. 沙门菌属

国家科技资源标识符：CSTR: 16698.06.NPRC 1.2.1690

平台资源号：NPRC 1.2.1690

保藏编号：CHPC 1.13974

中文名称：肠沙门菌

外文名称：*Salmonella enterica*

分类学地位：Bacteria; Pseudomonadota; Gammaproteobacteria; Enterobacterales; Enterobacteriaceae; *Salmonella*

生物危害程度：第三类

分离时间：2022-06-07

分离地址：中国山东省淄博市

分离基物：患者粪便

致病名称：急性胃肠炎

致病对象：人、动物

来源历史：←中国疾病预防控制中心病原微生物菌（毒）种保藏中心传染病所分中心 ←中国疾病预防控制中心传染病预防控制所

用　　途：临床检验

联系单位：中国疾病预防控制中心传染病预防控制所

电子邮箱：chpc@icdc.cn

267. 沙门菌属

国家科技资源标识符：CSTR: 16698.06.NPRC 1.2.1691

平台资源号：NPRC 1.2.1691

保藏编号：CHPC 1.13975

中文名称：肠沙门菌

外文名称：*Salmonella enterica*

分类学地位：Bacteria; Pseudomonadota; Gammaproteobacteria; Enterobacterales; Enterobacteriaceae; *Salmonella*

生物危害程度：第三类

分离时间：2020-07-31

分离地址：中国山东省烟台市

分离基物：患者粪便

致病名称：急性胃肠炎

致病对象：人、动物

来源历史：←中国疾病预防控制中心病原微生物菌（毒）种保藏中心传染病所分中心 ←中国疾病预防控制中心传染病预防控制所

用　　途：临床检验

联系单位：中国疾病预防控制中心传染病预防控制所

电子邮箱：chpc@icdc.cn

268. 沙门菌属

国家科技资源标识符：CSTR: 16698.06.NPRC 1.2.1692

平台资源号：NPRC 1.2.1692

保藏编号：CHPC 1.13976

中文名称：肠沙门菌

外文名称：*Salmonella enterica*

分类学地位：Bacteria; Pseudomonadota; Gammaproteobacteria; Enterobacterales; Enterobacteriaceae; *Salmonella*

生物危害程度：第三类

分离时间：2021-02-24

分离地址：中国山东省滨州市

分离基物：患者粪便

致病名称：急性胃肠炎

致病对象：人、动物

来源历史：←中国疾病预防控制中心病原微生物菌（毒）种保藏中心传染病所分中心 ←中国疾病预防控制中心传染病预防控制所

用　　途：临床检验

联系单位：中国疾病预防控制中心传染病预防控制所

电子邮箱：chpc@icdc.cn

269. 沙门菌属

国家科技资源标识符：CSTR: 16698.06.NPRC 1.2.1693

平台资源号：NPRC 1.2.1693

保藏编号：CHPC 1.13977

中文名称：肠沙门菌

外文名称：*Salmonella enterica*

分类学地位：Bacteria; Pseudomonadota; Gammaproteobacteria; Enterobacterales; Enterobacteriaceae; *Salmonella*

生物危害程度：第三类

分离时间：2021-09-14

分离地址：中国山东省日照市

分离基物：患者粪便

致病名称：急性胃肠炎

致病对象：人、动物

来源历史：←中国疾病预防控制中心病原微生物菌（毒）种保藏中心传染病所分中心 ←中国疾病预防控制中心传染病预防控制所

用　　途：临床检验

联系单位：中国疾病预防控制中心传染病预防控制所

电子邮箱：chpc@icdc.cn

270. 沙门菌属

国家科技资源标识符：CSTR: 16698.06.NPRC 1.2.1694

平台资源号：NPRC 1.2.1694

保藏编号：CHPC 1.13978

中文名称：肠沙门菌

外文名称：*Salmonella enterica*

分类学地位：Bacteria; Pseudomonadota; Gammaproteobacteria; Enterobacterales; Enterobacteriaceae; *Salmonella*

生物危害程度：第三类

分离时间：2022-07-14

分离地址：中国山东省

分离基物：患者粪便

致病名称：急性胃肠炎

致病对象：人、动物

来源历史：←中国疾病预防控制中心病原微生物菌（毒）种保藏中心传染病所分中心 ←中国疾病预防控制中心传染病预防控制所

用　　途：临床检验

联系单位：中国疾病预防控制中心传染病预防控制所

电子邮箱：chpc@icdc.cn

271. 沙门菌属

国家科技资源标识符：CSTR: 16698.06.NPRC 1.2.1695

平台资源号：NPRC 1.2.1695

保藏编号：CHPC 1.13979

中文名称：肠沙门菌

外文名称：*Salmonella enterica*

分类学地位：Bacteria; Pseudomonadota; Gammaproteobacteria; Enterobacterales; Enterobacteriaceae; *Salmonella*

生物危害程度：第三类

分离时间：2021-08-16

分离地址：中国山东省日照市

分离基物：患者粪便

致病名称：急性胃肠炎

致病对象：人、动物

来源历史：←中国疾病预防控制中心病原微生物菌（毒）种保藏中心传染病所分中心 ←中国疾病预防控制中心传染病预防控制所

用　　途：临床检验

联系单位：中国疾病预防控制中心传染病预防控制所

电子邮箱：chpc@icdc.cn

272. 沙门菌属

国家科技资源标识符：CSTR: 16698.06.NPRC 1.2.1696

平台资源号：NPRC 1.2.1696

保藏编号：CHPC 1.13980

中文名称：肠沙门菌

外文名称：*Salmonella enterica*

分类学地位：Bacteria; Pseudomonadota; Gammaproteobacteria; Enterobacterales; Enterobacteriaceae; *Salmonella*

生物危害程度：第三类

分离时间：2020-10-19

分离地址：中国山东省淄博市

分离基物：患者粪便

致病名称：急性胃肠炎

致病对象：人、动物

来源历史：←中国疾病预防控制中心病原微生物
菌（毒）种保藏中心传染病所分中心
←中国疾病预防控制中心传染病预防
控制所

用　途：临床检验

联系单位：中国疾病预防控制中心传染病预防控
制所

电子邮箱：chpc@icdc.cn

273. 沙门菌属

国家科技资源标识符：CSTR: 16698.06.NPRC 1.2.1697

平台资源号：NPRC 1.2.1697

保藏编号：CHPC 1.13981

中文名称：肠沙门菌

外文名称：*Salmonella enterica*

分类学地位：Bacteria; Pseudomonadota; Gammaproteobacteria; Enterobacterales; Enterobacteriaceae; *Salmonella*

生物危害程度：第三类

分离时间：2021-09-22

分离地址：中国山东省淄博市

分离基物：患者粪便

致病名称：急性胃肠炎

致病对象：人、动物

来源历史：←中国疾病预防控制中心病原微生物
菌（毒）种保藏中心传染病所分中心
←中国疾病预防控制中心传染病预防
控制所

用　途：临床检验

联系单位：中国疾病预防控制中心传染病预防控
制所

电子邮箱：chpc@icdc.cn

274. 沙门菌属

国家科技资源标识符：CSTR: 16698.06.NPRC 1.2.1698

平台资源号：NPRC 1.2.1698

保藏编号：CHPC 1.13982

中文名称：肠沙门菌

外文名称：*Salmonella enterica*

分类学地位：Bacteria; Pseudomonadota; Gammaproteobacteria; Enterobacterales; Enterobacteriaceae; *Salmonella*

生物危害程度：第三类

分离时间：2022-05-17

分离地址：中国山东省淄博市

分离基物：患者粪便

致病名称：急性胃肠炎

致病对象：人、动物

来源历史：←中国疾病预防控制中心病原微生物
菌（毒）种保藏中心传染病所分中心
←中国疾病预防控制中心传染病预防
控制所

用　途：临床检验

联系单位：中国疾病预防控制中心传染病预防控
制所

电子邮箱：chpc@icdc.cn

275. 沙门菌属

国家科技资源标识符：CSTR: 16698.06.NPRC 1.2.1699

平台资源号：NPRC 1.2.1699

保藏编号：CHPC 1.13983

中文名称：肠沙门菌

外文名称：*Salmonella enterica*

分类学地位：Bacteria; Pseudomonadota; Gammaproteobacteria; Enterobacterales; Enterobacteriaceae; *Salmonella*

生物危害程度：第三类

分离时间：2020-07-16

分离地址：中国山东省菏泽市

分离基物：患者粪便

致病名称：急性胃肠炎

致病对象：人、动物

来源历史：←中国疾病预防控制中心病原微生物
菌（毒）种保藏中心传染病所分中心
←中国疾病预防控制中心传染病预防
控制所

用　　途：临床检验

联系单位：中国疾病预防控制中心传染病预防控
制所

电子邮箱：chpc@icdc.cn

276. 沙门菌属

国家科技资源标识符：CSTR: 16698.06.NPRC 1.2.1700

平台资源号：NPRC 1.2.1700

保藏编号：CHPC 1.13984

中文名称：肠沙门菌

外文名称：*Salmonella enterica*

分类学地位：Bacteria; Pseudomonadota; Gammaproteobacteria; Enterobacterales; Enterobacteriaceae; *Salmonella*

生物危害程度：第三类

分离时间：2021-03-20

分离地址：中国山东省滨州市

分离基物：患者粪便

致病名称：急性胃肠炎

致病对象：人、动物

来源历史：←中国疾病预防控制中心病原微生物
菌（毒）种保藏中心传染病所分中心
←中国疾病预防控制中心传染病预防
控制所

用　　途：临床检验

联系单位：中国疾病预防控制中心传染病预防控
制所

电子邮箱：chpc@icdc.cn

277. 沙门菌属

国家科技资源标识符：CSTR: 16698.06.NPRC 1.2.1701

平台资源号：NPRC 1.2.1701

保藏编号：CHPC 1.13985

中文名称：肠沙门菌

外文名称：*Salmonella enterica*

分类学地位：Bacteria; Pseudomonadota; Gammaproteobacteria; Enterobacterales; Enterobacteriaceae; *Salmonella*

生物危害程度：第三类

分离时间：2022-07-14

分离地址：中国内蒙古自治区包头市

分离基物：患者粪便

致病名称：急性胃肠炎

致病对象：人、动物

来源历史：←中国疾病预防控制中心病原微生物
菌（毒）种保藏中心传染病所分中心
←中国疾病预防控制中心传染病预防
控制所

用　　途：临床检验

联系单位：中国疾病预防控制中心传染病预防控
制所

电子邮箱：chpc@icdc.cn

278. 沙门菌属

国家科技资源标识符：CSTR: 16698.06.NPRC 1.2.1702

平台资源号：NPRC 1.2.1702

保藏编号：CHPC 1.13986

中文名称：肠沙门菌

外文名称：*Salmonella enterica*

分类学地位：Bacteria; Pseudomonadota; Gammaproteobacteria; Enterobacterales; Enterobacteriaceae; *Salmonella*

生物危害程度：第三类

分离时间：2021-09-16

分离地址：中国山东省日照市

分离基物：患者粪便

致病名称：急性胃肠炎

致病对象：人、动物

来源历史：←中国疾病预防控制中心病原微生物菌（毒）种保藏中心传染病所分中心←中国疾病预防控制中心传染病预防控制所

用　　途：临床检验

联系单位：中国疾病预防控制中心传染病预防控制所

电子邮箱：chpc@icdc.cn

279. 沙门菌属

国家科技资源标识符：CSTR: 16698.06.NPRC 1.2.1703

平台资源号：NPRC 1.2.1703

保藏编号：CHPC 1.13987

中文名称：肠沙门菌

外文名称：*Salmonella enterica*

分类学地位：Bacteria; Pseudomonadota; Gammaproteobacteria; Enterobacterales; Enterobacteriaceae; *Salmonella*

生物危害程度：第三类

分离时间：2022-07-13

分离地址：中国内蒙古自治区赤峰市

分离基物：患者粪便

致病名称：急性胃肠炎

致病对象：人、动物

来源历史：←中国疾病预防控制中心病原微生物菌（毒）种保藏中心传染病所分中心←中国疾病预防控制中心传染病预防控制所

用　　途：临床检验

联系单位：中国疾病预防控制中心传染病预防控制所

电子邮箱：chpc@icdc.cn

280. 沙门菌属

国家科技资源标识符：CSTR: 16698.06.NPRC 1.2.1704

平台资源号：NPRC 1.2.1704

保藏编号：CHPC 1.13988

中文名称：肠沙门菌

外文名称：*Salmonella enterica*

分类学地位：Bacteria; Pseudomonadota; Gammaproteobacteria; Enterobacterales; Enterobacteriaceae; *Salmonella*

生物危害程度：第三类

分离时间：2020-10-19

分离地址：中国山东省淄博市

分离基物：患者粪便

致病名称：急性胃肠炎

致病对象：人、动物

来源历史：←中国疾病预防控制中心病原微生物菌（毒）种保藏中心传染病所分中心←中国疾病预防控制中心传染病预防控制所

用　　途：临床检验

联系单位：中国疾病预防控制中心传染病预防控制所

电子邮箱：chpc@icdc.cn

281. 沙门菌属

国家科技资源标识符：CSTR: 16698.06.NPRC 1.2.1705

平台资源号：NPRC 1.2.1705

保藏编号：CHPC 1.13989

中文名称：肠沙门菌

外文名称：*Salmonella enterica*

分类学地位：Bacteria; Pseudomonadota; Gammaproteobacteria; Enterobacterales; Enterobacteriaceae; *Salmonella*

生物危害程度：第三类

分离时间：2022-06-15

分离地址：中国山东省淄博市

细菌

分离基物：患者粪便

致病名称：急性胃肠炎

致病对象：人、动物

来源历史：←中国疾病预防控制中心病原微生物
菌（毒）种保藏中心传染病所分中心
←中国疾病预防控制中心传染病预防
控制所

用　　途：临床检验

联系单位：中国疾病预防控制中心传染病预防控
制所

电子邮箱：chpc@icdc.cn

282. 沙门菌属

国家科技资源标识符：CSTR: 16698.06.NPRC 1.2.1706

平台资源号：NPRC 1.2.1706

保藏编号：CHPC 1.13990

中文名称：肠沙门菌

外文名称：*Salmonella enterica*

分类学地位：Bacteria; Pseudomonadota; Gammaproteobacteria; Enterobacterales; Enterobacteriaceae; *Salmonella*

生物危害程度：第三类

分离时间：2022-06-28

分离地址：中国山东省淄博市

分离基物：患者粪便

致病名称：急性胃肠炎

致病对象：人、动物

来源历史：←中国疾病预防控制中心病原微生物
菌（毒）种保藏中心传染病所分中心
←中国疾病预防控制中心传染病预防
控制所

用　　途：临床检验

联系单位：中国疾病预防控制中心传染病预防控
制所

电子邮箱：chpc@icdc.cn

283. 沙门菌属

国家科技资源标识符：CSTR: 16698.06.NPRC 1.2.1707

平台资源号：NPRC 1.2.1707

保藏编号：CHPC 1.13991

中文名称：肠沙门菌

外文名称：*Salmonella enterica*

分类学地位：Bacteria; Pseudomonadota; Gammaproteobacteria; Enterobacterales; Enterobacteriaceae; *Salmonella*

生物危害程度：第三类

分离时间：2022-07-13

分离地址：中国内蒙古自治区赤峰市

分离基物：患者粪便

致病名称：急性胃肠炎

致病对象：人、动物

来源历史：←中国疾病预防控制中心病原微生物
菌（毒）种保藏中心传染病所分中心
←中国疾病预防控制中心传染病预防
控制所

用　　途：临床检验

联系单位：中国疾病预防控制中心传染病预防控
制所

电子邮箱：chpc@icdc.cn

284. 沙门菌属

国家科技资源标识符：CSTR: 16698.06.NPRC 1.2.1708

平台资源号：NPRC 1.2.1708

保藏编号：CHPC 1.13992

中文名称：肠沙门菌

外文名称：*Salmonella enterica*

分类学地位：Bacteria; Pseudomonadota; Gammaproteobacteria; Enterobacterales; Enterobacteriaceae; *Salmonella*

生物危害程度：第三类

分离时间：2021-05-05

分离地址：中国山东省菏泽市

细
菌

分离基物：患者粪便

致病名称：急性胃肠炎

致病对象：人、动物

来源历史：←中国疾病预防控制中心病原微生物
菌（毒）种保藏中心传染病所分中心
←中国疾病预防控制中心传染病预防
控制所

用　　途：临床检验

联系单位：中国疾病预防控制中心传染病预防控
制所

电子邮箱：chpc@icdc.cn

285. 沙门菌属

国家科技资源标识符：CSTR: 16698.06.NPRC 1.2.1709

平台资源号：NPRC 1.2.1709

保藏编号：CHPC 1.13993

中文名称：肠沙门菌

外文名称：*Salmonella enterica*

分类学地位：Bacteria; Pseudomonadota; Gammaproteobacteria; Enterobacterales; Enterobacteriaceae; *Salmonella*

生物危害程度：第三类

分离时间：2022-07-14

分离地址：中国内蒙古自治区通辽市

分离基物：患者粪便

致病名称：急性胃肠炎

致病对象：人、动物

来源历史：←中国疾病预防控制中心病原微生物
菌（毒）种保藏中心传染病所分中心
←中国疾病预防控制中心传染病预防
控制所

用　　途：临床检验

联系单位：中国疾病预防控制中心传染病预防控
制所

电子邮箱：chpc@icdc.cn

286. 沙门菌属

国家科技资源标识符：CSTR: 16698.06.NPRC 1.2.1710

平台资源号：NPRC 1.2.1710

保藏编号：CHPC 1.13994

中文名称：肠沙门菌

外文名称：*Salmonella enterica*

分类学地位：Bacteria; Pseudomonadota; Gammaproteobacteria; Enterobacterales; Enterobacteriaceae; *Salmonella*

生物危害程度：第三类

分离时间：2022-07-13

分离地址：中国内蒙古自治区赤峰市

分离基物：患者粪便

致病名称：急性胃肠炎

致病对象：人、动物

来源历史：←中国疾病预防控制中心病原微生物
菌（毒）种保藏中心传染病所分中心
←中国疾病预防控制中心传染病预防
控制所

用　　途：临床检验

联系单位：中国疾病预防控制中心传染病预防控
制所

电子邮箱：chpc@icdc.cn

287. 沙门菌属

国家科技资源标识符：CSTR: 16698.06.NPRC 1.2.1711

平台资源号：NPRC 1.2.1711

保藏编号：CHPC 1.13995

中文名称：肠沙门菌

外文名称：*Salmonella enterica*

分类学地位：Bacteria; Pseudomonadota; Gammaproteobacteria; Enterobacterales; Enterobacteriaceae; *Salmonella*

生物危害程度：第三类

分离时间：2022-03-10

分离地址：中国山东省威海市

分离基物：患者粪便

致病名称：急性胃肠炎

致病对象：人、动物

来源历史：←中国疾病预防控制中心病原微生物
菌（毒）种保藏中心传染病所分中心
←中国疾病预防控制中心传染病预防
控制所

用　　途：临床检验

联系单位：中国疾病预防控制中心传染病预防控
制所

电子邮箱：chpc@icdc.cn

288. 沙门菌属

国家科技资源标识符：CSTR: 16698.06.NPRC 1.2.1712

平台资源号：NPRC 1.2.1712

保藏编号：CHPC 1.13996

中文名称：肠沙门菌

外文名称：*Salmonella enterica*

分类学地位：Bacteria; Pseudomonadota; Gam-
maproteobacteria; Enterobacterales;
Enterobacteriaceae; *Salmonella*

生物危害程度：第三类

分离时间：2021-06-28

分离地址：中国山东省淄博市

分离基物：患者粪便

致病名称：急性胃肠炎

致病对象：人、动物

来源历史：←中国疾病预防控制中心病原微生物
菌（毒）种保藏中心传染病所分中心
←中国疾病预防控制中心传染病预防
控制所

用　　途：临床检验

联系单位：中国疾病预防控制中心传染病预防控
制所

电子邮箱：chpc@icdc.cn

289. 沙门菌属

国家科技资源标识符：CSTR: 16698.06.NPRC 1.2.1713

平台资源号：NPRC 1.2.1713

保藏编号：CHPC 1.13997

中文名称：肠沙门菌

外文名称：*Salmonella enterica*

分类学地位：Bacteria; Pseudomonadota; Gam-
maproteobacteria; Enterobacterales;
Enterobacteriaceae; *Salmonella*

生物危害程度：第三类

分离时间：2020-09-21

分离地址：中国山东省淄博市

分离基物：患者粪便

致病名称：急性胃肠炎

致病对象：人、动物

来源历史：←中国疾病预防控制中心病原微生物
菌（毒）种保藏中心传染病所分中心
←中国疾病预防控制中心传染病预防
控制所

用　　途：临床检验

联系单位：中国疾病预防控制中心传染病预防控
制所

电子邮箱：chpc@icdc.cn

290. 沙门菌属

国家科技资源标识符：CSTR: 16698.06.NPRC 1.2.1714

平台资源号：NPRC 1.2.1714

保藏编号：CHPC 1.13998

中文名称：肠沙门菌

外文名称：*Salmonella enterica*

分类学地位：Bacteria; Pseudomonadota; Gam-
maproteobacteria; Enterobacterales;
Enterobacteriaceae; *Salmonella*

生物危害程度：第三类

分离时间：2022-07-14

分离地址：中国内蒙古自治区包头市

细菌

分离基物：患者粪便

致病名称：急性胃肠炎

致病对象：人、动物

来源历史：←中国疾病预防控制中心病原微生物
菌（毒）种保藏中心传染病所分中心
←中国疾病预防控制中心传染病预防
控制所

用　　途：临床检验

联系单位：中国疾病预防控制中心传染病预防控
制所

电子邮箱：chpc@icdc.cn

291. 沙门菌属

国家科技资源标识符：CSTR: 16698.06.NPRC 1.2.1715

平台资源号：NPRC 1.2.1715

保藏编号：CHPC 1.13999

中文名称：肠沙门菌

外文名称：*Salmonella enterica*

分类学地位：Bacteria; Pseudomonadota; Gammaproteobacteria; Enterobacterales; Enterobacteriaceae; *Salmonella*

生物危害程度：第三类

分离时间：2022-07-13

分离地址：中国内蒙古自治区赤峰市

分离基物：患者粪便

致病名称：急性胃肠炎

致病对象：人、动物

来源历史：←中国疾病预防控制中心病原微生物
菌（毒）种保藏中心传染病所分中心
←中国疾病预防控制中心传染病预防
控制所

用　　途：临床检验

联系单位：中国疾病预防控制中心传染病预防控
制所

电子邮箱：chpc@icdc.cn

292. 沙门菌属

国家科技资源标识符：CSTR: 16698.06.NPRC 1.2.1716

平台资源号：NPRC 1.2.1716

保藏编号：CHPC 1.14000

中文名称：肠沙门菌

外文名称：*Salmonella enterica*

分类学地位：Bacteria; Pseudomonadota; Gammaproteobacteria; Enterobacterales; Enterobacteriaceae; *Salmonella*

生物危害程度：第三类

分离时间：2021-08-05

分离地址：中国山东省日照市

分离基物：患者粪便

致病名称：急性胃肠炎

致病对象：人、动物

来源历史：←中国疾病预防控制中心病原微生物
菌（毒）种保藏中心传染病所分中心
←中国疾病预防控制中心传染病预防
控制所

用　　途：临床检验

联系单位：中国疾病预防控制中心传染病预防控
制所

电子邮箱：chpc@icdc.cn

293. 沙门菌属

国家科技资源标识符：CSTR: 16698.06.NPRC 1.2.1717

平台资源号：NPRC 1.2.1717

保藏编号：CHPC 1.14001

中文名称：肠沙门菌

外文名称：*Salmonella enterica*

分类学地位：Bacteria; Pseudomonadota; Gammaproteobacteria; Enterobacterales; Enterobacteriaceae; *Salmonella*

生物危害程度：第三类

分离时间：2021-02-06

分离地址：中国山东省日照市

分离基物：患者粪便

致病名称：急性胃肠炎

致病对象：人、动物

来源历史：←中国疾病预防控制中心病原微生物菌（毒）种保藏中心传染病所分中心←中国疾病预防控制中心传染病预防控制所

用　　途：临床检验

联系单位：中国疾病预防控制中心传染病预防控制所

电子邮箱：chpc@icdc.cn

294. 沙门菌属

国家科技资源标识符：CSTR: 16698.06.NPRC 1.2.1718

平台资源号：NPRC 1.2.1718

保藏编号：CHPC 1.14002

中文名称：肠沙门菌

外文名称：*Salmonella enterica*

分类学地位：Bacteria; Pseudomonadota; Gammaproteobacteria; Enterobacterales; Enterobacteriaceae; *Salmonella*

生物危害程度：第三类

分离时间：2022-07-13

分离地址：中国内蒙古自治区赤峰市

分离基物：患者粪便

致病名称：急性胃肠炎

致病对象：人、动物

来源历史：←中国疾病预防控制中心病原微生物菌（毒）种保藏中心传染病所分中心←中国疾病预防控制中心传染病预防控制所

用　　途：临床检验

联系单位：中国疾病预防控制中心传染病预防控制所

电子邮箱：chpc@icdc.cn

295. 沙门菌属

国家科技资源标识符：CSTR: 16698.06.NPRC 1.2.1719

平台资源号：NPRC 1.2.1719

保藏编号：CHPC 1.14003

中文名称：肠沙门菌

外文名称：*Salmonella enterica*

分类学地位：Bacteria; Pseudomonadota; Gammaproteobacteria; Enterobacterales; Enterobacteriaceae; *Salmonella*

生物危害程度：第三类

分离时间：2022-07-13

分离地址：中国内蒙古自治区赤峰市

分离基物：患者粪便

致病名称：急性胃肠炎

致病对象：人、动物

来源历史：←中国疾病预防控制中心病原微生物菌（毒）种保藏中心传染病所分中心←中国疾病预防控制中心传染病预防控制所

用　　途：临床检验

联系单位：中国疾病预防控制中心传染病预防控制所

电子邮箱：chpc@icdc.cn

296. 沙门菌属

国家科技资源标识符：CSTR: 16698.06.NPRC 1.2.1720

平台资源号：NPRC 1.2.1720

保藏编号：CHPC 1.14004

中文名称：肠沙门菌

外文名称：*Salmonella enterica*

分类学地位：Bacteria; Pseudomonadota; Gammaproteobacteria; Enterobacterales; Enterobacteriaceae; *Salmonella*

生物危害程度：第三类

分离时间：2022-07-13

分离地址：中国内蒙古自治区赤峰市

分离基物：患者粪便

致病名称：急性胃肠炎

致病对象：人、动物

来源历史：←中国疾病预防控制中心病原微生物菌（毒）种保藏中心传染病所分中心←中国疾病预防控制中心传染病预防控制所

用　　途：临床检验

联系单位：中国疾病预防控制中心传染病预防控制所

电子邮箱：chpc@icdc.cn

297. 沙门菌属

国家科技资源标识符：CSTR: 16698.06.NPRC 1.2.1721

平台资源号：NPRC 1.2.1721

保藏编号：CHPC 1.14005

中文名称：肠沙门菌

外文名称：*Salmonella enterica*

分类学地位：Bacteria; Pseudomonadota; Gammaproteobacteria; Enterobacterales; Enterobacteriaceae; *Salmonella*

生物危害程度：第三类

分离时间：2020-07-21

分离地址：中国山东省淄博市

分离基物：患者粪便

致病名称：急性胃肠炎

致病对象：人、动物

来源历史：←中国疾病预防控制中心病原微生物菌（毒）种保藏中心传染病所分中心←中国疾病预防控制中心传染病预防控制所

用　　途：临床检验

联系单位：中国疾病预防控制中心传染病预防控制所

电子邮箱：chpc@icdc.cn

298. 沙门菌属

国家科技资源标识符：CSTR: 16698.06.NPRC 1.2.1722

平台资源号：NPRC 1.2.1722

保藏编号：CHPC 1.14006

中文名称：肠沙门菌

外文名称：*Salmonella enterica*

分类学地位：Bacteria; Pseudomonadota; Gammaproteobacteria; Enterobacterales; Enterobacteriaceae; *Salmonella*

生物危害程度：第三类

分离时间：2022-06-19

分离地址：中国山东省淄博市

分离基物：患者粪便

致病名称：急性胃肠炎

致病对象：人、动物

来源历史：←中国疾病预防控制中心病原微生物菌（毒）种保藏中心传染病所分中心←中国疾病预防控制中心传染病预防控制所

用　　途：临床检验

联系单位：中国疾病预防控制中心传染病预防控制所

电子邮箱：chpc@icdc.cn

299. 沙门菌属

国家科技资源标识符：CSTR: 16698.06.NPRC 1.2.1723

平台资源号：NPRC 1.2.1723

保藏编号：CHPC 1.14007

中文名称：肠沙门菌

外文名称：*Salmonella enterica*

分类学地位：Bacteria; Pseudomonadota; Gammaproteobacteria; Enterobacterales; Enterobacteriaceae; *Salmonella*

生物危害程度：第三类

分离时间：2020-10-19

分离地址：中国山东省淄博市

分离基物：患者粪便

致病名称：急性胃肠炎

致病对象：人、动物

来源历史：←中国疾病预防控制中心病原微生物
　　　　　菌（毒）种保藏中心传染病所分中心
　　　　　←中国疾病预防控制中心传染病预防
　　　　　控制所

用　　途：临床检验

联系单位：中国疾病预防控制中心传染病预防控
　　　　　制所

电子邮箱：chpc@icdc.cn

300. 沙门菌属

国家科技资源标识符：CSTR: 16698.06.NPRC 1.2.1724

平台资源号：NPRC 1.2.1724

保藏编号：CHPC 1.14008

中文名称：肠沙门菌

外文名称：*Salmonella enterica*

分类学地位：Bacteria; Pseudomonadota; Gammaproteobacteria; Enterobacterales; Enterobacteriaceae; *Salmonella*

生物危害程度：第三类

分离时间：2020-07-16

分离地址：中国山东省菏泽市

分离基物：患者粪便

致病名称：急性胃肠炎

致病对象：人、动物

来源历史：←中国疾病预防控制中心病原微生物
　　　　　菌（毒）种保藏中心传染病所分中心
　　　　　←中国疾病预防控制中心传染病预防
　　　　　控制所

用　　途：临床检验

联系单位：中国疾病预防控制中心传染病预防控
　　　　　制所

电子邮箱：chpc@icdc.cn

301. 沙门菌属

国家科技资源标识符：CSTR: 16698.06.NPRC 1.2.1725

平台资源号：NPRC 1.2.1725

保藏编号：CHPC 1.14009

中文名称：肠沙门菌

外文名称：*Salmonella enterica*

分类学地位：Bacteria; Pseudomonadota; Gammaproteobacteria; Enterobacterales; Enterobacteriaceae; *Salmonella*

生物危害程度：第三类

分离时间：2022-07-13

分离地址：中国内蒙古自治区赤峰市

分离基物：患者粪便

致病名称：急性胃肠炎

致病对象：人、动物

来源历史：←中国疾病预防控制中心病原微生物
　　　　　菌（毒）种保藏中心传染病所分中心
　　　　　←中国疾病预防控制中心传染病预防
　　　　　控制所

用　　途：临床检验

联系单位：中国疾病预防控制中心传染病预防控
　　　　　制所

电子邮箱：chpc@icdc.cn

302. 沙门菌属

国家科技资源标识符：CSTR: 16698.06.NPRC 1.2.1726

平台资源号：NPRC 1.2.1726

保藏编号：CHPC 1.14010

中文名称：肠沙门菌

外文名称：*Salmonella enterica*

分类学地位：Bacteria; Pseudomonadota; Gammaproteobacteria; Enterobacterales; Enterobacteriaceae; *Salmonella*

生物危害程度：第三类

分离时间：2022-07-13

分离地址：中国内蒙古自治区赤峰市

分离基物：患者粪便

致病名称：急性胃肠炎

致病对象：人、动物

来源历史：←中国疾病预防控制中心病原微生物
菌（毒）种保藏中心传染病所分中心
←中国疾病预防控制中心传染病预防
控制所

用　　途：临床检验

联系单位：中国疾病预防控制中心传染病预防控
制所

电子邮箱：chpc@icdc.cn

303. 沙门菌属

国家科技资源标识符：CSTR: 16698.06.NPRC 1.2.1727

平台资源号：NPRC 1.2.1727

保藏编号：CHPC 1.14011

中文名称：肠沙门菌

外文名称：*Salmonella enterica*

分类学地位：Bacteria; Pseudomonadota; Gam-
maproteobacteria; Enterobacterales;
Enterobacteriaceae; *Salmonella*

生物危害程度：第三类

分离时间：2022-07-13

分离地址：中国内蒙古自治区赤峰市

分离基物：患者粪便

致病名称：急性胃肠炎

致病对象：人、动物

来源历史：←中国疾病预防控制中心病原微生物
菌（毒）种保藏中心传染病所分中心
←中国疾病预防控制中心传染病预防
控制所

用　　途：临床检验

联系单位：中国疾病预防控制中心传染病预防控
制所

电子邮箱：chpc@icdc.cn

304. 沙门菌属

国家科技资源标识符：CSTR: 16698.06.NPRC 1.2.1728

平台资源号：NPRC 1.2.1728

保藏编号：CHPC 1.14012

中文名称：肠沙门菌

外文名称：*Salmonella enterica*

分类学地位：Bacteria; Pseudomonadota; Gam-
maproteobacteria; Enterobacterales;
Enterobacteriaceae; *Salmonella*

生物危害程度：第三类

分离时间：2022-07-12

分离地址：中国湖北省咸宁市

分离基物：患者粪便

致病名称：急性胃肠炎

致病对象：人、动物

来源历史：←中国疾病预防控制中心病原微生物
菌（毒）种保藏中心传染病所分中心
←中国疾病预防控制中心传染病预防
控制所

用　　途：临床检验

联系单位：中国疾病预防控制中心传染病预防控
制所

电子邮箱：chpc@icdc.cn

305. 沙门菌属

国家科技资源标识符：CSTR: 16698.06.NPRC 1.2.1729

平台资源号：NPRC 1.2.1729

保藏编号：CHPC 1.14013

中文名称：肠沙门菌

外文名称：*Salmonella enterica*

分类学地位：Bacteria; Pseudomonadota; Gam-
maproteobacteria; Enterobacterales;
Enterobacteriaceae; *Salmonella*

生物危害程度：第三类

分离时间：2022-07-12

分离地址：中国湖北省咸宁市

分离基物：患者粪便

致病名称：急性胃肠炎

致病对象：人、动物

来源历史：←中国疾病预防控制中心病原微生物
　　　　　菌（毒）种保藏中心传染病所分中心
　　　　　←中国疾病预防控制中心传染病预防
　　　　　控制所

用　　途：临床检验

联系单位：中国疾病预防控制中心传染病预防控
　　　　　制所

电子邮箱：chpc@icdc.cn

306. 沙门菌属

国家科技资源标识符：CSTR: 16698.06.NPRC 1.2.1730

平台资源号：NPRC 1.2.1730

保藏编号：CHPC 1.14014

中文名称：肠沙门菌

外文名称：*Salmonella enterica*

分类学地位：Bacteria; Pseudomonadota; Gammaproteobacteria; Enterobacterales; Enterobacteriaceae; *Salmonella*

生物危害程度：第三类

分离时间：2022-07-14

分离地址：中国湖南省长沙市

分离基物：患者粪便

致病名称：急性胃肠炎

致病对象：人、动物

来源历史：←中国疾病预防控制中心病原微生物
　　　　　菌（毒）种保藏中心传染病所分中心
　　　　　←中国疾病预防控制中心传染病预防
　　　　　控制所

用　　途：临床检验

联系单位：中国疾病预防控制中心传染病预防控
　　　　　制所

电子邮箱：chpc@icdc.cn

307. 沙门菌属

国家科技资源标识符：CSTR: 16698.06.NPRC 1.2.1731

平台资源号：NPRC 1.2.1731

保藏编号：CHPC 1.14015

中文名称：肠沙门菌

外文名称：*Salmonella enterica*

分类学地位：Bacteria; Pseudomonadota; Gammaproteobacteria; Enterobacterales; Enterobacteriaceae; *Salmonella*

生物危害程度：第三类

分离时间：2022-07-14

分离地址：中国湖南省长沙市

分离基物：患者粪便

致病名称：急性胃肠炎

致病对象：人、动物

来源历史：←中国疾病预防控制中心病原微生物
　　　　　菌（毒）种保藏中心传染病所分中心
　　　　　←中国疾病预防控制中心传染病预防
　　　　　控制所

用　　途：临床检验

联系单位：中国疾病预防控制中心传染病预防控
　　　　　制所

电子邮箱：chpc@icdc.cn

308. 沙门菌属

国家科技资源标识符：CSTR: 16698.06.NPRC 1.2.1732

平台资源号：NPRC 1.2.1732

保藏编号：CHPC 1.14016

中文名称：肠沙门菌

外文名称：*Salmonella enterica*

分类学地位：Bacteria; Pseudomonadota; Gammaproteobacteria; Enterobacterales; Enterobacteriaceae; *Salmonella*

生物危害程度：第三类

分离时间：2022-07-13

分离地址：中国湖南省长沙市

分离基物：患者粪便

致病名称：急性胃肠炎

致病对象：人、动物

来源历史：←中国疾病预防控制中心病原微生物
菌（毒）种保藏中心传染病所分中心
←中国疾病预防控制中心传染病预防
控制所

用　　途：临床检验

联系单位：中国疾病预防控制中心传染病预防控
制所

电子邮箱：chpc@icdc.cn

309. 沙门菌属

国家科技资源标识符：CSTR: 16698.06.NPRC 1.2.1733

平台资源号：NPRC 1.2.1733

保藏编号：CHPC 1.14017

中文名称：肠沙门菌

外文名称：*Salmonella enterica*

分类学地位：Bacteria; Pseudomonadota; Gammaproteobacteria; Enterobacterales; Enterobacteriaceae; *Salmonella*

生物危害程度：第三类

分离时间：2022-07-13

分离地址：中国湖南省长沙市

分离基物：患者粪便

致病名称：急性胃肠炎

致病对象：人、动物

来源历史：←中国疾病预防控制中心病原微生物
菌（毒）种保藏中心传染病所分中心
←中国疾病预防控制中心传染病预防
控制所

用　　途：临床检验

联系单位：中国疾病预防控制中心传染病预防控
制所

电子邮箱：chpc@icdc.cn

310. 沙门菌属

国家科技资源标识符：CSTR: 16698.06.NPRC 1.2.1734

平台资源号：NPRC 1.2.1734

保藏编号：CHPC 1.14018

中文名称：肠沙门菌

外文名称：*Salmonella enterica*

分类学地位：Bacteria; Pseudomonadota; Gammaproteobacteria; Enterobacterales; Enterobacteriaceae; *Salmonella*

生物危害程度：第三类

分离时间：2022-07-14

分离地址：中国湖南省株洲市

分离基物：患者粪便

致病名称：急性胃肠炎

致病对象：人、动物

来源历史：←中国疾病预防控制中心病原微生物
菌（毒）种保藏中心传染病所分中心
←中国疾病预防控制中心传染病预防
控制所

用　　途：临床检验

联系单位：中国疾病预防控制中心传染病预防控
制所

电子邮箱：chpc@icdc.cn

311. 沙门菌属

国家科技资源标识符：CSTR: 16698.06.NPRC 1.2.1735

平台资源号：NPRC 1.2.1735

保藏编号：CHPC 1.14019

中文名称：肠沙门菌

外文名称：*Salmonella enterica*

分类学地位：Bacteria; Pseudomonadota; Gammaproteobacteria; Enterobacterales; Enterobacteriaceae; *Salmonella*

生物危害程度：第三类

分离时间：2022-07-14

分离地址：中国湖南省株洲市

分离基物：患者粪便

致病名称：急性胃肠炎

致病对象：人、动物

来源历史：←中国疾病预防控制中心病原微生物菌（毒）种保藏中心传染病所分中心←中国疾病预防控制中心传染病预防控制所

用　　途：临床检验

联系单位：中国疾病预防控制中心传染病预防控制所

电子邮箱：chpc@icdc.cn

312. 沙门菌属

国家科技资源标识符：CSTR: 16698.06.NPRC 1.2.1736

平台资源号：NPRC 1.2.1736

保藏编号：CHPC 1.14020

中文名称：肠沙门菌

外文名称：*Salmonella enterica*

分类学地位：Bacteria; Pseudomonadota; Gammaproteobacteria; Enterobacterales; Enterobacteriaceae; *Salmonella*

生物危害程度：第三类

分离时间：2022-07-14

分离地址：中国湖南省湘潭市

分离基物：患者粪便

致病名称：急性胃肠炎

致病对象：人、动物

来源历史：←中国疾病预防控制中心病原微生物菌（毒）种保藏中心传染病所分中心←中国疾病预防控制中心传染病预防控制所

用　　途：临床检验

联系单位：中国疾病预防控制中心传染病预防控制所

电子邮箱：chpc@icdc.cn

313. 沙门菌属

国家科技资源标识符：CSTR: 16698.06.NPRC 1.2.1737

平台资源号：NPRC 1.2.1737

保藏编号：CHPC 1.14021

中文名称：肠沙门菌

外文名称：*Salmonella enterica*

分类学地位：Bacteria; Pseudomonadota; Gammaproteobacteria; Enterobacterales; Enterobacteriaceae; *Salmonella*

生物危害程度：第三类

分离时间：2022-07-13

分离地址：中国湖南省湘潭市

分离基物：患者粪便

致病名称：急性胃肠炎

致病对象：人、动物

来源历史：←中国疾病预防控制中心病原微生物菌（毒）种保藏中心传染病所分中心←中国疾病预防控制中心传染病预防控制所

用　　途：临床检验

联系单位：中国疾病预防控制中心传染病预防控制所

电子邮箱：chpc@icdc.cn

314. 沙门菌属

国家科技资源标识符：CSTR: 16698.06.NPRC 1.2.1738

平台资源号：NPRC 1.2.1738

保藏编号：CHPC 1.14022

中文名称：肠沙门菌

外文名称：*Salmonella enterica*

分类学地位：Bacteria; Pseudomonadota; Gammaproteobacteria; Enterobacterales; Enterobacteriaceae; *Salmonella*

生物危害程度：第三类

分离时间：2022-07-13

分离地址：中国湖南省湘潭市

细菌

分离基物：患者粪便

致病名称：急性胃肠炎

致病对象：人、动物

来源历史：←中国疾病预防控制中心病原微生物菌（毒）种保藏中心传染病所分中心←中国疾病预防控制中心传染病预防控制所

用　　途：临床检验

联系单位：中国疾病预防控制中心传染病预防控制所

电子邮箱：chpc@icdc.cn

315. 沙门菌属

国家科技资源标识符: CSTR: 16698.06.NPRC 1.2.1739

平台资源号：NPRC 1.2.1739

保藏编号：CHPC 1.14023

中文名称：肠沙门菌

外文名称：*Salmonella enterica*

分类学地位：Bacteria; Pseudomonadota; Gammaproteobacteria; Enterobacterales; Enterobacteriaceae; *Salmonella*

生物危害程度：第三类

分离时间：2022-07-13

分离地址：中国湖南省湘潭市

分离基物：患者粪便

致病名称：急性胃肠炎

致病对象：人、动物

来源历史：←中国疾病预防控制中心病原微生物菌（毒）种保藏中心传染病所分中心←中国疾病预防控制中心传染病预防控制所

用　　途：临床检验

联系单位：中国疾病预防控制中心传染病预防控制所

电子邮箱：chpc@icdc.cn

316. 沙门菌属

国家科技资源标识符: CSTR: 16698.06.NPRC 1.2.1740

平台资源号：NPRC 1.2.1740

保藏编号：CHPC 1.14024

中文名称：肠沙门菌

外文名称：*Salmonella enterica*

分类学地位：Bacteria; Pseudomonadota; Gammaproteobacteria; Enterobacterales; Enterobacteriaceae; *Salmonella*

生物危害程度：第三类

分离时间：2022-07-13

分离地址：中国湖南省湘潭市

分离基物：患者粪便

致病名称：急性胃肠炎

致病对象：人、动物

来源历史：←中国疾病预防控制中心病原微生物菌（毒）种保藏中心传染病所分中心←中国疾病预防控制中心传染病预防控制所

用　　途：临床检验

联系单位：中国疾病预防控制中心传染病预防控制所

电子邮箱：chpc@icdc.cn

317. 沙门菌属

国家科技资源标识符: CSTR: 16698.06.NPRC 1.2.1741

平台资源号：NPRC 1.2.1741

保藏编号：CHPC 1.14025

中文名称：肠沙门菌

外文名称：*Salmonella enterica*

分类学地位：Bacteria; Pseudomonadota; Gammaproteobacteria; Enterobacterales; Enterobacteriaceae; *Salmonella*

生物危害程度：第三类

分离时间：2022-07-13

分离地址：中国湖南省湘潭市

分离基物：患者粪便

致病名称：急性胃肠炎

致病对象：人、动物

来源历史：←中国疾病预防控制中心病原微生物
　　　　　菌（毒）种保藏中心传染病所分中心
　　　　　←中国疾病预防控制中心传染病预防
　　　　　控制所

用　　途：临床检验

联系单位：中国疾病预防控制中心传染病预防控
　　　　　制所

电子邮箱：chpc@icdc.cn

318. 沙门菌属

国家科技资源标识符：CSTR: 16698.06.NPRC 1.2.1742

平台资源号：NPRC 1.2.1742

保藏编号：CHPC 1.14026

中文名称：肠沙门菌

外文名称：*Salmonella enterica*

分类学地位：Bacteria; Pseudomonadota; Gam-
maproteobacteria; Enterobacterales;
Enterobacteriaceae; *Salmonella*

生物危害程度：第三类

分离时间：2022-07-13

分离地址：中国湖南省湘潭市

分离基物：患者粪便

致病名称：急性胃肠炎

致病对象：人、动物

来源历史：←中国疾病预防控制中心病原微生物
　　　　　菌（毒）种保藏中心传染病所分中心
　　　　　←中国疾病预防控制中心传染病预防
　　　　　控制所

用　　途：临床检验

联系单位：中国疾病预防控制中心传染病预防控
　　　　　制所

电子邮箱：chpc@icdc.cn

319. 沙门菌属

国家科技资源标识符：CSTR: 16698.06.NPRC 1.2.1743

平台资源号：NPRC 1.2.1743

保藏编号：CHPC 1.14027

中文名称：肠沙门菌

外文名称：*Salmonella enterica*

分类学地位：Bacteria; Pseudomonadota; Gam-
maproteobacteria; Enterobacterales;
Enterobacteriaceae; *Salmonella*

生物危害程度：第三类

分离时间：2022-07-13

分离地址：中国湖南省衡阳市

分离基物：患者粪便

致病名称：急性胃肠炎

致病对象：人、动物

来源历史：←中国疾病预防控制中心病原微生物
　　　　　菌（毒）种保藏中心传染病所分中心
　　　　　←中国疾病预防控制中心传染病预防
　　　　　控制所

用　　途：临床检验

联系单位：中国疾病预防控制中心传染病预防控
　　　　　制所

电子邮箱：chpc@icdc.cn

320. 沙门菌属

国家科技资源标识符：CSTR: 16698.06.NPRC 1.2.1744

平台资源号：NPRC 1.2.1744

保藏编号：CHPC 1.14028

中文名称：肠沙门菌

外文名称：*Salmonella enterica*

分类学地位：Bacteria; Pseudomonadota; Gam-
maproteobacteria; Enterobacterales;
Enterobacteriaceae; *Salmonella*

生物危害程度：第三类

分离时间：2022-07-13

分离地址：中国湖南省衡阳市

分离基物：患者粪便

致病名称：急性胃肠炎

致病对象：人、动物

来源历史：←中国疾病预防控制中心病原微生物菌（毒）种保藏中心传染病所分中心←中国疾病预防控制中心传染病预防控制所

用　　途：临床检验

联系单位：中国疾病预防控制中心传染病预防控制所

电子邮箱：chpc@icdc.cn

321. 沙门菌属

国家科技资源标识符：CSTR: 16698.06.NPRC 1.2.1745

平台资源号：NPRC 1.2.1745

保藏编号：CHPC 1.14029

中文名称：肠沙门菌

外文名称：*Salmonella enterica*

分类学地位：Bacteria; Pseudomonadota; Gammaproteobacteria; Enterobacterales; Enterobacteriaceae; *Salmonella*

生物危害程度：第三类

分离时间：2022-07-13

分离地址：中国湖南省衡阳市

分离基物：患者粪便

致病名称：急性胃肠炎

致病对象：人、动物

来源历史：←中国疾病预防控制中心病原微生物菌（毒）种保藏中心传染病所分中心←中国疾病预防控制中心传染病预防控制所

用　　途：临床检验

联系单位：中国疾病预防控制中心传染病预防控制所

电子邮箱：chpc@icdc.cn

322. 沙门菌属

国家科技资源标识符：CSTR: 16698.06.NPRC 1.2.1746

平台资源号：NPRC 1.2.1746

保藏编号：CHPC 1.14030

中文名称：肠沙门菌

外文名称：*Salmonella enterica*

分类学地位：Bacteria; Pseudomonadota; Gammaproteobacteria; Enterobacterales; Enterobacteriaceae; *Salmonella*

生物危害程度：第三类

分离时间：2022-07-13

分离地址：中国湖南省衡阳市

分离基物：患者粪便

致病名称：急性胃肠炎

致病对象：人、动物

来源历史：←中国疾病预防控制中心病原微生物菌（毒）种保藏中心传染病所分中心←中国疾病预防控制中心传染病预防控制所

用　　途：临床检验

联系单位：中国疾病预防控制中心传染病预防控制所

电子邮箱：chpc@icdc.cn

323. 沙门菌属

国家科技资源标识符：CSTR: 16698.06.NPRC 1.2.1747

平台资源号：NPRC 1.2.1747

保藏编号：CHPC 1.14031

中文名称：肠沙门菌

外文名称：*Salmonella enterica*

分类学地位：Bacteria; Pseudomonadota; Gammaproteobacteria; Enterobacterales; Enterobacteriaceae; *Salmonella*

生物危害程度：第三类

分离时间：2022-07-13

分离地址：中国湖南省衡阳市

细菌

分离基物：患者粪便

致病名称：急性胃肠炎

致病对象：人、动物

来源历史：←中国疾病预防控制中心病原微生物菌（毒）种保藏中心传染病所分中心←中国疾病预防控制中心传染病预防控制所

用　　途：临床检验

联系单位：中国疾病预防控制中心传染病预防控制所

电子邮箱：chpc@icdc.cn

324. 沙门菌属

国家科技资源标识符：CSTR: 16698.06.NPRC 1.2.1748

平台资源号：NPRC 1.2.1748

保藏编号：CHPC 1.14032

中文名称：肠沙门菌

外文名称：*Salmonella enterica*

分类学地位：Bacteria; Pseudomonadota; Gammaproteobacteria; Enterobacterales; Enterobacteriaceae; *Salmonella*

生物危害程度：第三类

分离时间：2022-07-13

分离地址：中国湖南省岳阳市

分离基物：患者粪便

致病名称：急性胃肠炎

致病对象：人、动物

来源历史：←中国疾病预防控制中心病原微生物菌（毒）种保藏中心传染病所分中心←中国疾病预防控制中心传染病预防控制所

用　　途：临床检验

联系单位：中国疾病预防控制中心传染病预防控制所

电子邮箱：chpc@icdc.cn

325. 沙门菌属

国家科技资源标识符：CSTR: 16698.06.NPRC 1.2.1749

平台资源号：NPRC 1.2.1749

保藏编号：CHPC 1.14033

中文名称：肠沙门菌

外文名称：*Salmonella enterica*

分类学地位：Bacteria; Pseudomonadota; Gammaproteobacteria; Enterobacterales; Enterobacteriaceae; *Salmonella*

生物危害程度：第三类

分离时间：2022-07-13

分离地址：中国湖南省常德市

分离基物：患者粪便

致病名称：急性胃肠炎

致病对象：人、动物

来源历史：←中国疾病预防控制中心病原微生物菌（毒）种保藏中心传染病所分中心←中国疾病预防控制中心传染病预防控制所

用　　途：临床检验

联系单位：中国疾病预防控制中心传染病预防控制所

电子邮箱：chpc@icdc.cn

326. 沙门菌属

国家科技资源标识符：CSTR: 16698.06.NPRC 1.2.1750

平台资源号：NPRC 1.2.1750

保藏编号：CHPC 1.14034

中文名称：肠沙门菌

外文名称：*Salmonella enterica*

分类学地位：Bacteria; Pseudomonadota; Gammaproteobacteria; Enterobacterales; Enterobacteriaceae; *Salmonella*

生物危害程度：第三类

分离时间：2022-07-13

分离地址：中国湖南省常德市

细
菌

分离基物：患者粪便

致病名称：急性胃肠炎

致病对象：人、动物

来源历史：←中国疾病预防控制中心病原微生物
菌（毒）种保藏中心传染病所分中心
←中国疾病预防控制中心传染病预防
控制所

用　　途：临床检验

联系单位：中国疾病预防控制中心传染病预防控
制所

电子邮箱：chpc@icdc.cn

327. 沙门菌属

国家科技资源标识符：CSTR: 16698.06.NPRC 1.2.1751

平台资源号：NPRC 1.2.1751

保藏编号：CHPC 1.14035

中文名称：肠沙门菌

外文名称：*Salmonella enterica*

分类学地位：Bacteria; Pseudomonadota; Gammaproteobacteria; Enterobacterales; Enterobacteriaceae; *Salmonella*

生物危害程度：第三类

分离时间：2022-07-13

分离地址：中国湖南省常德市

分离基物：患者粪便

致病名称：急性胃肠炎

致病对象：人、动物

来源历史：←中国疾病预防控制中心病原微生物
菌（毒）种保藏中心传染病所分中心
←中国疾病预防控制中心传染病预防
控制所

用　　途：临床检验

联系单位：中国疾病预防控制中心传染病预防控
制所

电子邮箱：chpc@icdc.cn

328. 沙门菌属

国家科技资源标识符：CSTR: 16698.06.NPRC 1.2.1752

平台资源号：NPRC 1.2.1752

保藏编号：CHPC 1.14036

中文名称：肠沙门菌

外文名称：*Salmonella enterica*

分类学地位：Bacteria; Pseudomonadota; Gammaproteobacteria; Enterobacterales; Enterobacteriaceae; *Salmonella*

生物危害程度：第三类

分离时间：2022-07-13

分离地址：中国湖南省常德市

分离基物：患者粪便

致病名称：急性胃肠炎

致病对象：人、动物

来源历史：←中国疾病预防控制中心病原微生物
菌（毒）种保藏中心传染病所分中心
←中国疾病预防控制中心传染病预防
控制所

用　　途：临床检验

联系单位：中国疾病预防控制中心传染病预防控
制所

电子邮箱：chpc@icdc.cn

329. 沙门菌属

国家科技资源标识符：CSTR: 16698.06.NPRC 1.2.1753

平台资源号：NPRC 1.2.1753

保藏编号：CHPC 1.14037

中文名称：肠沙门菌

外文名称：*Salmonella enterica*

分类学地位：Bacteria; Pseudomonadota; Gammaproteobacteria; Enterobacterales; Enterobacteriaceae; *Salmonella*

生物危害程度：第三类

分离时间：2022-07-13

分离地址：中国湖南省常德市

分离基物：患者粪便

致病名称：急性胃肠炎

致病对象：人、动物

来源历史：←中国疾病预防控制中心病原微生物菌（毒）种保藏中心传染病所分中心 ←中国疾病预防控制中心传染病预防控制所

用　　途：临床检验

联系单位：中国疾病预防控制中心传染病预防控制所

电子邮箱：chpc@icdc.cn

330. 沙门菌属

国家科技资源标识符：CSTR: 16698.06.NPRC 1.2.1754

平台资源号：NPRC 1.2.1754

保藏编号：CHPC 1.14038

中文名称：肠沙门菌

外文名称：*Salmonella enterica*

分类学地位：Bacteria; Pseudomonadota; Gammaproteobacteria; Enterobacterales; Enterobacteriaceae; *Salmonella*

生物危害程度：第三类

分离时间：2022-07-13

分离地址：中国湖南省郴州市

分离基物：患者粪便

致病名称：急性胃肠炎

致病对象：人、动物

来源历史：←中国疾病预防控制中心病原微生物菌（毒）种保藏中心传染病所分中心 ←中国疾病预防控制中心传染病预防控制所

用　　途：临床检验

联系单位：中国疾病预防控制中心传染病预防控制所

电子邮箱：chpc@icdc.cn

331. 沙门菌属

国家科技资源标识符：CSTR: 16698.06.NPRC 1.2.1755

平台资源号：NPRC 1.2.1755

保藏编号：CHPC 1.14039

中文名称：肠沙门菌

外文名称：*Salmonella enterica*

分类学地位：Bacteria; Pseudomonadota; Gammaproteobacteria; Enterobacterales; Enterobacteriaceae; *Salmonella*

生物危害程度：第三类

分离时间：2022-07-13

分离地址：中国湖南省郴州市

分离基物：患者粪便

致病名称：急性胃肠炎

致病对象：人、动物

来源历史：←中国疾病预防控制中心病原微生物菌（毒）种保藏中心传染病所分中心 ←中国疾病预防控制中心传染病预防控制所

用　　途：临床检验

联系单位：中国疾病预防控制中心传染病预防控制所

电子邮箱：chpc@icdc.cn

332. 沙门菌属

国家科技资源标识符：CSTR: 16698.06.NPRC 1.2.1756

平台资源号：NPRC 1.2.1756

保藏编号：CHPC 1.14040

中文名称：肠沙门菌

外文名称：*Salmonella enterica*

分类学地位：Bacteria; Pseudomonadota; Gammaproteobacteria; Enterobacterales; Enterobacteriaceae; *Salmonella*

生物危害程度：第三类

分离时间：2022-07-13

分离地址：中国湖南省郴州市

分离基物：患者粪便

致病名称：急性胃肠炎

致病对象：人、动物

来源历史：←中国疾病预防控制中心病原微生物菌（毒）种保藏中心传染病所分中心←中国疾病预防控制中心传染病预防控制所

用　　途：临床检验

联系单位：中国疾病预防控制中心传染病预防控制所

电子邮箱：chpc@icdc.cn

333. 沙门菌属

国家科技资源标识符：CSTR: 16698.06.NPRC 1.2.1757

平台资源号：NPRC 1.2.1757

保藏编号：CHPC 1.14041

中文名称：肠沙门菌

外文名称：*Salmonella enterica*

分类学地位：Bacteria; Pseudomonadota; Gammaproteobacteria; Enterobacterales; Enterobacteriaceae; *Salmonella*

生物危害程度：第三类

分离时间：2022-07-13

分离地址：中国湖南省郴州市

分离基物：患者粪便

致病名称：急性胃肠炎

致病对象：人、动物

来源历史：←中国疾病预防控制中心病原微生物菌（毒）种保藏中心传染病所分中心←中国疾病预防控制中心传染病预防控制所

用　　途：临床检验

联系单位：中国疾病预防控制中心传染病预防控制所

电子邮箱：chpc@icdc.cn

334. 沙门菌属

国家科技资源标识符：CSTR: 16698.06.NPRC 1.2.1758

平台资源号：NPRC 1.2.1758

保藏编号：CHPC 1.14042

中文名称：肠沙门菌

外文名称：*Salmonella enterica*

分类学地位：Bacteria; Pseudomonadota; Gammaproteobacteria; Enterobacterales; Enterobacteriaceae; *Salmonella*

生物危害程度：第三类

分离时间：2022-07-13

分离地址：中国湖南省郴州市

分离基物：患者粪便

致病名称：急性胃肠炎

致病对象：人、动物

来源历史：←中国疾病预防控制中心病原微生物菌（毒）种保藏中心传染病所分中心←中国疾病预防控制中心传染病预防控制所

用　　途：临床检验

联系单位：中国疾病预防控制中心传染病预防控制所

电子邮箱：chpc@icdc.cn

335. 沙门菌属

国家科技资源标识符：CSTR: 16698.06.NPRC 1.2.1759

平台资源号：NPRC 1.2.1759

保藏编号：CHPC 1.14043

中文名称：肠沙门菌

外文名称：*Salmonella enterica*

分类学地位：Bacteria; Pseudomonadota; Gammaproteobacteria; Enterobacterales; Enterobacteriaceae; *Salmonella*

生物危害程度：第三类

分离时间：2021-10-09

分离地址：中国湖南省郴州市

细菌

分离基物：患者粪便

致病名称：急性胃肠炎

致病对象：人、动物

来源历史：←中国疾病预防控制中心病原微生物
菌（毒）种保藏中心传染病所分中心
←中国疾病预防控制中心传染病预防
控制所

用　　途：临床检验

联系单位：中国疾病预防控制中心传染病预防控
制所

电子邮箱：chpc@icdc.cn

336. 沙门菌属

国家科技资源标识符：CSTR: 16698.06.NPRC 1.2.1760

平台资源号：NPRC 1.2.1760

保藏编号：CHPC 1.14044

中文名称：肠沙门菌

外文名称：*Salmonella enterica*

分类学地位：Bacteria; Pseudomonadota; Gammaproteobacteria; Enterobacterales; Enterobacteriaceae; *Salmonella*

生物危害程度：第三类

分离时间：2022-07-13

分离地址：中国湖南省郴州市

分离基物：患者粪便

致病名称：急性胃肠炎

致病对象：人、动物

来源历史：←中国疾病预防控制中心病原微生物
菌（毒）种保藏中心传染病所分中心
←中国疾病预防控制中心传染病预防
控制所

用　　途：临床检验

联系单位：中国疾病预防控制中心传染病预防控
制所

电子邮箱：chpc@icdc.cn

337. 沙门菌属

国家科技资源标识符：CSTR: 16698.06.NPRC 1.2.1761

平台资源号：NPRC 1.2.1761

保藏编号：CHPC 1.14045

中文名称：肠沙门菌

外文名称：*Salmonella enterica*

分类学地位：Bacteria; Pseudomonadota; Gammaproteobacteria; Enterobacterales; Enterobacteriaceae; *Salmonella*

生物危害程度：第三类

分离时间：2021-11-26

分离地址：中国云南省楚雄彝族自治州

分离基物：患者粪便

致病名称：急性胃肠炎

致病对象：人、动物

来源历史：←中国疾病预防控制中心病原微生物
菌（毒）种保藏中心传染病所分中心
←中国疾病预防控制中心传染病预防
控制所

用　　途：临床检验

联系单位：中国疾病预防控制中心传染病预防控
制所

电子邮箱：chpc@icdc.cn

338. 沙门菌属

国家科技资源标识符：CSTR: 16698.06.NPRC 1.2.1762

平台资源号：NPRC 1.2.1762

保藏编号：CHPC 1.14046

中文名称：肠沙门菌

外文名称：*Salmonella enterica*

分类学地位：Bacteria; Pseudomonadota; Gammaproteobacteria; Enterobacterales; Enterobacteriaceae; *Salmonella*

生物危害程度：第三类

分离时间：2021-11-25

分离地址：中国云南省楚雄彝族自治州

分离基物：食品

致病名称：急性胃肠炎

致病对象：人、动物

来源历史：←中国疾病预防控制中心病原微生物菌（毒）种保藏中心传染病所分中心←中国疾病预防控制中心传染病预防控制所

用　　途：临床检验

联系单位：中国疾病预防控制中心传染病预防控制所

电子邮箱：chpc@icdc.cn

339. 沙门菌属

国家科技资源标识符：CSTR: 16698.06.NPRC 1.2.1763

平台资源号：NPRC 1.2.1763

保藏编号：CHPC 1.14047

中文名称：肠沙门菌

外文名称：*Salmonella enterica*

分类学地位：Bacteria; Pseudomonadota; Gammaproteobacteria; Enterobacterales; Enterobacteriaceae; *Salmonella*

生物危害程度：第三类

分离时间：2022-07-18

分离地址：中国贵州省安顺市

分离基物：食品

致病名称：急性胃肠炎

致病对象：人、动物

来源历史：←中国疾病预防控制中心病原微生物菌（毒）种保藏中心传染病所分中心←中国疾病预防控制中心传染病预防控制所

用　　途：临床检验

联系单位：中国疾病预防控制中心传染病预防控制所

电子邮箱：chpc@icdc.cn

340. 沙门菌属

国家科技资源标识符：CSTR: 16698.06.NPRC 1.2.1764

平台资源号：NPRC 1.2.1764

保藏编号：CHPC 1.14048

中文名称：肠沙门菌

外文名称：*Salmonella enterica*

分类学地位：Bacteria; Pseudomonadota; Gammaproteobacteria; Enterobacterales; Enterobacteriaceae; *Salmonella*

生物危害程度：第三类

分离时间：2021-09-10

分离地址：中国贵州省安顺市

分离基物：食品

致病名称：急性胃肠炎

致病对象：人、动物

来源历史：←中国疾病预防控制中心病原微生物菌（毒）种保藏中心传染病所分中心←中国疾病预防控制中心传染病预防控制所

用　　途：临床检验

联系单位：中国疾病预防控制中心传染病预防控制所

电子邮箱：chpc@icdc.cn

341. 沙门菌属

国家科技资源标识符：CSTR: 16698.06.NPRC 1.2.1765

平台资源号：NPRC 1.2.1765

保藏编号：CHPC 1.14049

中文名称：肠沙门菌

外文名称：*Salmonella enterica*

分类学地位：Bacteria; Pseudomonadota; Gammaproteobacteria; Enterobacterales; Enterobacteriaceae; *Salmonella*

生物危害程度：第三类

分离时间：2021-09-04

分离地址：中国贵州省安顺市

分离基物：食品

致病名称：急性胃肠炎

致病对象：人、动物

来源历史：←中国疾病预防控制中心病原微生物菌（毒）种保藏中心传染病所分中心←中国疾病预防控制中心传染病预防控制所

用　　途：临床检验

联系单位：中国疾病预防控制中心传染病预防控制所

电子邮箱：chpc@icdc.cn

342. 沙门菌属

国家科技资源标识符：CSTR: 16698.06.NPRC 1.2.1766

平台资源号：NPRC 1.2.1766

保藏编号：CHPC 1.14050

中文名称：肠沙门菌

外文名称：*Salmonella enterica*

分类学地位：Bacteria; Pseudomonadota; Gammaproteobacteria; Enterobacterales; Enterobacteriaceae; *Salmonella*

生物危害程度：第三类

分离时间：2021-08-16

分离地址：中国贵州省安顺市

分离基物：食品

致病名称：急性胃肠炎

致病对象：人、动物

来源历史：←中国疾病预防控制中心病原微生物菌（毒）种保藏中心传染病所分中心←中国疾病预防控制中心传染病预防控制所

用　　途：临床检验

联系单位：中国疾病预防控制中心传染病预防控制所

电子邮箱：chpc@icdc.cn

343. 沙门菌属

国家科技资源标识符：CSTR: 16698.06.NPRC 1.2.1767

平台资源号：NPRC 1.2.1767

保藏编号：CHPC 1.14051

中文名称：肠沙门菌

外文名称：*Salmonella enterica*

分类学地位：Bacteria; Pseudomonadota; Gammaproteobacteria; Enterobacterales; Enterobacteriaceae; *Salmonella*

生物危害程度：第三类

分离时间：2021-08-11

分离地址：中国贵州省安顺市

分离基物：患者粪便

致病名称：急性胃肠炎

致病对象：人、动物

来源历史：←中国疾病预防控制中心病原微生物菌（毒）种保藏中心传染病所分中心←中国疾病预防控制中心传染病预防控制所

用　　途：临床检验

联系单位：中国疾病预防控制中心传染病预防控制所

电子邮箱：chpc@icdc.cn

344. 沙门菌属

国家科技资源标识符：CSTR: 16698.06.NPRC 1.2.1768

平台资源号：NPRC 1.2.1768

保藏编号：CHPC 1.14052

中文名称：肠沙门菌

外文名称：*Salmonella enterica*

分类学地位：Bacteria; Pseudomonadota; Gammaproteobacteria; Enterobacterales; Enterobacteriaceae; *Salmonella*

生物危害程度：第三类

分离时间：2021-04-15

分离地址：中国贵州省黔西南布依族苗族自治州

分离基物：患者粪便

致病名称：急性胃肠炎

致病对象：人、动物

来源历史：←中国疾病预防控制中心病原微生物
菌（毒）种保藏中心传染病所分中心
←中国疾病预防控制中心传染病预防
控制所

用　　途：临床检验

联系单位：中国疾病预防控制中心传染病预防控
制所

电子邮箱：chpc@icdc.cn

345. 沙门菌属

国家科技资源标识符：CSTR: 16698.06.NPRC 1.2.1769

平台资源号：NPRC 1.2.1769

保藏编号：CHPC 1.14053

中文名称：肠沙门菌

外文名称：*Salmonella enterica*

分类学地位：Bacteria; Pseudomonadota; Gam-
maproteobacteria; Enterobacterales;
Enterobacteriaceae; *Salmonella*

生物危害程度：第三类

分离时间：2021-08-13

分离地址：中国贵州省安顺市

分离基物：患者粪便

致病名称：急性胃肠炎

致病对象：人、动物

来源历史：←中国疾病预防控制中心病原微生物
菌（毒）种保藏中心传染病所分中心
←中国疾病预防控制中心传染病预防
控制所

用　　途：临床检验

联系单位：中国疾病预防控制中心传染病预防控
制所

电子邮箱：chpc@icdc.cn

346. 沙门菌属

国家科技资源标识符：CSTR: 16698.06.NPRC 1.2.1770

平台资源号：NPRC 1.2.1770

保藏编号：CHPC 1.14054

中文名称：肠沙门菌

外文名称：*Salmonella enterica*

分类学地位：Bacteria; Pseudomonadota; Gam-
maproteobacteria; Enterobacterales;
Enterobacteriaceae; *Salmonella*

生物危害程度：第三类

分离时间：2021-05-25

分离地址：中国贵州省安顺市

分离基物：患者粪便

致病名称：急性胃肠炎

致病对象：人、动物

来源历史：←中国疾病预防控制中心病原微生物
菌（毒）种保藏中心传染病所分中心
←中国疾病预防控制中心传染病预防
控制所

用　　途：临床检验

联系单位：中国疾病预防控制中心传染病预防控
制所

电子邮箱：chpc@icdc.cn

347. 沙门菌属

国家科技资源标识符：CSTR: 16698.06.NPRC 1.2.1771

平台资源号：NPRC 1.2.1771

保藏编号：CHPC 1.14055

中文名称：肠沙门菌

外文名称：*Salmonella enterica*

分类学地位：Bacteria; Pseudomonadota; Gam-
maproteobacteria; Enterobacterales;
Enterobacteriaceae; *Salmonella*

生物危害程度：第三类

分离时间：2021-05-23

分离地址：中国贵州省安顺市

细菌

分离基物：患者粪便

致病名称：急性胃肠炎

致病对象：人、动物

来源历史：←中国疾病预防控制中心病原微生物菌（毒）种保藏中心传染病所分中心←中国疾病预防控制中心传染病预防控制所

用　途：临床检验

联系单位：中国疾病预防控制中心传染病预防控制所

电子邮箱：chpc@icdc.cn

348. 沙门菌属

国家科技资源标识符：CSTR: 16698.06.NPRC 1.2.1772

平台资源号：NPRC 1.2.1772

保藏编号：CHPC 1.14056

中文名称：肠沙门菌

外文名称：*Salmonella enterica*

分类学地位：Bacteria; Pseudomonadota; Gammaproteobacteria; Enterobacterales; Enterobacteriaceae; *Salmonella*

生物危害程度：第三类

分离时间：2021-04-27

分离地址：中国贵州省安顺市

分离基物：患者粪便

致病名称：急性胃肠炎

致病对象：人、动物

来源历史：←中国疾病预防控制中心病原微生物菌（毒）种保藏中心传染病所分中心←中国疾病预防控制中心传染病预防控制所

用　途：临床检验

联系单位：中国疾病预防控制中心传染病预防控制所

电子邮箱：chpc@icdc.cn

349. 沙门菌属

国家科技资源标识符：CSTR: 16698.06.NPRC 1.2.1773

平台资源号：NPRC 1.2.1773

保藏编号：CHPC 1.14057

中文名称：肠沙门菌

外文名称：*Salmonella enterica*

分类学地位：Bacteria; Pseudomonadota; Gammaproteobacteria; Enterobacterales; Enterobacteriaceae; *Salmonella*

生物危害程度：第三类

分离时间：2021-06-16

分离地址：中国贵州省黔西南布依族苗族自治州

分离基物：食品

致病名称：急性胃肠炎

致病对象：人、动物

来源历史：←中国疾病预防控制中心病原微生物菌（毒）种保藏中心传染病所分中心←中国疾病预防控制中心传染病预防控制所

用　途：临床检验

联系单位：中国疾病预防控制中心传染病预防控制所

电子邮箱：chpc@icdc.cn

350. 沙门菌属

国家科技资源标识符：CSTR: 16698.06.NPRC 1.2.1774

平台资源号：NPRC 1.2.1774

保藏编号：CHPC 1.14058

中文名称：肠沙门菌

外文名称：*Salmonella enterica*

分类学地位：Bacteria; Pseudomonadota; Gammaproteobacteria; Enterobacterales; Enterobacteriaceae; *Salmonella*

生物危害程度：第三类

分离时间：2021-04-03

分离地址：中国贵州省黔西南布依族苗族自治州

分离基物：食品

致病名称：急性胃肠炎

致病对象：人、动物

来源历史：←中国疾病预防控制中心病原微生物
菌（毒）种保藏中心传染病所分中心
←中国疾病预防控制中心传染病预防
控制所

用　　途：临床检验

联系单位：中国疾病预防控制中心传染病预防控
制所

电子邮箱：chpc@icdc.cn

351. 沙门菌属

国家科技资源标识符：CSTR: 16698.06.NPRC 1.2.1775

平台资源号：NPRC 1.2.1775

保藏编号：CHPC 1.14059

中文名称：肠沙门菌

外文名称：*Salmonella enterica*

分类学地位：Bacteria; Pseudomonadota; Gammaproteobacteria; Enterobacterales; Enterobacteriaceae; *Salmonella*

生物危害程度：第三类

分离时间：2020-08-04

分离地址：中国贵州省遵义市

分离基物：食品

致病名称：急性胃肠炎

致病对象：人、动物

来源历史：←中国疾病预防控制中心病原微生物
菌（毒）种保藏中心传染病所分中心
←中国疾病预防控制中心传染病预防
控制所

用　　途：临床检验

联系单位：中国疾病预防控制中心传染病预防控
制所

电子邮箱：chpc@icdc.cn

352. 沙门菌属

国家科技资源标识符：CSTR: 16698.06.NPRC 1.2.1776

平台资源号：NPRC 1.2.1776

保藏编号：CHPC 1.14060

中文名称：肠沙门菌

外文名称：*Salmonella enterica*

分类学地位：Bacteria; Pseudomonadota; Gammaproteobacteria; Enterobacterales; Enterobacteriaceae; *Salmonella*

生物危害程度：第三类

分离时间：2021-04-03

分离地址：中国贵州省黔西南布依族苗族自治州

分离基物：食品

致病名称：急性胃肠炎

致病对象：人、动物

来源历史：←中国疾病预防控制中心病原微生物
菌（毒）种保藏中心传染病所分中心
←中国疾病预防控制中心传染病预防
控制所

用　　途：临床检验

联系单位：中国疾病预防控制中心传染病预防控
制所

电子邮箱：chpc@icdc.cn

353. 沙门菌属

国家科技资源标识符：CSTR: 16698.06.NPRC 1.2.1777

平台资源号：NPRC 1.2.1777

保藏编号：CHPC 1.14061

中文名称：肠沙门菌

外文名称：*Salmonella enterica*

分类学地位：Bacteria; Pseudomonadota; Gammaproteobacteria; Enterobacterales; Enterobacteriaceae; *Salmonella*

生物危害程度：第三类

分离时间：2020-08-03

分离地址：中国贵州省遵义市

分离基物：食品

致病名称：急性胃肠炎

致病对象：人、动物

来源历史：←中国疾病预防控制中心病原微生物
菌（毒）种保藏中心传染病所分中心
←中国疾病预防控制中心传染病预防
控制所

用　　途：临床检验

联系单位：中国疾病预防控制中心传染病预防控
制所

电子邮箱：chpc@icdc.cn

354. 沙门菌属

国家科技资源标识符：CSTR: 16698.06.NPRC 1.2.1778

平台资源号：NPRC 1.2.1778

保藏编号：CHPC 1.14062

中文名称：肠沙门菌

外文名称：*Salmonella enterica*

分类学地位：Bacteria; Pseudomonadota; Gam-
maproteobacteria; Enterobacterales;
Enterobacteriaceae; *Salmonella*

生物危害程度：第三类

分离时间：2022-06-06

分离地址：中国贵州省遵义市

分离基物：患者粪便

致病名称：急性胃肠炎

致病对象：人、动物

来源历史：←中国疾病预防控制中心病原微生物
菌（毒）种保藏中心传染病所分中心
←中国疾病预防控制中心传染病预防
控制所

用　　途：临床检验

联系单位：中国疾病预防控制中心传染病预防控
制所

电子邮箱：chpc@icdc.cn

355. 沙门菌属

国家科技资源标识符：CSTR: 16698.06.NPRC 1.2.1779

平台资源号：NPRC 1.2.1779

保藏编号：CHPC 1.14063

中文名称：肠沙门菌

外文名称：*Salmonella enterica*

分类学地位：Bacteria; Pseudomonadota; Gam-
maproteobacteria; Enterobacterales;
Enterobacteriaceae; *Salmonella*

生物危害程度：第三类

分离时间：2022-09-07

分离地址：中国贵州省遵义市

分离基物：患者粪便

致病名称：急性胃肠炎

致病对象：人、动物

来源历史：←中国疾病预防控制中心病原微生物
菌（毒）种保藏中心传染病所分中心
←中国疾病预防控制中心传染病预防
控制所

用　　途：临床检验

联系单位：中国疾病预防控制中心传染病预防控
制所

电子邮箱：chpc@icdc.cn

356. 沙门菌属

国家科技资源标识符：CSTR: 16698.06.NPRC 1.2.1780

平台资源号：NPRC 1.2.1780

保藏编号：CHPC 1.14064

中文名称：肠沙门菌

外文名称：*Salmonella enterica*

分类学地位：Bacteria; Pseudomonadota; Gam-
maproteobacteria; Enterobacterales;
Enterobacteriaceae; *Salmonella*

生物危害程度：第三类

分离时间：2022-08-01

分离地址：中国贵州省贵阳市

细
菌

分离基物：患者粪便

致病名称：急性胃肠炎

致病对象：人、动物

来源历史：←中国疾病预防控制中心病原微生物
菌（毒）种保藏中心传染病所分中心
←中国疾病预防控制中心传染病预防
控制所

用　　途：临床检验

联系单位：中国疾病预防控制中心传染病预防控
制所

电子邮箱：chpc@icdc.cn

357. 沙门菌属

国家科技资源标识符：CSTR: 16698.06.NPRC 1.2.1781

平台资源号：NPRC 1.2.1781

保藏编号：CHPC 1.14065

中文名称：肠沙门菌

外文名称：*Salmonella enterica*

分类学地位：Bacteria; Pseudomonadota; Gam-
maproteobacteria; Enterobacterales;
Enterobacteriaceae; *Salmonella*

生物危害程度：第三类

分离时间：2021-02-28

分离地址：中国贵州省黔西南布依族苗族自治州

分离基物：患者粪便

致病名称：急性胃肠炎

致病对象：人、动物

来源历史：←中国疾病预防控制中心病原微生物
菌（毒）种保藏中心传染病所分中心
←中国疾病预防控制中心传染病预防
控制所

用　　途：临床检验

联系单位：中国疾病预防控制中心传染病预防控
制所

电子邮箱：chpc@icdc.cn

358. 沙门菌属

国家科技资源标识符：CSTR: 16698.06.NPRC 1.2.1782

平台资源号：NPRC 1.2.1782

保藏编号：CHPC 1.14066

中文名称：肠沙门菌

外文名称：*Salmonella enterica*

分类学地位：Bacteria; Pseudomonadota; Gam-
maproteobacteria; Enterobacterales;
Enterobacteriaceae; *Salmonella*

生物危害程度：第三类

分离时间：2021-06-06

分离地址：中国贵州省铜仁市

分离基物：患者粪便

致病名称：急性胃肠炎

致病对象：人、动物

来源历史：←中国疾病预防控制中心病原微生物
菌（毒）种保藏中心传染病所分中心
←中国疾病预防控制中心传染病预防
控制所

用　　途：临床检验

联系单位：中国疾病预防控制中心传染病预防控
制所

电子邮箱：chpc@icdc.cn

359. 沙门菌属

国家科技资源标识符：CSTR: 16698.06.NPRC 1.2.1783

平台资源号：NPRC 1.2.1783

保藏编号：CHPC 1.14067

中文名称：肠沙门菌

外文名称：*Salmonella enterica*

分类学地位：Bacteria; Pseudomonadota; Gam-
maproteobacteria; Enterobacterales;
Enterobacteriaceae; *Salmonella*

生物危害程度：第三类

分离时间：2021-03-18

分离地址：中国贵州省黔西南布依族苗族自治州

分离基物：患者粪便

致病名称：急性胃肠炎

致病对象：人、动物

来源历史：←中国疾病预防控制中心病原微生物
菌（毒）种保藏中心传染病所分中心
←中国疾病预防控制中心传染病预防
控制所

用　　途：临床检验

联系单位：中国疾病预防控制中心传染病预防控
制所

电子邮箱：chpc@icdc.cn

360. 沙门菌属

国家科技资源标识符：CSTR: 16698.06.NPRC 1.2.1784

平台资源号：NPRC 1.2.1784

保藏编号：CHPC 1.14068

中文名称：肠沙门菌

外文名称：*Salmonella enterica*

分类学地位：Bacteria; Pseudomonadota; Gammaproteobacteria; Enterobacterales; Enterobacteriaceae; *Salmonella*

生物危害程度：第三类

分离时间：2022-07-14

分离地址：中国上海市金山区

分离基物：患者粪便

致病名称：急性胃肠炎

致病对象：人、动物

来源历史：←中国疾病预防控制中心病原微生物
菌（毒）种保藏中心传染病所分中心
←中国疾病预防控制中心传染病预防
控制所

用　　途：临床检验

联系单位：中国疾病预防控制中心传染病预防控
制所

电子邮箱：chpc@icdc.cn

361. 沙门菌属

国家科技资源标识符：CSTR: 16698.06.NPRC 1.2.1785

平台资源号：NPRC 1.2.1785

保藏编号：CHPC 1.14069

中文名称：肠沙门菌

外文名称：*Salmonella enterica*

分类学地位：Bacteria; Pseudomonadota; Gammaproteobacteria; Enterobacterales; Enterobacteriaceae; *Salmonella*

生物危害程度：第三类

分离时间：2022-07-12

分离地址：中国上海市崇明区

分离基物：患者粪便

致病名称：急性胃肠炎

致病对象：人、动物

来源历史：←中国疾病预防控制中心病原微生物
菌（毒）种保藏中心传染病所分中心
←中国疾病预防控制中心传染病预防
控制所

用　　途：临床检验

联系单位：中国疾病预防控制中心传染病预防控
制所

电子邮箱：chpc@icdc.cn

362. 沙门菌属

国家科技资源标识符：CSTR: 16698.06.NPRC 1.2.1786

平台资源号：NPRC 1.2.1786

保藏编号：CHPC 1.14070

中文名称：肠沙门菌

外文名称：*Salmonella enterica*

分类学地位：Bacteria; Pseudomonadota; Gammaproteobacteria; Enterobacterales; Enterobacteriaceae; *Salmonella*

生物危害程度：第三类

分离时间：2022-07-14

分离地址：中国山东省

分离基物：患者粪便

致病名称：急性胃肠炎

致病对象：人、动物

来源历史：←中国疾病预防控制中心病原微生物菌（毒）种保藏中心传染病所分中心←中国疾病预防控制中心传染病预防控制所

用　　途：临床检验

联系单位：中国疾病预防控制中心传染病预防控制所

电子邮箱：chpc@icdc.cn

363. 沙门菌属

国家科技资源标识符：CSTR: 16698.06.NPRC 1.2.1787

平台资源号：NPRC 1.2.1787

保藏编号：CHPC 1.14071

中文名称：肠沙门菌

外文名称：*Salmonella enterica*

分类学地位：Bacteria; Pseudomonadota; Gammaproteobacteria; Enterobacterales; Enterobacteriaceae; *Salmonella*

生物危害程度：第三类

分离时间：2020-06-15

分离地址：中国山东省淄博市

分离基物：患者粪便

致病名称：急性胃肠炎

致病对象：人、动物

来源历史：←中国疾病预防控制中心病原微生物菌（毒）种保藏中心传染病所分中心←中国疾病预防控制中心传染病预防控制所

用　　途：临床检验

联系单位：中国疾病预防控制中心传染病预防控制所

电子邮箱：chpc@icdc.cn

364. 沙门菌属

国家科技资源标识符：CSTR: 16698.06.NPRC 1.2.1788

平台资源号：NPRC 1.2.1788

保藏编号：CHPC 1.14072

中文名称：肠沙门菌

外文名称：*Salmonella enterica*

分类学地位：Bacteria; Pseudomonadota; Gammaproteobacteria; Enterobacterales; Enterobacteriaceae; *Salmonella*

生物危害程度：第三类

分离时间：2022-07-13

分离地址：中国上海市

分离基物：患者粪便

致病名称：急性胃肠炎

致病对象：人、动物

来源历史：←中国疾病预防控制中心病原微生物菌（毒）种保藏中心传染病所分中心←中国疾病预防控制中心传染病预防控制所

用　　途：临床检验

联系单位：中国疾病预防控制中心传染病预防控制所

电子邮箱：chpc@icdc.cn

365. 沙门菌属

国家科技资源标识符：CSTR: 16698.06.NPRC 1.2.1789

平台资源号：NPRC 1.2.1789

保藏编号：CHPC 1.14073

中文名称：肠沙门菌

外文名称：*Salmonella enterica*

分类学地位：Bacteria; Pseudomonadota; Gammaproteobacteria; Enterobacterales; Enterobacteriaceae; *Salmonella*

生物危害程度：第三类

分离时间：2022-07-12

分离地址：中国上海市

分离基物：患者粪便

致病名称：急性胃肠炎

致病对象：人、动物

来源历史：←中国疾病预防控制中心病原微生物
菌（毒）种保藏中心传染病所分中心
←中国疾病预防控制中心传染病预防
控制所

用　　途：临床检验

联系单位：中国疾病预防控制中心传染病预防控
制所

电子邮箱：chpc@icdc.cn

366. 沙门菌属

国家科技资源标识符：CSTR: 16698.06.NPRC 1.2.1790

平台资源号：NPRC 1.2.1790

保藏编号：CHPC 1.14074

中文名称：肠沙门菌

外文名称：*Salmonella enterica*

分类学地位：Bacteria; Pseudomonadota; Gam-
maproteobacteria; Enterobacterales;
Enterobacteriaceae; *Salmonella*

生物危害程度：第三类

分离时间：2022-07-12

分离地址：中国上海市

分离基物：患者粪便

致病名称：急性胃肠炎

致病对象：人、动物

来源历史：←中国疾病预防控制中心病原微生物
菌（毒）种保藏中心传染病所分中心
←中国疾病预防控制中心传染病预防
控制所

用　　途：临床检验

联系单位：中国疾病预防控制中心传染病预防控
制所

电子邮箱：chpc@icdc.cn

367. 沙门菌属

国家科技资源标识符：CSTR: 16698.06.NPRC 1.2.1791

平台资源号：NPRC 1.2.1791

保藏编号：CHPC 1.14075

中文名称：肠沙门菌

外文名称：*Salmonella enterica*

分类学地位：Bacteria; Pseudomonadota; Gam-
maproteobacteria; Enterobacterales;
Enterobacteriaceae; *Salmonella*

生物危害程度：第三类

分离时间：2022-07-12

分离地址：中国上海市

分离基物：患者粪便

致病名称：急性胃肠炎

致病对象：人、动物

来源历史：←中国疾病预防控制中心病原微生物
菌（毒）种保藏中心传染病所分中心
←中国疾病预防控制中心传染病预防
控制所

用　　途：临床检验

联系单位：中国疾病预防控制中心传染病预防控
制所

电子邮箱：chpc@icdc.cn

368. 沙门菌属

国家科技资源标识符：CSTR: 16698.06.NPRC 1.2.1792

平台资源号：NPRC 1.2.1792

保藏编号：CHPC 1.14076

中文名称：肠沙门菌

外文名称：*Salmonella enterica*

分类学地位：Bacteria; Pseudomonadota; Gam-
maproteobacteria; Enterobacterales;
Enterobacteriaceae; *Salmonella*

生物危害程度：第三类

分离时间：2022-07-12

分离地址：中国上海市

分离基物：患者粪便

致病名称：急性胃肠炎

致病对象：人、动物

来源历史：←中国疾病预防控制中心病原微生物菌（毒）种保藏中心传染病所分中心 ←中国疾病预防控制中心传染病预防控制所

用　　途：临床检验

联系单位：中国疾病预防控制中心传染病预防控制所

电子邮箱：chpc@icdc.cn

369. 沙门菌属

国家科技资源标识符：CSTR: 16698.06.NPRC 1.2.1793

平台资源号：NPRC 1.2.1793

保藏编号：CHPC 1.14077

中文名称：肠沙门菌

外文名称：*Salmonella enterica*

分类学地位：Bacteria; Pseudomonadota; Gammaproteobacteria; Enterobacterales; Enterobacteriaceae; *Salmonella*

生物危害程度：第三类

分离时间：2022-07-13

分离地址：中国上海市

分离基物：患者粪便

致病名称：急性胃肠炎

致病对象：人、动物

来源历史：←中国疾病预防控制中心病原微生物菌（毒）种保藏中心传染病所分中心 ←中国疾病预防控制中心传染病预防控制所

用　　途：临床检验

联系单位：中国疾病预防控制中心传染病预防控制所

电子邮箱：chpc@icdc.cn

370. 沙门菌属

国家科技资源标识符：CSTR: 16698.06.NPRC 1.2.1794

平台资源号：NPRC 1.2.1794

保藏编号：CHPC 1.14078

中文名称：肠沙门菌

外文名称：*Salmonella enterica*

分类学地位：Bacteria; Pseudomonadota; Gammaproteobacteria; Enterobacterales; Enterobacteriaceae; *Salmonella*

生物危害程度：第三类

分离时间：2022-07-13

分离地址：中国上海市

分离基物：患者粪便

致病名称：急性胃肠炎

致病对象：人、动物

来源历史：←中国疾病预防控制中心病原微生物菌（毒）种保藏中心传染病所分中心 ←中国疾病预防控制中心传染病预防控制所

用　　途：临床检验

联系单位：中国疾病预防控制中心传染病预防控制所

电子邮箱：chpc@icdc.cn

371. 沙门菌属

国家科技资源标识符：CSTR: 16698.06.NPRC 1.2.1795

平台资源号：NPRC 1.2.1795

保藏编号：CHPC 1.14079

中文名称：肠沙门菌

外文名称：*Salmonella enterica*

分类学地位：Bacteria; Pseudomonadota; Gammaproteobacteria; Enterobacterales; Enterobacteriaceae; *Salmonella*

生物危害程度：第三类

分离时间：2022-07-13

分离地址：中国上海市

分离基物：患者粪便

致病名称：急性胃肠炎

致病对象：人、动物

来源历史：←中国疾病预防控制中心病原微生物
　　　　　菌（毒）种保藏中心传染病所分中心
　　　　　←中国疾病预防控制中心传染病预防
　　　　　控制所

用　　途：临床检验

联系单位：中国疾病预防控制中心传染病预防控
　　　　　制所

电子邮箱：chpc@icdc.cn

372. 沙门菌属

国家科技资源标识符：CSTR: 16698.06.NPRC 1.2.1796

平台资源号：NPRC 1.2.1796

保藏编号：CHPC 1.14080

中文名称：肠沙门菌

外文名称：*Salmonella enterica*

分类学地位：Bacteria; Pseudomonadota; Gam-
　　　　　maproteobacteria; Enterobacterales;
　　　　　Enterobacteriaceae; *Salmonella*

生物危害程度：第三类

分离时间：2022-07-13

分离地址：中国上海市

分离基物：患者粪便

致病名称：急性胃肠炎

致病对象：人、动物

来源历史：←中国疾病预防控制中心病原微生物
　　　　　菌（毒）种保藏中心传染病所分中心
　　　　　←中国疾病预防控制中心传染病预防
　　　　　控制所

用　　途：临床检验

联系单位：中国疾病预防控制中心传染病预防控
　　　　　制所

电子邮箱：chpc@icdc.cn

373. 沙门菌属

国家科技资源标识符：CSTR: 16698.06.NPRC 1.2.1797

平台资源号：NPRC 1.2.1797

保藏编号：CHPC 1.14081

中文名称：肠沙门菌

外文名称：*Salmonella enterica*

分类学地位：Bacteria; Pseudomonadota; Gam-
　　　　　maproteobacteria; Enterobacterales;
　　　　　Enterobacteriaceae; *Salmonella*

生物危害程度：第三类

分离时间：2022-07-13

分离地址：中国上海市

分离基物：患者粪便

致病名称：急性胃肠炎

致病对象：人、动物

来源历史：←中国疾病预防控制中心病原微生物
　　　　　菌（毒）种保藏中心传染病所分中心
　　　　　←中国疾病预防控制中心传染病预防
　　　　　控制所

用　　途：临床检验

联系单位：中国疾病预防控制中心传染病预防控
　　　　　制所

电子邮箱：chpc@icdc.cn

374. 沙门菌属

国家科技资源标识符：CSTR: 16698.06.NPRC 1.2.1798

平台资源号：NPRC 1.2.1798

保藏编号：CHPC 1.14082

中文名称：肠沙门菌

外文名称：*Salmonella enterica*

分类学地位：Bacteria; Pseudomonadota; Gam-
　　　　　maproteobacteria; Enterobacterales;
　　　　　Enterobacteriaceae; *Salmonella*

生物危害程度：第三类

分离时间：2022-07-13

分离地址：中国上海市

分离基物：患者粪便

致病名称：急性胃肠炎

致病对象：人、动物

来源历史：←中国疾病预防控制中心病原微生物菌（毒）种保藏中心传染病所分中心←中国疾病预防控制中心传染病预防控制所

用　　途：临床检验

联系单位：中国疾病预防控制中心传染病预防控制所

电子邮箱：chpc@icdc.cn

375. 沙门菌属

国家科技资源标识符：CSTR: 16698.06.NPRC 1.2.1799

平台资源号：NPRC 1.2.1799

保藏编号：CHPC 1.14083

中文名称：肠沙门菌

外文名称：*Salmonella enterica*

分类学地位：Bacteria; Pseudomonadota; Gammaproteobacteria; Enterobacterales; Enterobacteriaceae; *Salmonella*

生物危害程度：第三类

分离时间：2022-07-13

分离地址：中国上海市

分离基物：患者粪便

致病名称：急性胃肠炎

致病对象：人、动物

来源历史：←中国疾病预防控制中心病原微生物菌（毒）种保藏中心传染病所分中心←中国疾病预防控制中心传染病预防控制所

用　　途：临床检验

联系单位：中国疾病预防控制中心传染病预防控制所

电子邮箱：chpc@icdc.cn

376. 沙门菌属

国家科技资源标识符：CSTR: 16698.06.NPRC 1.2.1800

平台资源号：NPRC 1.2.1800

保藏编号：CHPC 1.14084

中文名称：肠沙门菌

外文名称：*Salmonella enterica*

分类学地位：Bacteria; Pseudomonadota; Gammaproteobacteria; Enterobacterales; Enterobacteriaceae; *Salmonella*

生物危害程度：第三类

分离时间：2022-07-13

分离地址：中国上海市

分离基物：患者粪便

致病名称：急性胃肠炎

致病对象：人、动物

来源历史：←中国疾病预防控制中心病原微生物菌（毒）种保藏中心传染病所分中心←中国疾病预防控制中心传染病预防控制所

用　　途：临床检验

联系单位：中国疾病预防控制中心传染病预防控制所

电子邮箱：chpc@icdc.cn

377. 沙门菌属

国家科技资源标识符：CSTR: 16698.06.NPRC 1.2.1801

平台资源号：NPRC 1.2.1801

保藏编号：CHPC 1.14085

中文名称：肠沙门菌

外文名称：*Salmonella enterica*

分类学地位：Bacteria; Pseudomonadota; Gammaproteobacteria; Enterobacterales; Enterobacteriaceae; *Salmonella*

生物危害程度：第三类

分离时间：2020-06-11

分离地址：中国新疆维吾尔自治区和田地区

分离基物：患者粪便

致病名称：急性胃肠炎

致病对象：人、动物

来源历史：←中国疾病预防控制中心病原微生物
菌（毒）种保藏中心传染病所分中心
←中国疾病预防控制中心传染病预防
控制所

用　　途：临床检验

联系单位：中国疾病预防控制中心传染病预防控
制所

电子邮箱：chpc@icdc.cn

378. 沙门菌属

国家科技资源标识符：CSTR: 16698.06.NPRC 1.2.1802

平台资源号：NPRC 1.2.1802

保藏编号：CHPC 1.14086

中文名称：肠沙门菌

外文名称：*Salmonella enterica*

分类学地位：Bacteria; Pseudomonadota; Gammaproteobacteria; Enterobacterales; Enterobacteriaceae; *Salmonella*

生物危害程度：第三类

分离时间：2020-06-25

分离地址：中国新疆维吾尔自治区和田地区

分离基物：患者粪便

致病名称：急性胃肠炎

致病对象：人、动物

来源历史：←中国疾病预防控制中心病原微生物
菌（毒）种保藏中心传染病所分中心
←中国疾病预防控制中心传染病预防
控制所

用　　途：临床检验

联系单位：中国疾病预防控制中心传染病预防控
制所

电子邮箱：chpc@icdc.cn

379. 沙门菌属

国家科技资源标识符：CSTR: 16698.06.NPRC 1.2.1803

平台资源号：NPRC 1.2.1803

保藏编号：CHPC 1.14087

中文名称：肠沙门菌

外文名称：*Salmonella enterica*

分类学地位：Bacteria; Pseudomonadota; Gammaproteobacteria; Enterobacterales; Enterobacteriaceae; *Salmonella*

生物危害程度：第三类

分离时间：2021-07-21

分离地址：中国新疆维吾尔自治区哈密市

分离基物：患者粪便

致病名称：急性胃肠炎

致病对象：人、动物

来源历史：←中国疾病预防控制中心病原微生物
菌（毒）种保藏中心传染病所分中心
←中国疾病预防控制中心传染病预防
控制所

用　　途：临床检验

联系单位：中国疾病预防控制中心传染病预防控
制所

电子邮箱：chpc@icdc.cn

380. 沙门菌属

国家科技资源标识符：CSTR: 16698.06.NPRC 1.2.1804

平台资源号：NPRC 1.2.1804

保藏编号：CHPC 1.14088

中文名称：肠沙门菌

外文名称：*Salmonella enterica*

分类学地位：Bacteria; Pseudomonadota; Gammaproteobacteria; Enterobacterales; Enterobacteriaceae; *Salmonella*

生物危害程度：第三类

分离时间：2021-08-08

分离地址：中国新疆维吾尔自治区哈密市

分离基物：患者粪便

致病名称：急性胃肠炎

致病对象：人、动物

来源历史：←中国疾病预防控制中心病原微生物菌（毒）种保藏中心传染病所分中心←中国疾病预防控制中心传染病预防控制所

用　　途：临床检验

联系单位：中国疾病预防控制中心传染病预防控制所

电子邮箱：chpc@icdc.cn

381. 沙门菌属

国家科技资源标识符：CSTR: 16698.06.NPRC 1.2.1805

平台资源号：NPRC 1.2.1805

保藏编号：CHPC 1.14089

中文名称：肠沙门菌

外文名称：*Salmonella enterica*

分类学地位：Bacteria; Pseudomonadota; Gammaproteobacteria; Enterobacterales; Enterobacteriaceae; *Salmonella*

生物危害程度：第三类

分离时间：2022-05-17

分离地址：中国新疆维吾尔自治区乌鲁木齐市

分离基物：患者粪便

致病名称：急性胃肠炎

致病对象：人、动物

来源历史：←中国疾病预防控制中心病原微生物菌（毒）种保藏中心传染病所分中心←中国疾病预防控制中心传染病预防控制所

用　　途：临床检验

联系单位：中国疾病预防控制中心传染病预防控制所

电子邮箱：chpc@icdc.cn

382. 沙门菌属

国家科技资源标识符：CSTR: 16698.06.NPRC 1.2.1806

平台资源号：NPRC 1.2.1806

保藏编号：CHPC 1.14090

中文名称：肠沙门菌

外文名称：*Salmonella enterica*

分类学地位：Bacteria; Pseudomonadota; Gammaproteobacteria; Enterobacterales; Enterobacteriaceae; *Salmonella*

生物危害程度：第三类

分离时间：2021-06-14

分离地址：中国新疆维吾尔自治区伊犁哈萨克自治州

分离基物：患者粪便

致病名称：急性胃肠炎

致病对象：人、动物

来源历史：←中国疾病预防控制中心病原微生物菌（毒）种保藏中心传染病所分中心←中国疾病预防控制中心传染病预防控制所

用　　途：临床检验

联系单位：中国疾病预防控制中心传染病预防控制所

电子邮箱：chpc@icdc.cn

383. 沙门菌属

国家科技资源标识符：CSTR: 16698.06.NPRC 1.2.1807

平台资源号：NPRC 1.2.1807

保藏编号：CHPC 1.14091

中文名称：肠沙门菌

外文名称：*Salmonella enterica*

分类学地位：Bacteria; Pseudomonadota; Gammaproteobacteria; Enterobacterales; Enterobacteriaceae; *Salmonella*

生物危害程度：第三类

分离时间：2022-02-07

分离地址：中国新疆维吾尔自治区乌鲁木齐市

分离基物：患者粪便

致病名称：急性胃肠炎

致病对象：人、动物

来源历史：←中国疾病预防控制中心病原微生物
　　　　　菌（毒）种保藏中心传染病所分中心
　　　　　←中国疾病预防控制中心传染病预防
　　　　　控制所

用　　途：临床检验

联系单位：中国疾病预防控制中心传染病预防控
　　　　　制所

电子邮箱：chpc@icdc.cn

384. 沙门菌属

国家科技资源标识符：CSTR: 16698.06.NPRC 1.2.1808

平台资源号：NPRC 1.2.1808

保藏编号：CHPC 1.14092

中文名称：肠沙门菌

外文名称：*Salmonella enterica*

分类学地位：Bacteria; Pseudomonadota; Gammaproteobacteria; Enterobacterales; Enterobacteriaceae; *Salmonella*

生物危害程度：第三类

分离时间：2022-02-07

分离地址：中国新疆维吾尔自治区乌鲁木齐市

分离基物：患者粪便

致病名称：急性胃肠炎

致病对象：人、动物

来源历史：←中国疾病预防控制中心病原微生物
　　　　　菌（毒）种保藏中心传染病所分中心
　　　　　←中国疾病预防控制中心传染病预防
　　　　　控制所

用　　途：临床检验

联系单位：中国疾病预防控制中心传染病预防控
　　　　　制所

电子邮箱：chpc@icdc.cn

385. 沙门菌属

国家科技资源标识符：CSTR: 16698.06.NPRC 1.2.1809

平台资源号：NPRC 1.2.1809

保藏编号：CHPC 1.14093

中文名称：肠沙门菌

外文名称：*Salmonella enterica*

分类学地位：Bacteria; Pseudomonadota; Gammaproteobacteria; Enterobacterales; Enterobacteriaceae; *Salmonella*

生物危害程度：第三类

分离时间：2022-06-14

分离地址：中国新疆维吾尔自治区乌鲁木齐市

分离基物：患者粪便

致病名称：急性胃肠炎

致病对象：人、动物

来源历史：←中国疾病预防控制中心病原微生物
　　　　　菌（毒）种保藏中心传染病所分中心
　　　　　←中国疾病预防控制中心传染病预防
　　　　　控制所

用　　途：临床检验

联系单位：中国疾病预防控制中心传染病预防控
　　　　　制所

电子邮箱：chpc@icdc.cn

386. 沙门菌属

国家科技资源标识符：CSTR: 16698.06.NPRC 1.2.1810

平台资源号：NPRC 1.2.1810

保藏编号：CHPC 1.14094

中文名称：肠沙门菌

外文名称：*Salmonella enterica*

分类学地位：Bacteria; Pseudomonadota; Gammaproteobacteria; Enterobacterales; Enterobacteriaceae; *Salmonella*

生物危害程度：第三类

分离时间：2022-07-15

分离地址：中国新疆维吾尔自治区乌鲁木齐市

分离基物：患者粪便

致病名称：急性胃肠炎

致病对象：人、动物

来源历史：←中国疾病预防控制中心病原微生物菌（毒）种保藏中心传染病所分中心←中国疾病预防控制中心传染病预防控制所

用　　途：临床检验

联系单位：中国疾病预防控制中心传染病预防控制所

电子邮箱：chpc@icdc.cn

387. 沙门菌属

国家科技资源标识符：CSTR: 16698.06.NPRC 1.2.1811

平台资源号：NPRC 1.2.1811

保藏编号：CHPC 1.14095

中文名称：肠沙门菌

外文名称：*Salmonella enterica*

分类学地位：Bacteria; Pseudomonadota; Gammaproteobacteria; Enterobacterales; Enterobacteriaceae; *Salmonella*

生物危害程度：第三类

分离时间：2022-07-05

分离地址：中国新疆维吾尔自治区乌鲁木齐市

分离基物：患者粪便

致病名称：急性胃肠炎

致病对象：人、动物

来源历史：←中国疾病预防控制中心病原微生物菌（毒）种保藏中心传染病所分中心←中国疾病预防控制中心传染病预防控制所

用　　途：临床检验

联系单位：中国疾病预防控制中心传染病预防控制所

电子邮箱：chpc@icdc.cn

388. 沙门菌属

国家科技资源标识符：CSTR: 16698.06.NPRC 1.2.1812

平台资源号：NPRC 1.2.1812

保藏编号：CHPC 1.14096

中文名称：肠沙门菌

外文名称：*Salmonella enterica*

分类学地位：Bacteria; Pseudomonadota; Gammaproteobacteria; Enterobacterales; Enterobacteriaceae; *Salmonella*

生物危害程度：第三类

分离时间：2021-08-09

分离地址：中国新疆维吾尔自治区乌鲁木齐市

分离基物：患者粪便

致病名称：急性胃肠炎

致病对象：人、动物

来源历史：←中国疾病预防控制中心病原微生物菌（毒）种保藏中心传染病所分中心←中国疾病预防控制中心传染病预防控制所

用　　途：临床检验

联系单位：中国疾病预防控制中心传染病预防控制所

电子邮箱：chpc@icdc.cn

389. 沙门菌属

国家科技资源标识符：CSTR: 16698.06.NPRC 1.2.1813

平台资源号：NPRC 1.2.1813

保藏编号：CHPC 1.14097

中文名称：肠沙门菌

外文名称：*Salmonella enterica*

分类学地位：Bacteria; Pseudomonadota; Gammaproteobacteria; Enterobacterales; Enterobacteriaceae; *Salmonella*

生物危害程度：第三类

分离时间：2021-07-08

分离地址：中国新疆维吾尔自治区哈密市

分离基物：患者粪便

致病名称：急性胃肠炎

致病对象：人、动物

来源历史：←中国疾病预防控制中心病原微生物菌（毒）种保藏中心传染病所分中心←中国疾病预防控制中心传染病预防控制所

用　　途：临床检验

联系单位：中国疾病预防控制中心传染病预防控制所

电子邮箱：chpc@icdc.cn

390. 沙门菌属

国家科技资源标识符：CSTR: 16698.06.NPRC 1.2.1814

平台资源号：NPRC 1.2.1814

保藏编号：CHPC 1.14098

中文名称：肠沙门菌

外文名称：*Salmonella enterica*

分类学地位：Bacteria; Pseudomonadota; Gammaproteobacteria; Enterobacterales; Enterobacteriaceae; *Salmonella*

生物危害程度：第三类

分离时间：2021-09-05

分离地址：中国新疆维吾尔自治区乌鲁木齐市

分离基物：患者粪便

致病名称：急性胃肠炎

致病对象：人、动物

来源历史：←中国疾病预防控制中心病原微生物菌（毒）种保藏中心传染病所分中心←中国疾病预防控制中心传染病预防控制所

用　　途：临床检验

联系单位：中国疾病预防控制中心传染病预防控制所

电子邮箱：chpc@icdc.cn

391. 沙门菌属

国家科技资源标识符：CSTR: 16698.06.NPRC 1.2.1815

平台资源号：NPRC 1.2.1815

保藏编号：CHPC 1.14099

中文名称：肠沙门菌

外文名称：*Salmonella enterica*

分类学地位：Bacteria; Pseudomonadota; Gammaproteobacteria; Enterobacterales; Enterobacteriaceae; *Salmonella*

生物危害程度：第三类

分离时间：2021-06-05

分离地址：中国新疆维吾尔自治区吐鲁番市

分离基物：患者粪便

致病名称：急性胃肠炎

致病对象：人、动物

来源历史：←中国疾病预防控制中心病原微生物菌（毒）种保藏中心传染病所分中心←中国疾病预防控制中心传染病预防控制所

用　　途：临床检验

联系单位：中国疾病预防控制中心传染病预防控制所

电子邮箱：chpc@icdc.cn

392. 沙门菌属

国家科技资源标识符：CSTR: 16698.06.NPRC 1.2.1816

平台资源号：NPRC 1.2.1816

保藏编号：CHPC 1.14100

中文名称：肠沙门菌

外文名称：*Salmonella enterica*

分类学地位：Bacteria; Pseudomonadota; Gammaproteobacteria; Enterobacterales; Enterobacteriaceae; *Salmonella*

生物危害程度：第三类

分离时间：2021-11-18

分离地址：中国重庆市

分离基物：患者粪便

致病名称：急性胃肠炎

致病对象：人、动物

来源历史：←中国疾病预防控制中心病原微生物
菌（毒）种保藏中心传染病所分中心
←中国疾病预防控制中心传染病预防
控制所

用 途：临床检验

联系单位：中国疾病预防控制中心传染病预防控
制所

电子邮箱：chpc@icdc.cn

393. 沙门菌属

国家科技资源标识符：CSTR: 16698.06.NPRC 1.2.1817

平台资源号：NPRC 1.2.1817

保藏编号：CHPC 1.14101

中文名称：肠沙门菌

外文名称：*Salmonella enterica*

分类学地位：Bacteria; Pseudomonadota; Gammaproteobacteria; Enterobacterales; Enterobacteriaceae; *Salmonella*

生物危害程度：第三类

分离时间：2021-07-04

分离地址：中国重庆市

分离基物：患者粪便

致病名称：急性胃肠炎

致病对象：人、动物

来源历史：←中国疾病预防控制中心病原微生物
菌（毒）种保藏中心传染病所分中心
←中国疾病预防控制中心传染病预防
控制所

用 途：临床检验

联系单位：中国疾病预防控制中心传染病预防控
制所

电子邮箱：chpc@icdc.cn

394. 沙门菌属

国家科技资源标识符：CSTR: 16698.06.NPRC 1.2.1818

平台资源号：NPRC 1.2.1818

保藏编号：CHPC 1.14102

中文名称：肠沙门菌

外文名称：*Salmonella enterica*

分类学地位：Bacteria; Pseudomonadota; Gammaproteobacteria; Enterobacterales; Enterobacteriaceae; *Salmonella*

生物危害程度：第三类

分离时间：2021-12-07

分离地址：中国重庆市

分离基物：患者粪便

致病名称：急性胃肠炎

致病对象：人、动物

来源历史：←中国疾病预防控制中心病原微生物
菌（毒）种保藏中心传染病所分中心
←中国疾病预防控制中心传染病预防
控制所

用 途：临床检验

联系单位：中国疾病预防控制中心传染病预防控
制所

电子邮箱：chpc@icdc.cn

395. 沙门菌属

国家科技资源标识符：CSTR: 16698.06.NPRC 1.2.1819

平台资源号：NPRC 1.2.1819

保藏编号：CHPC 1.14103

中文名称：肠沙门菌

外文名称：*Salmonella enterica*

分类学地位：Bacteria; Pseudomonadota; Gammaproteobacteria; Enterobacterales; Enterobacteriaceae; *Salmonella*

生物危害程度：第三类

分离时间：2021-11-18

分离地址：中国重庆市

分离基物：患者粪便

致病名称：急性胃肠炎

致病对象：人、动物

来源历史：←中国疾病预防控制中心病原微生物
菌（毒）种保藏中心传染病所分中心
←中国疾病预防控制中心传染病预防
控制所

用　　途：临床检验

联系单位：中国疾病预防控制中心传染病预防控
制所

电子邮箱：chpc@icdc.cn

396. 沙门菌属

国家科技资源标识符：CSTR: 16698.06.NPRC 1.2.1820

平台资源号：NPRC 1.2.1820

保藏编号：CHPC 1.14104

中文名称：肠沙门菌

外文名称：*Salmonella enterica*

分类学地位：Bacteria; Pseudomonadota; Gammaproteobacteria; Enterobacterales; Enterobacteriaceae; *Salmonella*

生物危害程度：第三类

分离时间：2021-04-21

分离地址：中国重庆市

分离基物：患者粪便

致病名称：急性胃肠炎

致病对象：人、动物

来源历史：←中国疾病预防控制中心病原微生物
菌（毒）种保藏中心传染病所分中心
←中国疾病预防控制中心传染病预防
控制所

用　　途：临床检验

联系单位：中国疾病预防控制中心传染病预防控
制所

电子邮箱：chpc@icdc.cn

397. 沙门菌属

国家科技资源标识符：CSTR: 16698.06.NPRC 1.2.1821

平台资源号：NPRC 1.2.1821

保藏编号：CHPC 1.14105

中文名称：肠沙门菌

外文名称：*Salmonella enterica*

分类学地位：Bacteria; Pseudomonadota; Gammaproteobacteria; Enterobacterales; Enterobacteriaceae; *Salmonella*

生物危害程度：第三类

分离时间：2020-08-06

分离地址：中国江西省抚州市

分离基物：患者粪便

致病名称：急性胃肠炎

致病对象：人、动物

来源历史：←中国疾病预防控制中心病原微生物
菌（毒）种保藏中心传染病所分中心
←中国疾病预防控制中心传染病预防
控制所

用　　途：临床检验

联系单位：中国疾病预防控制中心传染病预防控
制所

电子邮箱：chpc@icdc.cn

398. 沙门菌属

国家科技资源标识符：CSTR: 16698.06.NPRC 1.2.1822

平台资源号：NPRC 1.2.1822

保藏编号：CHPC 1.14106

中文名称：肠沙门菌

外文名称：*Salmonella enterica*

分类学地位：Bacteria; Pseudomonadota; Gammaproteobacteria; Enterobacterales; Enterobacteriaceae; *Salmonella*

生物危害程度：第三类

分离时间：2021-10-13

分离地址：中国江西省南昌市

分离基物：患者粪便

致病名称：急性胃肠炎

致病对象：人、动物

来源历史：←中国疾病预防控制中心病原微生物
菌（毒）种保藏中心传染病所分中心
←中国疾病预防控制中心传染病预防
控制所

用　　途：临床检验

联系单位：中国疾病预防控制中心传染病预防控
制所

电子邮箱：chpc@icdc.cn

399. 沙门菌属

国家科技资源标识符：CSTR: 16698.06.NPRC 1.2.1823

平台资源号：NPRC 1.2.1823

保藏编号：CHPC 1.14107

中文名称：肠沙门菌

外文名称：*Salmonella enterica*

分类学地位：Bacteria; Pseudomonadota; Gammaproteobacteria; Enterobacterales; Enterobacteriaceae; *Salmonella*

生物危害程度：第三类

分离时间：2022-07-23

分离地址：中国重庆市

分离基物：患者粪便

致病名称：急性胃肠炎

致病对象：人、动物

来源历史：←中国疾病预防控制中心病原微生物
菌（毒）种保藏中心传染病所分中心
←中国疾病预防控制中心传染病预防
控制所

用　　途：临床检验

联系单位：中国疾病预防控制中心传染病预防控
制所

电子邮箱：chpc@icdc.cn

400. 沙门菌属

国家科技资源标识符：CSTR: 16698.06.NPRC 1.2.1824

平台资源号：NPRC 1.2.1824

保藏编号：CHPC 1.14108

中文名称：肠沙门菌

外文名称：*Salmonella enterica*

分类学地位：Bacteria; Pseudomonadota; Gammaproteobacteria; Enterobacterales; Enterobacteriaceae; *Salmonella*

生物危害程度：第三类

分离时间：2022-10-17

分离地址：中国江西省南昌市

分离基物：患者粪便

致病名称：急性胃肠炎

致病对象：人、动物

来源历史：←中国疾病预防控制中心病原微生物
菌（毒）种保藏中心传染病所分中心
←中国疾病预防控制中心传染病预防
控制所

用　　途：临床检验

联系单位：中国疾病预防控制中心传染病预防控
制所

电子邮箱：chpc@icdc.cn

401. 沙门菌属

国家科技资源标识符：CSTR: 16698.06.NPRC 1.2.1825

平台资源号：NPRC 1.2.1825

保藏编号：CHPC 1.14109

中文名称：肠沙门菌

外文名称：*Salmonella enterica*

分类学地位：Bacteria; Pseudomonadota; Gammaproteobacteria; Enterobacterales; Enterobacteriaceae; *Salmonella*

生物危害程度：第三类

分离时间：2021-10-13

分离地址：中国江西省南昌市

细
菌

分离基物：患者粪便

致病名称：急性胃肠炎

致病对象：人、动物

来源历史：←中国疾病预防控制中心病原微生物菌（毒）种保藏中心传染病所分中心←中国疾病预防控制中心传染病预防控制所

用　　途：临床检验

联系单位：中国疾病预防控制中心传染病预防控制所

电子邮箱：chpc@icdc.cn

402. 沙门菌属

国家科技资源标识符：CSTR: 16698.06.NPRC 1.2.1826

平台资源号：NPRC 1.2.1826

保藏编号：CHPC 1.14110

中文名称：肠沙门菌

外文名称：*Salmonella enterica*

分类学地位：Bacteria; Pseudomonadota; Gammaproteobacteria; Enterobacterales; Enterobacteriaceae; *Salmonella*

生物危害程度：第三类

分离时间：2021-08-04

分离地址：中国江西省南昌市

分离基物：患者粪便

致病名称：急性胃肠炎

致病对象：人、动物

来源历史：←中国疾病预防控制中心病原微生物菌（毒）种保藏中心传染病所分中心←中国疾病预防控制中心传染病预防控制所

用　　途：临床检验

联系单位：中国疾病预防控制中心传染病预防控制所

电子邮箱：chpc@icdc.cn

403. 沙门菌属

国家科技资源标识符：CSTR: 16698.06.NPRC 1.2.1827

平台资源号：NPRC 1.2.1827

保藏编号：CHPC 1.14111

中文名称：肠沙门菌

外文名称：*Salmonella enterica*

分类学地位：Bacteria; Pseudomonadota; Gammaproteobacteria; Enterobacterales; Enterobacteriaceae; *Salmonella*

生物危害程度：第三类

分离时间：2022-07-04

分离地址：中国江西省南昌市

分离基物：患者粪便

致病名称：急性胃肠炎

致病对象：人、动物

来源历史：←中国疾病预防控制中心病原微生物菌（毒）种保藏中心传染病所分中心←中国疾病预防控制中心传染病预防控制所

用　　途：临床检验

联系单位：中国疾病预防控制中心传染病预防控制所

电子邮箱：chpc@icdc.cn

404. 沙门菌属

国家科技资源标识符：CSTR: 16698.06.NPRC 1.2.1828

平台资源号：NPRC 1.2.1828

保藏编号：CHPC 1.14112

中文名称：肠沙门菌

外文名称：*Salmonella enterica*

分类学地位：Bacteria; Pseudomonadota; Gammaproteobacteria; Enterobacterales; Enterobacteriaceae; *Salmonella*

生物危害程度：第三类

分离时间：2021-12-10

分离地址：中国重庆市

分离基物：患者粪便

致病名称：急性胃肠炎

致病对象：人、动物

来源历史：←中国疾病预防控制中心病原微生物菌（毒）种保藏中心传染病所分中心 ←中国疾病预防控制中心传染病预防控制所

用　　途：临床检验

联系单位：中国疾病预防控制中心传染病预防控制所

电子邮箱：chpc@icdc.cn

405. 沙门菌属

国家科技资源标识符：CSTR: 16698.06.NPRC 1.2.1829

平台资源号：NPRC 1.2.1829

保藏编号：CHPC 1.14113

中文名称：肠沙门菌

外文名称：*Salmonella enterica*

分类学地位：Bacteria; Pseudomonadota; Gammaproteobacteria; Enterobacterales; Enterobacteriaceae; *Salmonella*

生物危害程度：第三类

分离时间：2021-09-28

分离地址：中国江西省九江市

分离基物：患者粪便

致病名称：急性胃肠炎

致病对象：人、动物

来源历史：←中国疾病预防控制中心病原微生物菌（毒）种保藏中心传染病所分中心 ←中国疾病预防控制中心传染病预防控制所

用　　途：临床检验，

联系单位：中国疾病预防控制中心传染病预防控制所

电子邮箱：chpc@icdc.cn

406. 沙门菌属

国家科技资源标识符：CSTR: 16698.06.NPRC 1.2.1830

平台资源号：NPRC 1.2.1830

保藏编号：CHPC 1.14114

中文名称：肠沙门菌

外文名称：*Salmonella enterica*

分类学地位：Bacteria; Pseudomonadota; Gammaproteobacteria; Enterobacterales; Enterobacteriaceae; *Salmonella*

生物危害程度：第三类

分离时间：2021-08-04

分离地址：中国江西省南昌市

分离基物：患者粪便

致病名称：急性胃肠炎

致病对象：人、动物

来源历史：←中国疾病预防控制中心病原微生物菌（毒）种保藏中心传染病所分中心 ←中国疾病预防控制中心传染病预防控制所

用　　途：临床检验

联系单位：中国疾病预防控制中心传染病预防控制所

电子邮箱：chpc@icdc.cn

407. 沙门菌属

国家科技资源标识符：CSTR: 16698.06.NPRC 1.2.1831

平台资源号：NPRC 1.2.1831

保藏编号：CHPC 1.14115

中文名称：肠沙门菌

外文名称：*Salmonella enterica*

分类学地位：Bacteria; Pseudomonadota; Gammaproteobacteria; Enterobacterales; Enterobacteriaceae; *Salmonella*

生物危害程度：第三类

分离时间：2021-06-02

分离地址：中国重庆市

分离基物：患者粪便

致病名称：急性胃肠炎

致病对象：人、动物

来源历史：←中国疾病预防控制中心病原微生物
　　　　　菌（毒）种保藏中心传染病所分中心
　　　　　←中国疾病预防控制中心传染病预防
　　　　　控制所

用　　途：临床检验

联系单位：中国疾病预防控制中心传染病预防控
　　　　　制所

电子邮箱：chpc@icdc.cn

408. 沙门菌属

国家科技资源标识符：CSTR: 16698.06.NPRC 1.2.1832

平台资源号：NPRC 1.2.1832

保藏编号：CHPC 1.14116

中文名称：肠沙门菌

外文名称：*Salmonella enterica*

分类学地位：Bacteria; Pseudomonadota; Gammaproteobacteria; Enterobacterales; Enterobacteriaceae; *Salmonella*

生物危害程度：第三类

分离时间：2022-10-17

分离地址：中国江西省南昌市

分离基物：患者粪便

致病名称：急性胃肠炎

致病对象：人、动物

来源历史：←中国疾病预防控制中心病原微生物
　　　　　菌（毒）种保藏中心传染病所分中心
　　　　　←中国疾病预防控制中心传染病预防
　　　　　控制所

用　　途：临床检验

联系单位：中国疾病预防控制中心传染病预防控
　　　　　制所

电子邮箱：chpc@icdc.cn

409. 沙门菌属

国家科技资源标识符：CSTR: 16698.06.NPRC 1.2.1833

平台资源号：NPRC 1.2.1833

保藏编号：CHPC 1.14117

中文名称：肠沙门菌

外文名称：*Salmonella enterica*

分类学地位：Bacteria; Pseudomonadota; Gammaproteobacteria; Enterobacterales; Enterobacteriaceae; *Salmonella*

生物危害程度：第三类

分离时间：2021-12-07

分离地址：中国重庆市

分离基物：患者粪便

致病名称：急性胃肠炎

致病对象：人、动物

来源历史：←中国疾病预防控制中心病原微生物
　　　　　菌（毒）种保藏中心传染病所分中心
　　　　　←中国疾病预防控制中心传染病预防
　　　　　控制所

用　　途：临床检验

联系单位：中国疾病预防控制中心传染病预防控
　　　　　制所

电子邮箱：chpc@icdc.cn

410. 沙门菌属

国家科技资源标识符：CSTR: 16698.06.NPRC 1.2.1834

平台资源号：NPRC 1.2.1834

保藏编号：CHPC 1.14118

中文名称：肠沙门菌

外文名称：*Salmonella enterica*

分类学地位：Bacteria; Pseudomonadota; Gammaproteobacteria; Enterobacterales; Enterobacteriaceae; *Salmonella*

生物危害程度：第三类

分离时间：2021-07-15

分离地址：中国重庆市

分离基物：患者粪便

致病名称：急性胃肠炎

致病对象：人、动物

来源历史：←中国疾病预防控制中心病原微生物
菌（毒）种保藏中心传染病所分中心
←中国疾病预防控制中心传染病预防
控制所

用　　途：临床检验

联系单位：中国疾病预防控制中心传染病预防控
制所

电子邮箱：chpc@icdc.cn

411. 沙门菌属

国家科技资源标识符：CSTR: 16698.06.NPRC 1.2.1835

平台资源号：NPRC 1.2.1835

保藏编号：CHPC 1.14119

中文名称：肠沙门菌

外文名称：*Salmonella enterica*

分类学地位：Bacteria; Pseudomonadota; Gam-
maproteobacteria; Enterobacterales;
Enterobacteriaceae; *Salmonella*

生物危害程度：第三类

分离时间：2021-05-24

分离地址：中国重庆市

分离基物：患者粪便

致病名称：急性胃肠炎

致病对象：人、动物

来源历史：←中国疾病预防控制中心病原微生物
菌（毒）种保藏中心传染病所分中心
←中国疾病预防控制中心传染病预防
控制所

用　　途：临床检验

联系单位：中国疾病预防控制中心传染病预防控
制所

电子邮箱：chpc@icdc.cn

412. 沙门菌属

国家科技资源标识符：CSTR: 16698.06.NPRC 1.2.1836

平台资源号：NPRC 1.2.1836

保藏编号：CHPC 1.14120

中文名称：肠沙门菌

外文名称：*Salmonella enterica*

分类学地位：Bacteria; Pseudomonadota; Gam-
maproteobacteria; Enterobacterales;
Enterobacteriaceae; *Salmonella*

生物危害程度：第三类

分离时间：2021-12-07

分离地址：中国重庆市

分离基物：患者粪便

致病名称：急性胃肠炎

致病对象：人、动物

来源历史：←中国疾病预防控制中心病原微生物
菌（毒）种保藏中心传染病所分中心
←中国疾病预防控制中心传染病预防
控制所

用　　途：临床检验

联系单位：中国疾病预防控制中心传染病预防控
制所

电子邮箱：chpc@icdc.cn

413. 沙门菌属

国家科技资源标识符：CSTR: 16698.06.NPRC 1.2.1837

平台资源号：NPRC 1.2.1837

保藏编号：CHPC 1.14121

中文名称：肠沙门菌

外文名称：*Salmonella enterica*

分类学地位：Bacteria; Pseudomonadota; Gam-
maproteobacteria; Enterobacterales;
Enterobacteriaceae; *Salmonella*

生物危害程度：第三类

分离时间：2022-04-18

分离地址：中国重庆市

细菌

分离基物：患者粪便

致病名称：急性胃肠炎

致病对象：人、动物

来源历史：←中国疾病预防控制中心病原微生物菌（毒）种保藏中心传染病所分中心←中国疾病预防控制中心传染病预防控制所

用　　途：临床检验

联系单位：中国疾病预防控制中心传染病预防控制所

电子邮箱：chpc@icdc.cn

414. 沙门菌属

国家科技资源标识符：CSTR: 16698.06.NPRC 1.2.1838

平台资源号：NPRC 1.2.1838

保藏编号：CHPC 1.14122

中文名称：肠沙门菌

外文名称：*Salmonella enterica*

分类学地位：Bacteria; Pseudomonadota; Gammaproteobacteria; Enterobacterales; Enterobacteriaceae; *Salmonella*

生物危害程度：第三类

分离时间：2022-06-06

分离地址：中国江西省南昌市

分离基物：患者粪便

致病名称：急性胃肠炎

致病对象：人、动物

来源历史：←中国疾病预防控制中心病原微生物菌（毒）种保藏中心传染病所分中心←中国疾病预防控制中心传染病预防控制所

用　　途：临床检验

联系单位：中国疾病预防控制中心传染病预防控制所

电子邮箱：chpc@icdc.cn

415. 沙门菌属

国家科技资源标识符：CSTR: 16698.06.NPRC 1.2.1839

平台资源号：NPRC 1.2.1839

保藏编号：CHPC 1.14123

中文名称：肠沙门菌

外文名称：*Salmonella enterica*

分类学地位：Bacteria; Pseudomonadota; Gammaproteobacteria; Enterobacterales; Enterobacteriaceae; *Salmonella*

生物危害程度：第三类

分离时间：2021-12-14

分离地址：中国重庆市

分离基物：患者粪便

致病名称：急性胃肠炎

致病对象：人、动物

来源历史：←中国疾病预防控制中心病原微生物菌（毒）种保藏中心传染病所分中心←中国疾病预防控制中心传染病预防控制所

用　　途：临床检验

联系单位：中国疾病预防控制中心传染病预防控制所

电子邮箱：chpc@icdc.cn

416. 沙门菌属

国家科技资源标识符：CSTR: 16698.06.NPRC 1.2.1840

平台资源号：NPRC 1.2.1840

保藏编号：CHPC 1.14124

中文名称：肠沙门菌

外文名称：*Salmonella enterica*

分类学地位：Bacteria; Pseudomonadota; Gammaproteobacteria; Enterobacterales; Enterobacteriaceae; *Salmonella*

生物危害程度：第三类

分离时间：2021-09-03

分离地址：中国江西省南昌市

细
菌

分离基物：患者粪便

致病名称：急性胃肠炎

致病对象：人、动物

来源历史：←中国疾病预防控制中心病原微生物
　　　　　　菌（毒）种保藏中心传染病所分中心
　　　　　　←中国疾病预防控制中心传染病预防
　　　　　　控制所

用　　途：临床检验

联系单位：中国疾病预防控制中心传染病预防控
　　　　　　制所

电子邮箱：chpc@icdc.cn

417. 沙门菌属

国家科技资源标识符：CSTR: 16698.06.NPRC 1.2.1841

平台资源号：NPRC 1.2.1841

保藏编号：CHPC 1.14125

中文名称：肠沙门菌

外文名称：*Salmonella enterica*

分类学地位：Bacteria; Pseudomonadota; Gam-
　　　　　　maproteobacteria; Enterobacterales;
　　　　　　Enterobacteriaceae; *Salmonella*

生物危害程度：第三类

分离时间：2022-07-07

分离地址：中国江西省上饶市

分离基物：患者粪便

致病名称：急性胃肠炎

致病对象：人、动物

来源历史：←中国疾病预防控制中心病原微生物
　　　　　　菌（毒）种保藏中心传染病所分中心
　　　　　　←中国疾病预防控制中心传染病预防
　　　　　　控制所

用　　途：临床检验

联系单位：中国疾病预防控制中心传染病预防控
　　　　　　制所

电子邮箱：chpc@icdc.cn

418. 沙门菌属

国家科技资源标识符：CSTR: 16698.06.NPRC 1.2.1842

平台资源号：NPRC 1.2.1842

保藏编号：CHPC 1.14126

中文名称：肠沙门菌

外文名称：*Salmonella enterica*

分类学地位：Bacteria; Pseudomonadota; Gam-
　　　　　　maproteobacteria; Enterobacterales;
　　　　　　Enterobacteriaceae; *Salmonella*

生物危害程度：第三类

分离时间：2021-05-24

分离地址：中国重庆市

分离基物：患者粪便

致病名称：急性胃肠炎

致病对象：人、动物

来源历史：←中国疾病预防控制中心病原微生物
　　　　　　菌（毒）种保藏中心传染病所分中心
　　　　　　←中国疾病预防控制中心传染病预防
　　　　　　控制所

用　　途：临床检验

联系单位：中国疾病预防控制中心传染病预防控
　　　　　　制所

电子邮箱：chpc@icdc.cn

419. 沙门菌属

国家科技资源标识符：CSTR: 16698.06.NPRC 1.2.1843

平台资源号：NPRC 1.2.1843

保藏编号：CHPC 1.14127

中文名称：肠沙门菌

外文名称：*Salmonella enterica*

分类学地位：Bacteria; Pseudomonadota; Gam-
　　　　　　maproteobacteria; Enterobacterales;
　　　　　　Enterobacteriaceae; *Salmonella*

生物危害程度：第三类

分离时间：2020-12-23

分离地址：中国江西省上饶市

分离基物：患者粪便

致病名称：急性胃肠炎

致病对象：人、动物

来源历史：←中国疾病预防控制中心病原微生物
菌（毒）种保藏中心传染病所分中心
←中国疾病预防控制中心传染病预防
控制所

用　　途：临床检验

联系单位：中国疾病预防控制中心传染病预防控
制所

电子邮箱：chpc@icdc.cn

420. 沙门菌属

国家科技资源标识符：CSTR: 16698.06.NPRC 1.2.1844

平台资源号：NPRC 1.2.1844

保藏编号：CHPC 1.14128

中文名称：肠沙门菌

外文名称：*Salmonella enterica*

分类学地位：Bacteria; Pseudomonadota; Gammaproteobacteria; Enterobacterales; Enterobacteriaceae; *Salmonella*

生物危害程度：第三类

分离时间：2021-05-19

分离地址：中国江西省赣州市

分离基物：患者粪便

致病名称：急性胃肠炎

致病对象：人、动物

来源历史：←中国疾病预防控制中心病原微生物
菌（毒）种保藏中心传染病所分中心
←中国疾病预防控制中心传染病预防
控制所

用　　途：临床检验

联系单位：中国疾病预防控制中心传染病预防控
制所

电子邮箱：chpc@icdc.cn

421. 沙门菌属

国家科技资源标识符：CSTR: 16698.06.NPRC 1.2.1845

平台资源号：NPRC 1.2.1845

保藏编号：CHPC 1.14129

中文名称：肠沙门菌

外文名称：*Salmonella enterica*

分类学地位：Bacteria; Pseudomonadota; Gammaproteobacteria; Enterobacterales; Enterobacteriaceae; *Salmonella*

生物危害程度：第三类

分离时间：2021-08-04

分离地址：中国江西省南昌市

分离基物：患者粪便

致病名称：急性胃肠炎

致病对象：人、动物

来源历史：←中国疾病预防控制中心病原微生物
菌（毒）种保藏中心传染病所分中心
←中国疾病预防控制中心传染病预防
控制所

用　　途：临床检验

联系单位：中国疾病预防控制中心传染病预防控
制所

电子邮箱：chpc@icdc.cn

422. 沙门菌属

国家科技资源标识符：CSTR: 16698.06.NPRC 1.2.1846

平台资源号：NPRC 1.2.1846

保藏编号：CHPC 1.14130

中文名称：肠沙门菌

外文名称：*Salmonella enterica*

分类学地位：Bacteria; Pseudomonadota; Gammaproteobacteria; Enterobacterales; Enterobacteriaceae; *Salmonella*

生物危害程度：第三类

分离时间：2022-10-10

分离地址：中国江西省南昌市

分离基物：患者粪便

致病名称：急性胃肠炎

致病对象：人、动物

来源历史：←中国疾病预防控制中心病原微生物菌（毒）种保藏中心传染病所分中心 ←中国疾病预防控制中心传染病预防控制所

用　　途：临床检验

联系单位：中国疾病预防控制中心传染病预防控制所

电子邮箱：chpc@icdc.cn

423. 沙门菌属

国家科技资源标识符：CSTR: 16698.06.NPRC 1.2.1847

平台资源号：NPRC 1.2.1847

保藏编号：CHPC 1.14131

中文名称：肠沙门菌

外文名称：*Salmonella enterica*

分类学地位：Bacteria; Pseudomonadota; Gammaproteobacteria; Enterobacterales; Enterobacteriaceae; *Salmonella*

生物危害程度：第三类

分离时间：2021-09-03

分离地址：中国江西省南昌市

分离基物：患者粪便

致病名称：急性胃肠炎

致病对象：人、动物

来源历史：←中国疾病预防控制中心病原微生物菌（毒）种保藏中心传染病所分中心 ←中国疾病预防控制中心传染病预防控制所

用　　途：临床检验

联系单位：中国疾病预防控制中心传染病预防控制所

电子邮箱：chpc@icdc.cn

424. 沙门菌属

国家科技资源标识符：CSTR: 16698.06.NPRC 1.2.1848

平台资源号：NPRC 1.2.1848

保藏编号：CHPC 1.14132

中文名称：肠沙门菌

外文名称：*Salmonella enterica*

分类学地位：Bacteria; Pseudomonadota; Gammaproteobacteria; Enterobacterales; Enterobacteriaceae; *Salmonella*

生物危害程度：第三类

分离时间：2021-10-13

分离地址：中国江西省南昌市

分离基物：患者粪便

致病名称：急性胃肠炎

致病对象：人、动物

来源历史：←中国疾病预防控制中心病原微生物菌（毒）种保藏中心传染病所分中心 ←中国疾病预防控制中心传染病预防控制所

用　　途：临床检验

联系单位：中国疾病预防控制中心传染病预防控制所

电子邮箱：chpc@icdc.cn

425. 沙门菌属

国家科技资源标识符：CSTR: 16698.06.NPRC 1.2.1849

平台资源号：NPRC 1.2.1849

保藏编号：CHPC 1.14133

中文名称：肠沙门菌

外文名称：*Salmonella enterica*

分类学地位：Bacteria; Pseudomonadota; Gammaproteobacteria; Enterobacterales; Enterobacteriaceae; *Salmonella*

生物危害程度：第三类

分离时间：2021-10-13

分离地址：中国江西省南昌市

细菌

分离基物：患者粪便

致病名称：急性胃肠炎

致病对象：人、动物

来源历史：←中国疾病预防控制中心病原微生物
菌（毒）种保藏中心传染病所分中心
←中国疾病预防控制中心传染病预防
控制所

用　　途：临床检验

联系单位：中国疾病预防控制中心传染病预防控
制所

电子邮箱：chpc@icdc.cn

426. 沙门菌属

国家科技资源标识符：CSTR: 16698.06.NPRC 1.2.1850

平台资源号：NPRC 1.2.1850

保藏编号：CHPC 1.14134

中文名称：肠沙门菌

外文名称：*Salmonella enterica*

分类学地位：Bacteria; Pseudomonadota; Gammaproteobacteria; Enterobacterales; Enterobacteriaceae; *Salmonella*

生物危害程度：第三类

分离时间：2022-02-09

分离地址：中国江西省上饶市

分离基物：患者粪便

致病名称：急性胃肠炎

致病对象：人、动物

来源历史：←中国疾病预防控制中心病原微生物
菌（毒）种保藏中心传染病所分中心
←中国疾病预防控制中心传染病预防
控制所

用　　途：临床检验

联系单位：中国疾病预防控制中心传染病预防控
制所

电子邮箱：chpc@icdc.cn

427. 沙门菌属

国家科技资源标识符：CSTR: 16698.06.NPRC 1.2.1851

平台资源号：NPRC 1.2.1851

保藏编号：CHPC 1.14135

中文名称：肠沙门菌

外文名称：*Salmonella enterica*

分类学地位：Bacteria; Pseudomonadota; Gammaproteobacteria; Enterobacterales; Enterobacteriaceae; *Salmonella*

生物危害程度：第三类

分离时间：2022-02-09

分离地址：中国江西省上饶市

分离基物：患者粪便

致病名称：急性胃肠炎

致病对象：人、动物

来源历史：←中国疾病预防控制中心病原微生物
菌（毒）种保藏中心传染病所分中心
←中国疾病预防控制中心传染病预防
控制所

用　　途：临床检验

联系单位：中国疾病预防控制中心传染病预防控
制所

电子邮箱：chpc@icdc.cn

428. 沙门菌属

国家科技资源标识符：CSTR: 16698.06.NPRC 1.2.1852

平台资源号：NPRC 1.2.1852

保藏编号：CHPC 1.14136

中文名称：肠沙门菌

外文名称：*Salmonella enterica*

分类学地位：Bacteria; Pseudomonadota; Gammaproteobacteria; Enterobacterales; Enterobacteriaceae; *Salmonella*

生物危害程度：第三类

分离时间：2021-05-29

分离地址：中国江西省九江市

分离基物：患者粪便

致病名称：急性胃肠炎

致病对象：人、动物

来源历史：←中国疾病预防控制中心病原微生物菌（毒）种保藏中心传染病所分中心←中国疾病预防控制中心传染病预防控制所

用　　途：临床检验

联系单位：中国疾病预防控制中心传染病预防控制所

电子邮箱：chpc@icdc.cn

429. 沙门菌属

国家科技资源标识符：CSTR: 16698.06.NPRC 1.2.1853

平台资源号：NPRC 1.2.1853

保藏编号：CHPC 1.14137

中文名称：肠沙门菌

外文名称：*Salmonella enterica*

分类学地位：Bacteria; Pseudomonadota; Gammaproteobacteria; Enterobacterales; Enterobacteriaceae; *Salmonella*

生物危害程度：第三类

分离时间：2022-10-17

分离地址：中国江西省南昌市

分离基物：患者粪便

致病名称：急性胃肠炎

致病对象：人、动物

来源历史：←中国疾病预防控制中心病原微生物菌（毒）种保藏中心传染病所分中心←中国疾病预防控制中心传染病预防控制所

用　　途：临床检验

联系单位：中国疾病预防控制中心传染病预防控制所

电子邮箱：chpc@icdc.cn

430. 沙门菌属

国家科技资源标识符：CSTR: 16698.06.NPRC 1.2.1854

平台资源号：NPRC 1.2.1854

保藏编号：CHPC 1.14138

中文名称：肠沙门菌

外文名称：*Salmonella enterica*

分类学地位：Bacteria; Pseudomonadota; Gammaproteobacteria; Enterobacterales; Enterobacteriaceae; *Salmonella*

生物危害程度：第三类

分离时间：2020-12-23

分离地址：中国江西省上饶市

分离基物：患者粪便

致病名称：急性胃肠炎

致病对象：人、动物

来源历史：←中国疾病预防控制中心病原微生物菌（毒）种保藏中心传染病所分中心←中国疾病预防控制中心传染病预防控制所

用　　途：临床检验

联系单位：中国疾病预防控制中心传染病预防控制所

电子邮箱：chpc@icdc.cn

431. 沙门菌属

国家科技资源标识符：CSTR: 16698.06.NPRC 1.2.1855

平台资源号：NPRC 1.2.1855

保藏编号：CHPC 1.14139

中文名称：肠沙门菌

外文名称：*Salmonella enterica*

分类学地位：Bacteria; Pseudomonadota; Gammaproteobacteria; Enterobacterales; Enterobacteriaceae; *Salmonella*

生物危害程度：第三类

分离时间：2021-11-04

分离地址：中国江西省南昌市

细菌

分离基物：患者粪便

致病名称：急性胃肠炎

致病对象：人、动物

来源历史：←中国疾病预防控制中心病原微生物
　　　　　菌（毒）种保藏中心传染病所分中心
　　　　　←中国疾病预防控制中心传染病预防
　　　　　控制所

用　　途：临床检验

联系单位：中国疾病预防控制中心传染病预防控
　　　　　制所

电子邮箱：chpc@icdc.cn

432. 沙门菌属

国家科技资源标识符：CSTR: 16698.06.NPRC 1.2.1856

平台资源号：NPRC 1.2.1856

保藏编号：CHPC 1.14140

中文名称：肠沙门菌

外文名称：*Salmonella enterica*

分类学地位：Bacteria; Pseudomonadota; Gammaproteobacteria; Enterobacterales; Enterobacteriaceae; *Salmonella*

生物危害程度：第三类

分离时间：2021-10-13

分离地址：中国江西省南昌市

分离基物：患者粪便

致病名称：急性胃肠炎

致病对象：人、动物

来源历史：←中国疾病预防控制中心病原微生物
　　　　　菌（毒）种保藏中心传染病所分中心
　　　　　←中国疾病预防控制中心传染病预防
　　　　　控制所

用　　途：临床检验

联系单位：中国疾病预防控制中心传染病预防控
　　　　　制所

电子邮箱：chpc@icdc.cn

433. 沙门菌属

国家科技资源标识符：CSTR: 16698.06.NPRC 1.2.1857

平台资源号：NPRC 1.2.1857

保藏编号：CHPC 1.14141

中文名称：肠沙门菌

外文名称：*Salmonella enterica*

分类学地位：Bacteria; Pseudomonadota; Gammaproteobacteria; Enterobacterales; Enterobacteriaceae; *Salmonella*

生物危害程度：第三类

分离时间：2021-10-20

分离地址：中国江西省南昌市

分离基物：患者粪便

致病名称：急性胃肠炎

致病对象：人、动物

来源历史：←中国疾病预防控制中心病原微生物
　　　　　菌（毒）种保藏中心传染病所分中心
　　　　　←中国疾病预防控制中心传染病预防
　　　　　控制所

用　　途：临床检验

联系单位：中国疾病预防控制中心传染病预防控
　　　　　制所

电子邮箱：chpc@icdc.cn

434. 沙门菌属

国家科技资源标识符：CSTR: 16698.06.NPRC 1.2.1858

平台资源号：NPRC 1.2.1858

保藏编号：CHPC 1.14142

中文名称：肠沙门菌

外文名称：*Salmonella enterica*

分类学地位：Bacteria; Pseudomonadota; Gammaproteobacteria; Enterobacterales; Enterobacteriaceae; *Salmonella*

生物危害程度：第三类

分离时间：2021-11-04

分离地址：中国江西省南昌市

分离基物：患者粪便

致病名称：急性胃肠炎

致病对象：人、动物

来源历史：←中国疾病预防控制中心病原微生物
菌（毒）种保藏中心传染病所分中心
←中国疾病预防控制中心传染病预防
控制所

用　　途：临床检验

联系单位：中国疾病预防控制中心传染病预防控
制所

电子邮箱：chpc@icdc.cn

435. 沙门菌属

国家科技资源标识符：CSTR: 16698.06.NPRC 1.2.1859

平台资源号：NPRC 1.2.1859

保藏编号：CHPC 1.14143

中文名称：肠沙门菌

外文名称：*Salmonella enterica*

分类学地位：Bacteria; Pseudomonadota; Gammaproteobacteria; Enterobacterales; Enterobacteriaceae; *Salmonella*

生物危害程度：第三类

分离时间：2022-05-22

分离地址：中国江西省赣州市

分离基物：患者粪便

致病名称：急性胃肠炎

致病对象：人、动物

来源历史：←中国疾病预防控制中心病原微生物
菌（毒）种保藏中心传染病所分中心
←中国疾病预防控制中心传染病预防
控制所

用　　途：临床检验

联系单位：中国疾病预防控制中心传染病预防控
制所

电子邮箱：chpc@icdc.cn

436. 沙门菌属

国家科技资源标识符：CSTR: 16698.06.NPRC 1.2.1860

平台资源号：NPRC 1.2.1860

保藏编号：CHPC 1.14144

中文名称：肠沙门菌

外文名称：*Salmonella enterica*

分类学地位：Bacteria; Pseudomonadota; Gammaproteobacteria; Enterobacterales; Enterobacteriaceae; *Salmonella*

生物危害程度：第三类

分离时间：2022-05-22

分离地址：中国江西省赣州市

分离基物：患者粪便

致病名称：急性胃肠炎

致病对象：人、动物

来源历史：←中国疾病预防控制中心病原微生物
菌（毒）种保藏中心传染病所分中心
←中国疾病预防控制中心传染病预防
控制所

用　　途：临床检验

联系单位：中国疾病预防控制中心传染病预防控
制所

电子邮箱：chpc@icdc.cn

437. 沙门菌属

国家科技资源标识符：CSTR: 16698.06.NPRC 1.2.1861

平台资源号：NPRC 1.2.1861

保藏编号：CHPC 1.14145

中文名称：肠沙门菌

外文名称：*Salmonella enterica*

分类学地位：Bacteria; Pseudomonadota; Gammaproteobacteria; Enterobacterales; Enterobacteriaceae; *Salmonella*

生物危害程度：第三类

分离时间：2021-07-20

分离地址：中国江西省赣州市

分离基物：患者粪便

致病名称：急性胃肠炎

致病对象：人、动物

来源历史：←中国疾病预防控制中心病原微生物菌（毒）种保藏中心传染病所分中心←中国疾病预防控制中心传染病预防控制所

用　　途：临床检验

联系单位：中国疾病预防控制中心传染病预防控制所

电子邮箱：chpc@icdc.cn

438. 沙门菌属

国家科技资源标识符：CSTR: 16698.06.NPRC 1.2.1862

平台资源号：NPRC 1.2.1862

保藏编号：CHPC 1.14146

中文名称：肠沙门菌

外文名称：*Salmonella enterica*

分类学地位：Bacteria; Pseudomonadota; Gammaproteobacteria; Enterobacterales; Enterobacteriaceae; *Salmonella*

生物危害程度：第三类

分离时间：2020-12-23

分离地址：中国江西省上饶市

分离基物：患者粪便

致病名称：急性胃肠炎

致病对象：人、动物

来源历史：←中国疾病预防控制中心病原微生物菌（毒）种保藏中心传染病所分中心←中国疾病预防控制中心传染病预防控制所

用　　途：临床检验

联系单位：中国疾病预防控制中心传染病预防控制所

电子邮箱：chpc@icdc.cn

439. 沙门菌属

国家科技资源标识符：CSTR: 16698.06.NPRC 1.2.1863

平台资源号：NPRC 1.2.1863

保藏编号：CHPC 1.14147

中文名称：肠沙门菌

外文名称：*Salmonella enterica*

分类学地位：Bacteria; Pseudomonadota; Gammaproteobacteria; Enterobacterales; Enterobacteriaceae; *Salmonella*

生物危害程度：第三类

分离时间：2022-02-09

分离地址：中国江西省上饶市

分离基物：患者粪便

致病名称：急性胃肠炎

致病对象：人、动物

来源历史：←中国疾病预防控制中心病原微生物菌（毒）种保藏中心传染病所分中心←中国疾病预防控制中心传染病预防控制所

用　　途：临床检验

联系单位：中国疾病预防控制中心传染病预防控制所

电子邮箱：chpc@icdc.cn

440. 沙门菌属

国家科技资源标识符：CSTR: 16698.06.NPRC 1.2.1864

平台资源号：NPRC 1.2.1864

保藏编号：CHPC 1.14148

中文名称：肠沙门菌

外文名称：*Salmonella enterica*

分类学地位：Bacteria; Pseudomonadota; Gammaproteobacteria; Enterobacterales; Enterobacteriaceae; *Salmonella*

生物危害程度：第三类

分离时间：2021-10-13

分离地址：中国江西省南昌市

分离基物：患者粪便

致病名称：急性胃肠炎

致病对象：人、动物

来源历史：←中国疾病预防控制中心病原微生物
菌（毒）种保藏中心传染病所分中心
←中国疾病预防控制中心传染病预防
控制所

用　　途：临床检验

联系单位：中国疾病预防控制中心传染病预防控
制所

电子邮箱：chpc@icdc.cn

441. 沙门菌属

国家科技资源标识符：CSTR: 16698.06.NPRC 1.2.1865

平台资源号：NPRC 1.2.1865

保藏编号：CHPC 1.14149

中文名称：肠沙门菌

外文名称：*Salmonella enterica*

分类学地位：Bacteria; Pseudomonadota; Gammaproteobacteria; Enterobacterales; Enterobacteriaceae; *Salmonella*

生物危害程度：第三类

分离时间：2021-10-13

分离地址：中国江西省南昌市

分离基物：患者粪便

致病名称：急性胃肠炎

致病对象：人、动物

来源历史：←中国疾病预防控制中心病原微生物
菌（毒）种保藏中心传染病所分中心
←中国疾病预防控制中心传染病预防
控制所

用　　途：临床检验

联系单位：中国疾病预防控制中心传染病预防控
制所

电子邮箱：chpc@icdc.cn

442. 沙门菌属

国家科技资源标识符：CSTR: 16698.06.NPRC 1.2.1866

平台资源号：NPRC 1.2.1866

保藏编号：CHPC 1.14150

中文名称：肠沙门菌

外文名称：*Salmonella enterica*

分类学地位：Bacteria; Pseudomonadota; Gammaproteobacteria; Enterobacterales; Enterobacteriaceae; *Salmonella*

生物危害程度：第三类

分离时间：2022-05-12

分离地址：中国江西省赣州市

分离基物：患者粪便

致病名称：急性胃肠炎

致病对象：人、动物

来源历史：←中国疾病预防控制中心病原微生物
菌（毒）种保藏中心传染病所分中心
←中国疾病预防控制中心传染病预防
控制所

用　　途：临床检验

联系单位：中国疾病预防控制中心传染病预防控
制所

电子邮箱：chpc@icdc.cn

443. 沙门菌属

国家科技资源标识符：CSTR: 16698.06.NPRC 1.2.1867

平台资源号：NPRC 1.2.1867

保藏编号：CHPC 1.14151

中文名称：肠沙门菌

外文名称：*Salmonella enterica*

分类学地位：Bacteria; Pseudomonadota; Gammaproteobacteria; Enterobacterales; Enterobacteriaceae; *Salmonella*

生物危害程度：第三类

分离时间：2020-07-27

分离地址：中国江西省宜春市

细
菌

分离基物：患者粪便

致病名称：急性胃肠炎

致病对象：人、动物

来源历史：←中国疾病预防控制中心病原微生物
　　　　　菌（毒）种保藏中心传染病所分中心
　　　　　←中国疾病预防控制中心传染病预防
　　　　　控制所

用　　途：临床检验

联系单位：中国疾病预防控制中心传染病预防控
　　　　　制所

电子邮箱：chpc@icdc.cn

444. 沙门菌属

国家科技资源标识符：CSTR: 16698.06.NPRC 1.2.1868

平台资源号：NPRC 1.2.1868

保藏编号：CHPC 1.14152

中文名称：肠沙门菌

外文名称：*Salmonella enterica*

分类学地位：Bacteria; Pseudomonadota; Gammaproteobacteria; Enterobacterales; Enterobacteriaceae; *Salmonella*

生物危害程度：第三类

分离时间：2022-07-25

分离地址：中国江西省赣州市

分离基物：患者粪便

致病名称：急性胃肠炎

致病对象：人、动物

来源历史：←中国疾病预防控制中心病原微生物
　　　　　菌（毒）种保藏中心传染病所分中心
　　　　　←中国疾病预防控制中心传染病预防
　　　　　控制所

用　　途：临床检验

联系单位：中国疾病预防控制中心传染病预防控
　　　　　制所

电子邮箱：chpc@icdc.cn

445. 沙门菌属

国家科技资源标识符：CSTR: 16698.06.NPRC 1.2.1869

平台资源号：NPRC 1.2.1869

保藏编号：CHPC 1.14153

中文名称：肠沙门菌

外文名称：*Salmonella enterica*

分类学地位：Bacteria; Pseudomonadota; Gammaproteobacteria; Enterobacterales; Enterobacteriaceae; *Salmonella*

生物危害程度：第三类

分离时间：2022-06-27

分离地址：中国江西省赣州市

分离基物：患者粪便

致病名称：急性胃肠炎

致病对象：人、动物

来源历史：←中国疾病预防控制中心病原微生物
　　　　　菌（毒）种保藏中心传染病所分中心
　　　　　←中国疾病预防控制中心传染病预防
　　　　　控制所

用　　途：临床检验

联系单位：中国疾病预防控制中心传染病预防控
　　　　　制所

电子邮箱：chpc@icdc.cn

446. 沙门菌属

国家科技资源标识符：CSTR: 16698.06.NPRC 1.2.1870

平台资源号：NPRC 1.2.1870

保藏编号：CHPC 1.14154

中文名称：肠沙门菌

外文名称：*Salmonella enterica*

分类学地位：Bacteria; Pseudomonadota; Gammaproteobacteria; Enterobacterales; Enterobacteriaceae; *Salmonella*

生物危害程度：第三类

分离时间：2022-08-17

分离地址：中国江西省宜春市

分离基物：患者粪便

致病名称：急性胃肠炎

致病对象：人、动物

来源历史：←中国疾病预防控制中心病原微生物
　　　　　菌（毒）种保藏中心传染病所分中心
　　　　　←中国疾病预防控制中心传染病预防
　　　　　控制所

用　　途：临床检验

联系单位：中国疾病预防控制中心传染病预防控
　　　　　制所

电子邮箱：chpc@icdc.cn

447. 沙门菌属

国家科技资源标识符：CSTR: 16698.06.NPRC 1.2.1871

平台资源号：NPRC 1.2.1871

保藏编号：CHPC 1.14155

中文名称：肠沙门菌

外文名称：*Salmonella enterica*

分类学地位：Bacteria; Pseudomonadota; Gam-
　　　　　　maproteobacteria; Enterobacterales;
　　　　　　Enterobacteriaceae; *Salmonella*

生物危害程度：第三类

分离时间：2022-07-07

分离地址：中国江西省上饶市

分离基物：患者粪便

致病名称：急性胃肠炎

致病对象：人、动物

来源历史：←中国疾病预防控制中心病原微生物
　　　　　菌（毒）种保藏中心传染病所分中心
　　　　　←中国疾病预防控制中心传染病预防
　　　　　控制所

用　　途：临床检验

联系单位：中国疾病预防控制中心传染病预防控
　　　　　制所

电子邮箱：chpc@icdc.cn

448. 沙门菌属

国家科技资源标识符：CSTR: 16698.06.NPRC 1.2.1872

平台资源号：NPRC 1.2.1872

保藏编号：CHPC 1.14156

中文名称：肠沙门菌

外文名称：*Salmonella enterica*

分类学地位：Bacteria; Pseudomonadota; Gam-
　　　　　　maproteobacteria; Enterobacterales;
　　　　　　Enterobacteriaceae; *Salmonella*

生物危害程度：第三类

分离时间：2022-04-01

分离地址：中国江西省宜春市

分离基物：患者粪便

致病名称：急性胃肠炎

致病对象：人、动物

来源历史：←中国疾病预防控制中心病原微生物
　　　　　菌（毒）种保藏中心传染病所分中心
　　　　　←中国疾病预防控制中心传染病预防
　　　　　控制所

用　　途：临床检验

联系单位：中国疾病预防控制中心传染病预防控
　　　　　制所

电子邮箱：chpc@icdc.cn

449. 沙门菌属

国家科技资源标识符：CSTR: 16698.06.NPRC 1.2.1873

平台资源号：NPRC 1.2.1873

保藏编号：CHPC 1.14157

中文名称：肠沙门菌

外文名称：*Salmonella enterica*

分类学地位：Bacteria; Pseudomonadota; Gam-
　　　　　　maproteobacteria; Enterobacterales;
　　　　　　Enterobacteriaceae; *Salmonella*

生物危害程度：第三类

分离时间：2021-08-04

分离地址：中国江西省南昌市

分离基物：患者粪便

致病名称：急性胃肠炎

致病对象：人、动物

来源历史：←中国疾病预防控制中心病原微生物
菌（毒）种保藏中心传染病所分中心
←中国疾病预防控制中心传染病预防
控制所

用　　途：临床检验

联系单位：中国疾病预防控制中心传染病预防控
制所

电子邮箱：chpc@icdc.cn

450. 沙门菌属

国家科技资源标识符：CSTR: 16698.06.NPRC 1.2.1874

平台资源号：NPRC 1.2.1874

保藏编号：CHPC 1.14158

中文名称：肠沙门菌

外文名称：*Salmonella enterica*

分类学地位：Bacteria; Pseudomonadota; Gammaproteobacteria; Enterobacterales; Enterobacteriaceae; *Salmonella*

生物危害程度：第三类

分离时间：2021-10-13

分离地址：中国江西省南昌市

分离基物：患者粪便

致病名称：急性胃肠炎

致病对象：人、动物

来源历史：←中国疾病预防控制中心病原微生物
菌（毒）种保藏中心传染病所分中心
←中国疾病预防控制中心传染病预防
控制所

用　　途：临床检验

联系单位：中国疾病预防控制中心传染病预防控
制所

电子邮箱：chpc@icdc.cn

451. 沙门菌属

国家科技资源标识符：CSTR: 16698.06.NPRC 1.2.1875

平台资源号：NPRC 1.2.1875

保藏编号：CHPC 1.14159

中文名称：肠沙门菌

外文名称：*Salmonella enterica*

分类学地位：Bacteria; Pseudomonadota; Gammaproteobacteria; Enterobacterales; Enterobacteriaceae; *Salmonella*

生物危害程度：第三类

分离时间：2020-11-16

分离地址：中国江西省赣州市

分离基物：患者粪便

致病名称：急性胃肠炎

致病对象：人、动物

来源历史：←中国疾病预防控制中心病原微生物
菌（毒）种保藏中心传染病所分中心
←中国疾病预防控制中心传染病预防
控制所

用　　途：临床检验

联系单位：中国疾病预防控制中心传染病预防控
制所

电子邮箱：chpc@icdc.cn

452. 沙门菌属

国家科技资源标识符：CSTR: 16698.06.NPRC 1.2.1876

平台资源号：NPRC 1.2.1876

保藏编号：CHPC 1.14160

中文名称：肠沙门菌

外文名称：*Salmonella enterica*

分类学地位：Bacteria; Pseudomonadota; Gammaproteobacteria; Enterobacterales; Enterobacteriaceae; *Salmonella*

生物危害程度：第三类

分离时间：2021-10-18

分离地址：中国江西省赣州市

分离基物：患者粪便

致病名称：急性胃肠炎

致病对象：人、动物

来源历史：←中国疾病预防控制中心病原微生物菌（毒）种保藏中心传染病所分中心←中国疾病预防控制中心传染病预防控制所

用　途：临床检验

联系单位：中国疾病预防控制中心传染病预防控制所

电子邮箱：chpc@icdc.cn

453. 沙门菌属

国家科技资源标识符: CSTR: 16698.06.NPRC 1.2.1877

平台资源号：NPRC 1.2.1877

保藏编号：CHPC 1.14161

中文名称：肠沙门菌

外文名称：*Salmonella enterica*

分类学地位：Bacteria; Pseudomonadota; Gammaproteobacteria; Enterobacterales; Enterobacteriaceae; *Salmonella*

生物危害程度：第三类

分离时间：2021-05-19

分离地址：中国江西省赣州市

分离基物：食品

致病名称：急性胃肠炎

致病对象：人、动物

来源历史：←中国疾病预防控制中心病原微生物菌（毒）种保藏中心传染病所分中心←中国疾病预防控制中心传染病预防控制所

用　途：临床检验

联系单位：中国疾病预防控制中心传染病预防控制所

电子邮箱：chpc@icdc.cn

454. 沙门菌属

国家科技资源标识符: CSTR: 16698.06.NPRC 1.2.1878

平台资源号：NPRC 1.2.1878

保藏编号：CHPC 1.14162

中文名称：肠沙门菌

外文名称：*Salmonella enterica*

分类学地位：Bacteria; Pseudomonadota; Gammaproteobacteria; Enterobacterales; Enterobacteriaceae; *Salmonella*

生物危害程度：第三类

分离时间：2021-08-31

分离地址：中国江西省赣州市

分离基物：食品

致病名称：急性胃肠炎

致病对象：人、动物

来源历史：←中国疾病预防控制中心病原微生物菌（毒）种保藏中心传染病所分中心←中国疾病预防控制中心传染病预防控制所

用　途：临床检验

联系单位：中国疾病预防控制中心传染病预防控制所

电子邮箱：chpc@icdc.cn

455. 沙门菌属

国家科技资源标识符: CSTR: 16698.06.NPRC 1.2.1879

平台资源号：NPRC 1.2.1879

保藏编号：CHPC 1.14163

中文名称：肠沙门菌

外文名称：*Salmonella enterica*

分类学地位：Bacteria; Pseudomonadota; Gammaproteobacteria; Enterobacterales; Enterobacteriaceae; *Salmonella*

生物危害程度：第三类

分离时间：2021-07-13

分离地址：中国江西省赣州市

细菌

分离基物：食品

致病名称：急性胃肠炎

致病对象：人、动物

来源历史：←中国疾病预防控制中心病原微生物
菌（毒）种保藏中心传染病所分中心
←中国疾病预防控制中心传染病预防
控制所

用　　途：临床检验

联系单位：中国疾病预防控制中心传染病预防控
制所

电子邮箱：chpc@icdc.cn

456. 沙门菌属

国家科技资源标识符：CSTR: 16698.06.NPRC 1.2.1880

平台资源号：NPRC 1.2.1880

保藏编号：CHPC 1.14164

中文名称：肠沙门菌

外文名称：*Salmonella enterica*

分类学地位：Bacteria; Pseudomonadota; Gammaproteobacteria; Enterobacterales; Enterobacteriaceae; *Salmonella*

生物危害程度：第三类

分离时间：2022-06-15

分离地址：中国江西省南昌市

分离基物：患者粪便

致病名称：急性胃肠炎

致病对象：人、动物

来源历史：←中国疾病预防控制中心病原微生物
菌（毒）种保藏中心传染病所分中心
←中国疾病预防控制中心传染病预防
控制所

用　　途：临床检验

联系单位：中国疾病预防控制中心传染病预防控
制所

电子邮箱：chpc@icdc.cn

457. 沙门菌属

国家科技资源标识符：CSTR: 16698.06.NPRC 1.2.1881

平台资源号：NPRC 1.2.1881

保藏编号：CHPC 1.14165

中文名称：肠沙门菌

外文名称：*Salmonella enterica*

分类学地位：Bacteria; Pseudomonadota; Gammaproteobacteria; Enterobacterales; Enterobacteriaceae; *Salmonella*

生物危害程度：第三类

分离时间：2022-02-08

分离地址：中国江西省上饶市

分离基物：患者粪便

致病名称：急性胃肠炎

致病对象：人、动物

来源历史：←中国疾病预防控制中心病原微生物
菌（毒）种保藏中心传染病所分中心
←中国疾病预防控制中心传染病预防
控制所

用　　途：临床检验

联系单位：中国疾病预防控制中心传染病预防控
制所

电子邮箱：chpc@icdc.cn

458. 沙门菌属

国家科技资源标识符：CSTR: 16698.06.NPRC 1.2.1882

平台资源号：NPRC 1.2.1882

保藏编号：CHPC 1.14166

中文名称：肠沙门菌

外文名称：*Salmonella enterica*

分类学地位：Bacteria; Pseudomonadota; Gammaproteobacteria; Enterobacterales; Enterobacteriaceae; *Salmonella*

生物危害程度：第三类

分离时间：2021-08-04

分离地址：中国江西省南昌市

分离基物：患者粪便

致病名称：急性胃肠炎

致病对象：人、动物

来源历史：←中国疾病预防控制中心病原微生物菌（毒）种保藏中心传染病所分中心←中国疾病预防控制中心传染病预防控制所

用　　途：临床检验

联系单位：中国疾病预防控制中心传染病预防控制所

电子邮箱：chpc@icdc.cn

459. 沙门菌属

国家科技资源标识符：CSTR: 16698.06.NPRC 1.2.1883

平台资源号：NPRC 1.2.1883

保藏编号：CHPC 1.14167

中文名称：肠沙门菌

外文名称：*Salmonella enterica*

分类学地位：Bacteria; Pseudomonadota; Gammaproteobacteria; Enterobacterales; Enterobacteriaceae; *Salmonella*

生物危害程度：第三类

分离时间：2021-06-28

分离地址：中国江西省赣州市

分离基物：患者粪便

致病名称：急性胃肠炎

致病对象：人、动物

来源历史：←中国疾病预防控制中心病原微生物菌（毒）种保藏中心传染病所分中心←中国疾病预防控制中心传染病预防控制所

用　　途：临床检验

联系单位：中国疾病预防控制中心传染病预防控制所

电子邮箱：chpc@icdc.cn

460. 沙门菌属

国家科技资源标识符：CSTR: 16698.06.NPRC 1.2.1884

平台资源号：NPRC 1.2.1884

保藏编号：CHPC 1.14168

中文名称：肠沙门菌

外文名称：*Salmonella enterica*

分类学地位：Bacteria; Pseudomonadota; Gammaproteobacteria; Enterobacterales; Enterobacteriaceae; *Salmonella*

生物危害程度：第三类

分离时间：2021-06-07

分离地址：中国江西省赣州市

分离基物：患者粪便

致病名称：急性胃肠炎

致病对象：人、动物

来源历史：←中国疾病预防控制中心病原微生物菌（毒）种保藏中心传染病所分中心←中国疾病预防控制中心传染病预防控制所

用　　途：临床检验

联系单位：中国疾病预防控制中心传染病预防控制所

电子邮箱：chpc@icdc.cn

461. 沙门菌属

国家科技资源标识符：CSTR: 16698.06.NPRC 1.2.1885

平台资源号：NPRC 1.2.1885

保藏编号：CHPC 1.14169

中文名称：肠沙门菌

外文名称：*Salmonella enterica*

分类学地位：Bacteria; Pseudomonadota; Gammaproteobacteria; Enterobacterales; Enterobacteriaceae; *Salmonella*

生物危害程度：第三类

分离时间：2021-01-22

分离地址：中国江西省宜春市

分离基物：患者粪便

致病名称：急性胃肠炎

致病对象：人、动物

来源历史：←中国疾病预防控制中心病原微生物菌（毒）种保藏中心传染病所分中心←中国疾病预防控制中心传染病预防控制所

用　　途：临床检验

联系单位：中国疾病预防控制中心传染病预防控制所

电子邮箱：chpc@icdc.cn

462. 沙门菌属

国家科技资源标识符：CSTR: 16698.06.NPRC 1.2.1886

平台资源号：NPRC 1.2.1886

保藏编号：CHPC 1.14170

中文名称：肠沙门菌

外文名称：*Salmonella enterica*

分类学地位：Bacteria; Pseudomonadota; Gammaproteobacteria; Enterobacterales; Enterobacteriaceae; *Salmonella*

生物危害程度：第三类

分离时间：2021-08-31

分离地址：中国江西省赣州市

分离基物：患者粪便

致病名称：急性胃肠炎

致病对象：人、动物

来源历史：←中国疾病预防控制中心病原微生物菌（毒）种保藏中心传染病所分中心←中国疾病预防控制中心传染病预防控制所

用　　途：临床检验

联系单位：中国疾病预防控制中心传染病预防控制所

电子邮箱：chpc@icdc.cn

463. 沙门菌属

国家科技资源标识符：CSTR: 16698.06.NPRC 1.2.1887

平台资源号：NPRC 1.2.1887

保藏编号：CHPC 1.14171

中文名称：肠沙门菌

外文名称：*Salmonella enterica*

分类学地位：Bacteria; Pseudomonadota; Gammaproteobacteria; Enterobacterales; Enterobacteriaceae; *Salmonella*

生物危害程度：第三类

分离时间：2022-05-23

分离地址：中国江西省赣州市

分离基物：患者粪便

致病名称：急性胃肠炎

致病对象：人、动物

来源历史：←中国疾病预防控制中心病原微生物菌（毒）种保藏中心传染病所分中心←中国疾病预防控制中心传染病预防控制所

用　　途：临床检验

联系单位：中国疾病预防控制中心传染病预防控制所

电子邮箱：chpc@icdc.cn

464. 沙门菌属

国家科技资源标识符：CSTR: 16698.06.NPRC 1.2.1888

平台资源号：NPRC 1.2.1888

保藏编号：CHPC 1.14172

中文名称：肠沙门菌

外文名称：*Salmonella enterica*

分类学地位：Bacteria; Pseudomonadota; Gammaproteobacteria; Enterobacterales; Enterobacteriaceae; *Salmonella*

生物危害程度：第三类

分离时间：2020-08-02

分离地址：中国江西省上饶市

分离基物：患者粪便

致病名称：急性胃肠炎

致病对象：人、动物

来源历史：←中国疾病预防控制中心病原微生物菌（毒）种保藏中心传染病所分中心←中国疾病预防控制中心传染病预防控制所

用　　途：临床检验

联系单位：中国疾病预防控制中心传染病预防控制所

电子邮箱：chpc@icdc.cn

465. 沙门菌属

国家科技资源标识符：CSTR: 16698.06.NPRC 1.2.1889

平台资源号：NPRC 1.2.1889

保藏编号：CHPC 1.14173

中文名称：肠沙门菌

外文名称：*Salmonella enterica*

分类学地位：Bacteria; Pseudomonadota; Gammaproteobacteria; Enterobacterales; Enterobacteriaceae; *Salmonella*

生物危害程度：第三类

分离时间：2021-07-05

分离地址：中国江西省赣州市

分离基物：患者粪便

致病名称：急性胃肠炎

致病对象：人、动物

来源历史：←中国疾病预防控制中心病原微生物菌（毒）种保藏中心传染病所分中心←中国疾病预防控制中心传染病预防控制所

用　　途：临床检验

联系单位：中国疾病预防控制中心传染病预防控制所

电子邮箱：chpc@icdc.cn

466. 沙门菌属

国家科技资源标识符：CSTR: 16698.06.NPRC 1.2.1890

平台资源号：NPRC 1.2.1890

保藏编号：CHPC 1.14174

中文名称：肠沙门菌

外文名称：*Salmonella enterica*

分类学地位：Bacteria; Pseudomonadota; Gammaproteobacteria; Enterobacterales; Enterobacteriaceae; *Salmonella*

生物危害程度：第三类

分离时间：2020-10-09

分离地址：中国江西省南昌市

分离基物：患者粪便

致病名称：急性胃肠炎

致病对象：人、动物

来源历史：←中国疾病预防控制中心病原微生物菌（毒）种保藏中心传染病所分中心←中国疾病预防控制中心传染病预防控制所

用　　途：临床检验

联系单位：中国疾病预防控制中心传染病预防控制所

电子邮箱：chpc@icdc.cn

467. 沙门菌属

国家科技资源标识符：CSTR: 16698.06.NPRC 1.2.1891

平台资源号：NPRC 1.2.1891

保藏编号：CHPC 1.14175

中文名称：肠沙门菌

外文名称：*Salmonella enterica*

分类学地位：Bacteria; Pseudomonadota; Gammaproteobacteria; Enterobacterales; Enterobacteriaceae; *Salmonella*

生物危害程度：第三类

分离时间：2020-12-23

分离地址：中国江西省上饶市

细菌

分离基物：患者粪便

致病名称：急性胃肠炎

致病对象：人、动物

来源历史：←中国疾病预防控制中心病原微生物菌（毒）种保藏中心传染病所分中心←中国疾病预防控制中心传染病预防控制所

用　　途：临床检验

联系单位：中国疾病预防控制中心传染病预防控制所

电子邮箱：chpc@icdc.cn

468. 沙门菌属

国家科技资源标识符：CSTR: 16698.06.NPRC 1.2.1892

平台资源号：NPRC 1.2.1892

保藏编号：CHPC 1.14176

中文名称：肠沙门菌

外文名称：*Salmonella enterica*

分类学地位：Bacteria; Pseudomonadota; Gammaproteobacteria; Enterobacterales; Enterobacteriaceae; *Salmonella*

生物危害程度：第三类

分离时间：2021-10-13

分离地址：中国江西省南昌市

分离基物：患者粪便

致病名称：急性胃肠炎

致病对象：人、动物

来源历史：←中国疾病预防控制中心病原微生物菌（毒）种保藏中心传染病所分中心←中国疾病预防控制中心传染病预防控制所

用　　途：临床检验

联系单位：中国疾病预防控制中心传染病预防控制所

电子邮箱：chpc@icdc.cn

469. 沙门菌属

国家科技资源标识符：CSTR: 16698.06.NPRC 1.2.1893

平台资源号：NPRC 1.2.1893

保藏编号：CHPC 1.14177

中文名称：肠沙门菌

外文名称：*Salmonella enterica*

分类学地位：Bacteria; Pseudomonadota; Gammaproteobacteria; Enterobacterales; Enterobacteriaceae; *Salmonella*

生物危害程度：第三类

分离时间：2021-04-26

分离地址：中国北京市

分离基物：患者粪便

致病名称：急性胃肠炎

致病对象：人、动物

来源历史：←中国疾病预防控制中心病原微生物菌（毒）种保藏中心传染病所分中心←中国疾病预防控制中心传染病预防控制所

用　　途：临床检验

联系单位：中国疾病预防控制中心传染病预防控制所

电子邮箱：chpc@icdc.cn

470. 沙门菌属

国家科技资源标识符：CSTR: 16698.06.NPRC 1.2.1894

平台资源号：NPRC 1.2.1894

保藏编号：CHPC 1.14178

中文名称：肠沙门菌

外文名称：*Salmonella enterica*

分类学地位：Bacteria; Pseudomonadota; Gammaproteobacteria; Enterobacterales; Enterobacteriaceae; *Salmonella*

生物危害程度：第三类

分离时间：2021-05-25

分离地址：中国北京市

分离基物：患者粪便

致病名称：急性胃肠炎

致病对象：人、动物

来源历史：←中国疾病预防控制中心病原微生物
菌（毒）种保藏中心传染病所分中心
←中国疾病预防控制中心传染病预防
控制所

用　　途：临床检验

联系单位：中国疾病预防控制中心传染病预防控
制所

电子邮箱：chpc@icdc.cn

471. 沙门菌属

国家科技资源标识符: CSTR: 16698.06.NPRC 1.2.1895

平台资源号：NPRC 1.2.1895

保藏编号：CHPC 1.14179

中文名称：肠沙门菌

外文名称：*Salmonella enterica*

分类学地位：Bacteria; Pseudomonadota; Gam-
maproteobacteria; Enterobacterales;
Enterobacteriaceae; *Salmonella*

生物危害程度：第三类

分离时间：2021-07-05

分离地址：中国北京市

分离基物：患者粪便

致病名称：急性胃肠炎

致病对象：人、动物

来源历史：←中国疾病预防控制中心病原微生物
菌（毒）种保藏中心传染病所分中心
←中国疾病预防控制中心传染病预防
控制所

用　　途：临床检验

联系单位：中国疾病预防控制中心传染病预防控
制所

电子邮箱：chpc@icdc.cn

472. 沙门菌属

国家科技资源标识符: CSTR: 16698.06.NPRC 1.2.1896

平台资源号：NPRC 1.2.1896

保藏编号：CHPC 1.14180

中文名称：肠沙门菌

外文名称：*Salmonella enterica*

分类学地位：Bacteria; Pseudomonadota; Gam-
maproteobacteria; Enterobacterales;
Enterobacteriaceae; *Salmonella*

生物危害程度：第三类

分离时间：2021-07-06

分离地址：中国北京市

分离基物：患者粪便

致病名称：急性胃肠炎

致病对象：人、动物

来源历史：←中国疾病预防控制中心病原微生物
菌（毒）种保藏中心传染病所分中心
←中国疾病预防控制中心传染病预防
控制所

用　　途：临床检验

联系单位：中国疾病预防控制中心传染病预防控
制所

电子邮箱：chpc@icdc.cn

473. 沙门菌属

国家科技资源标识符: CSTR: 16698.06.NPRC 1.2.1897

平台资源号：NPRC 1.2.1897

保藏编号：CHPC 1.14181

中文名称：肠沙门菌

外文名称：*Salmonella enterica*

分类学地位：Bacteria; Pseudomonadota; Gam-
maproteobacteria; Enterobacterales;
Enterobacteriaceae; *Salmonella*

生物危害程度：第三类

分离时间：2020-08-21

分离地址：中国北京市

分离基物：患者粪便

致病名称：急性胃肠炎

致病对象：人、动物

来源历史：←中国疾病预防控制中心病原微生物
菌（毒）种保藏中心传染病所分中心
←中国疾病预防控制中心传染病预防
控制所

用　　途：临床检验

联系单位：中国疾病预防控制中心传染病预防控
制所

电子邮箱：chpc@icdc.cn

474. 沙门菌属

国家科技资源标识符: CSTR: 16698.06.NPRC 1.2.1898

平台资源号：NPRC 1.2.1898

保藏编号：CHPC 1.14182

中文名称：肠沙门菌

外文名称：*Salmonella enterica*

分类学地位：Bacteria; Pseudomonadota; Gammaproteobacteria; Enterobacterales; Enterobacteriaceae; *Salmonella*

生物危害程度：第三类

分离时间：2021-08-05

分离地址：中国北京市

分离基物：患者粪便

致病名称：急性胃肠炎

致病对象：人、动物

来源历史：←中国疾病预防控制中心病原微生物
菌（毒）种保藏中心传染病所分中心
←中国疾病预防控制中心传染病预防
控制所

用　　途：临床检验

联系单位：中国疾病预防控制中心传染病预防控
制所

电子邮箱：chpc@icdc.cn

475. 沙门菌属

国家科技资源标识符: CSTR: 16698.06.NPRC 1.2.1899

平台资源号：NPRC 1.2.1899

保藏编号：CHPC 1.14183

中文名称：肠沙门菌

外文名称：*Salmonella enterica*

分类学地位：Bacteria; Pseudomonadota; Gammaproteobacteria; Enterobacterales; Enterobacteriaceae; *Salmonella*

生物危害程度：第三类

分离时间：2021-06-16

分离地址：中国北京市

分离基物：患者粪便

致病名称：急性胃肠炎

致病对象：人、动物

来源历史：←中国疾病预防控制中心病原微生物
菌（毒）种保藏中心传染病所分中心
←中国疾病预防控制中心传染病预防
控制所

用　　途：临床检验

联系单位：中国疾病预防控制中心传染病预防控
制所

电子邮箱：chpc@icdc.cn

476. 沙门菌属

国家科技资源标识符: CSTR: 16698.06.NPRC 1.2.1900

平台资源号：NPRC 1.2.1900

保藏编号：CHPC 1.14184

中文名称：肠沙门菌

外文名称：*Salmonella enterica*

分类学地位：Bacteria; Pseudomonadota; Gammaproteobacteria; Enterobacterales; Enterobacteriaceae; *Salmonella*

生物危害程度：第三类

分离时间：2021-06-04

分离地址：中国北京市

分离基物：患者粪便

致病名称：急性胃肠炎

致病对象：人、动物

来源历史：←中国疾病预防控制中心病原微生物菌（毒）种保藏中心传染病所分中心←中国疾病预防控制中心传染病预防控制所

用　　途：临床检验

联系单位：中国疾病预防控制中心传染病预防控制所

电子邮箱：chpc@icdc.cn

477. 沙门菌属

国家科技资源标识符：CSTR: 16698.06.NPRC 1.2.1901

平台资源号：NPRC 1.2.1901

保藏编号：CHPC 1.14185

中文名称：肠沙门菌

外文名称：*Salmonella enterica*

分类学地位：Bacteria; Pseudomonadota; Gammaproteobacteria; Enterobacterales; Enterobacteriaceae; *Salmonella*

生物危害程度：第三类

分离时间：2021-07-15

分离地址：中国北京市

分离基物：患者粪便

致病名称：急性胃肠炎

致病对象：人、动物

来源历史：←中国疾病预防控制中心病原微生物菌（毒）种保藏中心传染病所分中心←中国疾病预防控制中心传染病预防控制所

用　　途：临床检验

联系单位：中国疾病预防控制中心传染病预防控制所

电子邮箱：chpc@icdc.cn

478. 沙门菌属

国家科技资源标识符：CSTR: 16698.06.NPRC 1.2.1902

平台资源号：NPRC 1.2.1902

保藏编号：CHPC 1.14186

中文名称：肠沙门菌

外文名称：*Salmonella enterica*

分类学地位：Bacteria; Pseudomonadota; Gammaproteobacteria; Enterobacterales; Enterobacteriaceae; *Salmonella*

生物危害程度：第三类

分离时间：2021-05-29

分离地址：中国北京市

分离基物：患者粪便

致病名称：急性胃肠炎

致病对象：人、动物

来源历史：←中国疾病预防控制中心病原微生物菌（毒）种保藏中心传染病所分中心←中国疾病预防控制中心传染病预防控制所

用　　途：临床检验

联系单位：中国疾病预防控制中心传染病预防控制所

电子邮箱：chpc@icdc.cn

479. 沙门菌属

国家科技资源标识符：CSTR: 16698.06.NPRC 1.2.1903

平台资源号：NPRC 1.2.1903

保藏编号：CHPC 1.14187

中文名称：肠沙门菌

外文名称：*Salmonella enterica*

分类学地位：Bacteria; Pseudomonadota; Gammaproteobacteria; Enterobacterales; Enterobacteriaceae; *Salmonella*

生物危害程度：第三类

分离时间：2021-07-05

分离地址：中国北京市

分离基物：患者粪便

致病名称：急性胃肠炎

致病对象：人、动物

来源历史：←中国疾病预防控制中心病原微生物
菌（毒）种保藏中心传染病所分中心
←中国疾病预防控制中心传染病预防
控制所

用　　途：临床检验

联系单位：中国疾病预防控制中心传染病预防控
制所

电子邮箱：chpc@icdc.cn

480. 沙门菌属

国家科技资源标识符：CSTR: 16698.06.NPRC 1.2.1904

平台资源号：NPRC 1.2.1904

保藏编号：CHPC 1.14188

中文名称：肠沙门菌

外文名称：*Salmonella enterica*

分类学地位：Bacteria; Pseudomonadota; Gammaproteobacteria; Enterobacterales; Enterobacteriaceae; *Salmonella*

生物危害程度：第三类

分离时间：2021-07-05

分离地址：中国北京市

分离基物：患者粪便

致病名称：急性胃肠炎

致病对象：人、动物

来源历史：←中国疾病预防控制中心病原微生物
菌（毒）种保藏中心传染病所分中心
←中国疾病预防控制中心传染病预防
控制所

用　　途：临床检验

联系单位：中国疾病预防控制中心传染病预防控
制所

电子邮箱：chpc@icdc.cn

481. 沙门菌属

国家科技资源标识符：CSTR: 16698.06.NPRC 1.2.1905

平台资源号：NPRC 1.2.1905

保藏编号：CHPC 1.14189

中文名称：肠沙门菌

外文名称：*Salmonella enterica*

分类学地位：Bacteria; Pseudomonadota; Gammaproteobacteria; Enterobacterales; Enterobacteriaceae; *Salmonella*

生物危害程度：第三类

分离时间：2021-09-26

分离地址：中国北京市

分离基物：患者粪便

致病名称：急性胃肠炎

致病对象：人、动物

来源历史：←中国疾病预防控制中心病原微生物
菌（毒）种保藏中心传染病所分中心
←中国疾病预防控制中心传染病预防
控制所

用　　途：临床检验

联系单位：中国疾病预防控制中心传染病预防控
制所

电子邮箱：chpc@icdc.cn

482. 沙门菌属

国家科技资源标识符：CSTR: 16698.06.NPRC 1.2.1906

平台资源号：NPRC 1.2.1906

保藏编号：CHPC 1.14190

中文名称：肠沙门菌

外文名称：*Salmonella enterica*

分类学地位：Bacteria; Pseudomonadota; Gammaproteobacteria; Enterobacterales; Enterobacteriaceae; *Salmonella*

生物危害程度：第三类

分离时间：2021-08-19

分离地址：中国北京市

分离基物：患者粪便

致病名称：急性胃肠炎

致病对象：人、动物

来源历史：←中国疾病预防控制中心病原微生物
菌（毒）种保藏中心传染病所分中心
←中国疾病预防控制中心传染病预防
控制所

用　　途：临床检验

联系单位：中国疾病预防控制中心传染病预防控
制所

电子邮箱：chpc@icdc.cn

483. 沙门菌属

国家科技资源标识符：CSTR: 16698.06.NPRC 1.2.1907

平台资源号：NPRC 1.2.1907

保藏编号：CHPC 1.14191

中文名称：肠沙门菌

外文名称：*Salmonella enterica*

分类学地位：Bacteria; Pseudomonadota; Gammaproteobacteria; Enterobacterales; Enterobacteriaceae; *Salmonella*

生物危害程度：第三类

分离时间：2021-09-14

分离地址：中国北京市

分离基物：患者粪便

致病名称：急性胃肠炎

致病对象：人、动物

来源历史：←中国疾病预防控制中心病原微生物
菌（毒）种保藏中心传染病所分中心
←中国疾病预防控制中心传染病预防
控制所

用　　途：临床检验

联系单位：中国疾病预防控制中心传染病预防控
制所

电子邮箱：chpc@icdc.cn

484. 沙门菌属

国家科技资源标识符：CSTR: 16698.06.NPRC 1.2.1908

平台资源号：NPRC 1.2.1908

保藏编号：CHPC 1.14192

中文名称：肠沙门菌

外文名称：*Salmonella enterica*

分类学地位：Bacteria; Pseudomonadota; Gammaproteobacteria; Enterobacterales; Enterobacteriaceae; *Salmonella*

生物危害程度：第三类

分离时间：2021-07-27

分离地址：中国北京市

分离基物：患者粪便

致病名称：急性胃肠炎

致病对象：人、动物

来源历史：←中国疾病预防控制中心病原微生物
菌（毒）种保藏中心传染病所分中心
←中国疾病预防控制中心传染病预防
控制所

用　　途：临床检验

联系单位：中国疾病预防控制中心传染病预防控
制所

电子邮箱：chpc@icdc.cn

485. 沙门菌属

国家科技资源标识符：CSTR: 16698.06.NPRC 1.2.1909

平台资源号：NPRC 1.2.1909

保藏编号：CHPC 1.14193

中文名称：肠沙门菌

外文名称：*Salmonella enterica*

分类学地位：Bacteria; Pseudomonadota; Gammaproteobacteria; Enterobacterales; Enterobacteriaceae; *Salmonella*

生物危害程度：第三类

分离时间：2021-09-12

分离地址：中国北京市

细菌

分离基物：患者粪便

致病名称：急性胃肠炎

致病对象：人、动物

来源历史：←中国疾病预防控制中心病原微生物
菌（毒）种保藏中心传染病所分中心
←中国疾病预防控制中心传染病预防
控制所

用　　途：临床检验

联系单位：中国疾病预防控制中心传染病预防控
制所

电子邮箱：chpc@icdc.cn

486. 沙门菌属

国家科技资源标识符：CSTR: 16698.06.NPRC 1.2.1910

平台资源号：NPRC 1.2.1910

保藏编号：CHPC 1.14194

中文名称：肠沙门菌

外文名称：*Salmonella enterica*

分类学地位：Bacteria; Pseudomonadota; Gammaproteobacteria; Enterobacterales; Enterobacteriaceae; *Salmonella*

生物危害程度：第三类

分离时间：2020-09-06

分离地址：中国北京市

分离基物：患者粪便

致病名称：急性胃肠炎

致病对象：人、动物

来源历史：←中国疾病预防控制中心病原微生物
菌（毒）种保藏中心传染病所分中心
←中国疾病预防控制中心传染病预防
控制所

用　　途：临床检验

联系单位：中国疾病预防控制中心传染病预防控
制所

电子邮箱：chpc@icdc.cn

487. 沙门菌属

国家科技资源标识符：CSTR: 16698.06.NPRC 1.2.1911

平台资源号：NPRC 1.2.1911

保藏编号：CHPC 1.14195

中文名称：肠沙门菌

外文名称：*Salmonella enterica*

分类学地位：Bacteria; Pseudomonadota; Gammaproteobacteria; Enterobacterales; Enterobacteriaceae; *Salmonella*

生物危害程度：第三类

分离时间：2021-07-03

分离地址：中国北京市

分离基物：患者粪便

致病名称：急性胃肠炎

致病对象：人、动物

来源历史：←中国疾病预防控制中心病原微生物
菌（毒）种保藏中心传染病所分中心
←中国疾病预防控制中心传染病预防
控制所

用　　途：临床检验

联系单位：中国疾病预防控制中心传染病预防控
制所

电子邮箱：chpc@icdc.cn

488. 沙门菌属

国家科技资源标识符：CSTR: 16698.06.NPRC 1.2.1912

平台资源号：NPRC 1.2.1912

保藏编号：CHPC 1.14196

中文名称：肠沙门菌

外文名称：*Salmonella enterica*

分类学地位：Bacteria; Pseudomonadota; Gammaproteobacteria; Enterobacterales; Enterobacteriaceae; *Salmonella*

生物危害程度：第三类

分离时间：2022-01-01

分离地址：中国海南省海口市

分离基物：患者粪便

致病名称：急性胃肠炎

致病对象：人、动物

来源历史：←中国疾病预防控制中心病原微生物菌（毒）种保藏中心传染病所分中心 ←中国疾病预防控制中心传染病预防控制所

用　　途：临床检验

联系单位：中国疾病预防控制中心传染病预防控制所

电子邮箱：chpc@icdc.cn

489. 沙门菌属

国家科技资源标识符: CSTR: 16698.06.NPRC 1.2.1913

平台资源号：NPRC 1.2.1913

保藏编号：CHPC 1.14197

中文名称：肠沙门菌

外文名称：*Salmonella enterica*

分类学地位：Bacteria; Pseudomonadota; Gammaproteobacteria; Enterobacterales; Enterobacteriaceae; *Salmonella*

生物危害程度：第三类

分离时间：2022-07-30

分离地址：中国北京市

分离基物：患者粪便

致病名称：急性胃肠炎

致病对象：人、动物

来源历史：←中国疾病预防控制中心病原微生物菌（毒）种保藏中心传染病所分中心 ←中国疾病预防控制中心传染病预防控制所

用　　途：临床检验

联系单位：中国疾病预防控制中心传染病预防控制所

电子邮箱：chpc@icdc.cn

490. 沙门菌属

国家科技资源标识符: CSTR: 16698.06.NPRC 1.2.1914

平台资源号：NPRC 1.2.1914

保藏编号：CHPC 1.14198

中文名称：肠沙门菌

外文名称：*Salmonella enterica*

分类学地位：Bacteria; Pseudomonadota; Gammaproteobacteria; Enterobacterales; Enterobacteriaceae; *Salmonella*

生物危害程度：第三类

分离时间：2021-07-18

分离地址：中国北京市

分离基物：患者粪便

致病名称：急性胃肠炎

致病对象：人、动物

来源历史：←中国疾病预防控制中心病原微生物菌（毒）种保藏中心传染病所分中心 ←中国疾病预防控制中心传染病预防控制所

用　　途：临床检验

联系单位：中国疾病预防控制中心传染病预防控制所

电子邮箱：chpc@icdc.cn

491. 沙门菌属

国家科技资源标识符: CSTR: 16698.06.NPRC 1.2.1915

平台资源号：NPRC 1.2.1915

保藏编号：CHPC 1.14199

中文名称：肠沙门菌

外文名称：*Salmonella enterica*

分类学地位：Bacteria; Pseudomonadota; Gammaproteobacteria; Enterobacterales; Enterobacteriaceae; *Salmonella*

生物危害程度：第三类

分离时间：2022-01-01

分离地址：中国海南省海口市

细菌

分离基物：患者粪便

致病名称：急性胃肠炎

致病对象：人、动物

来源历史：←中国疾病预防控制中心病原微生物菌（毒）种保藏中心传染病所分中心←中国疾病预防控制中心传染病预防控制所

用　　途：临床检验

联系单位：中国疾病预防控制中心传染病预防控制所

电子邮箱：chpc@icdc.cn

492. 沙门菌属

国家科技资源标识符：CSTR: 16698.06.NPRC 1.2.1916

平台资源号：NPRC 1.2.1916

保藏编号：CHPC 1.14200

中文名称：肠沙门菌

外文名称：*Salmonella enterica*

分类学地位：Bacteria; Pseudomonadota; Gammaproteobacteria; Enterobacterales; Enterobacteriaceae; *Salmonella*

生物危害程度：第三类

分离时间：2022-04-07

分离地址：中国北京市

分离基物：患者粪便

致病名称：急性胃肠炎

致病对象：人、动物

来源历史：←中国疾病预防控制中心病原微生物菌（毒）种保藏中心传染病所分中心←中国疾病预防控制中心传染病预防控制所

用　　途：临床检验

联系单位：中国疾病预防控制中心传染病预防控制所

电子邮箱：chpc@icdc.cn

493. 沙门菌属

国家科技资源标识符：CSTR: 16698.06.NPRC 1.2.1917

平台资源号：NPRC 1.2.1917

保藏编号：CHPC 1.14201

中文名称：肠沙门菌

外文名称：*Salmonella enterica*

分类学地位：Bacteria; Pseudomonadota; Gammaproteobacteria; Enterobacterales; Enterobacteriaceae; *Salmonella*

生物危害程度：第三类

分离时间：2022-01-01

分离地址：中国海南省海口市

分离基物：患者粪便

致病名称：急性胃肠炎

致病对象：人、动物

来源历史：←中国疾病预防控制中心病原微生物菌（毒）种保藏中心传染病所分中心←中国疾病预防控制中心传染病预防控制所

用　　途：临床检验

联系单位：中国疾病预防控制中心传染病预防控制所

电子邮箱：chpc@icdc.cn

494. 沙门菌属

国家科技资源标识符：CSTR: 16698.06.NPRC 1.2.1918

平台资源号：NPRC 1.2.1918

保藏编号：CHPC 1.14202

中文名称：肠沙门菌

外文名称：*Salmonella enterica*

分类学地位：Bacteria; Pseudomonadota; Gammaproteobacteria; Enterobacterales; Enterobacteriaceae; *Salmonella*

生物危害程度：第三类

分离时间：2022-08-01

分离地址：中国北京市

分离基物：食品

致病名称：急性胃肠炎

致病对象：人、动物

来源历史：←中国疾病预防控制中心病原微生物菌（毒）种保藏中心传染病所分中心←中国疾病预防控制中心传染病预防控制所

用 途：临床检验

联系单位：中国疾病预防控制中心传染病预防控制所

电子邮箱：chpc@icdc.cn

495. 沙门菌属

国家科技资源标识符: CSTR: 16698.06.NPRC 1.2.1919

平台资源号：NPRC 1.2.1919

保藏编号：CHPC 1.14203

中文名称：肠沙门菌

外文名称：*Salmonella enterica*

分类学地位：Bacteria; Pseudomonadota; Gammaproteobacteria; Enterobacterales; Enterobacteriaceae; *Salmonella*

生物危害程度：第三类

分离时间：2021-08-31

分离地址：中国北京市

分离基物：食品

致病名称：急性胃肠炎

致病对象：人、动物

来源历史：←中国疾病预防控制中心病原微生物菌（毒）种保藏中心传染病所分中心←中国疾病预防控制中心传染病预防控制所

用 途：临床检验

联系单位：中国疾病预防控制中心传染病预防控制所

电子邮箱：chpc@icdc.cn

496. 沙门菌属

国家科技资源标识符: CSTR: 16698.06.NPRC 1.2.1920

平台资源号：NPRC 1.2.1920

保藏编号：CHPC 1.14204

中文名称：肠沙门菌

外文名称：*Salmonella enterica*

分类学地位：Bacteria; Pseudomonadota; Gammaproteobacteria; Enterobacterales; Enterobacteriaceae; *Salmonella*

生物危害程度：第三类

分离时间：2022-01-01

分离地址：中国海南省海口市

分离基物：患者粪便

致病名称：急性胃肠炎

致病对象：人、动物

来源历史：←中国疾病预防控制中心病原微生物菌（毒）种保藏中心传染病所分中心←中国疾病预防控制中心传染病预防控制所

用 途：临床检验

联系单位：中国疾病预防控制中心传染病预防控制所

电子邮箱：chpc@icdc.cn

497. 沙门菌属

国家科技资源标识符: CSTR: 16698.06.NPRC 1.2.1921

平台资源号：NPRC 1.2.1921

保藏编号：CHPC 1.14205

中文名称：肠沙门菌

外文名称：*Salmonella enterica*

分类学地位：Bacteria; Pseudomonadota; Gammaproteobacteria; Enterobacterales; Enterobacteriaceae; *Salmonella*

生物危害程度：第三类

分离时间：2022-01-01

分离地址：中国海南省海口市

分离基物：患者粪便

致病名称：急性胃肠炎

致病对象：人、动物

来源历史：←中国疾病预防控制中心病原微生物
　　　　　菌（毒）种保藏中心传染病所分中心
　　　　　←中国疾病预防控制中心传染病预防
　　　　　控制所

用　　途：临床检验

联系单位：中国疾病预防控制中心传染病预防控
　　　　　制所

电子邮箱：chpc@icdc.cn

498. 沙门菌属

国家科技资源标识符: CSTR: 16698.06.NPRC 1.2.1922

平台资源号：NPRC 1.2.1922

保藏编号：CHPC 1.14206

中文名称：肠沙门菌

外文名称：*Salmonella enterica*

分类学地位：Bacteria; Pseudomonadota; Gammaproteobacteria; Enterobacterales; Enterobacteriaceae; *Salmonella*

生物危害程度：第三类

分离时间：2022-01-01

分离地址：中国海南省海口市

分离基物：患者粪便

致病名称：急性胃肠炎

致病对象：人、动物

来源历史：←中国疾病预防控制中心病原微生物
　　　　　菌（毒）种保藏中心传染病所分中心
　　　　　←中国疾病预防控制中心传染病预防
　　　　　控制所

用　　途：临床检验

联系单位：中国疾病预防控制中心传染病预防控
　　　　　制所

电子邮箱：chpc@icdc.cn

499. 沙门菌属

国家科技资源标识符: CSTR: 16698.06.NPRC 1.2.1923

平台资源号：NPRC 1.2.1923

保藏编号：CHPC 1.14207

中文名称：肠沙门菌

外文名称：*Salmonella enterica*

分类学地位：Bacteria; Pseudomonadota; Gammaproteobacteria; Enterobacterales; Enterobacteriaceae; *Salmonella*

生物危害程度：第三类

分离时间：2022-01-01

分离地址：中国海南省海口市

分离基物：患者粪便

致病名称：急性胃肠炎

致病对象：人、动物

来源历史：←中国疾病预防控制中心病原微生物
　　　　　菌（毒）种保藏中心传染病所分中心
　　　　　←中国疾病预防控制中心传染病预防
　　　　　控制所

用　　途：临床检验

联系单位：中国疾病预防控制中心传染病预防控
　　　　　制所

电子邮箱：chpc@icdc.cn

500. 沙门菌属

国家科技资源标识符: CSTR: 16698.06.NPRC 1.2.1924

平台资源号：NPRC 1.2.1924

保藏编号：CHPC 1.14208

中文名称：肠沙门菌

外文名称：*Salmonella enterica*

分类学地位：Bacteria; Pseudomonadota; Gammaproteobacteria; Enterobacterales; Enterobacteriaceae; *Salmonella*

生物危害程度：第三类

分离时间：2022-01-01

分离地址：中国海南省海口市

分离基物：患者粪便

致病名称：急性胃肠炎

致病对象：人、动物

来源历史：←中国疾病预防控制中心病原微生物菌（毒）种保藏中心传染病所分中心←中国疾病预防控制中心传染病预防控制所

用　　途：临床检验

联系单位：中国疾病预防控制中心传染病预防控制所

电子邮箱：chpc@icdc.cn

501. 沙门菌属

国家科技资源标识符: CSTR: 16698.06.NPRC 1.2.1925

平台资源号：NPRC 1.2.1925

保藏编号：CHPC 1.14209

中文名称：肠沙门菌

外文名称：*Salmonella enterica*

分类学地位：Bacteria; Pseudomonadota; Gammaproteobacteria; Enterobacterales; Enterobacteriaceae; *Salmonella*

生物危害程度：第三类

分离时间：2022-01-01

分离地址：中国海南省海口市

分离基物：患者粪便

致病名称：急性胃肠炎

致病对象：人、动物

来源历史：←中国疾病预防控制中心病原微生物菌（毒）种保藏中心传染病所分中心←中国疾病预防控制中心传染病预防控制所

用　　途：临床检验

联系单位：中国疾病预防控制中心传染病预防控制所

电子邮箱：chpc@icdc.cn

502. 沙门菌属

国家科技资源标识符: CSTR: 16698.06.NPRC 1.2.1926

平台资源号：NPRC 1.2.1926

保藏编号：CHPC 1.14270

中文名称：肠沙门菌

外文名称：*Salmonella enterica*

分类学地位：Bacteria; Pseudomonadota; Gammaproteobacteria; Enterobacterales; Enterobacteriaceae; *Salmonella*

生物危害程度：第三类

分离时间：2021-04-15

分离地址：中国甘肃省武威市

分离基物：患者粪便

致病名称：急性胃肠炎

致病对象：人、动物

来源历史：←中国疾病预防控制中心病原微生物菌（毒）种保藏中心传染病所分中心←中国疾病预防控制中心传染病预防控制所

用　　途：临床检验

联系单位：中国疾病预防控制中心传染病预防控制所

电子邮箱：chpc@icdc.cn

503. 沙门菌属

国家科技资源标识符: CSTR: 16698.06.NPRC 1.2.1927

平台资源号：NPRC 1.2.1927

保藏编号：CHPC 1.14271

中文名称：肠沙门菌

外文名称：*Salmonella enterica*

分类学地位：Bacteria; Pseudomonadota; Gammaproteobacteria; Enterobacterales; Enterobacteriaceae; *Salmonella*

生物危害程度：第三类

分离时间：2022-07-14

分离地址：中国山东省

细 菌

分离基物：患者粪便

致病名称：急性胃肠炎

致病对象：人、动物

来源历史：←中国疾病预防控制中心病原微生物
菌（毒）种保藏中心传染病所分中心
←中国疾病预防控制中心传染病预防
控制所

用　　途：临床检验

联系单位：中国疾病预防控制中心传染病预防控
制所

电子邮箱：chpc@icdc.cn

504. 沙门菌属

国家科技资源标识符：CSTR: 16698.06.NPRC 1.2.1928

平台资源号：NPRC 1.2.1928

保藏编号：CHPC 1.14272

中文名称：肠沙门菌

外文名称：*Salmonella enterica*

分类学地位：Bacteria; Pseudomonadota; Gam-
maproteobacteria; Enterobacterales;
Enterobacteriaceae; *Salmonella*

生物危害程度：第三类

分离时间：2021-08-17

分离地址：中国甘肃省武威市

分离基物：患者粪便

致病名称：急性胃肠炎

致病对象：人、动物

来源历史：←中国疾病预防控制中心病原微生物
菌（毒）种保藏中心传染病所分中心
←中国疾病预防控制中心传染病预防
控制所

用　　途：临床检验

联系单位：中国疾病预防控制中心传染病预防控
制所

电子邮箱：chpc@icdc.cn

505. 沙门菌属

国家科技资源标识符：CSTR: 16698.06.NPRC 1.2.1929

平台资源号：NPRC 1.2.1929

保藏编号：CHPC 1.14273

中文名称：肠沙门菌

外文名称：*Salmonella enterica*

分类学地位：Bacteria; Pseudomonadota; Gam-
maproteobacteria; Enterobacterales;
Enterobacteriaceae; *Salmonella*

生物危害程度：第三类

分离时间：2021 年 7 月 31

分离地址：中国甘肃省兰州市

分离基物：患者粪便

致病名称：急性胃肠炎

致病对象：人、动物

来源历史：←中国疾病预防控制中心病原微生物
菌（毒）种保藏中心传染病所分中心
←中国疾病预防控制中心传染病预防
控制所

用　　途：临床检验

联系单位：中国疾病预防控制中心传染病预防控
制所

电子邮箱：chpc@icdc.cn

506. 沙门菌属

国家科技资源标识符：CSTR: 16698.06.NPRC 1.2.1930

平台资源号：NPRC 1.2.1930

保藏编号：CHPC 1.14274

中文名称：肠沙门菌

外文名称：*Salmonella enterica*

分类学地位：Bacteria; Pseudomonadota; Gam-
maproteobacteria; Enterobacterales;
Enterobacteriaceae; *Salmonella*

生物危害程度：第三类

分离时间：2021-07-13

分离地址：中国甘肃省天水市

分离基物：患者粪便

致病名称：急性胃肠炎

致病对象：人、动物

来源历史：←中国疾病预防控制中心病原微生物菌（毒）种保藏中心传染病所分中心←中国疾病预防控制中心传染病预防控制所

用　　途：临床检验

联系单位：中国疾病预防控制中心传染病预防控制所

电子邮箱：chpc@icdc.cn

507. 沙门菌属

国家科技资源标识符：CSTR: 16698.06.NPRC 1.2.1931

平台资源号：NPRC 1.2.1931

保藏编号：CHPC 1.14275

中文名称：肠沙门菌

外文名称：*Salmonella enterica*

分类学地位：Bacteria; Pseudomonadota; Gammaproteobacteria; Enterobacterales; Enterobacteriaceae; *Salmonella*

生物危害程度：第三类

分离时间：2021-10-15

分离地址：中国安徽省阜阳市

分离基物：患者粪便

致病名称：急性胃肠炎

致病对象：人、动物

来源历史：←中国疾病预防控制中心病原微生物菌（毒）种保藏中心传染病所分中心←中国疾病预防控制中心传染病预防控制所

用　　途：临床检验

联系单位：中国疾病预防控制中心传染病预防控制所

电子邮箱：chpc@icdc.cn

508. 沙门菌属

国家科技资源标识符：CSTR: 16698.06.NPRC 1.12.270

平台资源号：NPRC 1.12.270

保藏编号：HB0200926

中文名称：肠沙门菌

外文名称：*Salmonella enterica*

分类学地位：Bacteria; Pseudomonadota; Gammaproteobacteria; Enterobacterales; Enterobacteriaceae; *Salmonella*

生物危害程度：第三类

分离时间：2021-02-22

分离地址：中国湖北省宜昌市

分离基物：腹泻患者粪便

致病名称：胃肠炎

致病对象：人

来源历史：←湖北省疾病预防控制中心病原微生物菌（毒）种保藏中心←湖北省疾病预防控制中心←宜昌市疾病预防控制中心←宜昌市第一人民医院

用　　途：临床检验

联系单位：湖北省疾病预防控制中心

电子邮箱：JDZBCZX@163.com

509. 沙门菌属

国家科技资源标识符：CSTR: 16698.06.NPRC 1.12.271

平台资源号：NPRC 1.12.271

保藏编号：HB0200932

中文名称：肠沙门菌

外文名称：*Salmonella enterica*

分类学地位：Bacteria; Pseudomonadota; Gammaproteobacteria; Enterobacterales; Enterobacteriaceae; *Salmonella*

生物危害程度：第三类

分离时间：2021-02-03

分离地址：中国湖北省荆州市

分离基物：腹泻患者粪便

致病名称：胃肠炎

致病对象：人

来源历史：←湖北省疾病预防控制中心病原微生物菌（毒）种保藏中心←湖北省疾病预防控制中心←荆州市疾病预防控制中心←荆州市中心医院

用　　途：临床检验

联系单位：湖北省疾病预防控制中心

电子邮箱：JDZBCZX@163.com

510. 沙门菌属

国家科技资源标识符：CSTR: 16698.06.NPRC 1.12.272

平台资源号：NPRC 1.12.272

保藏编号：HB0200939

中文名称：肠沙门菌

外文名称：*Salmonella enterica*

分类学地位：Bacteria; Pseudomonadota; Gammaproteobacteria; Enterobacterales; Enterobacteriaceae; *Salmonella*

生物危害程度：第三类

分离时间：2021-03-31

分离地址：中国湖北省黄石市

分离基物：腹泻患者粪便

致病名称：胃肠炎

致病对象：人

来源历史：←湖北省疾病预防控制中心病原微生物菌（毒）种保藏中心←湖北省疾病预防控制中心←黄石市疾病预防控制中心←黄石市中心医院

用　　途：临床检验

联系单位：湖北省疾病预防控制中心

电子邮箱：JDZBCZX@163.com

511. 沙门菌属

国家科技资源标识符：CSTR: 16698.06.NPRC 1.12.273

平台资源号：NPRC 1.12.273

保藏编号：HB0200940

中文名称：肠沙门菌

外文名称：*Salmonella enterica*

分类学地位：Bacteria; Pseudomonadota; Gammaproteobacteria; Enterobacterales; Enterobacteriaceae; *Salmonella*

生物危害程度：第三类

分离时间：2021-03-31

分离地址：中国湖北省黄石市

分离基物：腹泻患者粪便

致病名称：胃肠炎

致病对象：人

来源历史：←湖北省疾病预防控制中心病原微生物菌（毒）种保藏中心←湖北省疾病预防控制中心←黄石市疾病预防控制中心←黄石市妇幼保健院

用　　途：临床检验，

联系单位：湖北省疾病预防控制中心

电子邮箱：JDZBCZX@163.com

512. 沙门菌属

国家科技资源标识符：CSTR: 16698.06.NPRC 1.12.274

平台资源号：NPRC 1.12.274

保藏编号：HB0200941

中文名称：肠沙门菌

外文名称：*Salmonella enterica*

分类学地位：Bacteria; Pseudomonadota; Gammaproteobacteria; Enterobacterales; Enterobacteriaceae; *Salmonella*

生物危害程度：第三类

分离时间：2021-04-08

分离地址：中国湖北省黄石市

分离基物：腹泻患者粪便

致病名称：胃肠炎

致病对象：人

来源历史：←湖北省疾病预防控制中心病原微生物菌（毒）种保藏中心←湖北省疾病预防控制中心←黄石市疾病预防控制

中心←黄石市中心医院

用　　途：临床检验

联系单位：湖北省疾病预防控制中心

电子邮箱：JDZBCZX@163.com

513. 沙门菌属

国家科技资源标识符：CSTR: 16698.06.NPRC 1.12.275

平台资源号：NPRC 1.12.275

保藏编号：HB0200942

中文名称：肠沙门菌

外文名称：*Salmonella enterica*

分类学地位：Bacteria; Pseudomonadota; Gammaproteobacteria; Enterobacterales; Enterobacteriaceae; *Salmonella*

生物危害程度：第三类

分离时间：2021-04-14

分离地址：中国湖北省黄石市

分离基物：腹泻患者粪便

致病名称：胃肠炎

致病对象：人

来源历史：←湖北省疾病预防控制中心病原微生物菌（毒）种保藏中心←湖北省疾病预防控制中心←黄石市疾病预防控制中心←黄石市中心医院

用　　途：临床检验

联系单位：湖北省疾病预防控制中心

电子邮箱：JDZBCZX@163.com

514. 沙门菌属

国家科技资源标识符：CSTR: 16698.06.NPRC 1.12.276

平台资源号：NPRC 1.12.276

保藏编号：HB0200975

中文名称：肠沙门菌

外文名称：*Salmonella enterica*

分类学地位：Bacteria; Pseudomonadota; Gammaproteobacteria; Enterobacterales; Enterobacteriaceae; *Salmonella*

生物危害程度：第三类

分离时间：2021-04-27

分离地址：中国湖北省仙桃市

分离基物：腹泻患者粪便

致病名称：胃肠炎

致病对象：人

来源历史：←湖北省疾病预防控制中心病原微生物菌（毒）种保藏中心←湖北省疾病预防控制中心←仙桃市疾病预防控制中心←仙桃市第一人民医院

用　　途：临床检验

联系单位：湖北省疾病预防控制中心

电子邮箱：JDZBCZX@163.com

515. 沙门菌属

国家科技资源标识符：CSTR: 16698.06.NPRC 1.12.277

平台资源号：NPRC 1.12.277

保藏编号：HB0201011

中文名称：肠沙门菌

外文名称：*Salmonella enterica*

分类学地位：Bacteria; Pseudomonadota; Gammaproteobacteria; Enterobacterales; Enterobacteriaceae; *Salmonella*

生物危害程度：第三类

分离时间：2021-02-23

分离地址：中国湖北省仙桃市

分离基物：腹泻患者粪便

致病名称：胃肠炎

致病对象：人

来源历史：←湖北省疾病预防控制中心病原微生物菌（毒）种保藏中心←湖北省疾病预防控制中心←仙桃市疾病预防控制中心←仙桃市第一人民医院

用　　途：临床检验

联系单位：湖北省疾病预防控制中心

电子邮箱：JDZBCZX@163.com

516. 沙门菌属

国家科技资源标识符: CSTR: 16698.06.NPRC 1.12.278

平台资源号：NPRC 1.12.278

保藏编号：HB0201015

中文名称：肠沙门菌

外文名称：*Salmonella enterica*

分类学地位：Bacteria; Pseudomonadota; Gammaproteobacteria; Enterobacterales; Enterobacteriaceae; *Salmonella*

生物危害程度：第三类

分离时间：2021-05-18

分离地址：中国湖北省咸宁市

分离基物：腹泻患者粪便

致病名称：胃肠炎

致病对象：人

来源历史：←湖北省疾病预防控制中心病原微生物菌（毒）种保藏中心←湖北省疾病预防控制中心←咸宁市疾病预防控制中心←咸宁市中心医院

用　　途：临床检验

联系单位：湖北省疾病预防控制中心

电子邮箱：JDZBCZX@163.com

517. 沙门菌属

国家科技资源标识符: CSTR: 16698.06.NPRC 1.12.279

平台资源号：NPRC 1.12.279

保藏编号：HB0201026

中文名称：肠沙门菌

外文名称：*Salmonella enterica*

分类学地位：Bacteria; Pseudomonadota; Gammaproteobacteria; Enterobacterales; Enterobacteriaceae; *Salmonella*

生物危害程度：第三类

分离时间：2021-06-21

分离地址：中国湖北省潜江市

分离基物：腹泻患者粪便

致病名称：胃肠炎

致病对象：人

来源历史：←湖北省疾病预防控制中心病原微生物菌（毒）种保藏中心←湖北省疾病预防控制中心←潜江市疾病预防控制中心←潜江市中心医院

用　　途：临床检验

联系单位：湖北省疾病预防控制中心

电子邮箱：JDZBCZX@163.com

518. 沙门菌属

国家科技资源标识符: CSTR: 16698.06.NPRC 1.12.280

平台资源号：NPRC 1.12.280

保藏编号：HB0201027

中文名称：肠沙门菌

外文名称：*Salmonella enterica*

分类学地位：Bacteria; Pseudomonadota; Gammaproteobacteria; Enterobacterales; Enterobacteriaceae; *Salmonella*

生物危害程度：第三类

分离时间：2021-06-01

分离地址：中国湖北省黄冈市

分离基物：腹泻患者粪便

致病名称：胃肠炎

致病对象：人

来源历史：←湖北省疾病预防控制中心病原微生物菌（毒）种保藏中心←湖北省疾病预防控制中心←黄冈市疾病预防控制中心←黄冈市中心医院

用　　途：临床检验

联系单位：湖北省疾病预防控制中心

电子邮箱：JDZBCZX@163.com

519. 沙门菌属

国家科技资源标识符: CSTR: 16698.06.NPRC 1.12.281

平台资源号：NPRC 1.12.281

保藏编号：HB0201048

中文名称：肠沙门菌

外文名称：*Salmonella enterica*

分类学地位：Bacteria; Pseudomonadota; Gammaproteobacteria; Enterobacterales; Enterobacteriaceae; *Salmonella*

生物危害程度：第三类

分离时间：2021-04-21

分离地址：中国湖北省荆州市

分离基物：腹泻患者粪便

致病名称：胃肠炎

致病对象：人

来源历史：←湖北省疾病预防控制中心病原微生物菌（毒）种保藏中心←湖北省疾病预防控制中心←荆州市疾病预防控制中心←黄石市第二医院

用　　途：临床检验

联系单位：湖北省疾病预防控制中心

电子邮箱：JDZBCZX@163.com

520. 沙门菌属

国家科技资源标识符：CSTR: 16698.06.NPRC 1.12.282

平台资源号：NPRC 1.12.282

保藏编号：HB0201049

中文名称：肠沙门菌

外文名称：*Salmonella enterica*

分类学地位：Bacteria; Pseudomonadota; Gammaproteobacteria; Enterobacterales; Enterobacteriaceae; *Salmonella*

生物危害程度：第三类

分离时间：2021-05-21

分离地址：中国湖北省荆州市

分离基物：腹泻患者粪便

致病名称：胃肠炎

致病对象：人

来源历史：←湖北省疾病预防控制中心病原微生物菌（毒）种保藏中心←湖北省疾病预防控制中心←荆州市疾病预防控制

中心←黄石市妇幼保健院

用　　途：临床检验

联系单位：湖北省疾病预防控制中心

电子邮箱：JDZBCZX@163.com

521. 沙门菌属

国家科技资源标识符：CSTR: 16698.06.NPRC 1.12.283

平台资源号：NPRC 1.12.283

保藏编号：HB0201050

中文名称：肠沙门菌

外文名称：*Salmonella enterica*

分类学地位：Bacteria; Pseudomonadota; Gammaproteobacteria; Enterobacterales; Enterobacteriaceae; *Salmonella*

生物危害程度：第三类

分离时间：2021-05-21

分离地址：中国湖北省黄石市

分离基物：腹泻患者粪便

致病名称：胃肠炎

致病对象：人

来源历史：←湖北省疾病预防控制中心病原微生物菌（毒）种保藏中心←湖北省疾病预防控制中心←黄石市疾病预防控制中心←黄石市妇幼保健院

用　　途：临床检验

联系单位：湖北省疾病预防控制中心

电子邮箱：JDZBCZX@163.com

522. 沙门菌属

国家科技资源标识符：CSTR: 16698.06.NPRC 1.12.284

平台资源号：NPRC 1.12.284

保藏编号：HB0201052

中文名称：肠沙门菌

外文名称：*Salmonella enterica*

分类学地位：Bacteria; Pseudomonadota; Gammaproteobacteria; Enterobacterales; Enterobacteriaceae; *Salmonella*

生物危害程度：第三类

分离时间：2021-06-04

分离地址：中国湖北省黄石市

分离基物：腹泻患者粪便

致病名称：胃肠炎

致病对象：人

来源历史：←湖北省疾病预防控制中心病原微生
物菌（毒）种保藏中心←湖北省疾病
预防控制中心←黄石市疾病预防控制
中心←黄石市妇幼保健院

用　　途：临床检验

联系单位：湖北省疾病预防控制中心

电子邮箱：JDZBCZX@163.com

523. 沙门菌属

国家科技资源标识符：CSTR: 16698.06.NPRC 1.12.285

平台资源号：NPRC 1.12.285

保藏编号：HB0201054

中文名称：肠沙门菌

外文名称：*Salmonella enterica*

分类学地位：Bacteria; Pseudomonadota; Gammaproteobacteria; Enterobacterales; Enterobacteriaceae; *Salmonella*

生物危害程度：第三类

分离时间：2021-06-17

分离地址：中国湖北省黄石市

分离基物：腹泻患者粪便

致病名称：胃肠炎

致病对象：人

来源历史：←湖北省疾病预防控制中心病原微生
物菌（毒）种保藏中心←湖北省疾病
预防控制中心←黄石市疾病预防控制
中心←黄石市中心医院

用　　途：临床检验

联系单位：湖北省疾病预防控制中心

电子邮箱：JDZBCZX@163.com

524. 沙门菌属

国家科技资源标识符：CSTR: 16698.06.NPRC 1.12.286

平台资源号：NPRC 1.12.286

保藏编号：HB0201055

中文名称：肠沙门菌

外文名称：*Salmonella enterica*

分类学地位：Bacteria; Pseudomonadota; Gammaproteobacteria; Enterobacterales; Enterobacteriaceae; *Salmonella*

生物危害程度：第三类

分离时间：2021-06-28

分离地址：中国湖北省黄石市

分离基物：腹泻患者粪便

致病名称：胃肠炎

致病对象：人

来源历史：←湖北省疾病预防控制中心病原微生
物菌（毒）种保藏中心←湖北省疾病
预防控制中心←黄石市疾病预防控制
中心←黄石市中心医院

用　　途：临床检验

联系单位：湖北省疾病预防控制中心

电子邮箱：JDZBCZX@163.com

525. 沙门菌属

国家科技资源标识符：CSTR: 16698.06.NPRC 1.12.287

平台资源号：NPRC 1.12.287

保藏编号：HB0201057

中文名称：肠沙门菌

外文名称：*Salmonella enterica*

分类学地位：Bacteria; Pseudomonadota; Gammaproteobacteria; Enterobacterales; Enterobacteriaceae; *Salmonella*

生物危害程度：第三类

分离时间：2021-06-28

分离地址：中国湖北省黄石市

分离基物：腹泻患者粪便

致病名称：胃肠炎

致病对象：人

来源历史：←湖北省疾病预防控制中心病原微生物菌（毒）种保藏中心←湖北省疾病预防控制中心←黄石市疾病预防控制中心←黄石市妇幼保健院

用　　途：临床检验

联系单位：湖北省疾病预防控制中心

电子邮箱：JDZBCZX@163.com

526. 沙门菌属

国家科技资源标识符：CSTR: 16698.06.NPRC 1.12.288

平台资源号：NPRC 1.12.288

保藏编号：HB0201058

中文名称：肠沙门菌

外文名称：*Salmonella enterica*

分类学地位：Bacteria; Pseudomonadota; Gammaproteobacteria; Enterobacterales; Enterobacteriaceae; *Salmonella*

生物危害程度：第三类

分离时间：2021-06-28

分离地址：中国湖北省黄石市

分离基物：腹泻患者粪便

致病名称：胃肠炎

致病对象：人

来源历史：←湖北省疾病预防控制中心病原微生物菌（毒）种保藏中心←湖北省疾病预防控制中心←黄石市疾病预防控制中心←黄石市妇幼保健院

用　　途：临床检验

联系单位：湖北省疾病预防控制中心

电子邮箱：JDZBCZX@163.com

527. 沙门菌属

国家科技资源标识符：CSTR: 16698.06.NPRC 1.12.289

平台资源号：NPRC 1.12.289

保藏编号：HB0201059

中文名称：肠沙门菌

外文名称：*Salmonella enterica*

分类学地位：Bacteria; Pseudomonadota; Gammaproteobacteria; Enterobacterales; Enterobacteriaceae; *Salmonella*

生物危害程度：第三类

分离时间：2021-06-28

分离地址：中国湖北省黄石市

分离基物：腹泻患者粪便

致病名称：胃肠炎

致病对象：人

来源历史：←湖北省疾病预防控制中心病原微生物菌（毒）种保藏中心←湖北省疾病预防控制中心←黄石市疾病预防控制中心←黄石市妇幼保健院

用　　途：临床检验

联系单位：湖北省疾病预防控制中心

电子邮箱：JDZBCZX@163.com

528. 沙门菌属

国家科技资源标识符：CSTR: 16698.06.NPRC 1.14.16

平台资源号：NPRC 1.14.16

保藏编号：SZCDC-WXSSP20220731

中文名称：斯坦利沙门菌

外文名称：*Salmonella stanleyville*

分类学地位：Bacteria; Pseudomonadota; Gammaproteobacteria; Enterobacterales; Enterobacteriaceae; *Salmonella*

生物危害程度：第三类

分离时间：2022-10-25

分离地址：中国广东省深圳市

分离基物：腹泻患者粪便

致病名称：食物中毒、腹泻

致病对象：人

来源历史：←深圳市疾病预防控制中心病原←深圳市福田区疾病预防控制中心

用　　途：传染病病原监测和溯源

联系单位：深圳市疾病预防控制中心

电子邮箱：pengbo@wjw.sz.gov.cn

529. 沙门菌属

国家科技资源标识符：CSTR: 16698.06.NPRC 1.14.17

平台资源号：NPRC 1.14.17

保藏编号：SZCDC-WXSSP20220742

中文名称：阿贡纳沙门菌

外文名称：*Salmonella agona*

分类学地位：Bacteria; Pseudomonadota; Gammaproteobacteria; Enterobacterales; Enterobacteriaceae; *Salmonella*

生物危害程度：第三类

分离时间：2022-11-03

分离地址：中国广东省深圳市

分离基物：腹泻患者粪便

致病名称：食物中毒、腹泻

致病对象：人

来源历史：←深圳市疾病预防控制中心←深圳市宝安区中心医院

用　　途：传染病病原监测和溯源

联系单位：深圳市疾病预防控制中心

电子邮箱：pengbo@wjw.sz.gov.cn

530. 沙门菌属

国家科技资源标识符：CSTR: 16698.06.NPRC 1.13.166

平台资源号：NPRC 1.13.166

保藏编号：GDPCC 1.00084

中文名称：桑格尔沙门菌

外文名称：*Salmonella sangera*

分类学地位：Bacteria; Pseudomonadota; Gammaproteobacteria; Enterobacterales; Enterobacteriaceae; *Salmonella*

生物危害程度：第三类

分离时间：2014-08-07

分离地址：中国广东省广州市

分离基物：患者粪便

致病名称：急性胃肠炎

致病对象：人

来源历史：←广东省人间传染的病原微生物菌（毒）种保藏中心←广东省疾病预防控制中心←广州市疾病预防控制中心←广州市第一人民医院

用　　途：传染病病原监测和溯源

联系单位：广东省疾病预防控制中心病原微生物检验所

电子邮箱：sjkzx_wjs@gd.gov.cn

531. 沙门菌属

国家科技资源标识符：CSTR: 16698.06.NPRC 1.13.167

平台资源号：NPRC 1.13.167

保藏编号：GDPCC 1.00085

中文名称：卡劳沙门菌

外文名称：*Salmonella carrau*

分类学地位：Bacteria; Pseudomonadota; Gammaproteobacteria; Enterobacterales; Enterobacteriaceae; *Salmonella*

生物危害程度：第三类

分离时间：2014-10-25

分离地址：中国广东省中山市

分离基物：患者粪便

致病名称：急性胃肠炎

致病对象：人

来源历史：←广东省人间传染的病原微生物菌（毒）种保藏中心←广东省疾病预防控制中心←中山市疾病预防控制中心←中山市坦洲医院

用　　途：传染病病原监测和溯源

联系单位：广东省疾病预防控制中心病原微生物检验所

电子邮箱：sjkzx_wjs@gd.gov.cn

532. 沙门菌属

国家科技资源标识符：CSTR: 16698.06.NPRC 1.13.168

细菌

平台资源号：NPRC 1.13.168

保藏编号：GDPCC 1.00086

中文名称：哈托沙门菌

外文名称：*Salmonella hato*

分类学地位：Bacteria; Pseudomonadota; Gammaproteobacteria; Enterobacteriales; Enterobacteriaceae; *Salmonella*

生物危害程度：第三类

分离时间：2015-03-22

分离地址：中国广东省中山市

分离基物：患者粪便

致病名称：急性胃肠炎

致病对象：人

来源历史：←广东省人间传染的病原微生物菌（毒）种保藏中心←广东省疾病预防控制中心←中山市疾病预防控制中心←中山市博爱医院

用　　途：传染病病原监测和溯源

联系单位：广东省疾病预防控制中心病原微生物检验所

电子邮箱：sjkzx_wjs@gd.gov.cn

533. 沙门菌属

国家科技资源标识符：CSTR: 16698.06.NPRC 1.13.169

平台资源号：NPRC 1.13.169

保藏编号：GDPCC 1.00087

中文名称：肠沙门菌亚种Ⅲb 61:i:e,n,z15

外文名称：*Salmonella enterica* subsp. IIIb 61:i:e,n,z15

分类学地位：Bacteria; Pseudomonadota; Gammaproteobacteria; Enterobacteriales; Enterobacteriaceae; *Salmonella*

生物危害程度：第三类

分离时间：2015-03-25

分离地址：中国广东省珠海市

分离基物：患者粪便

致病名称：急性胃肠炎

致病对象：人

来源历史：←广东省人间传染的病原微生物菌（毒）种保藏中心←广东省疾病预防控制中心←珠海市疾病预防控制中心←珠海市妇幼保健院

用　　途：传染病病原监测和溯源

联系单位：广东省疾病预防控制中心病原微生物检验所

电子邮箱：sjkzx_wjs@gd.gov.cn

534. 沙门菌属

国家科技资源标识符：CSTR: 16698.06.NPRC 1.13.170

平台资源号：NPRC 1.13.170

保藏编号：GDPCC 1.00088

中文名称：加明那拉沙门菌

外文名称：*Salmonella gaminara*

分类学地位：Bacteria; Pseudomonadota; Gammaproteobacteria; Enterobacteriales; Enterobacteriaceae; *Salmonella*

生物危害程度：第三类

分离时间：2015-07-09

分离地址：中国广东省韶关市

分离基物：患者粪便

致病名称：急性胃肠炎

致病对象：人

来源历史：←广东省人间传染的病原微生物菌（毒）种保藏中心←广东省疾病预防控制中心←韶关市疾病预防控制中心←韶关市妇幼保健院

用　　途：传染病病原监测和溯源

联系单位：广东省疾病预防控制中心病原微生物检验所

电子邮箱：sjkzx_wjs@gd.gov.cn

535. 沙门菌属

国家科技资源标识符：CSTR: 16698.06.NPRC 1.13.171

平台资源号：NPRC 1.13.171

保藏编号：GDPCC 1.00089

中文名称：索科德沙门菌

外文名称：*Salmonella sokode*

分类学地位：Bacteria; Pseudomonadota; Gammaproteobacteria; Enterobacteriales; Enterobacteriaceae; *Salmonella*

生物危害程度：第三类

分离时间：2015-08-28

分离地址：中国广东省佛山市

分离基物：患者粪便

致病名称：急性胃肠炎

致病对象：人

来源历史：←广东省人间传染的病原微生物菌（毒）种保藏中心←广东省疾病预防控制中心←佛山市疾病预防控制中心←佛山市南海区第一人民医院

用　　途：传染病病原监测和溯源

联系单位：广东省疾病预防控制中心病原微生物检验所

电子邮箱：sjkzx_wjs@gd.gov.cn

536. 沙门菌属

国家科技资源标识符：CSTR: 16698.06.NPRC 1.13.172

平台资源号：NPRC 1.13.172

保藏编号：GDPCC 1.00090

中文名称：德绍沙门菌

外文名称：*Salmonella dessau*

分类学地位：Bacteria; Pseudomonadota; Gammaproteobacteria; Enterobacteriales; Enterobacteriaceae; *Salmonella*

生物危害程度：第三类

分离时间：2015-08-06

分离地址：中国广东省广州市

分离基物：患者粪便

致病名称：急性胃肠炎

致病对象：人

来源历史：←广东省人间传染的病原微生物菌（毒）种保藏中心←广东省疾病预防控制中

心←广州市疾病预防控制中心←广州市第一人民医院

用　　途：传染病病原监测和溯源

联系单位：广东省疾病预防控制中心病原微生物检验所

电子邮箱：sjkzx_wjs@gd.gov.cn

537. 沙门菌属

国家科技资源标识符：CSTR: 16698.06.NPRC 1.13.173

平台资源号：NPRC 1.13.173

保藏编号：GDPCC 1.00091

中文名称：肠沙门菌亚种Ⅱ 44:z4,z32:-

外文名称：*Salmonella enterica* subsp.Ⅱ 44:z4,z32:-

分类学地位：Bacteria; Pseudomonadota; Gammaproteobacteria; Enterobacteriales; Enterobacteriaceae; *Salmonella*

生物危害程度：第三类

分离时间：2016-04-08

分离地址：中国广东省江门市

分离基物：患者粪便

致病名称：急性胃肠炎

致病对象：人

来源历史：←广东省人间传染的病原微生物菌（毒）种保藏中心←广东省疾病预防控制中心←江门市疾病预防控制中心←江门市妇幼保健院

用　　途：传染病病原监测和溯源

联系单位：广东省疾病预防控制中心病原微生物检验所

电子邮箱：sjkzx_wjs@gd.gov.cn

538. 沙门菌属

国家科技资源标识符：CSTR: 16698.06.NPRC 1.13.174

平台资源号：NPRC 1.13.174

保藏编号：GDPCC 1.00092

中文名称：德班沙门菌

外文名称：*Salmonella durban*

分类学地位：Bacteria; Pseudomonadota; Gammaproteobacteria; Enterobacteriales; Enterobacteriaceae; *Salmonella*

生物危害程度：第三类

分离时间：2016-06-17

分离地址：中国广东省佛山市

分离基物：患者粪便

致病名称：急性胃肠炎

致病对象：人

来源历史：←广东省人间传染的病原微生物菌（毒）种保藏中心←广东省疾病预防控制中心←佛山市疾病预防控制中心←佛山市顺德区第一人民医院

用　　途：传染病病原监测和溯源

联系单位：广东省疾病预防控制中心病原微生物检验所

电子邮箱：sjkzx_wjs@gd.gov.cn

539. 沙门菌属

国家科技资源标识符：CSTR: 16698.06.NPRC 1.13.175

平台资源号：NPRC 1.13.175

保藏编号：GDPCC 1.00093

中文名称：肠沙门菌亚种 II 13,22:z:-

英文名称：*Salmonella enterica* subsp.II 13,22:z:-

分类学地位：Bacteria;Pseudomonadota; Gammaproteobacteria; Enterobacteriales; Enterobacteriaceae; *Salmonella*

生物危害程度：第三类

分离时间：2016-05-18

分离地址：中国广东省佛山市

分离基物：患者粪便

致病名称：急性胃肠炎

致病对象：人

来源历史：←广东省人间传染的病原微生物菌（毒）种保藏中心←广东省疾病预防控制中心←佛山市疾病预防控制中心←佛山市顺德区第一人民医院

用　　途：传染病病原监测和溯源

联系单位：广东省疾病预防控制中心病原微生物检验所

电子邮箱：sjkzx_wjs@gd.gov.cn

540. 沙门菌属

国家科技资源标识符：CSTR: 16698.06.NPRC 1.13.176

平台资源号：NPRC 1.13.176

保藏编号：GDPCC 1.00100

中文名称：肠沙门菌亚种 II 13,22:z:-

外文名称：*Salmonella enterica* subsp.II 13,22:z:-

分类学地位：Bacteria; Pseudomonadota; Gammaproteobacteria; Enterobacteriales; Enterobacteriaceae; *Salmonella*

生物危害程度：第三类

分离时间：2017-07-14

分离地址：中国广东省佛山市

分离基物：患者粪便

致病名称：急性胃肠炎

致病对象：人

来源历史：←广东省人间传染的病原微生物菌（毒）种保藏中心←广东省疾病预防控制中心←佛山市疾病预防控制中心←佛山市顺德区第一人民医院

用　　途：传染病病原监测和溯源

联系单位：广东省疾病预防控制中心病原微生物检验所

电子邮箱：sjkzx_wjs@gd.gov.cn

541. 沙门菌属

国家科技资源标识符：CSTR: 16698.06.NPRC 1.13.177

平台资源号：NPRC 1.13.177

保藏编号：GDPCC 1.00101

中文名称：塞罗沙门菌

外文名称：*Salmonella cerro*

分类学地位：Bacteria; Pseudomonadota; Gammaproteobacteria; Enterobacteriales;

细菌

Enterobacteriaceae; *Salmonella*

生物危害程度：第三类

分离时间：2017-09-12

分离地址：中国广东省广州市

分离基物：患者粪便

致病名称：急性胃肠炎

致病对象：人

来源历史：←广东省人间传染的病原微生物菌（毒）种保藏中心←广东省疾病预防控制中心←广州市疾病预防控制中心←广州军区广州总医院

用　　途：传染病病原监测和溯源

联系单位：广东省疾病预防控制中心病原微生物检验所

电子邮箱：sjkzx_wjs@gd.gov.cn

542. 沙门菌属

国家科技资源标识符：CSTR: 16698.06.NPRC 1.13.178

平台资源号：NPRC 1.13.178

保藏编号：GDPCC 1.00102

中文名称：库马西沙门菌

外文名称：*Salmonella kumasi*

分类学地位：Bacteria; Pseudomonadota; Gammaproteobacteria; Enterobacteriales; Enterobacteriaceae; *Salmonella*

生物危害程度：第三类

分离时间：2017-11-29

分离地址：中国广东省珠海市

分离基物：患者粪便

致病名称：急性胃肠炎

致病对象：人

来源历史：←广东省人间传染的病原微生物菌（毒）种保藏中心←广东省疾病预防控制中心←珠海市疾病预防控制中心←珠海妇幼保健院

用　　途：传染病病原监测和溯源

联系单位：广东省疾病预防控制中心病原微生物

检验所

电子邮箱：sjkzx_wjs@gd.gov.cn

543. 沙门菌属

国家科技资源标识符：CSTR: 16698.06.NPRC 1.13.179

平台资源号：NPRC 1.13.179

保藏编号：GDPCC 1.00103

中文名称：肠沙门菌亚种Ⅳ 44:z4,z32:-

外文名称：*Salmonella enterica* subsp.Ⅳ 44:z4,z32:-

分类学地位：Bacteria; Pseudomonadota; Gammaproteobacteria; Enterobacteriales; Enterobacteriaceae; *Salmonella*

生物危害程度：第三类

分离时间：2018-08-08

分离地址：中国广东省阳江市

分离基物：患者粪便

致病名称：急性胃肠炎

致病对象：人

来源历史：←广东省人间传染的病原微生物菌（毒）种保藏中心←广东省疾病预防控制中心←阳江市疾病预防控制中心←阳江市人民医院

用　　途：传染病病原监测和溯源

联系单位：广东省疾病预防控制中心病原微生物检验所

电子邮箱：sjkzx_wjs@gd.gov.cn

544. 沙门菌属

国家科技资源标识符：CSTR: 16698.06.NPRC 1.13.180

平台资源号：NPRC 1.13.180

保藏编号：GDPCC 1.00104

中文名称：长湾尼沙门菌

外文名称：*Salmonella jangwani*

分类学地位：Bacteria; Pseudomonadota; Gammaproteobacteria; Enterobacteriales; Enterobacteriaceae; *Salmonella*

生物危害程度：第三类

分离时间：2018-08-15

分离地址：中国广东省广州市

分离基物：患者粪便

致病名称：急性胃肠炎

致病对象：人

来源历史：←广东省人间传染的病原微生物菌（毒）
种保藏中心←广东省疾病预防控制中
心←广州市疾病预防控制中心←广州
市第一人民医院

用　　途：传染病病原监测和溯源

联系单位：广东省疾病预防控制中心病原微生物
检验所

电子邮箱：sjkzx_wjs@gd.gov.cn

545. 沙门菌属

国家科技资源标识符：CSTR: 16698.06.NPRC 1.13.181

平台资源号：NPRC 1.13.181

保藏编号：GDPCC 1.00105

中文名称：卡诺沙门菌

外文名称：*Salmonella carno*

分类学地位：Bacteria; Pseudomonadota; Gammaproteobacteria; Enterobacteriales; Enterobacteriaceae; *Salmonella*

生物危害程度：第三类

分离时间：2018-01-04

分离地址：中国广东省广州市

分离基物：患者粪便

致病名称：急性胃肠炎

致病对象：人

来源历史：←广东省人间传染的病原微生物菌（毒）
种保藏中心←广东省疾病预防控制中
心←广州市疾病预防控制中心←广州
市第一人民医院

用　　途：传染病病原监测和溯源

联系单位：广东省疾病预防控制中心病原微生物
检验所

电子邮箱：sjkzx_wjs@gd.gov.cn

546. 沙门菌属

国家科技资源标识符：CSTR: 16698.06.NPRC 1.13.182

平台资源号：NPRC 1.13.182

保藏编号：GDPCC 1.00106

中文名称：钦戈拉沙门菌

外文名称：*Salmonella chingola*

分类学地位：Bacteria; Pseudomonadota; Gammaproteobacteria; Enterobacteriales; Enterobacteriaceae; *Salmonella*

生物危害程度：第三类

分离时间：2019-11-09

分离地址：中国广东省广州市

分离基物：患者粪便

致病名称：急性胃肠炎

致病对象：人

来源历史：←广东省人间传染的病原微生物菌（毒）
种保藏中心←广东省疾病预防控制中
心←广州市疾病预防控制中心←广东
省妇幼保健院

用　　途：传染病病原监测和溯源

联系单位：广东省疾病预防控制中心病原微生物
检验所

电子邮箱：sjkzx_wjs@gd.gov.cn

547. 沙门菌属

国家科技资源标识符：CSTR: 16698.06.NPRC 1.13.183

平台资源号：NPRC 1.13.183

保藏编号：GDPCC 1.00107

中文名称：约翰内斯堡沙门菌

外文名称：*Salmonella johannesburg*

分类学地位：Bacteria; Pseudomonadota; Gammaproteobacteria; Enterobacteriales; Enterobacteriaceae; *Salmonella*

生物危害程度：第三类

分离时间：2019-08-07

分离地址：中国广东省茂名市

分离基物：患者粪便

致病名称：急性胃肠炎

致病对象：人

来源历史：←广东省人间传染的病原微生物菌（毒）种保藏中心←广东省疾病预防控制中心←茂名市疾病预防控制中心←茂名市妇幼保健院

用　　途：传染病病原监测和溯源

联系单位：广东省疾病预防控制中心病原微生物检验所

电子邮箱：sjkzx_wjs@gd.gov.cn

548. 沙门菌属

国家科技资源标识符：CSTR: 16698.06.NPRC 1.13.184

平台资源号：NPRC 1.13.184

保藏编号：GDPCC 1.00108

中文名称：蔡加沙门菌

外文名称：*Salmonella zega*

分类学地位：Bacteria; Pseudomonadota; Gammaproteobacteria; Enterobacteriales; Enterobacteriaceae; *Salmonella*

生物危害程度：第三类

分离时间：2018-10-30

分离地址：中国广东省广州市

分离基物：患者粪便

致病名称：急性胃肠炎

致病对象：人

来源历史：←广东省人间传染的病原微生物菌（毒）种保藏中心←广东省疾病预防控制中心←广州市疾病预防控制中心←广州市第一人民医院

用　　途：传染病病原监测和溯源

联系单位：广东省疾病预防控制中心病原微生物检验所

电子邮箱：sjkzx_wjs@gd.gov.cn

549. 沙门菌属

国家科技资源标识符：CSTR: 16698.06.NPRC 1.13.185

平台资源号：NPRC 1.13.185

保藏编号：GDPCC 1.00109

中文名称：芝加哥沙门菌

外文名称：*Salmonella chicago*

分类学地位：Bacteria; Pseudomonadota; Gammaproteobacteria; Enterobacteriales; Enterobacteriaceae; *Salmonella*

生物危害程度：第三类

分离时间：2020-08-11

分离地址：中国广东省珠海市

分离基物：患者粪便

致病名称：急性胃肠炎

致病对象：人

来源历史：←广东省人间传染的病原微生物菌（毒）种保藏中心←广东省疾病预防控制中心←珠海市疾病预防控制中心←珠海妇幼保健院

用　　途：传染病病原监测和溯源

联系单位：广东省疾病预防控制中心病原微生物检验所

电子邮箱：sjkzx_wjs@gd.gov.cn

550. 沙门菌属

国家科技资源标识符：CSTR: 16698.06.NPRC 1.13.186

平台资源号：NPRC 1.13.186

保藏编号：GDPCC 1.00110

中文名称：莫拉德沙门菌

外文名称：*Salmonella molade*

分类学地位：Bacteria; Pseudomonadota; Gammaproteobacteria; Enterobacteriales; Enterobacteriaceae; *Salmonella*

生物危害程度：第三类

分离时间：2021-10-09

分离地址：中国广东省东莞市

细菌

分离基物：患者粪便

致病名称：急性胃肠炎

致病对象：人

来源历史：←广东省人间传染的病原微生物菌（毒）种保藏中心←广东省疾病预防控制中心←东莞市疾病预防控制中心←东莞康华医院

用　　途：传染病病原监测和溯源

联系单位：广东省疾病预防控制中心病原微生物检验所

电子邮箱：sjkzx_wjs@gd.gov.cn

551. 沙门菌属

国家科技资源标识符：CSTR: 16698.06.NPRC 1.13.187

平台资源号：NPRC 1.13.187

保藏编号：GDPCC 1.00111

中文名称：厄班那沙门菌

外文名称：*Salmonella urbana*

分类学地位：Bacteria; Pseudomonadota; Gammaproteobacteria; Enterobacteriales; Enterobacteriaceae; *Salmonella*

生物危害程度：第三类

分离时间：2021-08-01

分离地址：中国广东省中山市

分离基物：患者粪便

致病名称：急性胃肠炎

致病对象：人

来源历史：←广东省人间传染的病原微生物菌（毒）种保藏中心←广东省疾病预防控制中心←中山市疾病预防控制中心←中山市人民医院

用　　途：传染病病原监测和溯源

联系单位：广东省疾病预防控制中心病原微生物检验所

电子邮箱：sjkzx_wjs@gd.gov.cn

552. 沙门菌属

国家科技资源标识符：CSTR: 16698.06.NPRC 1.13.188

平台资源号：NPRC 1.13.188

保藏编号：GDPCC 1.00112

中文名称：伊迪坎沙门菌

外文名称：*Salmonella idikan*

分类学地位：Bacteria; Pseudomonadota; Gammaproteobacteria; Enterobacteriales; Enterobacteriaceae; *Salmonella*

生物危害程度：第三类

分离时间：2021-08-02

分离地址：中国广东省中山市

分离基物：患者粪便

致病名称：急性胃肠炎

致病对象：人

来源历史：←广东省人间传染的病原微生物菌（毒）种保藏中心←广东省疾病预防控制中心←中山市疾病预防控制中心←中山市人民医院

用　　途：传染病病原监测和溯源，

联系单位：广东省疾病预防控制中心病原微生物检验所

电子邮箱：sjkzx_wjs@gd.gov.cn

553. 沙门菌属

国家科技资源标识符：CSTR: 16698.06.NPRC 1.13.189

平台资源号：NPRC 1.13.189

保藏编号：GDPCC 1.00113

中文名称：考拉克沙门菌

外文名称：*Salmonella kaolack*

分类学地位：Bacteria; Pseudomonadota; Gammaproteobacteria; Enterobacteriales; Enterobacteriaceae; *Salmonella*

生物危害程度：第三类

分离时间：2021-07-03

分离地址：中国广东省广州市

分离基物：患者粪便

致病名称：急性胃肠炎

致病对象：人

来源历史：←广东省人间传染的病原微生物菌（毒）种保藏中心←广东省疾病预防控制中心←广州市疾病预防控制中心←广东省第二人民医院

用　　途：传染病病原监测和溯源

联系单位：广东省疾病预防控制中心病原微生物检验所

电子邮箱：sjkzx_wjs@gd.gov.cn

554. 沙门菌属

国家科技资源标识符：CSTR: 16698.06.NPRC 1.13.190

平台资源号：NPRC 1.13.190

保藏编号：GDPCC 1.00114

中文名称：凯杜古沙门菌

外文名称：*Salmonella kedougou*

分类学地位：Bacteria; Pseudomonadota; Gammaproteobacteria; Enterobacteriales; Enterobacteriaceae; *Salmonella*

生物危害程度：第三类

分离时间：2020-04-07

分离地址：中国广东省珠海市

分离基物：患者粪便

致病名称：急性胃肠炎

致病对象：人

来源历史：←广东省疾病预防控制中心←珠海市疾病预防控制中心←珠海市妇幼保健院

用　　途：传染病病原监测和溯源

联系单位：广东省疾病预防控制中心病原微生物检验所

电子邮箱：sjkzx_wjs@gd.gov.cn

555. 沙门菌属

国家科技资源标识符：CSTR: 16698.06.NPRC 1.13.191

平台资源号：NPRC 1.13.191

保藏编号：GDPCC 1.00115

中文名称：伊丽莎白维尔沙门菌

外文名称：*Salmonella elisabethville*

分类学地位：Bacteria; Pseudomonadota; Gammaproteobacteria; Enterobacteriales; Enterobacteriaceae; *Salmonella*

生物危害程度：第三类

分离时间：2021-05-15

分离地址：中国广东省韶关市

分离基物：患者粪便

致病名称：急性胃肠炎

致病对象：人

来源历史：←广东省人间传染的病原微生物菌（毒）种保藏中心←广东省疾病预防控制中心←韶关市疾病预防控制中心←韶关市妇幼保健院

用　　途：传染病病原监测和溯源

联系单位：广东省疾病预防控制中心病原微生物检验所

电子邮箱：sjkzx_wjs@gd.gov.cn

556. 沙门菌属

国家科技资源标识符：CSTR: 16698.06.NPRC 1.13.192

平台资源号：NPRC 1.13.192

保藏编号：GDPCC 1.00116

中文名称：特勒凯比尔沙门菌

外文名称：*Salmonella telelkebir*

分类学地位：Bacteria; Pseudomonadota; Gammaproteobacteria; Enterobacteriales; Enterobacteriaceae; *Salmonella*

生物危害程度：第三类

分离时间：2021-10-23

分离地址：中国广东省广州市

分离基物：患者粪便

致病名称：急性胃肠炎

致病对象：人

来源历史：←广东省人间传染的病原微生物菌（毒）种保藏中心←广东省疾病预防控制中心←广州市疾病预防控制中心←广州市妇女儿童医院

用　途：传染病病原监测和溯源

联系单位：广东省疾病预防控制中心病原微生物检验所

电子邮箱：sjkzx_wjs@gd.gov.cn

557. 沙门菌属

国家科技资源标识符：CSTR: 16698.06.NPRC 1.13.193

平台资源号：NPRC 1.13.193

保藏编号：GDPCC 1.00117

中文名称：德班沙门菌

外文名称：*Salmonella durban*

分类学地位：Bacteria; Pseudomonadota; Gammaproteobacteria; Enterobacteriales; Enterobacteriaceae; *Salmonella*

生物危害程度：第三类

分离时间：2016-03-19

分离地址：中国广东省佛山市

分离基物：患者粪便

致病名称：急性胃肠炎

致病对象：人

来源历史：←广东省人间传染的病原微生物菌（毒）种保藏中心←广东省疾病预防控制中心←佛山州市疾病预防控制中心←佛山市顺德区第一人民医院

用　途：传染病病原监测和溯源

联系单位：广东省疾病预防控制中心病原微生物检验所

电子邮箱：sjkzx_wjs@gd.gov.cn

558. 沙门菌属

国家科技资源标识符：CSTR: 16698.06.NPRC 1.13.194

平台资源号：NPRC 1.13.194

保藏编号：GDPCC 1.00118

中文名称：甲型副伤寒沙门菌

外文名称：*Salmonella* paratyphi A

分类学地位：Bacteria; Pseudomonadota; Gammaproteobacteria; Enterobacteriales; Enterobacteriaceae; *Salmonella*

生物危害程度：第三类

分离时间：2019-06-10

分离地址：中国广东省深圳市

分离基物：患者粪便

致病名称：急性胃肠炎

致病对象：人

来源历史：←广东省人间传染的病原微生物菌（毒）种保藏中心←广东省疾病预防控制中心←深圳市疾病预防控制中心←北大医院（深圳）

用　途：传染病病原监测和溯源

联系单位：广东省疾病预防控制中心病原微生物检验所

电子邮箱：sjkzx_wjs@gd.gov.cn

559. 沙门菌属

国家科技资源标识符：CSTR: 16698.06.NPRC 1.13.195

平台资源号：NPRC 1.13.195

保藏编号：GDPCC 1.00119

中文名称：文莱沙门菌

外文名称：*Salmonella brunei*

分类学地位：Bacteria; Pseudomonadota; Gammaproteobacteria; Enterobacteriales; Enterobacteriaceae; *Salmonella*

生物危害程度：第三类

分离时间：2019-09-28

分离地址：中国广东省茂名市

分离基物：患者粪便

致病名称：急性胃肠炎

致病对象：人

来源历史：←广东省人间传染的病原微生物菌（毒）种保藏中心←广东省疾病预防控制中

心←茂名市疾病预防控制中心←茂名
市妇幼保健院

用　　途：传染病病原监测和溯源

联系单位：广东省疾病预防控制中心病原微生物
检验所

电子邮箱：sjkzx_wjs@gd.gov.cn

560. 沙门菌属

国家科技资源标识符：CSTR: 16698.06.NPRC 1.13.196

平台资源号：NPRC 1.13.196

保藏编号：GDPCC 1.00120

中文名称：肠沙门菌亚种Ⅱ 17:g,t:-

外文名称：*Salmonella enterica* subsp.Ⅱ 17:g,t:-

分类学地位：Bacteria; Pseudomonadota; Gammaproteobacteria; Enterobacteriales; Enterobacteriaceae; *Salmonella*

生物危害程度：第三类

分离时间：2019-03-07

分离地址：中国广东省中山市

分离基物：患者粪便

致病名称：急性胃肠炎

致病对象：人

来源历史：←广东省人间传染的病原微生物菌（毒）
种保藏中心←广东省疾病预防控制中
心←中山市疾病预防控制中心←中山
市人民医院

用　　途：传染病病原监测和溯源

联系单位：广东省疾病预防控制中心病原微生物
检验所

电子邮箱：sjkzx_wjs@gd.gov.cn

561. 沙门菌属

国家科技资源标识符：CSTR: 16698.06.NPRC 1.13.197

平台资源号：NPRC 1.13.197

保藏编号：GDPCC 1.00121

中文名称：肠沙门菌亚种Ⅳ 43:z4,z23:-

外文名称：*Salmonella enterica* subsp.Ⅳ 43:z4,z23:-

分类学地位：Bacteria; Pseudomonadota; Gammaproteobacteria; Enterobacteriales; Enterobacteriaceae; *Salmonella*

生物危害程度：第三类

分离时间：2020-10-06

分离地址：中国广东省茂名市

分离基物：患者粪便

致病名称：急性胃肠炎

致病对象：人

来源历史：←广东省人间传染的病原微生物菌（毒）
种保藏中心←广东省疾病预防控制中
心←茂名市疾病预防控制中心←茂名
市妇幼保健院

用　　途：传染病病原监测和溯源

联系单位：广东省疾病预防控制中心病原微生物
检验所

电子邮箱：sjkzx_wjs@gd.gov.cn

562. 沙门菌属

国家科技资源标识符：CSTR: 16698.06.NPRC 1.13.198

平台资源号：NPRC 1.13.198

保藏编号：GDPCC 1.00122

中文名称：金加布沙门菌

外文名称：*Salmonella kingabwa*

分类学地位：Bacteria; Pseudomonadota; Gammaproteobacteria; Enterobacteriales; Enterobacteriaceae; *Salmonella*

生物危害程度：第三类

分离时间：2021-06-26

分离地址：中国广东省茂名市

分离基物：患者粪便

致病名称：急性胃肠炎

致病对象：人

来源历史：←广东省人间传染的病原微生物菌（毒）
种保藏中心←广东省疾病预防控制中
心←茂名市疾病预防控制中心←茂名
市妇幼保健院

用　　途：传染病病原监测和溯源

联系单位：广东省疾病预防控制中心病原微生物
　　　　　检验所

电子邮箱：sjkzx_wjs@gd.gov.cn

563. 沙门菌属

国家科技资源标识符：CSTR: 16698.06.NPRC 1.13.199

平台资源号：NPRC 1.13.199

保藏编号：GDPCC 1.00123

中文名称：肠沙门菌亚种Ⅲ b 50:z52:z35

外文名称：*Salmonella enterica* subsp.IIIb 50:z52:z35

分类学地位：Bacteria; Pseudomonadota; Gammaproteobacteria; Enterobacteriales; Enterobacteriaceae; *Salmonella*

生物危害程度：第三类

分离时间：2021-04-16

分离地址：中国广东省揭阳市

分离基物：患者粪便

致病名称：急性胃肠炎

致病对象：人

来源历史：←广东省人间传染的病原微生物菌（毒）
　　　　　种保藏中心←广东省疾病预防控制中
　　　　　心←揭阳市疾病预防控制中心←揭阳
　　　　　市人民医院

用　　途：传染病病原监测和溯源

联系单位：广东省疾病预防控制中心病原微生物
　　　　　检验所

电子邮箱：sjkzx_wjs@gd.gov.cn

564. 沙门菌属

国家科技资源标识符：CSTR: 16698.06.NPRC 1.13.200

平台资源号：NPRC 1.13.200

保藏编号：GDPCC 1.00124

中文名称：法蒂沙门菌

外文名称：*Salmonella fanti*

分类学地位：Bacteria; Pseudomonadota; Gammaproteobacteria; Enterobacteriales; Enterobacteriaceae; *Salmonella*

生物危害程度：第三类

分离时间：2020-06-27

分离地址：中国广东省茂名市

分离基物：患者粪便

致病名称：急性胃肠炎

致病对象：人

来源历史：←广东省人间传染的病原微生物菌（毒）
　　　　　种保藏中心←广东省疾病预防控制中
　　　　　心←茂名市疾病预防控制中心←茂名
　　　　　市妇幼保健院

用　　途：传染病病原监测和溯源

联系单位：广东省疾病预防控制中心病原微生物
　　　　　检验所

电子邮箱：sjkzx_wjs@gd.gov.cn

▲ 十七、葡萄球菌属

565. 葡萄球菌属

国家科技资源标识符：CSTR: 16698.06.NPRC 1.7.121

平台资源号：NPRC 1.7.121

保藏编号：CCPM(A)-P-382108

中文名称：溶血葡萄球菌

外文名称：*Staphylococcus haemolyticus*

分类学地位：Bacteria; Bacillota; Bacilli; Caryophanales; Staphylococcaceae; *Staphylococcus*

生物危害程度：第三类

分离时间：2021-08

分离地址：中国河北省张家口市

分离基物：患者引流液

致病名称：细菌性尿路感染、细菌性心内膜炎、
　　　　　菌血症、细菌性腹膜炎、细菌性伤口
　　　　　感染、细菌性骨感染

致病对象：人、动物

来源历史：←中国医学科学院病原微生物菌（毒）
种保藏中心药用微生物相关菌（毒）
种保藏分中心←中国医学科学院医药
生物技术研究所←河北北方学院附属
第一医院

用　　途：科研

联系单位：中国医学科学院医药生物技术研究所

电子邮箱：xinxinhu@imb.cams.cn

566. 葡萄球菌属

国家科技资源标识符：CSTR: 16698.06.NPRC 1.7.122

平台资源号：NPRC 1.7.122

保藏编号：CCPM(A)-P-352118

中文名称：人葡萄球菌

外文名称：*Staphylococcus hominis*

分类学地位：Bacteria; Bacillota; Bacilli; Caryopha-
nales; Staphylococcaceae; *Staphylo-
coccus*

生物危害程度：第三类

分离时间：2021-08

分离地址：中国河北省张家口市

分离基物：患者全血

致病名称：细菌性皮肤感染、菌血症

致病对象：人、动物

来源历史：←中国医学科学院病原微生物菌（毒）
种保藏中心药用微生物相关菌（毒）
种保藏分中心←中国医学科学院医药
生物技术研究所←河北北方学院附属
第一医院

用　　途：科研

联系单位：中国医学科学院医药生物技术研究所

电子邮箱：xinxinhu@imb.cams.cn

567. 葡萄球菌属

国家科技资源标识符：CSTR: 16698.06.NPRC 1.14.15

平台资源号：NPRC 1.14.15

保藏编号：SZCDC-WXSSA20220040

中文名称：金黄色葡萄球菌

外文名称：*Staphylococcus aureus*

分类学地位：Bacteria; Bacillota; Bacilli; Caryopha-
nales; Staphylococcaceae; *Staphylo-
coccus*

生物危害程度：第三类

分离时间：2022-09-25

分离地址：中国广东省深圳市

分离基物：腹泻患者粪便

致病名称：食物中毒、腹泻

致病对象：人

来源历史：←深圳市疾病预防控制中心←深圳市
南山区疾病预防控制中心

用　　途：传染病病原监测和溯源

联系单位：深圳市疾病预防控制中心

电子邮箱：pengbo@wjw.sz.gov.cn

568. 葡萄球菌属

国家科技资源标识符：CSTR: 16698.06.NPRC 1.2.1530

平台资源号：NPRC 1.2.1530

保藏编号：CHPC 1.14803

中文名称：金黄色葡萄球菌

外文名称：*Staphylococcus aureus*

分类学地位：Bacteria; Bacillota; Bacilli; Caryopha-
nales; Staphylococcaceae; *Staphylo-
coccus*

生物危害程度：第三类

分离时间：2022-01-01

分离地址：中国海南省海口市

分离基物：食品

致病名称：食物中毒、化脓性炎症

致病对象：人、动物

来源历史：←中国疾病预防控制中心病原微生物
菌（毒）种保藏中心传染病所分中心
←中国疾病预防控制中心传染病预防
控制所

用　　途：临床检验

联系单位：中国疾病预防控制中心传染病预防控制所

电子邮箱：chpc@icdc.cn

569. 葡萄球菌属

国家科技资源标识符：CSTR: 16698.06.NPRC 1.2.1531

平台资源号：NPRC 1.2.1531

保藏编号：CHPC 1.14804

中文名称：金黄色葡萄球菌

外文名称：*Staphylococcus aureus*

分类学地位：Bacteria; Bacillota; Bacilli; Caryophanales; Staphylococcaceae; *Staphylococcus*

生物危害程度：第三类

分离时间：2020-01-01

分离地址：中国海南省琼海市

分离基物：食品

致病名称：食物中毒、化脓性炎症

致病对象：人、动物

来源历史：←中国疾病预防控制中心病原微生物菌（毒）种保藏中心传染病所分中心 ←中国疾病预防控制中心传染病预防控制所

用　　途：临床检验

联系单位：中国疾病预防控制中心传染病预防控制所

电子邮箱：chpc@icdc.cn

570. 葡萄球菌属

国家科技资源标识符：CSTR: 16698.06.NPRC 1.2.1532

平台资源号：NPRC 1.2.1532

保藏编号：CHPC 1.14805

中文名称：金黄色葡萄球菌

外文名称：*Staphylococcus aureus*

分类学地位：Bacteria; Bacillota; Bacilli; Caryophanales; Staphylococcaceae; *Staphylococcus*

生物危害程度：第三类

分离时间：2022-01-01

分离地址：中国海南省海口市

分离基物：食品

致病名称：食物中毒、化脓性炎症

致病对象：人、动物

来源历史：←中国疾病预防控制中心病原微生物菌（毒）种保藏中心传染病所分中心 ←中国疾病预防控制中心传染病预防控制所

用　　途：临床检验

联系单位：中国疾病预防控制中心传染病预防控制所

电子邮箱：chpc@icdc.cn

571. 葡萄球菌属

国家科技资源标识符：CSTR: 16698.06.NPRC 1.2.1533

平台资源号：NPRC 1.2.1533

保藏编号：CHPC 1.14806

中文名称：金黄色葡萄球菌

外文名称：*Staphylococcus aureus*

分类学地位：Bacteria; Bacillota; Bacilli; Caryophanales; Staphylococcaceae; *Staphylococcus*

生物危害程度：第三类

分离时间：2022-01-01

分离地址：中国海南省海口市

分离基物：食品

致病名称：食物中毒、化脓性炎症

致病对象：人、动物

来源历史：←中国疾病预防控制中心病原微生物菌（毒）种保藏中心传染病所分中心 ←中国疾病预防控制中心传染病预防控制所

用　　途：临床检验

联系单位：中国疾病预防控制中心传染病预防控制所

细菌

电子邮箱：chpc@icdc.cn

572. 葡萄球菌属

国家科技资源标识符：CSTR: 16698.06.NPRC 1.2.1534

平台资源号：NPRC 1.2.1534

保藏编号：CHPC 1.14807

中文名称：金黄色葡萄球菌

外文名称：*Staphylococcus aureus*

分类学地位：Bacteria; Bacillota; Bacilli; Caryophanales; Staphylococcaceae; *Staphylococcus*

生物危害程度：第三类

分离时间：2021-12-19

分离地址：中国黑龙江省牡丹江市

分离基物：食品

致病名称：食物中毒、化脓性炎症

致病对象：人、动物

来源历史：←中国疾病预防控制中心病原微生物菌（毒）种保藏中心传染病所分中心←中国疾病预防控制中心传染病预防控制所

用　　途：临床检验

联系单位：中国疾病预防控制中心传染病预防控制所

电子邮箱：chpc@icdc.cn

573. 葡萄球菌属

国家科技资源标识符：CSTR: 16698.06.NPRC 1.2.1535

平台资源号：NPRC 1.2.1535

保藏编号：CHPC 1.14808

中文名称：金黄色葡萄球菌

外文名称：*Staphylococcus aureus*

分类学地位：Bacteria; Bacillota; Bacilli; Caryophanales; Staphylococcaceae; *Staphylococcus*

生物危害程度：第三类

分离时间：2021-01-01

分离地址：中国吉林省延边朝鲜族自治州

分离基物：食品

致病名称：食物中毒、化脓性炎症

致病对象：人、动物

来源历史：←中国疾病预防控制中心病原微生物菌（毒）种保藏中心传染病所分中心←中国疾病预防控制中心传染病预防控制所

用　　途：临床检验

联系单位：中国疾病预防控制中心传染病预防控制所

电子邮箱：chpc@icdc.cn

574. 葡萄球菌属

国家科技资源标识符：CSTR: 16698.06.NPRC 1.2.1536

平台资源号：NPRC 1.2.1536

保藏编号：CHPC 1.14809

中文名称：金黄色葡萄球菌

外文名称：*Staphylococcus aureus*

分类学地位：Bacteria; Bacillota; Bacilli; Caryophanales; Staphylococcaceae; *Staphylococcus*

生物危害程度：第三类

分离时间：2021-01-01

分离地址：中国吉林省延边朝鲜族自治州

分离基物：食品

致病名称：食物中毒、化脓性炎症

致病对象：人、动物

来源历史：←中国疾病预防控制中心病原微生物菌（毒）种保藏中心传染病所分中心←中国疾病预防控制中心传染病预防控制所

用　　途：临床检验

联系单位：中国疾病预防控制中心传染病预防控制所

电子邮箱：chpc@icdc.cn

细 菌

575. 葡萄球菌属

国家科技资源标识符：CSTR: 16698.06.NPRC 1.2.1537

平台资源号：NPRC 1.2.1537

保藏编号：CHPC 1.14810

中文名称：金黄色葡萄球菌

外文名称：*Staphylococcus aureus*

分类学地位：Bacteria; Bacillota; Bacilli; Caryophanales; Staphylococcaceae; *Staphylococcus*

生物危害程度：第三类

分离时间：2021-01-01

分离地址：中国吉林省延边朝鲜族自治州

分离基物：食品

致病名称：食物中毒、化脓性炎症

致病对象：人、动物

来源历史：←中国疾病预防控制中心病原微生物菌（毒）种保藏中心传染病所分中心←中国疾病预防控制中心传染病预防控制所

用　　途：临床检验

联系单位：中国疾病预防控制中心传染病预防控制所

电子邮箱：chpc@icdc.cn

576. 葡萄球菌属

国家科技资源标识符：CSTR: 16698.06.NPRC 1.2.1538

平台资源号：NPRC 1.2.1538

保藏编号：CHPC 1.14811

中文名称：金黄色葡萄球菌

外文名称：*Staphylococcus aureus*

分类学地位：Bacteria; Bacillota; Bacilli; Caryophanales; Staphylococcaceae; *Staphylococcus*

生物危害程度：第三类

分离时间：2020-01-01

分离地址：中国吉林省延边朝鲜族自治州

分离基物：食品

致病名称：食物中毒、化脓性炎症

致病对象：人、动物

来源历史：←中国疾病预防控制中心病原微生物菌（毒）种保藏中心传染病所分中心←中国疾病预防控制中心传染病预防控制所

用　　途：临床检验

联系单位：中国疾病预防控制中心传染病预防控制所

电子邮箱：chpc@icdc.cn

577. 葡萄球菌属

国家科技资源标识符：CSTR: 16698.06.NPRC 1.2.1539

平台资源号：NPRC 1.2.1539

保藏编号：CHPC 1.14812

中文名称：金黄色葡萄球菌

外文名称：*Staphylococcus aureus*

分类学地位：Bacteria; Bacillota; Bacilli; Caryophanales; Staphylococcaceae; *Staphylococcus*

生物危害程度：第三类

分离时间：2020-01-01

分离地址：中国吉林省延边朝鲜族自治州

分离基物：食品

致病名称：食物中毒、化脓性炎症

致病对象：人、动物

来源历史：←中国疾病预防控制中心病原微生物菌（毒）种保藏中心传染病所分中心←中国疾病预防控制中心传染病预防控制所

用　　途：临床检验

联系单位：中国疾病预防控制中心传染病预防控制所

电子邮箱：chpc@icdc.cn

578. 葡萄球菌属

国家科技资源标识符：CSTR: 16698.06.NPRC 1.2.1540

平台资源号：NPRC 1.2.1540

保藏编号：CHPC 1.14813

中文名称：金黄色葡萄球菌

外文名称：*Staphylococcus aureus*

分类学地位：Bacteria; Bacillota; Bacilli; Caryophanales; Staphylococcaceae; *Staphylococcus*

生物危害程度：第三类

分离时间：2020-01-01

分离地址：中国吉林省通化市

分离基物：血液

致病名称：食物中毒、化脓性炎症

致病对象：人、动物

来源历史：←中国疾病预防控制中心病原微生物菌（毒）种保藏中心传染病所分中心←中国疾病预防控制中心传染病预防控制所

用　　途：临床检验

联系单位：中国疾病预防控制中心传染病预防控制所

电子邮箱：chpc@icdc.cn

579. 葡萄球菌属

国家科技资源标识符：CSTR: 16698.06.NPRC 1.2.1541

平台资源号：NPRC 1.2.1541

保藏编号：CHPC 1.14814

中文名称：金黄色葡萄球菌

外文名称：*Staphylococcus aureus*

分类学地位：Bacteria; Bacillota; Bacilli; Caryophanales; Staphylococcaceae; *Staphylococcus*

生物危害程度：第三类

分离时间：2020-01-01

分离地址：中国吉林省通化市

分离基物：血液

致病名称：食物中毒、化脓性炎症

致病对象：人、动物

来源历史：←中国疾病预防控制中心病原微生物菌（毒）种保藏中心传染病所分中心←中国疾病预防控制中心传染病预防控制所

用　　途：临床检验

联系单位：中国疾病预防控制中心传染病预防控制所

电子邮箱：chpc@icdc.cn

580. 葡萄球菌属

国家科技资源标识符：CSTR: 16698.06.NPRC 1.2.1542

平台资源号：NPRC 1.2.1542

保藏编号：CHPC 1.14815

中文名称：金黄色葡萄球菌

外文名称：*Staphylococcus aureus*

分类学地位：Bacteria; Bacillota; Bacilli; Caryophanales; Staphylococcaceae; *Staphylococcus*

生物危害程度：第三类

分离时间：2020-01-01

分离地址：中国吉林省白山市

分离基物：血液

致病名称：食物中毒、化脓性炎症

致病对象：人、动物

来源历史：←中国疾病预防控制中心病原微生物菌（毒）种保藏中心传染病所分中心←中国疾病预防控制中心传染病预防控制所

用　　途：临床检验

联系单位：中国疾病预防控制中心传染病预防控制所

电子邮箱：chpc@icdc.cn

细
菌

581. 葡萄球菌属

国家科技资源标识符：CSTR: 16698.06.NPRC 1.2.1543

平台资源号：NPRC 1.2.1543

保藏编号：CHPC 1.14816

中文名称：金黄色葡萄球菌

外文名称：*Staphylococcus aureus*

分类学地位：Bacteria; Bacillota; Bacilli; Caryopha-
nales; Staphylococcaceae; *Staphylo-
coccus*

生物危害程度：第三类

分离时间：2020-01-01

分离地址：中国吉林省白山市

分离基物：血液

致病名称：食物中毒、化脓性炎症

致病对象：人、动物

来源历史：←中国疾病预防控制中心病原微生物
菌（毒）种保藏中心传染病所分中心
←中国疾病预防控制中心传染病预防
控制所

用　　途：临床检验

联系单位：中国疾病预防控制中心传染病预防控
制所

电子邮箱：chpc@icdc.cn

582. 葡萄球菌属

国家科技资源标识符：CSTR: 16698.06.NPRC 1.2.1544

平台资源号：NPRC 1.2.1544

保藏编号：CHPC 1.14817

中文名称：金黄色葡萄球菌

外文名称：*Staphylococcus aureus*

分类学地位：Bacteria; Bacillota; Bacilli; Caryopha-
nales; Staphylococcaceae; *Staphylo-
coccus*

生物危害程度：第三类

分离时间：2020-01-01

分离地址：中国吉林省白山市

分离基物：血液

致病名称：食物中毒、化脓性炎症

致病对象：人、动物

来源历史：←中国疾病预防控制中心病原微生物
菌（毒）种保藏中心传染病所分中心
←中国疾病预防控制中心传染病预防
控制所

用　　途：临床检验

联系单位：中国疾病预防控制中心传染病预防控
制所

电子邮箱：chpc@icdc.cn

583. 葡萄球菌属

国家科技资源标识符：CSTR: 16698.06.NPRC 1.2.1545

平台资源号：NPRC 1.2.1545

保藏编号：CHPC 1.14818

中文名称：金黄色葡萄球菌

外文名称：*Staphylococcus aureus*

分类学地位：Bacteria; Bacillota; Bacilli; Caryopha-
nales; Staphylococcaceae; *Staphylo-
coccus*

生物危害程度：第三类

分离时间：2020-11-06

分离地址：中国吉林省白城市

分离基物：食品

致病名称：食物中毒、化脓性炎症

致病对象：人、动物

来源历史：←中国疾病预防控制中心病原微生物
菌（毒）种保藏中心传染病所分中心
←中国疾病预防控制中心传染病预防
控制所

用　　途：临床检验

联系单位：中国疾病预防控制中心传染病预防控
制所

电子邮箱：chpc@icdc.cn

584. 葡萄球菌属

国家科技资源标识符：CSTR: 16698.06.NPRC 1.2.1546

平台资源号：NPRC 1.2.1546

保藏编号：CHPC 1.14819

中文名称：金黄色葡萄球菌

外文名称：*Staphylococcus aureus*

分类学地位：Bacteria; Bacillota; Bacilli; Caryopha-
　　　　　　nales; Staphylococcaceae; *Staphylo-
　　　　　　coccus*

生物危害程度：第三类

分离时间：2021-01-25

分离地址：中国吉林省白城市

分离基物：食品

致病名称：食物中毒、化脓性炎症

致病对象：人、动物

来源历史：←中国疾病预防控制中心病原微生物
　　　　　　菌（毒）种保藏中心传染病所分中心
　　　　　　←中国疾病预防控制中心传染病预防
　　　　　　控制所

用　　途：临床检验

联系单位：中国疾病预防控制中心传染病预防控
　　　　　　制所

电子邮箱：chpc@icdc.cn

585. 葡萄球菌属

国家科技资源标识符：CSTR: 16698.06.NPRC 1.2.1547

平台资源号：NPRC 1.2.1547

保藏编号：CHPC 1.14820

中文名称：金黄色葡萄球菌

外文名称：*Staphylococcus aureus*

分类学地位：Bacteria; Bacillota; Bacilli; Caryopha-
　　　　　　nales; Staphylococcaceae; *Staphylo-
　　　　　　coccus*

生物危害程度：第三类

分离时间：2021-01-29

分离地址：中国吉林省白城市

分离基物：食品

致病名称：食物中毒、化脓性炎症

致病对象：人、动物

来源历史：←中国疾病预防控制中心病原微生物
　　　　　　菌（毒）种保藏中心传染病所分中心
　　　　　　←中国疾病预防控制中心传染病预防
　　　　　　控制所

用　　途：临床检验

联系单位：中国疾病预防控制中心传染病预防控
　　　　　　制所

电子邮箱：chpc@icdc.cn

586. 葡萄球菌属

国家科技资源标识符：CSTR: 16698.06.NPRC 1.2.1548

平台资源号：NPRC 1.2.1548

保藏编号：CHPC 1.14821

中文名称：金黄色葡萄球菌

外文名称：*Staphylococcus aureus*

分类学地位：Bacteria; Bacillota; Bacilli; Caryopha-
　　　　　　nales; Staphylococcaceae; *Staphylo-
　　　　　　coccus*

生物危害程度：第三类

分离时间：2021-03-08

分离地址：中国吉林省白城市

分离基物：食品

致病名称：食物中毒、化脓性炎症

致病对象：人、动物

来源历史：←中国疾病预防控制中心病原微生物
　　　　　　菌（毒）种保藏中心传染病所分中心
　　　　　　←中国疾病预防控制中心传染病预防
　　　　　　控制所

用　　途：临床检验

联系单位：中国疾病预防控制中心传染病预防控
　　　　　　制所

电子邮箱：chpc@icdc.cn

细菌

587. 葡萄球菌属

国家科技资源标识符: CSTR: 16698.06.NPRC 1.2.1549

平台资源号: NPRC 1.2.1549

保藏编号: CHPC 1.14822

中文名称: 金黄色葡萄球菌

外文名称: *Staphylococcus aureus*

分类学地位: Bacteria; Bacillota; Bacilli; Caryophanales; Staphylococcaceae; *Staphylococcus*

生物危害程度: 第三类

分离时间: 2021-03-12

分离地址: 中国吉林省白城市

分离基物: 血液

致病名称: 食物中毒、化脓性炎症

致病对象: 人、动物

来源历史: ←中国疾病预防控制中心病原微生物菌（毒）种保藏中心传染病所分中心 ←中国疾病预防控制中心传染病预防控制所

用　途: 临床检验

联系单位: 中国疾病预防控制中心传染病预防控制所

电子邮箱: chpc@icdc.cn

588. 葡萄球菌属

国家科技资源标识符: CSTR: 16698.06.NPRC 1.2.1550

平台资源号: NPRC 1.2.1550

保藏编号: CHPC 1.14823

中文名称: 金黄色葡萄球菌

外文名称: *Staphylococcus aureus*

分类学地位: Bacteria; Bacillota; Bacilli; Caryophanales; Staphylococcaceae; *Staphylococcus*

生物危害程度: 第三类

分离时间: 2021-04-25

分离地址: 中国吉林省白城市

分离基物: 血液

致病名称: 食物中毒、化脓性炎症

致病对象: 人、动物

来源历史: ←中国疾病预防控制中心病原微生物菌（毒）种保藏中心传染病所分中心 ←中国疾病预防控制中心传染病预防控制所

用　途: 临床检验

联系单位: 中国疾病预防控制中心传染病预防控制所

电子邮箱: chpc@icdc.cn

589. 葡萄球菌属

国家科技资源标识符: CSTR: 16698.06.NPRC 1.2.1551

平台资源号: NPRC 1.2.1551

保藏编号: CHPC 1.14824

中文名称: 金黄色葡萄球菌

外文名称: *Staphylococcus aureus*

分类学地位: Bacteria; Bacillota; Bacilli; Caryophanales; Staphylococcaceae; *Staphylococcus*

生物危害程度: 第三类

分离时间: 2021-05-10

分离地址: 中国吉林省白城市

分离基物: 血液

致病名称: 食物中毒、化脓性炎症

致病对象: 人、动物

来源历史: ←中国疾病预防控制中心病原微生物菌（毒）种保藏中心传染病所分中心 ←中国疾病预防控制中心传染病预防控制所

用　途: 临床检验

联系单位: 中国疾病预防控制中心传染病预防控制所

电子邮箱: chpc@icdc.cn

590. 葡萄球菌属

国家科技资源标识符：CSTR: 16698.06.NPRC 1.2.1552

平台资源号：NPRC 1.2.1552

保藏编号：CHPC 1.14825

中文名称：金黄色葡萄球菌

外文名称：*Staphylococcus aureus*

分类学地位：Bacteria; Bacillota; Bacilli; Caryopha-nales; Staphylococcaceae; *Staphylo-coccus*

生物危害程度：第三类

分离时间：2021-12-31

分离地址：中国吉林省白城市

分离基物：血液

致病名称：食物中毒、化脓性炎症

致病对象：人、动物

来源历史：←中国疾病预防控制中心病原微生物菌（毒）种保藏中心传染病所分中心←中国疾病预防控制中心传染病预防控制所

用　　途：临床检验

联系单位：中国疾病预防控制中心传染病预防控制所

电子邮箱：chpc@icdc.cn

591. 葡萄球菌属

国家科技资源标识符：CSTR: 16698.06.NPRC 1.2.1553

平台资源号：NPRC 1.2.1553

保藏编号：CHPC 1.14826

中文名称：金黄色葡萄球菌

外文名称：*Staphylococcus aureus*

分类学地位：Bacteria; Bacillota; Bacilli; Caryopha-nales; Staphylococcaceae; *Staphylo-coccus*

生物危害程度：第三类

分离时间：2021-01-01

分离地址：中国吉林省长春市

分离基物：血液

致病名称：食物中毒、化脓性炎症

致病对象：人、动物

来源历史：←中国疾病预防控制中心病原微生物菌（毒）种保藏中心传染病所分中心←中国疾病预防控制中心传染病预防控制所

用　　途：临床检验

联系单位：中国疾病预防控制中心传染病预防控制所

电子邮箱：chpc@icdc.cn

592. 葡萄球菌属

国家科技资源标识符：CSTR: 16698.06.NPRC 1.2.1554

平台资源号：NPRC 1.2.1554

保藏编号：CHPC 1.14827

中文名称：金黄色葡萄球菌

外文名称：*Staphylococcus aureus*

分类学地位：Bacteria; Bacillota; Bacilli; Caryopha-nales; Staphylococcaceae; *Staphylo-coccus*

生物危害程度：第三类

分离时间：2021-01-01

分离地址：中国吉林省长春市

分离基物：血液

致病名称：食物中毒、化脓性炎症

致病对象：人、动物

来源历史：←中国疾病预防控制中心病原微生物菌（毒）种保藏中心传染病所分中心←中国疾病预防控制中心传染病预防控制所

用　　途：临床检验

联系单位：中国疾病预防控制中心传染病预防控制所

电子邮箱：chpc@icdc.cn

细
菌

593. 葡萄球菌属

国家科技资源标识符: CSTR: 16698.06.NPRC 1.2.1555

平台资源号: NPRC 1.2.1555

保藏编号: CHPC 1.14828

中文名称: 金黄色葡萄球菌

外文名称: *Staphylococcus aureus*

分类学地位: Bacteria; Bacillota; Bacilli; Caryopha-nales; Staphylococcaceae; *Staphylo-coccus*

生物危害程度: 第三类

分离时间: 2022-01-01

分离地址: 中国辽宁省营口市

分离基物: 血液

致病名称: 食物中毒、化脓性炎症

致病对象: 人、动物

来源历史: ←中国疾病预防控制中心病原微生物菌(毒)种保藏中心传染病所分中心 ←中国疾病预防控制中心传染病预防控制所

用　　途: 临床检验

联系单位: 中国疾病预防控制中心传染病预防控制所

电子邮箱: chpc@icdc.cn

594. 葡萄球菌属

国家科技资源标识符: CSTR: 16698.06.NPRC 1.2.1556

平台资源号: NPRC 1.2.1556

保藏编号: CHPC 1.14829

中文名称: 金黄色葡萄球菌

外文名称: *Staphylococcus aureus*

分类学地位: Bacteria; Bacillota; Bacilli; Caryopha-nales; Staphylococcaceae; *Staphylo-coccus*

生物危害程度: 第三类

分离时间: 2022-01-01

分离地址: 中国辽宁省营口市

分离基物: 血液

致病名称: 食物中毒、化脓性炎症

致病对象: 人、动物

来源历史: ←中国疾病预防控制中心病原微生物菌(毒)种保藏中心传染病所分中心 ←中国疾病预防控制中心传染病预防控制所

用　　途: 临床检验

联系单位: 中国疾病预防控制中心传染病预防控制所

电子邮箱: chpc@icdc.cn

595. 葡萄球菌属

国家科技资源标识符: CSTR: 16698.06.NPRC 1.2.1557

平台资源号: NPRC 1.2.1557

保藏编号: CHPC 1.14830

中文名称: 金黄色葡萄球菌

外文名称: *Staphylococcus aureus*

分类学地位: Bacteria; Bacillota; Bacilli; Caryopha-nales; Staphylococcaceae; *Staphylo-coccus*

生物危害程度: 第三类

分离时间: 2022-01-01

分离地址: 中国辽宁省营口市

分离基物: 血液

致病名称: 食物中毒、化脓性炎症

致病对象: 人、动物

来源历史: ←中国疾病预防控制中心病原微生物菌(毒)种保藏中心传染病所分中心 ←中国疾病预防控制中心传染病预防控制所

用　　途: 临床检验

联系单位: 中国疾病预防控制中心传染病预防控制所

电子邮箱: chpc@icdc.cn

596. 葡萄球菌属

国家科技资源标识符：CSTR: 16698.06.NPRC 1.2.1558

平台资源号：NPRC 1.2.1558

保藏编号：CHPC 1.14831

中文名称：金黄色葡萄球菌

外文名称：*Staphylococcus aureus*

分类学地位：Bacteria; Bacillota; Bacilli; Caryopha-
nales; Staphylococcaceae; *Staphylo-
coccus*

生物危害程度：第三类

分离时间：2022-01-01

分离地址：中国辽宁省营口市

分离基物：血液

致病名称：食物中毒、化脓性炎症

致病对象：人、动物

来源历史：←中国疾病预防控制中心病原微生物
菌（毒）种保藏中心传染病所分中心
←中国疾病预防控制中心传染病预防
控制所

用　　途：临床检验

联系单位：中国疾病预防控制中心传染病预防控
制所

电子邮箱：chpc@icdc.cn

597. 葡萄球菌属

国家科技资源标识符：CSTR: 16698.06.NPRC 1.2.1559

平台资源号：NPRC 1.2.1559

保藏编号：CHPC 1.14832

中文名称：金黄色葡萄球菌

外文名称：*Staphylococcus aureus*

分类学地位：Bacteria; Bacillota; Bacilli; Caryopha-
nales; Staphylococcaceae; *Staphylo-
coccus*

生物危害程度：第三类

分离时间：2021-01-01

分离地址：中国辽宁省大连市

分离基物：血液

致病名称：食物中毒、化脓性炎症

致病对象：人、动物

来源历史：←中国疾病预防控制中心病原微生物
菌（毒）种保藏中心传染病所分中心
←中国疾病预防控制中心传染病预防
控制所

用　　途：临床检验

联系单位：中国疾病预防控制中心传染病预防控
制所

电子邮箱：chpc@icdc.cn

598. 葡萄球菌属

国家科技资源标识符：CSTR: 16698.06.NPRC 1.2.1560

平台资源号：NPRC 1.2.1560

保藏编号：CHPC 1.14833

中文名称：金黄色葡萄球菌

外文名称：*Staphylococcus aureus*

分类学地位：Bacteria; Bacillota; Bacilli; Caryopha-
nales; Staphylococcaceae; *Staphylo-
coccus*

生物危害程度：第三类

分离时间：2021-01-01

分离地址：中国辽宁省大连市

分离基物：血液

致病名称：食物中毒、化脓性炎症

致病对象：人、动物

来源历史：←中国疾病预防控制中心病原微生物
菌（毒）种保藏中心传染病所分中心
←中国疾病预防控制中心传染病预防
控制所

用　　途：临床检验

联系单位：中国疾病预防控制中心传染病预防控
制所

电子邮箱：chpc@icdc.cn

599. 葡萄球菌属

国家科技资源标识符：CSTR: 16698.06.NPRC 1.2.1561

平台资源号：NPRC 1.2.1561

保藏编号：CHPC 1.14834

中文名称：金黄色葡萄球菌

外文名称：*Staphylococcus aureus*

分类学地位：Bacteria; Bacillota; Bacilli; Caryophanales; Staphylococcaceae; *Staphylococcus*

生物危害程度：第三类

分离时间：2021-04-10

分离地址：中国四川省南充市

分离基物：血液

致病名称：食物中毒、化脓性炎症

致病对象：人、动物

来源历史：←中国疾病预防控制中心病原微生物菌（毒）种保藏中心传染病所分中心←中国疾病预防控制中心传染病预防控制所

用　　途：临床检验

联系单位：中国疾病预防控制中心传染病预防控制所

电子邮箱：chpc@icdc.cn

600. 葡萄球菌属

国家科技资源标识符：CSTR: 16698.06.NPRC 1.2.1562

平台资源号：NPRC 1.2.1562

保藏编号：CHPC 1.14835

中文名称：金黄色葡萄球菌

外文名称：*Staphylococcus aureus*

分类学地位：Bacteria; Bacillota; Bacilli; Caryophanales; Staphylococcaceae; *Staphylococcus*

生物危害程度：第三类

分离时间：2021-04-05

分离地址：中国四川省南充市

分离基物：血液

致病名称：食物中毒、化脓性炎症

致病对象：人、动物

来源历史：←中国疾病预防控制中心病原微生物菌（毒）种保藏中心传染病所分中心←中国疾病预防控制中心传染病预防控制所

用　　途：临床检验

联系单位：中国疾病预防控制中心传染病预防控制所

电子邮箱：chpc@icdc.cn

601. 葡萄球菌属

国家科技资源标识符：CSTR: 16698.06.NPRC 1.2.1563

平台资源号：NPRC 1.2.1563

保藏编号：CHPC 1.14836

中文名称：金黄色葡萄球菌

外文名称：*Staphylococcus aureus*

分类学地位：Bacteria; Bacillota; Bacilli; Caryophanales; Staphylococcaceae; *Staphylococcus*

生物危害程度：第三类

分离时间：2022-01-19

分离地址：中国四川省德阳市

分离基物：血液

致病名称：食物中毒、化脓性炎症

致病对象：人、动物

来源历史：←中国疾病预防控制中心病原微生物菌（毒）种保藏中心传染病所分中心←中国疾病预防控制中心传染病预防控制所

用　　途：临床检验

联系单位：中国疾病预防控制中心传染病预防控制所

电子邮箱：chpc@icdc.cn

细菌

602. 葡萄球菌属

国家科技资源标识符：CSTR: 16698.06.NPRC 1.2.1564

平台资源号：NPRC 1.2.1564

保藏编号：CHPC 1.14837

中文名称：金黄色葡萄球菌

外文名称：*Staphylococcus aureus*

分类学地位：Bacteria; Bacillota; Bacilli; Caryophanales; Staphylococcaceae; *Staphylococcus*

生物危害程度：第三类

分离时间：2022-01-19

分离地址：中国四川省德阳市

分离基物：血液

致病名称：食物中毒、化脓性炎症

致病对象：人、动物

来源历史：←中国疾病预防控制中心病原微生物菌（毒）种保藏中心传染病所分中心←中国疾病预防控制中心传染病预防控制所

用　　途：临床检验

联系单位：中国疾病预防控制中心传染病预防控制所

电子邮箱：chpc@icdc.cn

603. 葡萄球菌属

国家科技资源标识符：CSTR: 16698.06.NPRC 1.2.1565

平台资源号：NPRC 1.2.1565

保藏编号：CHPC 1.14838

中文名称：金黄色葡萄球菌

外文名称：*Staphylococcus aureus*

分类学地位：Bacteria; Bacillota; Bacilli; Caryophanales; Staphylococcaceae; *Staphylococcus*

生物危害程度：第三类

分离时间：2022-01-28

分离地址：中国四川省德阳市

分离基物：血液

致病名称：食物中毒、化脓性炎症

致病对象：人、动物

来源历史：←中国疾病预防控制中心病原微生物菌（毒）种保藏中心传染病所分中心←中国疾病预防控制中心传染病预防控制所

用　　途：临床检验

联系单位：中国疾病预防控制中心传染病预防控制所

电子邮箱：chpc@icdc.cn

604. 葡萄球菌属

国家科技资源标识符：CSTR: 16698.06.NPRC 1.2.1566

平台资源号：NPRC 1.2.1566

保藏编号：CHPC 1.14839

中文名称：金黄色葡萄球菌

外文名称：*Staphylococcus aureus*

分类学地位：Bacteria; Bacillota; Bacilli; Caryophanales; Staphylococcaceae; *Staphylococcus*

生物危害程度：第三类

分离时间：2022-08-17

分离地址：中国四川省达州市

分离基物：食品

致病名称：食物中毒、化脓性炎症

致病对象：人、动物

来源历史：←中国疾病预防控制中心病原微生物菌（毒）种保藏中心传染病所分中心←中国疾病预防控制中心传染病预防控制所

用　　途：临床检验

联系单位：中国疾病预防控制中心传染病预防控制所

电子邮箱：chpc@icdc.cn

细菌

605. 葡萄球菌属

国家科技资源标识符：CSTR: 16698.06.NPRC 1.2.1567

平台资源号：NPRC 1.2.1567

保藏编号：CHPC 1.14840

中文名称：金黄色葡萄球菌

外文名称：*Staphylococcus aureus*

分类学地位：Bacteria; Bacillota; Bacilli; Caryophanales; Staphylococcaceae; *Staphylococcus*

生物危害程度：第三类

分离时间：2022-10-08

分离地址：中国四川省达州市

分离基物：食品

致病名称：食物中毒、化脓性炎症

致病对象：人、动物

来源历史：←中国疾病预防控制中心病原微生物菌（毒）种保藏中心传染病所分中心←中国疾病预防控制中心传染病预防控制所

用　　途：临床检验

联系单位：中国疾病预防控制中心传染病预防控制所

电子邮箱：chpc@icdc.cn

606. 葡萄球菌属

国家科技资源标识符：CSTR: 16698.06.NPRC 1.2.1568

平台资源号：NPRC 1.2.1568

保藏编号：CHPC 1.14841

中文名称：金黄色葡萄球菌

外文名称：*Staphylococcus aureus*

分类学地位：Bacteria; Bacillota; Bacilli; Caryophanales; Staphylococcaceae; *Staphylococcus*

生物危害程度：第三类

分离时间：2022-10-10

分离地址：中国四川省达州市

分离基物：食品

致病名称：食物中毒、化脓性炎症

致病对象：人、动物

来源历史：←中国疾病预防控制中心病原微生物菌（毒）种保藏中心传染病所分中心←中国疾病预防控制中心传染病预防控制所

用　　途：临床检验

联系单位：中国疾病预防控制中心传染病预防控制所

电子邮箱：chpc@icdc.cn

607. 葡萄球菌属

国家科技资源标识符：CSTR: 16698.06.NPRC 1.2.1569

平台资源号：NPRC 1.2.1569

保藏编号：CHPC 1.14842

中文名称：金黄色葡萄球菌

外文名称：*Staphylococcus aureus*

分类学地位：Bacteria; Bacillota; Bacilli; Caryophanales; Staphylococcaceae; *Staphylococcus*

生物危害程度：第三类

分离时间：2022-08-22

分离地址：中国四川省达州市

分离基物：食品

致病名称：食物中毒、化脓性炎症

致病对象：人、动物

来源历史：←中国疾病预防控制中心病原微生物菌（毒）种保藏中心传染病所分中心←中国疾病预防控制中心传染病预防控制所

用　　途：临床检验

联系单位：中国疾病预防控制中心传染病预防控制所

电子邮箱：chpc@icdc.cn

608. 葡萄球菌属

国家科技资源标识符：CSTR: 16698.06.NPRC 1.2.1570

平台资源号：NPRC 1.2.1570

保藏编号：CHPC 1.14843

中文名称：金黄色葡萄球菌

外文名称：*Staphylococcus aureus*

分类学地位：Bacteria; Bacillota; Bacilli; Caryopha-nales; Staphylococcaceae; *Staphylococcus*

生物危害程度：第三类

分离时间：2022-10-09

分离地址：中国四川省达州市

分离基物：食品

致病名称：食物中毒、化脓性炎症

致病对象：人、动物

来源历史：←中国疾病预防控制中心病原微生物菌（毒）种保藏中心传染病所分中心←中国疾病预防控制中心传染病预防控制所

用　　途：临床检验

联系单位：中国疾病预防控制中心传染病预防控制所

电子邮箱：chpc@icdc.cn

609. 葡萄球菌属

国家科技资源标识符：CSTR: 16698.06.NPRC 1.2.1571

平台资源号：NPRC 1.2.1571

保藏编号：CHPC 1.14844

中文名称：金黄色葡萄球菌

外文名称：*Staphylococcus aureus*

分类学地位：Bacteria; Bacillota; Bacilli; Caryopha-nales; Staphylococcaceae; *Staphylococcus*

生物危害程度：第三类

分离时间：2022-10-16

分离地址：中国四川省达州市

分离基物：食品

致病名称：食物中毒、化脓性炎症

致病对象：人、动物

来源历史：←中国疾病预防控制中心病原微生物菌（毒）种保藏中心传染病所分中心←中国疾病预防控制中心传染病预防控制所

用　　途：临床检验

联系单位：中国疾病预防控制中心传染病预防控制所

电子邮箱：chpc@icdc.cn

610. 葡萄球菌属

国家科技资源标识符：CSTR: 16698.06.NPRC 1.2.1572

平台资源号：NPRC 1.2.1572

保藏编号：CHPC 1.14845

中文名称：金黄色葡萄球菌

外文名称：*Staphylococcus aureus*

分类学地位：Bacteria; Bacillota; Bacilli; Caryopha-nales; Staphylococcaceae; *Staphylococcus*

生物危害程度：第三类

分离时间：2022-09-11

分离地址：中国四川省广安市

分离基物：食品

致病名称：食物中毒、化脓性炎症

致病对象：人、动物

来源历史：←中国疾病预防控制中心病原微生物菌（毒）种保藏中心传染病所分中心←中国疾病预防控制中心传染病预防控制所

用　　途：临床检验

联系单位：中国疾病预防控制中心传染病预防控制所

电子邮箱：chpc@icdc.cn

611. 葡萄球菌属

国家科技资源标识符：CSTR: 16698.06.NPRC 1.2.1573

平台资源号：NPRC 1.2.1573

保藏编号：CHPC 1.14846

中文名称：金黄色葡萄球菌

外文名称：*Staphylococcus aureus*

分类学地位：Bacteria; Bacillota; Bacilli; Caryopha-
nales; Staphylococcaceae; *Staphylo-
coccus*

生物危害程度：第三类

分离时间：2022-09-30

分离地址：中国四川省广安市

分离基物：食品

致病名称：食物中毒、化脓性炎症

致病对象：人、动物

来源历史：←中国疾病预防控制中心病原微生物
菌（毒）种保藏中心传染病所分中心
←中国疾病预防控制中心传染病预防
控制所

用　　途：临床检验

联系单位：中国疾病预防控制中心传染病预防控
制所

电子邮箱：chpc@icdc.cn

612. 葡萄球菌属

国家科技资源标识符：CSTR: 16698.06.NPRC 1.2.1574

平台资源号：NPRC 1.2.1574

保藏编号：CHPC 1.14847

中文名称：金黄色葡萄球菌

外文名称：*Staphylococcus aureus*

分类学地位：Bacteria; Bacillota; Bacilli; Caryopha-
nales; Staphylococcaceae; *Staphylo-
coccus*

生物危害程度：第三类

分离时间：2022-05-16

分离地址：中国四川省广安市

分离基物：食品

致病名称：食物中毒、化脓性炎症

致病对象：人、动物

来源历史：←中国疾病预防控制中心病原微生物
菌（毒）种保藏中心传染病所分中心
←中国疾病预防控制中心传染病预防
控制所

用　　途：临床检验

联系单位：中国疾病预防控制中心传染病预防控
制所

电子邮箱：chpc@icdc.cn

613. 葡萄球菌属

国家科技资源标识符：CSTR: 16698.06.NPRC 1.2.1575

平台资源号：NPRC 1.2.1575

保藏编号：CHPC 1.14848

中文名称：金黄色葡萄球菌

外文名称：*Staphylococcus aureus*

分类学地位：Bacteria; Bacillota; Bacilli; Caryopha-
nales; Staphylococcaceae; *Staphylo-
coccus*

生物危害程度：第三类

分离时间：2022-04-04

分离地址：中国四川省广元市

分离基物：食品

致病名称：食物中毒、化脓性炎症

致病对象：人、动物

来源历史：←中国疾病预防控制中心病原微生物
菌（毒）种保藏中心传染病所分中心
←中国疾病预防控制中心传染病预防
控制所

用　　途：临床检验

联系单位：中国疾病预防控制中心传染病预防控
制所

电子邮箱：chpc@icdc.cn

细菌

614. 葡萄球菌属

国家科技资源标识符：CSTR: 16698.06.NPRC 1.2.1576

平台资源号：NPRC 1.2.1576

保藏编号：CHPC 1.14849

中文名称：金黄色葡萄球菌

外文名称：*Staphylococcus aureus*

分类学地位：Bacteria; Bacillota; Bacilli; Caryophanales; Staphylococcaceae; *Staphylococcus*

生物危害程度：第三类

分离时间：2022-05-07

分离地址：中国四川省广元市

分离基物：食品

致病名称：食物中毒、化脓性炎症

致病对象：人、动物

来源历史：←中国疾病预防控制中心病原微生物菌（毒）种保藏中心传染病所分中心←中国疾病预防控制中心传染病预防控制所

用　　途：临床检验

联系单位：中国疾病预防控制中心传染病预防控制所

电子邮箱：chpc@icdc.cn

615. 葡萄球菌属

国家科技资源标识符：CSTR: 16698.06.NPRC 1.2.1577

平台资源号：NPRC 1.2.1577

保藏编号：CHPC 1.14850

中文名称：金黄色葡萄球菌

外文名称：*Staphylococcus aureus*

分类学地位：Bacteria; Bacillota; Bacilli; Caryophanales; Staphylococcaceae; *Staphylococcus*

生物危害程度：第三类

分离时间：2022-05-22

分离地址：中国四川省广元市

分离基物：食品

致病名称：食物中毒、化脓性炎症

致病对象：人、动物

来源历史：←中国疾病预防控制中心病原微生物菌（毒）种保藏中心传染病所分中心←中国疾病预防控制中心传染病预防控制所

用　　途：临床检验

联系单位：中国疾病预防控制中心传染病预防控制所

电子邮箱：chpc@icdc.cn

616. 葡萄球菌属

国家科技资源标识符：CSTR: 16698.06.NPRC 1.2.1578

平台资源号：NPRC 1.2.1578

保藏编号：CHPC 1.14851

中文名称：金黄色葡萄球菌

外文名称：*Staphylococcus aureus*

分类学地位：Bacteria; Bacillota; Bacilli; Caryophanales; Staphylococcaceae; *Staphylococcus*

生物危害程度：第三类

分离时间：2022-05-26

分离地址：中国四川省广元市

分离基物：食品

致病名称：食物中毒、化脓性炎症

致病对象：人、动物

来源历史：←中国疾病预防控制中心病原微生物菌（毒）种保藏中心传染病所分中心←中国疾病预防控制中心传染病预防控制所

用　　途：临床检验

联系单位：中国疾病预防控制中心传染病预防控制所

电子邮箱：chpc@icdc.cn

617. 葡萄球菌属

国家科技资源标识符：CSTR: 16698.06.NPRC 1.2.1579

平台资源号：NPRC 1.2.1579

保藏编号：CHPC 1.14852

中文名称：金黄色葡萄球菌

外文名称：*Staphylococcus aureus*

分类学地位：Bacteria; Bacillota; Bacilli; Caryophanales; Staphylococcaceae; *Staphylococcus*

生物危害程度：第三类

分离时间：2021-12-07

分离地址：中国四川省泸州市

分离基物：食品

致病名称：食物中毒、化脓性炎症

致病对象：人、动物

来源历史：←中国疾病预防控制中心病原微生物菌（毒）种保藏中心传染病所分中心 ←中国疾病预防控制中心传染病预防控制所

用　　途：临床检验

联系单位：中国疾病预防控制中心传染病预防控制所

电子邮箱：chpc@icdc.cn

618. 葡萄球菌属

国家科技资源标识符：CSTR: 16698.06.NPRC 1.2.1580

平台资源号：NPRC 1.2.1580

保藏编号：CHPC 1.14853

中文名称：金黄色葡萄球菌

外文名称：*Staphylococcus aureus*

分类学地位：Bacteria; Bacillota; Bacilli; Caryophanales; Staphylococcaceae; *Staphylococcus*

生物危害程度：第三类

分离时间：2021-12-12

分离地址：中国四川省泸州市

分离基物：食品

致病名称：食物中毒、化脓性炎症

致病对象：人、动物

来源历史：←中国疾病预防控制中心病原微生物菌（毒）种保藏中心传染病所分中心 ←中国疾病预防控制中心传染病预防控制所

用　　途：临床检验

联系单位：中国疾病预防控制中心传染病预防控制所

电子邮箱：chpc@icdc.cn

619. 葡萄球菌属

国家科技资源标识符：CSTR: 16698.06.NPRC 1.2.1581

平台资源号：NPRC 1.2.1581

保藏编号：CHPC 1.14854

中文名称：金黄色葡萄球菌

外文名称：*Staphylococcus aureus*

分类学地位：Bacteria; Bacillota; Bacilli; Caryophanales; Staphylococcaceae; *Staphylococcus*

生物危害程度：第三类

分离时间：2021-12-24

分离地址：中国四川省泸州市

分离基物：食品

致病名称：食物中毒、化脓性炎症

致病对象：人、动物

来源历史：←中国疾病预防控制中心病原微生物菌（毒）种保藏中心传染病所分中心 ←中国疾病预防控制中心传染病预防控制所

用　　途：临床检验

联系单位：中国疾病预防控制中心传染病预防控制所

电子邮箱：chpc@icdc.cn

620. 葡萄球菌属

国家科技资源标识符：CSTR: 16698.06.NPRC 1.2.1582

平台资源号：NPRC 1.2.1582

保藏编号：CHPC 1.14855

中文名称：金黄色葡萄球菌

外文名称：*Staphylococcus aureus*

分类学地位：Bacteria; Bacillota; Bacilli; Caryophanales; Staphylococcaceae; *Staphylococcus*

生物危害程度：第三类

分离时间：2022-01-07

分离地址：中国四川省泸州市

分离基物：食品

致病名称：食物中毒、化脓性炎症

致病对象：人、动物

来源历史：←中国疾病预防控制中心病原微生物菌（毒）种保藏中心传染病所分中心←中国疾病预防控制中心传染病预防控制所

用　　途：临床检验

联系单位：中国疾病预防控制中心传染病预防控制所

电子邮箱：chpc@icdc.cn

621. 葡萄球菌属

国家科技资源标识符：CSTR: 16698.06.NPRC 1.2.1583

平台资源号：NPRC 1.2.1583

保藏编号：CHPC 1.14856

中文名称：金黄色葡萄球菌

外文名称：*Staphylococcus aureus*

分类学地位：Bacteria; Bacillota; Bacilli; Caryophanales; Staphylococcaceae; *Staphylococcus*

生物危害程度：第三类

分离时间：2022-01-05

分离地址：中国四川省泸州市

分离基物：食品

致病名称：食物中毒、化脓性炎症

致病对象：人、动物

来源历史：←中国疾病预防控制中心病原微生物菌（毒）种保藏中心传染病所分中心

←中国疾病预防控制中心传染病预防控制所

用　　途：临床检验

联系单位：中国疾病预防控制中心传染病预防控制所

电子邮箱：chpc@icdc.cn

622. 葡萄球菌属

国家科技资源标识符：CSTR: 16698.06.NPRC 1.2.1584

平台资源号：NPRC 1.2.1584

保藏编号：CHPC 1.14857

中文名称：金黄色葡萄球菌

外文名称：*Staphylococcus aureus*

分类学地位：Bacteria; Bacillota; Bacilli; Caryophanales; Staphylococcaceae; *Staphylococcus*

生物危害程度：第三类

分离时间：2022-02-22

分离地址：中国四川省泸州市

分离基物：食品

致病名称：食物中毒、化脓性炎症

致病对象：人、动物

来源历史：←中国疾病预防控制中心病原微生物菌（毒）种保藏中心传染病所分中心←中国疾病预防控制中心传染病预防控制所

用　　途：临床检验

联系单位：中国疾病预防控制中心传染病预防控制所

电子邮箱：chpc@icdc.cn

623. 葡萄球菌属

国家科技资源标识符：CSTR: 16698.06.NPRC 1.2.1585

平台资源号：NPRC 1.2.1585

保藏编号：CHPC 1.14858

中文名称：金黄色葡萄球菌

外文名称：*Staphylococcus aureus*

分类学地位：Bacteria; Bacillota; Bacilli; Caryopha-nales; Staphylococcaceae; *Staphylococcus*

生物危害程度：第三类

分离时间：2022-02-23

分离地址：中国四川省泸州市

分离基物：食品

致病名称：食物中毒、化脓性炎症

致病对象：人、动物

来源历史：←中国疾病预防控制中心病原微生物菌（毒）种保藏中心传染病所分中心
←中国疾病预防控制中心传染病预防控制所

用　　途：临床检验，

联系单位：中国疾病预防控制中心传染病预防控制所

电子邮箱：chpc@icdc.cn

624. 葡萄球菌属

国家科技资源标识符：CSTR: 16698.06.NPRC 1.2.1586

平台资源号：NPRC 1.2.1586

保藏编号：CHPC 1.14859

中文名称：金黄色葡萄球菌

外文名称：*Staphylococcus aureus*

分类学地位：Bacteria; Bacillota; Bacilli; Caryopha-nales; Staphylococcaceae; *Staphylococcus*

生物危害程度：第三类

分离时间：2022-06-05

分离地址：中国四川省泸州市

分离基物：食品

致病名称：食物中毒、化脓性炎症

致病对象：人、动物

来源历史：←中国疾病预防控制中心病原微生物菌（毒）种保藏中心传染病所分中心
←中国疾病预防控制中心传染病预防控制所

用　　途：临床检验

联系单位：中国疾病预防控制中心传染病预防控制所

电子邮箱：chpc@icdc.cn

625. 葡萄球菌属

国家科技资源标识符：CSTR: 16698.06.NPRC 1.2.1587

平台资源号：NPRC 1.2.1587

保藏编号：CHPC 1.14860

中文名称：金黄色葡萄球菌

外文名称：*Staphylococcus aureus*

分类学地位：Bacteria; Bacillota; Bacilli; Caryopha-nales; Staphylococcaceae; *Staphylococcus*

生物危害程度：第三类

分离时间：2022-11-15

分离地址：中国四川省内江市

分离基物：食品

致病名称：食物中毒、化脓性炎症

致病对象：人、动物

来源历史：←中国疾病预防控制中心病原微生物菌（毒）种保藏中心传染病所分中心
←中国疾病预防控制中心传染病预防控制所

用　　途：临床检验

联系单位：中国疾病预防控制中心传染病预防控制所

电子邮箱：chpc@icdc.cn

626. 葡萄球菌属

国家科技资源标识符：CSTR: 16698.06.NPRC 1.2.1588

平台资源号：NPRC 1.2.1588

保藏编号：CHPC 1.14861

中文名称：金黄色葡萄球菌

外文名称：*Staphylococcus aureus*

分类学地位：Bacteria; Bacillota; Bacilli; Caryopha-nales; Staphylococcaceae; *Staphylo-*

coccus

生物危害程度：第三类

分离时间：2021-04-02

分离地址：中国四川省攀枝花市

分离基物：食品

致病名称：食物中毒、化脓性炎症

致病对象：人、动物

来源历史：←中国疾病预防控制中心病原微生物
　　　　　菌（毒）种保藏中心传染病所分中心
　　　　　←中国疾病预防控制中心传染病预防
　　　　　控制所

用　　途：临床检验

联系单位：中国疾病预防控制中心传染病预防控
　　　　　制所

电子邮箱：chpc@icdc.cn

627. 葡萄球菌属

国家科技资源标识符：CSTR: 16698.06.NPRC 1.2.1589

平台资源号：NPRC 1.2.1589

保藏编号：CHPC 1.14862

中文名称：金黄色葡萄球菌

外文名称：*Staphylococcus aureus*

分类学地位：Bacteria; Bacillota; Bacilli; Caryopha-
　　　　　nales; Staphylococcaceae; *Staphylo-
　　　　　coccus*

生物危害程度：第三类

分离时间：2021-04-05

分离地址：中国四川省攀枝花市

分离基物：食品

致病名称：食物中毒、化脓性炎症

致病对象：人、动物

来源历史：←中国疾病预防控制中心病原微生物
　　　　　菌（毒）种保藏中心传染病所分中心
　　　　　←中国疾病预防控制中心传染病预防
　　　　　控制所

用　　途：临床检验

联系单位：中国疾病预防控制中心传染病预防控

制所

电子邮箱：chpc@icdc.cn

628. 葡萄球菌属

国家科技资源标识符：CSTR: 16698.06.NPRC 1.2.1590

平台资源号：NPRC 1.2.1590

保藏编号：CHPC 1.14863

中文名称：金黄色葡萄球菌

外文名称：*Staphylococcus aureus*

分类学地位：Bacteria; Bacillota; Bacilli; Caryopha-
　　　　　nales; Staphylococcaceae; *Staphylo-
　　　　　coccus*

生物危害程度：第三类

分离时间：2021-06-22

分离地址：中国四川省攀枝花市

分离基物：食品

致病名称：食物中毒、化脓性炎症

致病对象：人、动物

来源历史：←中国疾病预防控制中心病原微生物
　　　　　菌（毒）种保藏中心传染病所分中心
　　　　　←中国疾病预防控制中心传染病预防
　　　　　控制所

用　　途：临床检验

联系单位：中国疾病预防控制中心传染病预防控
　　　　　制所

电子邮箱：chpc@icdc.cn

629. 葡萄球菌属

国家科技资源标识符：CSTR: 16698.06.NPRC 1.2.1591

平台资源号：NPRC 1.2.1591

保藏编号：CHPC 1.14864

中文名称：金黄色葡萄球菌

外文名称：*Staphylococcus aureus*

分类学地位：Bacteria; Bacillota; Bacilli; Caryopha-
　　　　　nales; Staphylococcaceae; *Staphylo-
　　　　　coccus*

生物危害程度：第三类

分离时间：2021-07-27

分离地址：中国四川省攀枝花市

分离基物：食品

致病名称：食物中毒、化脓性炎症

致病对象：人、动物

来源历史：←中国疾病预防控制中心病原微生物
菌（毒）种保藏中心传染病所分中心
←中国疾病预防控制中心传染病预防
控制所

用　　途：临床检验

联系单位：中国疾病预防控制中心传染病预防控
制所

电子邮箱：chpc@icdc.cn

630. 葡萄球菌属

国家科技资源标识符：CSTR: 16698.06.NPRC 1.2.1592

平台资源号：NPRC 1.2.1592

保藏编号：CHPC 1.14865

中文名称：金黄色葡萄球菌

外文名称：*Staphylococcus aureus*

分类学地位：Bacteria; Bacillota; Bacilli; Caryopha-
nales; Staphylococcaceae; *Staphylo-
coccus*

生物危害程度：第三类

分离时间：2022-01-04

分离地址：中国四川省资阳市

分离基物：食品

致病名称：食物中毒、化脓性炎症

致病对象：人、动物

来源历史：←中国疾病预防控制中心病原微生物
菌（毒）种保藏中心传染病所分中心
←中国疾病预防控制中心传染病预防
控制所

用　　途：临床检验

联系单位：中国疾病预防控制中心传染病预防控
制所

电子邮箱：chpc@icdc.cn

631. 葡萄球菌属

国家科技资源标识符：CSTR: 16698.06.NPRC 1.2.1593

平台资源号：NPRC 1.2.1593

保藏编号：CHPC 1.14866

中文名称：金黄色葡萄球菌

外文名称：*Staphylococcus aureus*

分类学地位：Bacteria; Bacillota; Bacilli; Caryopha-
nales; Staphylococcaceae; *Staphylo-
coccus*

生物危害程度：第三类

分离时间：2022-01-05

分离地址：中国四川省资阳市

分离基物：食品

致病名称：食物中毒、化脓性炎症

致病对象：人、动物

来源历史：←中国疾病预防控制中心病原微生物
菌（毒）种保藏中心传染病所分中心
←中国疾病预防控制中心传染病预防
控制所

用　　途：临床检验

联系单位：中国疾病预防控制中心传染病预防控
制所

电子邮箱：chpc@icdc.cn

632. 葡萄球菌属

国家科技资源标识符：CSTR: 16698.06.NPRC 1.2.1594

平台资源号：NPRC 1.2.1594

保藏编号：CHPC 1.14867

中文名称：金黄色葡萄球菌

外文名称：*Staphylococcus aureus*

分类学地位：Bacteria; Bacillota; Bacilli; Caryopha-
nales; Staphylococcaceae; *Staphylo-
coccus*

生物危害程度：第三类

分离时间：2022-03-21

分离地址：中国四川省资阳市

分离基物：血液

致病名称：食物中毒、化脓性炎症

致病对象：人、动物

来源历史：←中国疾病预防控制中心病原微生物菌（毒）种保藏中心传染病所分中心←中国疾病预防控制中心传染病预防控制所

用　　途：临床检验

联系单位：中国疾病预防控制中心传染病预防控制所

电子邮箱：chpc@icdc.cn

633. 葡萄球菌属

国家科技资源标识符：CSTR: 16698.06.NPRC 1.2.1595

平台资源号：NPRC 1.2.1595

保藏编号：CHPC 1.14868

中文名称：金黄色葡萄球菌

外文名称：*Staphylococcus aureus*

分类学地位：Bacteria; Bacillota; Bacilli; Caryophanales; Staphylococcaceae; *Staphylococcus*

生物危害程度：第三类

分离时间：2022-02-15

分离地址：中国四川省资阳市

分离基物：血液

致病名称：食物中毒、化脓性炎症

致病对象：人、动物

来源历史：←中国疾病预防控制中心病原微生物菌（毒）种保藏中心传染病所分中心←中国疾病预防控制中心传染病预防控制所

用　　途：临床检验

联系单位：中国疾病预防控制中心传染病预防控制所

电子邮箱：chpc@icdc.cn

634. 葡萄球菌属

国家科技资源标识符：CSTR: 16698.06.NPRC 1.2.1596

平台资源号：NPRC 1.2.1596

保藏编号：CHPC 1.14869

中文名称：金黄色葡萄球菌

外文名称：*Staphylococcus aureus*

分类学地位：Bacteria; Bacillota; Bacilli; Caryophanales; Staphylococcaceae; *Staphylococcus*

生物危害程度：第三类

分离时间：2022-02-14

分离地址：中国四川省资阳市

分离基物：血液

致病名称：食物中毒、化脓性炎症

致病对象：人、动物

来源历史：←中国疾病预防控制中心病原微生物菌（毒）种保藏中心传染病所分中心←中国疾病预防控制中心传染病预防控制所

用　　途：临床检验

联系单位：中国疾病预防控制中心传染病预防控制所

电子邮箱：chpc@icdc.cn

635. 葡萄球菌属

国家科技资源标识符：CSTR: 16698.06.NPRC 1.2.1597

平台资源号：NPRC 1.2.1597

保藏编号：CHPC 1.14870

中文名称：金黄色葡萄球菌

外文名称：*Staphylococcus aureus*

分类学地位：Bacteria; Bacillota; Bacilli; Caryophanales; Staphylococcaceae; *Staphylococcus*

生物危害程度：第三类

分离时间：2022-02-25

分离地址：中国四川省资阳市

分离基物：血液

致病名称：食物中毒、化脓性炎症

致病对象：人、动物

来源历史：←中国疾病预防控制中心病原微生物
菌（毒）种保藏中心传染病所分中心
←中国疾病预防控制中心传染病预防
控制所

用　　途：临床检验

联系单位：中国疾病预防控制中心传染病预防控
制所

电子邮箱：chpc@icdc.cn

636. 葡萄球菌属

国家科技资源标识符：CSTR: 16698.06.NPRC 1.2.1598

平台资源号：NPRC 1.2.1598

保藏编号：CHPC 1.14871

中文名称：金黄色葡萄球菌

外文名称：*Staphylococcus aureus*

分类学地位：Bacteria; Bacillota; Bacilli; Caryopha-
nales; Staphylococcaceae; *Staphylo-
coccus*

生物危害程度：第三类

分离时间：2022-03-07

分离地址：中国四川省资阳市

分离基物：血液

致病名称：食物中毒、化脓性炎症

致病对象：人、动物

来源历史：←中国疾病预防控制中心病原微生物
菌（毒）种保藏中心传染病所分中心
←中国疾病预防控制中心传染病预防
控制所

用　　途：临床检验

联系单位：中国疾病预防控制中心传染病预防控
制所

电子邮箱：chpc@icdc.cn

637. 葡萄球菌属

国家科技资源标识符：CSTR: 16698.06.NPRC 1.2.1599

平台资源号：NPRC 1.2.1599

保藏编号：CHPC 1.14872

中文名称：金黄色葡萄球菌

外文名称：*Staphylococcus aureus*

分类学地位：Bacteria; Bacillota; Bacilli; Caryopha-
nales; Staphylococcaceae; *Staphylo-
coccus*

生物危害程度：第三类

分离时间：2018-12-27

分离地址：中国重庆市

分离基物：血液

致病名称：食物中毒、化脓性炎症

致病对象：人、动物

来源历史：←中国疾病预防控制中心病原微生物
菌（毒）种保藏中心传染病所分中心
←中国疾病预防控制中心传染病预防
控制所

用　　途：临床检验

联系单位：中国疾病预防控制中心传染病预防控
制所

电子邮箱：chpc@icdc.cn

638. 葡萄球菌属

国家科技资源标识符：CSTR: 16698.06.NPRC 1.2.1600

平台资源号：NPRC 1.2.1600

保藏编号：CHPC 1.14873

中文名称：金黄色葡萄球菌

外文名称：*Staphylococcus aureus*

分类学地位：Bacteria; Bacillota; Bacilli; Caryopha-
nales; Staphylococcaceae; *Staphylo-
coccus*

生物危害程度：第三类

分离时间：2022-04-05

分离地址：中国重庆市

分离基物：血液

致病名称：食物中毒、化脓性炎症

致病对象：人、动物

来源历史：←中国疾病预防控制中心病原微生物菌（毒）种保藏中心传染病所分中心 ←中国疾病预防控制中心传染病预防控制所

用　　途：临床检验

联系单位：中国疾病预防控制中心传染病预防控制所

电子邮箱：chpc@icdc.cn

639. 葡萄球菌属

国家科技资源标识符：CSTR: 16698.06.NPRC 1.2.1601

平台资源号：NPRC 1.2.1601

保藏编号：CHPC 1.14874

中文名称：金黄色葡萄球菌

外文名称：*Staphylococcus aureus*

分类学地位：Bacteria; Bacillota; Bacilli; Caryophanales; Staphylococcaceae; *Staphylococcus*

生物危害程度：第三类

分离时间：2021-03-03

分离地址：中国重庆市沙坪坝区

分离基物：血液

致病名称：食物中毒、化脓性炎症

致病对象：人、动物

来源历史：←中国疾病预防控制中心病原微生物菌（毒）种保藏中心传染病所分中心 ←中国疾病预防控制中心传染病预防控制所

用　　途：临床检验

联系单位：中国疾病预防控制中心传染病预防控制所

电子邮箱：chpc@icdc.cn

640. 葡萄球菌属

国家科技资源标识符：CSTR: 16698.06.NPRC 1.2.1602

平台资源号：NPRC 1.2.1602

保藏编号：CHPC 1.14875

中文名称：金黄色葡萄球菌

外文名称：*Staphylococcus aureus*

分类学地位：Bacteria; Bacillota; Bacilli; Caryophanales; Staphylococcaceae; *Staphylococcus*

生物危害程度：第三类

分离时间：2021-03-03

分离地址：中国重庆市沙坪坝区

分离基物：血液

致病名称：食物中毒、化脓性炎症

致病对象：人、动物

来源历史：←中国疾病预防控制中心病原微生物菌（毒）种保藏中心传染病所分中心 ←中国疾病预防控制中心传染病预防控制所

用　　途：临床检验

联系单位：中国疾病预防控制中心传染病预防控制所

电子邮箱：chpc@icdc.cn

641. 葡萄球菌属

国家科技资源标识符：CSTR: 16698.06.NPRC 1.2.1603

平台资源号：NPRC 1.2.1603

保藏编号：CHPC 1.14876

中文名称：金黄色葡萄球菌

外文名称：*Staphylococcus aureus*

分类学地位：Bacteria; Bacillota; Bacilli; Caryophanales; Staphylococcaceae; *Staphylococcus*

生物危害程度：第三类

分离时间：2021-03-03

分离地址：中国重庆市沙坪坝区

分离基物：血液

致病名称：食物中毒、化脓性炎症

致病对象：人、动物

来源历史：←中国疾病预防控制中心病原微生物
菌（毒）种保藏中心传染病所分中心
←中国疾病预防控制中心传染病预防
控制所

用　　途：临床检验

联系单位：中国疾病预防控制中心传染病预防控
制所

电子邮箱：chpc@icdc.cn

642. 葡萄球菌属

国家科技资源标识符：CSTR: 16698.06.NPRC 1.2.1604

平台资源号：NPRC 1.2.1604

保藏编号：CHPC 1.14877

中文名称：金黄色葡萄球菌

外文名称：*Staphylococcus aureus*

分类学地位：Bacteria; Bacillota; Bacilli; Caryopha-
nales; Staphylococcaceae; *Staphylo-
coccus*

生物危害程度：第三类

分离时间：2021-03-03

分离地址：中国重庆市沙坪坝区

分离基物：血液

致病名称：食物中毒、化脓性炎症

致病对象：人、动物

来源历史：←中国疾病预防控制中心病原微生物
菌（毒）种保藏中心传染病所分中心
←中国疾病预防控制中心传染病预防
控制所

用　　途：临床检验

联系单位：中国疾病预防控制中心传染病预防控
制所

电子邮箱：chpc@icdc.cn

643. 葡萄球菌属

国家科技资源标识符：CSTR: 16698.06.NPRC 1.2.1605

平台资源号：NPRC 1.2.1605

保藏编号：CHPC 1.14878

中文名称：金黄色葡萄球菌

外文名称：*Staphylococcus aureus*

分类学地位：Bacteria; Bacillota; Bacilli; Caryopha-
nales; Staphylococcaceae; *Staphylo-
coccus*

生物危害程度：第三类

分离时间：2021-03-03

分离地址：中国重庆市沙坪坝区

分离基物：血液

致病名称：食物中毒、化脓性炎症

致病对象：人、动物

来源历史：←中国疾病预防控制中心病原微生物
菌（毒）种保藏中心传染病所分中心
←中国疾病预防控制中心传染病预防
控制所

用　　途：临床检验

联系单位：中国疾病预防控制中心传染病预防控
制所

电子邮箱：chpc@icdc.cn

644. 葡萄球菌属

国家科技资源标识符：CSTR: 16698.06.NPRC 1.2.1606

平台资源号：NPRC 1.2.1606

保藏编号：CHPC 1.14879

中文名称：金黄色葡萄球菌

外文名称：*Staphylococcus aureus*

分类学地位：Bacteria; Bacillota; Bacilli; Caryopha-
nales; Staphylococcaceae; *Staphylo-
coccus*

生物危害程度：第三类

分离时间：2021-03-03

分离地址：中国重庆市沙坪坝区

细菌

分离基物：血液

致病名称：食物中毒、化脓性炎症

致病对象：人、动物

来源历史：←中国疾病预防控制中心病原微生物菌（毒）种保藏中心传染病所分中心←中国疾病预防控制中心传染病预防控制所

用　　途：临床检验

联系单位：中国疾病预防控制中心传染病预防控制所

电子邮箱：chpc@icdc.cn

645. 葡萄球菌属

国家科技资源标识符：CSTR: 16698.06.NPRC 1.2.1607

平台资源号：NPRC 1.2.1607

保藏编号：CHPC 1.14880

中文名称：金黄色葡萄球菌

外文名称：*Staphylococcus aureus*

分类学地位：Bacteria; Bacillota; Bacilli; Caryophanales; Staphylococcaceae; *Staphylococcus*

生物危害程度：第三类

分离时间：2021-03-03

分离地址：中国重庆市沙坪坝区

分离基物：血液

致病名称：食物中毒、化脓性炎症

致病对象：人、动物

来源历史：←中国疾病预防控制中心病原微生物菌（毒）种保藏中心传染病所分中心←中国疾病预防控制中心传染病预防控制所

用　　途：临床检验

联系单位：中国疾病预防控制中心传染病预防控制所

电子邮箱：chpc@icdc.cn

646. 葡萄球菌属

国家科技资源标识符：CSTR: 16698.06.NPRC 1.2.1608

平台资源号：NPRC 1.2.1608

保藏编号：CHPC 1.14881

中文名称：金黄色葡萄球菌

外文名称：*Staphylococcus aureus*

分类学地位：Bacteria; Bacillota; Bacilli; Caryophanales; Staphylococcaceae; *Staphylococcus*

生物危害程度：第三类

分离时间：2021-03-03

分离地址：中国重庆市沙坪坝区

分离基物：血液

致病名称：食物中毒、化脓性炎症

致病对象：人、动物

来源历史：←中国疾病预防控制中心病原微生物菌（毒）种保藏中心传染病所分中心←中国疾病预防控制中心传染病预防控制所

用　　途：临床检验

联系单位：中国疾病预防控制中心传染病预防控制所

电子邮箱：chpc@icdc.cn

647. 葡萄球菌属

国家科技资源标识符：CSTR: 16698.06.NPRC 1.2.1609

平台资源号：NPRC 1.2.1609

保藏编号：CHPC 1.14882

中文名称：金黄色葡萄球菌

外文名称：*Staphylococcus aureus*

分类学地位：Bacteria; Bacillota; Bacilli; Caryophanales; Staphylococcaceae; *Staphylococcus*

生物危害程度：第三类

分离时间：2021-03-03

分离地址：中国重庆市沙坪坝区

分离基物：血液

致病名称：食物中毒、化脓性炎症

致病对象：人、动物

来源历史：←中国疾病预防控制中心病原微生物
菌（毒）种保藏中心传染病所分中心
←中国疾病预防控制中心传染病预防
控制所

用　　途：临床检验

联系单位：中国疾病预防控制中心传染病预防控
制所

电子邮箱：chpc@icdc.cn

648. 葡萄球菌属

国家科技资源标识符：CSTR: 16698.06.NPRC 1.2.1610

平台资源号：NPRC 1.2.1610

保藏编号：CHPC 1.14883

中文名称：金黄色葡萄球菌

外文名称：*Staphylococcus aureus*

分类学地位：Bacteria; Bacillota; Bacilli; Caryopha-
nales; Staphylococcaceae; *Staphylo-
coccus*

生物危害程度：第三类

分离时间：2021-03-03

分离地址：中国重庆市沙坪坝区

分离基物：血液

致病名称：食物中毒、化脓性炎症

致病对象：人、动物

来源历史：←中国疾病预防控制中心病原微生物
菌（毒）种保藏中心传染病所分中心
←中国疾病预防控制中心传染病预防
控制所

用　　途：临床检验

联系单位：中国疾病预防控制中心传染病预防控
制所

电子邮箱：chpc@icdc.cn

649. 葡萄球菌属

国家科技资源标识符：CSTR: 16698.06.NPRC 1.2.1611

平台资源号：NPRC 1.2.1611

保藏编号：CHPC 1.14884

中文名称：金黄色葡萄球菌

外文名称：*Staphylococcus aureus*

分类学地位：Bacteria; Bacillota; Bacilli; Caryopha-
nales; Staphylococcaceae; *Staphylo-
coccus*

生物危害程度：第三类

分离时间：2021-03-03

分离地址：中国重庆市沙坪坝区

分离基物：血液

致病名称：食物中毒、化脓性炎症

致病对象：人、动物

来源历史：←中国疾病预防控制中心病原微生物
菌（毒）种保藏中心传染病所分中心
←中国疾病预防控制中心传染病预防
控制所

用　　途：临床检验

联系单位：中国疾病预防控制中心传染病预防控
制所

电子邮箱：chpc@icdc.cn

650. 葡萄球菌属

国家科技资源标识符：CSTR: 16698.06.NPRC 1.2.1612

平台资源号：NPRC 1.2.1612

保藏编号：CHPC 1.14885

中文名称：金黄色葡萄球菌

外文名称：*Staphylococcus aureus*

分类学地位：Bacteria; Bacillota; Bacilli; Caryopha-
nales; Staphylococcaceae; *Staphylo-
coccus*

生物危害程度：第三类

分离时间：2022-03-26

分离地址：中国新疆维吾尔自治区吐鲁番市

分离基物：血液

致病名称：食物中毒、化脓性炎症

致病对象：人、动物

来源历史：←中国疾病预防控制中心病原微生物菌（毒）种保藏中心传染病所分中心 ←中国疾病预防控制中心传染病预防控制所

用　　途：临床检验

联系单位：中国疾病预防控制中心传染病预防控制所

电子邮箱：chpc@icdc.cn

651. 葡萄球菌属

国家科技资源标识符：CSTR: 16698.06.NPRC 1.2.1613

平台资源号：NPRC 1.2.1613

保藏编号：CHPC 1.14886

中文名称：金黄色葡萄球菌

外文名称：*Staphylococcus aureus*

分类学地位：Bacteria; Bacillota; Bacilli; Caryophanales; Staphylococcaceae; *Staphylococcus*

生物危害程度：第三类

分离时间：2021-06-09

分离地址：中国新疆维吾尔自治区乌鲁木齐市

分离基物：血液

致病名称：食物中毒、化脓性炎症

致病对象：人、动物

来源历史：←中国疾病预防控制中心病原微生物菌（毒）种保藏中心传染病所分中心 ←中国疾病预防控制中心传染病预防控制所

用　　途：临床检验

联系单位：中国疾病预防控制中心传染病预防控制所

电子邮箱：chpc@icdc.cn

652. 葡萄球菌属

国家科技资源标识符：CSTR: 16698.06.NPRC 1.2.1614

平台资源号：NPRC 1.2.1614

保藏编号：CHPC 1.14887

中文名称：金黄色葡萄球菌

外文名称：*Staphylococcus aureus*

分类学地位：Bacteria; Bacillota; Bacilli; Caryophanales; Staphylococcaceae; *Staphylococcus*

生物危害程度：第三类

分离时间：2021-05-02

分离地址：中国新疆维吾尔自治区乌鲁木齐市

分离基物：血液

致病名称：食物中毒、化脓性炎症

致病对象：人、动物

来源历史：←中国疾病预防控制中心病原微生物菌（毒）种保藏中心传染病所分中心 ←中国疾病预防控制中心传染病预防控制所

用　　途：临床检验

联系单位：中国疾病预防控制中心传染病预防控制所

电子邮箱：chpc@icdc.cn

653. 葡萄球菌属

国家科技资源标识符：CSTR: 16698.06.NPRC 1.2.1615

平台资源号：NPRC 1.2.1615

保藏编号：CHPC 1.14888

中文名称：金黄色葡萄球菌

外文名称：*Staphylococcus aureus*

分类学地位：Bacteria; Bacillota; Bacilli; Caryophanales; Staphylococcaceae; *Staphylococcus*

生物危害程度：第三类

分离时间：2021-05-02

分离地址：中国新疆维吾尔自治区乌鲁木齐市

分离基物：血液

致病名称：食物中毒、化脓性炎症

致病对象：人、动物

来源历史：←中国疾病预防控制中心病原微生物菌（毒）种保藏中心传染病所分中心←中国疾病预防控制中心传染病预防控制所

用　　途：临床检验

联系单位：中国疾病预防控制中心传染病预防控制所

电子邮箱：chpc@icdc.cn

654. 葡萄球菌属

国家科技资源标识符：CSTR: 16698.06.NPRC 1.2.1616

平台资源号：NPRC 1.2.1616

保藏编号：CHPC 1.14889

中文名称：金黄色葡萄球菌

外文名称：*Staphylococcus aureus*

分类学地位：Bacteria; Bacillota; Bacilli; Caryophanales; Staphylococcaceae; *Staphylococcus*

生物危害程度：第三类

分离时间：2020-01-01

分离地址：中国上海市

分离基物：血液

致病名称：食物中毒、化脓性炎症

致病对象：人、动物

来源历史：←中国疾病预防控制中心病原微生物菌（毒）种保藏中心传染病所分中心←中国疾病预防控制中心传染病预防控制所

用　　途：临床检验

联系单位：中国疾病预防控制中心传染病预防控制所

电子邮箱：chpc@icdc.cn

655. 葡萄球菌属

国家科技资源标识符：CSTR: 16698.06.NPRC 1.2.1617

平台资源号：NPRC 1.2.1617

保藏编号：CHPC 1.14890

中文名称：金黄色葡萄球菌

外文名称：*Staphylococcus aureus*

分类学地位：Bacteria; Bacillota; Bacilli; Caryophanales; Staphylococcaceae; *Staphylococcus*

生物危害程度：第三类

分离时间：2020-01-01

分离地址：中国上海市

分离基物：血液

致病名称：食物中毒、化脓性炎症

致病对象：人、动物

来源历史：←中国疾病预防控制中心病原微生物菌（毒）种保藏中心传染病所分中心←中国疾病预防控制中心传染病预防控制所

用　　途：临床检验

联系单位：中国疾病预防控制中心传染病预防控制所

电子邮箱：chpc@icdc.cn

656. 葡萄球菌属

国家科技资源标识符：CSTR: 16698.06.NPRC 1.2.1618

平台资源号：NPRC 1.2.1618

保藏编号：CHPC 1.14891

中文名称：金黄色葡萄球菌

外文名称：*Staphylococcus aureus*

分类学地位：Bacteria; Bacillota; Bacilli; Caryophanales; Staphylococcaceae; *Staphylococcus*

生物危害程度：第三类

分离时间：2020-01-01

分离地址：中国上海市

分离基物：血液

致病名称：食物中毒、化脓性炎症

致病对象：人、动物

来源历史：←中国疾病预防控制中心病原微生物菌（毒）种保藏中心传染病所分中心　←中国疾病预防控制中心传染病预防控制所

用　　途：临床检验

联系单位：中国疾病预防控制中心传染病预防控制所

电子邮箱：chpc@icdc.cn

657. 葡萄球菌属

国家科技资源标识符：CSTR: 16698.06.NPRC 1.2.1619

平台资源号：NPRC 1.2.1619

保藏编号：CHPC 1.14892

中文名称：金黄色葡萄球菌

外文名称：*Staphylococcus aureus*

分类学地位：Bacteria; Bacillota; Bacilli; Caryophanales; Staphylococcaceae; *Staphylococcus*

生物危害程度：第三类

分离时间：2020-01-01

分离地址：中国上海市

分离基物：血液

致病名称：食物中毒、化脓性炎症

致病对象：人、动物

来源历史：←中国疾病预防控制中心病原微生物菌（毒）种保藏中心传染病所分中心　←中国疾病预防控制中心传染病预防控制所

用　　途：临床检验

联系单位：中国疾病预防控制中心传染病预防控制所

电子邮箱：chpc@icdc.cn

658. 葡萄球菌属

国家科技资源标识符：CSTR: 16698.06.NPRC 1.2.1620

平台资源号：NPRC 1.2.1620

保藏编号：CHPC 1.14893

中文名称：金黄色葡萄球菌

外文名称：*Staphylococcus aureus*

分类学地位：Bacteria; Bacillota; Bacilli; Caryophanales; Staphylococcaceae; *Staphylococcus*

生物危害程度：第三类

分离时间：2020-01-01

分离地址：中国上海市

分离基物：血液

致病名称：食物中毒、化脓性炎症

致病对象：人、动物

来源历史：←中国疾病预防控制中心病原微生物菌（毒）种保藏中心传染病所分中心　←中国疾病预防控制中心传染病预防控制所

用　　途：临床检验

联系单位：中国疾病预防控制中心传染病预防控制所

电子邮箱：chpc@icdc.cn

659. 葡萄球菌属

国家科技资源标识符：CSTR: 16698.06.NPRC 1.2.1621

平台资源号：NPRC 1.2.1621

保藏编号：CHPC 1.14894

中文名称：金黄色葡萄球菌

外文名称：*Staphylococcus aureus*

分类学地位：Bacteria; Bacillota; Bacilli; Caryophanales; Staphylococcaceae; *Staphylococcus*

生物危害程度：第三类

分离时间：2020-01-01

分离地址：中国上海市

分离基物：血液

致病名称：食物中毒、化脓性炎症

致病对象：人、动物

来源历史：←中国疾病预防控制中心病原微生物菌（毒）种保藏中心传染病所分中心←中国疾病预防控制中心传染病预防控制所

用　　途：临床检验

联系单位：中国疾病预防控制中心传染病预防控制所

电子邮箱：chpc@icdc.cn

660. 葡萄球菌属

国家科技资源标识符：CSTR: 16698.06.NPRC 1.2.1622

平台资源号：NPRC 1.2.1622

保藏编号：CHPC 1.14895

中文名称：金黄色葡萄球菌

外文名称：*Staphylococcus aureus*

分类学地位：Bacteria; Bacillota; Bacilli; Caryophanales; Staphylococcaceae; *Staphylococcus*

生物危害程度：第三类

分离时间：2020-01-01

分离地址：中国上海市

分离基物：血液

致病名称：食物中毒、化脓性炎症

致病对象：人、动物

来源历史：←中国疾病预防控制中心病原微生物菌（毒）种保藏中心传染病所分中心←中国疾病预防控制中心传染病预防控制所

用　　途：临床检验

联系单位：中国疾病预防控制中心传染病预防控制所

电子邮箱：chpc@icdc.cn

661. 葡萄球菌属

国家科技资源标识符：CSTR: 16698.06.NPRC 1.2.1623

平台资源号：NPRC 1.2.1623

保藏编号：CHPC 1.14896

中文名称：金黄色葡萄球菌

外文名称：*Staphylococcus aureus*

分类学地位：Bacteria; Bacillota; Bacilli; Caryophanales; Staphylococcaceae; *Staphylococcus*

生物危害程度：第三类

分离时间：2020-01-01

分离地址：中国上海市

分离基物：血液

致病名称：食物中毒、化脓性炎症

致病对象：人、动物

来源历史：←中国疾病预防控制中心病原微生物菌（毒）种保藏中心传染病所分中心←中国疾病预防控制中心传染病预防控制所

用　　途：临床检验

联系单位：中国疾病预防控制中心传染病预防控制所

电子邮箱：chpc@icdc.cn

662. 葡萄球菌属

国家科技资源标识符：CSTR: 16698.06.NPRC 1.2.1624

平台资源号：NPRC 1.2.1624

保藏编号：CHPC 1.14897

中文名称：金黄色葡萄球菌

外文名称：*Staphylococcus aureus*

分类学地位：Bacteria; Bacillota; Bacilli; Caryophanales; Staphylococcaceae; *Staphylococcus*

生物危害程度：第三类

分离时间：2020-01-01

分离地址：中国上海市

分离基物：血液

致病名称：食物中毒、化脓性炎症

致病对象：人、动物

来源历史：←中国疾病预防控制中心病原微生物菌（毒）种保藏中心传染病所分中心←中国疾病预防控制中心传染病预防控制所

用　　途：临床检验

联系单位：中国疾病预防控制中心传染病预防控制所

电子邮箱：chpc@icdc.cn

663. 葡萄球菌属

国家科技资源标识符：CSTR: 16698.06.NPRC 1.2.1625

平台资源号：NPRC 1.2.1625

保藏编号：CHPC 1.14898

中文名称：金黄色葡萄球菌

外文名称：*Staphylococcus aureus*

分类学地位：Bacteria; Bacillota; Bacilli; Caryophanales; Staphylococcaceae; *Staphylococcus*

生物危害程度：第三类

分离时间：2020-01-01

分离地址：中国上海市

分离基物：血液

致病名称：食物中毒、化脓性炎症

致病对象：人、动物

来源历史：←中国疾病预防控制中心病原微生物菌（毒）种保藏中心传染病所分中心←中国疾病预防控制中心传染病预防控制所

用　　途：临床检验

联系单位：中国疾病预防控制中心传染病预防控制所

电子邮箱：chpc@icdc.cn

664. 葡萄球菌属

国家科技资源标识符：CSTR: 16698.06.NPRC 1.2.1626

平台资源号：NPRC 1.2.1626

保藏编号：CHPC 1.14899

中文名称：金黄色葡萄球菌

外文名称：*Staphylococcus aureus*

分类学地位：Bacteria; Bacillota; Bacilli; Caryophanales; Staphylococcaceae; *Staphylococcus*

生物危害程度：第三类

分离时间：2020-01-01

分离地址：中国上海市

分离基物：血液

致病名称：食物中毒、化脓性炎症

致病对象：人、动物

来源历史：←中国疾病预防控制中心病原微生物菌（毒）种保藏中心传染病所分中心←中国疾病预防控制中心传染病预防控制所

用　　途：临床检验

联系单位：中国疾病预防控制中心传染病预防控制所

电子邮箱：chpc@icdc.cn

665. 葡萄球菌属

国家科技资源标识符：CSTR: 16698.06.NPRC 1.2.1627

平台资源号：NPRC 1.2.1627

保藏编号：CHPC 1.14900

中文名称：金黄色葡萄球菌

外文名称：*Staphylococcus aureus*

分类学地位：Bacteria; Bacillota; Bacilli; Caryophanales; Staphylococcaceae; *Staphylococcus*

生物危害程度：第三类

分离时间：2020-01-01

分离地址：中国上海市

分离基物：血液

致病名称：食物中毒、化脓性炎症

致病对象：人、动物

来源历史：←中国疾病预防控制中心病原微生物菌（毒）种保藏中心传染病所分中心 ←中国疾病预防控制中心传染病预防控制所

用　　途：临床检验

联系单位：中国疾病预防控制中心传染病预防控制所

电子邮箱：chpc@icdc.cn

666. 葡萄球菌属

国家科技资源标识符：CSTR: 16698.06.NPRC 1.2.1628

平台资源号：NPRC 1.2.1628

保藏编号：CHPC 1.14901

中文名称：金黄色葡萄球菌

外文名称：*Staphylococcus aureus*

分类学地位：Bacteria; Bacillota; Bacilli; Caryophanales; Staphylococcaceae; *Staphylococcus*

生物危害程度：第三类

分离时间：2020-01-01

分离地址：中国上海市

分离基物：血液

致病名称：食物中毒、化脓性炎症

致病对象：人、动物

来源历史：←中国疾病预防控制中心病原微生物菌（毒）种保藏中心传染病所分中心 ←中国疾病预防控制中心传染病预防控制所

用　　途：临床检验

联系单位：中国疾病预防控制中心传染病预防控制所

电子邮箱：chpc@icdc.cn

667. 葡萄球菌属

国家科技资源标识符：CSTR: 16698.06.NPRC 1.2.1629

平台资源号：NPRC 1.2.1629

保藏编号：CHPC 1.14902

中文名称：金黄色葡萄球菌

外文名称：*Staphylococcus aureus*

分类学地位：Bacteria; Bacillota; Bacilli; Caryophanales; Staphylococcaceae; *Staphylococcus*

生物危害程度：第三类

分离时间：2021-08-28

分离地址：中国山东省枣庄市

分离基物：血液

致病名称：食物中毒、化脓性炎症

致病对象：人、动物

来源历史：←中国疾病预防控制中心病原微生物菌（毒）种保藏中心传染病所分中心 ←中国疾病预防控制中心传染病预防控制所

用　　途：临床检验

联系单位：中国疾病预防控制中心传染病预防控制所

电子邮箱：chpc@icdc.cn

668. 葡萄球菌属

国家科技资源标识符：CSTR: 16698.06.NPRC 1.2.1630

平台资源号：NPRC 1.2.1630

保藏编号：CHPC 1.14903

中文名称：金黄色葡萄球菌

外文名称：*Staphylococcus aureus*

分类学地位：Bacteria; Bacillota; Bacilli; Caryophanales; Staphylococcaceae; *Staphylococcus*

生物危害程度：第三类

分离时间：2021-05-15

分离地址：中国山东省潍坊市

细菌

分离基物：血液

致病名称：食物中毒、化脓性炎症

致病对象：人、动物

来源历史：←中国疾病预防控制中心病原微生物
菌（毒）种保藏中心传染病所分中心
←中国疾病预防控制中心传染病预防
控制所

用　　途：临床检验，

联系单位：中国疾病预防控制中心传染病预防控
制所

电子邮箱：chpc@icdc.cn

669. 葡萄球菌属

国家科技资源标识符：CSTR: 16698.06.NPRC 1.2.1631

平台资源号：NPRC 1.2.1631

保藏编号：CHPC 1.14904

中文名称：金黄色葡萄球菌

外文名称：*Staphylococcus aureus*

分类学地位：Bacteria; Bacillota; Bacilli; Caryopha-
nales; Staphylococcaceae; *Staphylo-
coccus*

生物危害程度：第三类

分离时间：2021-06-09

分离地址：中国山东省潍坊市

分离基物：血液

致病名称：食物中毒、化脓性炎症

致病对象：人、动物

来源历史：←中国疾病预防控制中心病原微生物
菌（毒）种保藏中心传染病所分中心
←中国疾病预防控制中心传染病预防
控制所

用　　途：临床检验

联系单位：中国疾病预防控制中心传染病预防控
制所

电子邮箱：chpc@icdc.cn

670. 葡萄球菌属

国家科技资源标识符：CSTR: 16698.06.NPRC 1.2.1632

平台资源号：NPRC 1.2.1632

保藏编号：CHPC 1.14905

中文名称：金黄色葡萄球菌

外文名称：*Staphylococcus aureus*

分类学地位：Bacteria; Bacillota; Bacilli; Caryopha-
nales; Staphylococcaceae; *Staphylo-
coccus*

生物危害程度：第三类

分离时间：2021-06-21

分离地址：中国山东省潍坊市

分离基物：血液

致病名称：食物中毒、化脓性炎症

致病对象：人、动物

来源历史：←中国疾病预防控制中心病原微生物
菌（毒）种保藏中心传染病所分中心
←中国疾病预防控制中心传染病预防
控制所

用　　途：临床检验

联系单位：中国疾病预防控制中心传染病预防控
制所

电子邮箱：chpc@icdc.cn

671. 葡萄球菌属

国家科技资源标识符：CSTR: 16698.06.NPRC 1.2.1633

平台资源号：NPRC 1.2.1633

保藏编号：CHPC 1.14906

中文名称：金黄色葡萄球菌

外文名称：*Staphylococcus aureus*

分类学地位：Bacteria; Bacillota; Bacilli; Caryopha-
nales; Staphylococcaceae; *Staphylo-
coccus*

生物危害程度：第三类

分离时间：2021-01-01

分离地址：中国湖北省十堰市

分离基物：血液

致病名称：食物中毒、化脓性炎症

致病对象：人、动物

来源历史：←中国疾病预防控制中心病原微生物
菌（毒）种保藏中心传染病所分中心
←中国疾病预防控制中心传染病预防
控制所

用　　途：临床检验

联系单位：中国疾病预防控制中心传染病预防控
制所

电子邮箱：chpc@icdc.cn

672. 葡萄球菌属

国家科技资源标识符：CSTR: 16698.06.NPRC 1.2.1634

平台资源号：NPRC 1.2.1634

保藏编号：CHPC 1.14907

中文名称：金黄色葡萄球菌

外文名称：*Staphylococcus aureus*

分类学地位：Bacteria; Bacillota; Bacilli; Caryopha-
nales; Staphylococcaceae; *Staphylo-
coccus*

生物危害程度：第三类

分离时间：2021-01-01

分离地址：中国湖北省十堰市

分离基物：血液

致病名称：食物中毒、化脓性炎症

致病对象：人、动物

来源历史：←中国疾病预防控制中心病原微生物
菌（毒）种保藏中心传染病所分中心
←中国疾病预防控制中心传染病预防
控制所

用　　途：临床检验

联系单位：中国疾病预防控制中心传染病预防控
制所

电子邮箱：chpc@icdc.cn

673. 葡萄球菌属

国家科技资源标识符：CSTR: 16698.06.NPRC 1.2.1635

平台资源号：NPRC 1.2.1635

保藏编号：CHPC 1.14908

中文名称：金黄色葡萄球菌

外文名称：*Staphylococcus aureus*

分类学地位：Bacteria; Bacillota; Bacilli; Caryopha-
nales; Staphylococcaceae; *Staphylo-
coccus*

生物危害程度：第三类

分离时间：2021-01-01

分离地址：中国湖北省随州市

分离基物：血液

致病名称：食物中毒、化脓性炎症

致病对象：人、动物

来源历史：←中国疾病预防控制中心病原微生物
菌（毒）种保藏中心传染病所分中心
←中国疾病预防控制中心传染病预防
控制所

用　　途：临床检验

联系单位：中国疾病预防控制中心传染病预防控
制所

电子邮箱：chpc@icdc.cn

674. 葡萄球菌属

国家科技资源标识符：CSTR: 16698.06.NPRC 1.2.1636

平台资源号：NPRC 1.2.1636

保藏编号：CHPC 1.14909

中文名称：金黄色葡萄球菌

外文名称：*Staphylococcus aureus*

分类学地位：Bacteria; Bacillota; Bacilli; Caryopha-
nales; Staphylococcaceae; *Staphylo-
coccus*

生物危害程度：第三类

分离时间：2021-01-01

分离地址：中国湖北省随州市

分离基物：血液

致病名称：食物中毒、化脓性炎症

致病对象：人、动物

来源历史：←中国疾病预防控制中心病原微生物
　　　　　菌（毒）种保藏中心传染病所分中心
　　　　　←中国疾病预防控制中心传染病预防
　　　　　控制所

用　　途：临床检验

联系单位：中国疾病预防控制中心传染病预防控
　　　　　制所

电子邮箱：chpc@icdc.cn

675. 葡萄球菌属

国家科技资源标识符：CSTR: 16698.06.NPRC 1.2.1637

平台资源号：NPRC 1.2.1637

保藏编号：CHPC 1.14910

中文名称：金黄色葡萄球菌

外文名称：*Staphylococcus aureus*

分类学地位：Bacteria; Bacillota; Bacilli; Caryopha-
　　　　　nales; Staphylococcaceae; *Staphylo-
　　　　　coccus*

生物危害程度：第三类

分离时间：2021-01-01

分离地址：中国湖北省随州市

分离基物：血液

致病名称：食物中毒、化脓性炎症

致病对象：人、动物

来源历史：←中国疾病预防控制中心病原微生物
　　　　　菌（毒）种保藏中心传染病所分中心
　　　　　←中国疾病预防控制中心传染病预防
　　　　　控制所

用　　途：临床检验

联系单位：中国疾病预防控制中心传染病预防控
　　　　　制所

电子邮箱：chpc@icdc.cn

676. 葡萄球菌属

国家科技资源标识符：CSTR: 16698.06.NPRC 1.2.1638

平台资源号：NPRC 1.2.1638

保藏编号：CHPC 1.14911

中文名称：金黄色葡萄球菌

外文名称：*Staphylococcus aureus*

分类学地位：Bacteria; Bacillota; Bacilli; Caryopha-
　　　　　nales; Staphylococcaceae; *Staphylo-
　　　　　coccus*

生物危害程度：第三类

分离时间：2021-01-01

分离地址：中国湖北省随州市

分离基物：血液

致病名称：食物中毒、化脓性炎症

致病对象：人、动物

来源历史：←中国疾病预防控制中心病原微生物
　　　　　菌（毒）种保藏中心传染病所分中心
　　　　　←中国疾病预防控制中心传染病预防
　　　　　控制所

用　　途：临床检验

联系单位：中国疾病预防控制中心传染病预防控
　　　　　制所

电子邮箱：chpc@icdc.cn

677. 葡萄球菌属

国家科技资源标识符：CSTR: 16698.06.NPRC 1.2.1639

平台资源号：NPRC 1.2.1639

保藏编号：CHPC 1.14912

中文名称：金黄色葡萄球菌

外文名称：*Staphylococcus aureus*

分类学地位：Bacteria; Bacillota; Bacilli; Caryopha-
　　　　　nales; Staphylococcaceae; *Staphylo-
　　　　　coccus*

生物危害程度：第三类

分离时间：2021-07-17

分离地址：中国山西省晋中市

分离基物：血液

致病名称：食物中毒、化脓性炎症

致病对象：人、动物

来源历史：←中国疾病预防控制中心病原微生物菌（毒）种保藏中心传染病所分中心←中国疾病预防控制中心传染病预防控制所

用　　途：临床检验

联系单位：中国疾病预防控制中心传染病预防控制所

电子邮箱：chpc@icdc.cn

678. 葡萄球菌属

国家科技资源标识符：CSTR: 16698.06.NPRC 1.2.1640

平台资源号：NPRC 1.2.1640

保藏编号：CHPC 1.14913

中文名称：金黄色葡萄球菌

外文名称：*Staphylococcus aureus*

分类学地位：Bacteria; Bacillota; Bacilli; Caryophanales; Staphylococcaceae; *Staphylococcus*

生物危害程度：第三类

分离时间：2021-01-20

分离地址：中国山西省太原市

分离基物：血液

致病名称：食物中毒、化脓性炎症

致病对象：人、动物

来源历史：←中国疾病预防控制中心病原微生物菌（毒）种保藏中心传染病所分中心←中国疾病预防控制中心传染病预防控制所

用　　途：临床检验

联系单位：中国疾病预防控制中心传染病预防控制所

电子邮箱：chpc@icdc.cn

679. 葡萄球菌属

国家科技资源标识符：CSTR: 16698.06.NPRC 1.2.1641

平台资源号：NPRC 1.2.1641

保藏编号：CHPC 1.14914

中文名称：金黄色葡萄球菌

外文名称：*Staphylococcus aureus*

分类学地位：Bacteria; Bacillota; Bacilli; Caryophanales; Staphylococcaceae; *Staphylococcus*

生物危害程度：第三类

分离时间：2020-01-01

分离地址：内蒙古自治区鄂尔多斯市

分离基物：血液

致病名称：食物中毒、化脓性炎症

致病对象：人、动物

来源历史：←中国疾病预防控制中心病原微生物菌（毒）种保藏中心传染病所分中心←中国疾病预防控制中心传染病预防控制所

用　　途：临床检验

联系单位：中国疾病预防控制中心传染病预防控制所

电子邮箱：chpc@icdc.cn

680 葡萄球菌属

国家科技资源标识符：CSTR: 16698.06.NPRC 1.12.250

平台资源号：NPRC 1.12.250

保藏编号：HB0702064

中文名称：金黄色葡萄球菌

外文名称：*Staphylococcus aureus*

分类学地位：Bacteria; Bacillota; Bacilli; Caryophanales; Staphylococcaceae; *Staphylococcus*

生物危害程度：第三类

分离时间：2021-05-27

分离地址：中国湖北省十堰市

分离基物：食品

致病名称：食物中毒、化脓性炎症

致病对象：人

来源历史：←湖北省疾病预防控制中心病原微生物菌（毒）种保藏中心←湖北省疾病预防控制中心←十堰市疾病预防控制中心

用　　途：食品检验、科研

联系单位：湖北省疾病预防控制中心

电子邮箱：JDZBCZX@163.com

681. 葡萄球菌属

国家科技资源标识符：CSTR: 16698.06.NPRC 1.12.251

平台资源号：NPRC 1.12.251

保藏编号：HB0702065

中文名称：金黄色葡萄球菌

外文名称：*Staphylococcus aureus*

分类学地位：Bacteria; Bacillota; Bacilli; Caryophanales; Staphylococcaceae; *Staphylococcus*

生物危害程度：第三类

分离时间：2021-05-18

分离地址：中国湖北省咸宁市

分离基物：食品

致病名称：食物中毒、化脓性炎症

致病对象：人

来源历史：←湖北省疾病预防控制中心病原微生物菌（毒）种保藏中心←湖北省疾病预防控制中心←咸宁市疾病预防控制中心

用　　途：食品检验、科研

联系单位：湖北省疾病预防控制中心

电子邮箱：JDZBCZX@163.com

682. 葡萄球菌属

国家科技资源标识符：CSTR: 16698.06.NPRC 1.12.252

平台资源号：NPRC 1.12.252

保藏编号：HB0702066

中文名称：金黄色葡萄球菌

外文名称：*Staphylococcus aureus*

分类学地位：Bacteria; Bacillota; Bacilli; Caryophanales; Staphylococcaceae; *Staphylococcus*

生物危害程度：第三类

分离时间：2021-05-18

分离地址：中国湖北省咸宁市

分离基物：食品

致病名称：食物中毒、化脓性炎症

致病对象：人

来源历史：←湖北省疾病预防控制中心病原微生物菌（毒）种保藏中心←湖北省疾病预防控制中心←咸宁市疾病预防控制中心

用　　途：食品检验、科研

联系单位：湖北省疾病预防控制中心

电子邮箱：JDZBCZX@163.com

683. 葡萄球菌属

国家科技资源标识符：CSTR: 16698.06.NPRC 1.12.253

平台资源号：NPRC 1.12.253

保藏编号：HB0702067

中文名称：金黄色葡萄球菌

外文名称：*Staphylococcus aureus*

分类学地位：Bacteria; Bacillota; Bacilli; Caryophanales; Staphylococcaceae; *Staphylococcus*

生物危害程度：第三类

分离时间：2021-05-18

分离地址：中国湖北省咸宁市

分离基物：食品

致病名称：食物中毒、化脓性炎症

致病对象：人

来源历史：←湖北省疾病预防控制中心病原微生物菌（毒）种保藏中心←湖北省疾病

预防控制中心←咸宁市疾病预防控制中心

用　　途：食品检验、科研

联系单位：湖北省疾病预防控制中心

电子邮箱：JDZBCZX@163.com

684. 葡萄球菌属

国家科技资源标识符：CSTR: 16698.06.NPRC 1.12.254

平台资源号：NPRC 1.12.254

保藏编号：HB0702068

中文名称：金黄色葡萄球菌

外文名称：*Staphylococcus aureus*

分类学地位：Bacteria; Bacillota; Bacilli; Caryophanales; Staphylococcaceae; *Staphylococcus*

生物危害程度：第三类

分离时间：2021-06-09

分离地址：中国湖北省咸宁市

分离基物：食品

致病名称：食物中毒、化脓性炎症

致病对象：人

来源历史：←湖北省疾病预防控制中心病原微生物菌（毒）种保藏中心←湖北省疾病预防控制中心←咸宁市疾病预防控制中心

用　　途：食品检验、科研

联系单位：湖北省疾病预防控制中心

电子邮箱：JDZBCZX@163.com

685. 葡萄球菌属

国家科技资源标识符：CSTR: 16698.06.NPRC 1.12.255

平台资源号：NPRC 1.12.255

保藏编号：HB0702069

中文名称：金黄色葡萄球菌

外文名称：*Staphylococcus aureus*

分类学地位：Bacteria; Bacillota; Bacilli; Caryophanales; Staphylococcaceae; *Staphylococcus*

生物危害程度：第三类

分离时间：2021-04-19

分离地址：中国湖北省宜昌市

分离基物：食品

致病名称：食物中毒、化脓性炎症

致病对象：人

来源历史：←湖北省疾病预防控制中心病原微生物菌（毒）种保藏中心←湖北省疾病预防控制中心←宜昌市疾病预防控制中心

用　　途：食品检验、科研

联系单位：湖北省疾病预防控制中心

电子邮箱：JDZBCZX@163.com

686. 葡萄球菌属

国家科技资源标识符：CSTR: 16698.06.NPRC 1.12.256

平台资源号：NPRC 1.12.256

保藏编号：HB0702070

中文名称：金黄色葡萄球菌

外文名称：*Staphylococcus aureus*

分类学地位：Bacteria; Bacillota; Bacilli; Caryophanales; Staphylococcaceae; *Staphylococcus*

生物危害程度：第三类

分离时间：2021-05-19

分离地址：中国湖北省荆州市

分离基物：食品

致病名称：食物中毒、化脓性炎症

致病对象：人

来源历史：←湖北省疾病预防控制中心病原微生物菌（毒）种保藏中心←湖北省疾病预防控制中心←荆州市疾病预防控制中心

用　　途：食品检验、科研

联系单位：湖北省疾病预防控制中心

电子邮箱：JDZBCZX@163.com

687. 葡萄球菌属

国家科技资源标识符：CSTR: 16698.06.NPRC 1.12.257

平台资源号：NPRC 1.12.257

保藏编号：HB0702071

中文名称：金黄色葡萄球菌

外文名称：*Staphylococcus aureus*

分类学地位：Bacteria; Bacillota; Bacilli; Caryophanales; Staphylococcaceae; *Staphylococcus*

生物危害程度：第三类

分离时间：2021-05-19

分离地址：中国湖北省荆州市

分离基物：食品

致病名称：食物中毒、化脓性炎症

致病对象：人

来源历史：←湖北省疾病预防控制中心病原微生物菌（毒）种保藏中心←湖北省疾病预防控制中心←荆州市疾病预防控制中心

用　　途：食品检验、科研

联系单位：湖北省疾病预防控制中心

电子邮箱：JDZBCZX@163.com

688. 葡萄球菌属

国家科技资源标识符：CSTR: 16698.06.NPRC 1.12.258

平台资源号：NPRC 1.12.258

保藏编号：HB0702072

中文名称：金黄色葡萄球菌

外文名称：*Staphylococcus aureus*

分类学地位：Bacteria; Bacillota; Bacilli; Caryophanales; Staphylococcaceae; *Staphylococcus*

生物危害程度：第三类

分离时间：2021-05-19

分离地址：中国湖北省荆州市

分离基物：食品

致病名称：食物中毒、化脓性炎症

致病对象：人

来源历史：←湖北省疾病预防控制中心病原微生物菌（毒）种保藏中心←湖北省疾病预防控制中心←荆州市疾病预防控制中心

用　　途：食品检验、科研

联系单位：湖北省疾病预防控制中心

电子邮箱：JDZBCZX@163.com

689. 葡萄球菌属

国家科技资源标识符：CSTR: 16698.06.NPRC 1.12.259

平台资源号：NPRC 1.12.259

保藏编号：HB0702073

中文名称：金黄色葡萄球菌

外文名称：*Staphylococcus aureus*

分类学地位：Bacteria; Bacillota; Bacilli; Caryophanales; Staphylococcaceae; *Staphylococcus*

生物危害程度：第三类

分离时间：2021-05-17

分离地址：中国湖北省荆州市

分离基物：食品

致病名称：食物中毒、化脓性炎症

致病对象：人

来源历史：←湖北省疾病预防控制中心病原微生物菌（毒）种保藏中心←湖北省疾病预防控制中心←荆州市疾病预防控制中心

用　　途：食品检验、科研

联系单位：湖北省疾病预防控制中心

电子邮箱：JDZBCZX@163.com

690. 葡萄球菌属

国家科技资源标识符：CSTR: 16698.06.NPRC 1.12.260

平台资源号：NPRC 1.12.260

保藏编号：HB0702074

中文名称：金黄色葡萄球菌

外文名称：*Staphylococcus aureus*

分类学地位：Bacteria; Bacillota; Bacilli; Caryopha-nales; Staphylococcaceae; *Staphylo-coccus*

生物危害程度：第三类

分离时间：2021-05-17

分离地址：中国湖北省荆州市

分离基物：食品

致病名称：食物中毒、化脓性炎症

致病对象：人

来源历史：←湖北省疾病预防控制中心病原微生物菌（毒）种保藏中心←湖北省疾病预防控制中心←荆州市疾病预防控制中心

用　　途：食品检验、科研

联系单位：湖北省疾病预防控制中心

电子邮箱：JDZBCZX@163.com

691. 葡萄球菌属

国家科技资源标识符：CSTR: 16698.06.NPRC 1.12.261

平台资源号：NPRC 1.12.261

保藏编号：HB0702075

中文名称：金黄色葡萄球菌

外文名称：*Staphylococcus aureus*

分类学地位：Bacteria; Bacillota; Bacilli; Caryopha-nales; Staphylococcaceae; *Staphylo-coccus*

生物危害程度：第三类

分离时间：2021-05-17

分离地址：中国湖北省荆州市

分离基物：食品

致病名称：食物中毒、化脓性炎症

致病对象：人

来源历史：←湖北省疾病预防控制中心病原微生物菌（毒）种保藏中心←湖北省疾病预防控制中心←荆州市疾病预防控制

中心

用　　途：食品检验、科研

联系单位：湖北省疾病预防控制中心

电子邮箱：JDZBCZX@163.com

692. 葡萄球菌属

国家科技资源标识符：CSTR: 16698.06.NPRC 1.12.262

平台资源号：NPRC 1.12.262

保藏编号：HB0702076

中文名称：金黄色葡萄球菌

外文名称：*Staphylococcus aureus*

分类学地位：Bacteria; Bacillota; Bacilli; Caryopha-nales; Staphylococcaceae; *Staphylo-coccus*

生物危害程度：第三类

分离时间：2021-05-25

分离地址：中国湖北省荆门市

分离基物：食品

致病名称：食物中毒、化脓性炎症

致病对象：人

来源历史：←湖北省疾病预防控制中心病原微生物菌（毒）种保藏中心←湖北省疾病预防控制中心←荆门市疾病预防控制中心

用　　途：食品检验、科研

联系单位：湖北省疾病预防控制中心

电子邮箱：JDZBCZX@163.com

693. 葡萄球菌属

国家科技资源标识符：CSTR: 16698.06.NPRC 1.12.263

平台资源号：NPRC 1.12.263

保藏编号：HB0702077

中文名称：金黄色葡萄球菌

外文名称：*Staphylococcus aureus*

分类学地位：Bacteria; Bacillota; Bacilli; Caryopha-nales; Staphylococcaceae; *Staphylo-coccus*

生物危害程度：第三类

分离时间：2021-05-21

分离地址：中国湖北省天门市

分离基物：食品

致病名称：食物中毒、化脓性炎症

致病对象：人

来源历史：←湖北省疾病预防控制中心病原微生物菌（毒）种保藏中心←湖北省疾病预防控制中心←天门市疾病预防控制中心

用　　途：食品检验、科研

联系单位：湖北省疾病预防控制中心

电子邮箱：JDZBCZX@163.com

694. 葡萄球菌属

国家科技资源标识符：CSTR: 16698.06.NPRC 1.12.264

平台资源号：NPRC 1.12.264

保藏编号：HB0702078

中文名称：金黄色葡萄球菌

外文名称：*Staphylococcus aureus*

分类学地位：Bacteria; Bacillota; Bacilli; Caryophanales; Staphylococcaceae; *Staphylococcus*

生物危害程度：第三类

分离时间：2021-07-12

分离地址：中国湖北省随州市

分离基物：食品

致病名称：食物中毒、化脓性炎症

致病对象：人

来源历史：←湖北省疾病预防控制中心病原微生物菌（毒）种保藏中心←湖北省疾病预防控制中心←随州市疾病预防控制中心

用　　途：食品检验、科研

联系单位：湖北省疾病预防控制中心

电子邮箱：JDZBCZX@163.com

695. 葡萄球菌属

国家科技资源标识符：CSTR: 16698.06.NPRC 1.12.265

平台资源号：NPRC 1.12.265

保藏编号：HB0702079

中文名称：金黄色葡萄球菌

外文名称：*Staphylococcus aureus*

分类学地位：Bacteria; Bacillota; Bacilli; Caryophanales; Staphylococcaceae; *Staphylococcus*

生物危害程度：第三类

分离时间：2021-08-23

分离地址：中国湖北省咸宁市

分离基物：食品

致病名称：食物中毒、化脓性炎症

致病对象：人

来源历史：←湖北省疾病预防控制中心病原微生物菌（毒）种保藏中心←湖北省疾病预防控制中心←咸宁市疾病预防控制中心

用　　途：食品检验、科研

联系单位：湖北省疾病预防控制中心

电子邮箱：JDZBCZX@163.com

696. 葡萄球菌属

国家科技资源标识符：CSTR: 16698.06.NPRC 1.12.266

平台资源号：NPRC 1.12.266

保藏编号：HB0702080

中文名称：金黄色葡萄球菌

外文名称：*Staphylococcus aureus*

分类学地位：Bacteria; Bacillota; Bacilli; Caryophanales; Staphylococcaceae; *Staphylococcus*

生物危害程度：第三类

分离时间：2021-08-23

分离地址：中国湖北省咸宁市

分离基物：食品

致病名称：食物中毒、化脓性炎症

致病对象：人

来源历史：←湖北省疾病预防控制中心病原微生物菌（毒）种保藏中心←湖北省疾病预防控制中心←咸宁市疾病预防控制中心

用　　途：食品检验、科研

联系单位：湖北省疾病预防控制中心

电子邮箱：JDZBCZX@163.com

697. 葡萄球菌属

国家科技资源标识符：CSTR: 16698.06.NPRC 1.12.267

平台资源号：NPRC 1.12.267

保藏编号：HB0702081

中文名称：金黄色葡萄球菌

外文名称：*Staphylococcus aureus*

分类学地位：Bacteria; Bacillota; Bacilli; Caryophanales; Staphylococcaceae; *Staphylococcus*

生物危害程度：第三类

分离时间：2021-08-06

分离地址：中国湖北省咸宁市

分离基物：食品

致病名称：食物中毒、化脓性炎症

致病对象：人

来源历史：←湖北省疾病预防控制中心病原微生物菌（毒）种保藏中心←湖北省疾病预防控制中心←咸宁市疾病预防控制中心

用　　途：食品检验、科研

联系单位：湖北省疾病预防控制中心

电子邮箱：JDZBCZX@163.com

698. 葡萄球菌属

国家科技资源标识符：CSTR: 16698.06.NPRC 1.12.268

平台资源号：NPRC 1.12.268

保藏编号：HB0702082

中文名称：金黄色葡萄球菌

外文名称：*Staphylococcus aureus*

分类学地位：Bacteria; Bacillota; Bacilli; Caryophanales; Staphylococcaceae; *Staphylococcus*

生物危害程度：第三类

分离时间：2021-08-13

分离地址：中国湖北省孝感市

分离基物：食品

致病名称：食物中毒、化脓性炎症

致病对象：人

来源历史：←湖北省疾病预防控制中心病原微生物菌（毒）种保藏中心←湖北省疾病预防控制中心←孝感市疾病预防控制中心

用　　途：食品检验、科研

联系单位：湖北省疾病预防控制中心

电子邮箱：JDZBCZX@163.com

699. 葡萄球菌属

国家科技资源标识符：CSTR: 16698.06.NPRC 1.12.269

平台资源号：NPRC 1.12.269

保藏编号：HB0702083

中文名称：金黄色葡萄球菌

外文名称：*Staphylococcus aureus*

分类学地位：Bacteria; Bacillota; Bacilli; Caryophanales; Staphylococcaceae; *Staphylococcus*

生物危害程度：第三类

分离时间：2021-08-13

分离地址：中国湖北省孝感市

分离基物：食品

致病名称：食物中毒、化脓性炎症

致病对象：人

来源历史：←湖北省疾病预防控制中心病原微生物菌（毒）种保藏中心←湖北省疾病预防控制中心←孝感市疾病预防控制

中心

用　　途：食品检验、科研

联系单位：湖北省疾病预防控制中心

电子邮箱：JDZBCZX@163.com

700. 葡萄球菌属

国家科技资源标识符：CSTR: 16698.06.NPRC 1.9.195

平台资源号：NPRC 1.9.195

保藏编号：CMCC(B) 26613

中文名称：金黄色葡萄球菌

外文名称：*Staphylococcus aureus*

分类学地位：Bacteria; Bacillota; Bacilli; Caryopha-nales; Staphylococcaceae; *Staphylococcus*

生物危害程度：第三类

分离时间：未知

分离地址：未知

分离基物：医疗器械企业生产环境

致病名称：败血症、肺炎、尿路感染

致病对象：人

来源历史：←中国食品药品检定研究院病原微生物菌（毒）种保藏中心←中国食品药品检定研究院微生物室

用　　途：科研

联系单位：中国食品药品检定研究院

电子邮箱：cmcc@nifdc.org.cn

701. 葡萄球菌属

国家科技资源标识符：CSTR: 16698.06.NPRC 1.7.111

平台资源号：NPRC 1.7.111

保藏编号：CCPM(A)-P-012201

中文名称：金黄色葡萄球菌

外文名称：*Staphylococcus aureus*

分类学地位：Bacteria; Bacillota; Bacilli; Caryopha-nales; Staphylococcaceae; *Staphylococcus*

生物危害程度：第三类

分离时间：2021-09

分离地址：中国河北省张家口市

分离基物：患者分泌物

致病名称：细菌性皮肤感染、细菌性心内膜炎、细菌性骨感染、菌血症

致病对象：人、动物

来源历史：←中国医学科学院病原微生物菌（毒）种保藏中心药用微生物相关菌（毒）种保藏分中心←中国医学科学院医药生物技术研究所←河北北方学院附属第一医院

用　　途：科研

联系单位：中国医学科学院医药生物技术研究所

电子邮箱：xinxinhu@imb.cams.cn

702. 葡萄球菌属

国家科技资源标识符：CSTR: 16698.06.NPRC 1.7.112

平台资源号：NPRC 1.7.112

保藏编号：CCPM(A)-P-012202

中文名称：金黄色葡萄球菌

外文名称：*Staphylococcus aureus*

分类学地位：Bacteria; Bacillota; Bacilli; Caryopha-nales; Staphylococcaceae; *Staphylococcus*

生物危害程度：第三类

分离时间：2021-09

分离地址：中国河北省张家口市

分离基物：患者分泌物

致病名称：细菌性皮肤感染、细菌性心内膜炎、细菌性骨感染、菌血症

致病对象：人、动物

来源历史：←中国医学科学院病原微生物菌（毒）种保藏中心药用微生物相关菌（毒）种保藏分中心←中国医学科学院医药生物技术研究所←河北北方学院附属第一医院

用　　途：科研

联系单位：中国医学科学院医药生物技术研究所

电子邮箱：xinxinhu@imb.cams.cn

703. 葡萄球菌属

国家科技资源标识符：CSTR: 16698.06.NPRC 1.7.113

平台资源号：NPRC 1.7.113

保藏编号：CCPM(A)-P-012111

中文名称：金黄色葡萄球菌

外文名称：*Staphylococcus aureus*

分类学地位：Bacteria; Bacillota; Bacilli; Caryopha-nales; Staphylococcaceae; *Staphylo-coccus*

生物危害程度：第三类

分离时间：2021-05

分离地址：中国河北省张家口市

分离基物：患者痰液

致病名称：细菌性皮肤感染、细菌性心内膜炎、细菌性骨感染、菌血症

致病对象：人、动物

来源历史：←中国医学科学院病原微生物菌（毒）种保藏中心药用微生物相关菌（毒）种保藏分中心←中国医学科学院医药生物技术研究所←河北北方学院附属第一医院

用　　途：科研

联系单位：中国医学科学院医药生物技术研究所

电子邮箱：xinxinhu@imb.cams.cn

704. 葡萄球菌属

国家科技资源标识符：CSTR: 16698.06.NPRC 1.7.114

平台资源号：NPRC 1.7.114

保藏编号：CCPM(A)-P-012113

中文名称：金黄色葡萄球菌

外文名称：*Staphylococcus aureus*

分类学地位：Bacteria; Bacillota; Bacilli; Caryopha-nales; Staphylococcaceae; *Staphylo-coccus*

生物危害程度：第三类

分离时间：2021-05

分离地址：中国河北省张家口市

分离基物：患者痰液

致病名称：细菌性皮肤感染、细菌性心内膜炎、细菌性骨感染、菌血症

致病对象：人、动物

来源历史：←中国医学科学院病原微生物菌（毒）种保藏中心药用微生物相关菌（毒）种保藏分中心←中国医学科学院医药生物技术研究所←河北北方学院附属第一医院

用　　途：科研

联系单位：中国医学科学院医药生物技术研究所

电子邮箱：xinxinhu@imb.cams.cn

705. 葡萄球菌属

国家科技资源标识符：CSTR: 16698.06.NPRC 1.7.115

平台资源号：NPRC 1.7.115

保藏编号：CCPM(A)-P-012126

中文名称：金黄色葡萄球菌

外文名称：*Staphylococcus aureus*

分类学地位：Bacteria; Bacillota; Bacilli; Caryopha-nales; Staphylococcaceae; *Staphylo-coccus*

生物危害程度：第三类

分离时间：2021-05

分离地址：中国河北省张家口市

分离基物：患者痰液

致病名称：细菌性皮肤感染、细菌性心内膜炎、细菌性骨感染、菌血症

致病对象：人、动物

来源历史：←中国医学科学院病原微生物菌（毒）种保藏中心药用微生物相关菌（毒）种保藏分中心←中国医学科学院医药生物技术研究所←河北北方学院附属第一医院

细菌

用　　途：科研

联系单位：中国医学科学院医药生物技术研究所

电子邮箱：xinxinhu@imb.cams.cn

706. 葡萄球菌属

国家科技资源标识符：CSTR: 16698.06.NPRC 1.7.116

平台资源号：NPRC 1.7.116

保藏编号：CCPM(A)-P-012133

中文名称：金黄色葡萄球菌

外文名称：*Staphylococcus aureus*

分类学地位：Bacteria; Bacillota; Bacilli; Caryopha-
　　　　　　nales; Staphylococcaceae; *Staphylo-*
　　　　　　coccus

生物危害程度：第三类

分离时间：2021-05

分离地址：中国河北省张家口市

分离基物：患者痰液

致病名称：细菌性皮肤感染、细菌性心内膜炎、
　　　　　　细菌性骨感染、菌血症

致病对象：人、动物

来源历史：←中国医学科学院病原微生物菌（毒）
　　　　　　种保藏中心药用微生物相关菌（毒）
　　　　　　种保藏分中心←中国医学科学院医药
　　　　　　生物技术研究所←河北北方学院附属
　　　　　　第一医院

用　　途：科研

联系单位：中国医学科学院医药生物技术研究所

电子邮箱：xinxinhu@imb.cams.cn

707. 葡萄球菌属

国家科技资源标识符：CSTR: 16698.06.NPRC 1.7.117

平台资源号：NPRC 1.7.117

保藏编号：CCPM(A)-P-012147

中文名称：金黄色葡萄球菌

外文名称：*Staphylococcus aureus*

分类学地位：Bacteria; Bacillota; Bacilli; Caryopha-
　　　　　　nales; Staphylococcaceae; *Staphylo-*

coccus

生物危害程度：第三类

分离时间：2021-05

分离地址：中国河北省张家口市

分离基物：患者痰液

致病名称：细菌性皮肤感染、细菌性心内膜炎、
　　　　　　细菌性骨感染、菌血症

致病对象：人、动物

来源历史：←中国医学科学院病原微生物菌（毒）
　　　　　　种保藏中心药用微生物相关菌（毒）
　　　　　　种保藏分中心←中国医学科学院医药
　　　　　　生物技术研究所←河北北方学院附属
　　　　　　第一医院

用　　途：科研

联系单位：中国医学科学院医药生物技术研究所

电子邮箱：xinxinhu@imb.cams.cn

708. 葡萄球菌属

国家科技资源标识符：CSTR: 16698.06.NPRC 1.7.118

平台资源号：NPRC 1.7.118

保藏编号：CCPM(A)-P-012153

中文名称：金黄色葡萄球菌

外文名称：*Staphylococcus aureus*

分类学地位：Bacteria; Bacillota; Bacilli; Caryopha-
　　　　　　nales; Staphylococcaceae; *Staphylo-*
　　　　　　coccus

生物危害程度：第三类

分离时间：2021-05

分离地址：中国河北省张家口市

分离基物：患者尿液

致病名称：细菌性皮肤感染、细菌性心内膜炎、
　　　　　　细菌性骨感染、菌血症

致病对象：人、动物

来源历史：←中国医学科学院病原微生物菌（毒）
　　　　　　种保藏中心药用微生物相关菌（毒）
　　　　　　种保藏分中心←中国医学科学院医药
　　　　　　生物技术研究所←河北北方学院附属

第一医院

用 途：科研

联系单位：中国医学科学院医药生物技术研究所

电子邮箱：xinxinhu@imb.cams.cn

709. 葡萄球菌属

国家科技资源标识符：CSTR: 16698.06.NPRC 1.7.119

平台资源号：NPRC 1.7.119

保藏编号：CCPM(A)-P-022101

中文名称：表皮葡萄球菌

外文名称：*Staphylococcus epidermidis*

分类学地位：Bacteria; Bacillota; Bacilli; Caryophanales; Staphylococcaceae; *Staphylococcus*

生物危害程度：第三类

分离时间：2021-05

分离地址：中国河北省张家口市

分离基物：患者引流液

致病名称：细菌性尿路感染、细菌性心内膜炎、菌血症

致病对象：人、动物

来源历史：←中国医学科学院病原微生物菌（毒）种保藏中心药用微生物相关菌（毒）种保藏分中心←中国医学科学院医药生物技术研究所←河北北方学院附属第一医院

用 途：科研

联系单位：中国医学科学院医药生物技术研究所

电子邮箱：xinxinhu@imb.cams.cn

710. 葡萄球菌属

国家科技资源标识符：CSTR: 16698.06.NPRC 1.7.120

平台资源号：NPRC 1.7.120

保藏编号：CCPM(A)-P-022104

中文名称：表皮葡萄球菌

外文名称：*Staphylococcus epidermidis*

分类学地位：Bacteria; Bacillota; Bacilli; Caryopha-

nales; Staphylococcaceae; *Staphylococcus*

生物危害程度：第三类

分离时间：2021-05

分离地址：中国河北省张家口市

分离基物：患者尿液

致病名称：细菌性尿路感染、细菌性心内膜炎、菌血症

致病对象：人、动物

来源历史：←中国医学科学院病原微生物菌（毒）种保藏中心药用微生物相关菌（毒）种保藏分中心←中国医学科学院医药生物技术研究所←河北北方学院附属第一医院

用 途：科研

联系单位：中国医学科学院医药生物技术研究所

电子邮箱：xinxinhu@imb.cams.cn

▶ 十八、链球菌属

711. 链球菌属

国家科技资源标识符：CSTR: 16698.06.NPRC 1.14.13

平台资源号：NPRC 1.14.13

保藏编号：SZCDC-WXSTE20220013

中文名称：乙型溶血性链球菌

外文名称：β-*hamolytic Streptococcus*

分类学地位：Bacteria; Bacillota; Bacilli; Lactobacillales; Streptococcaceae; *Streptococcus*

生物危害程度：第三类

分离时间：2022-10-24

分离地址：中国广东省深圳市

分离基物：患者咽拭子

致病名称：化脓性炎症

致病对象：人

来源历史：←深圳市疾病预防控制中心←深圳市

细菌

宝安区疾病预防控制中心←深圳市宝安区人民医院

用　　途：传染病病原监测和溯源

联系单位：深圳市疾病预防控制中心

电子邮箱：pengbo@wjw.sz.gov.cn

712. 链球菌属

国家科技资源标识符：CSTR: 16698.06.NPRC 1.14.14

平台资源号：NPRC 1.14.14

保藏编号：SZCDC-WXSTE20220014

中文名称：乙型溶血性链球菌

外文名称：β-hamolytic Streptococcus

分类学地位：Bacteria; Bacillota; Bacilli; Lactobacil-lales; Streptococcaceae; Streptococcus

生物危害程度：第三类

分离时间：2022-10-31

分离地址：中国广东省深圳市

分离基物：患者咽拭子

致病名称：化脓性炎症

致病对象：人

来源历史：←深圳市疾病预防控制中心←深圳市龙华区人民医院

用　　途：传染病病原监测和溯源

联系单位：深圳市疾病预防控制中心

电子邮箱：pengbo@wjw.sz.gov.cn

713. 链球菌属

国家科技资源标识符：CSTR: 16698.06.NPRC 1.2.1487

平台资源号：NPRC 1.2.1487

保藏编号：CHPC 1.14923

中文名称：血液链球菌

外文名称：Streptococcus sanguinis

分类学地位：Bacteria; Bacillota; Bacilli; Lactobacil-lales; Streptococcaceae; Streptococcus

生物危害程度：第三类

分离时间：2021-12-08

分离地址：中国四川省泸州市

分离基物：痰液

致病名称：咽炎、扁桃体炎、中耳炎、猩红热

致病对象：人、动物

来源历史：←中国疾病预防控制中心病原微生物菌（毒）种保藏中心传染病所分中心←中国疾病预防控制中心传染病预防控制所

用　　途：临床检验

联系单位：中国疾病预防控制中心传染病预防控制所

电子邮箱：chpc@icdc.cn

714. 链球菌属

国家科技资源标识符：CSTR: 16698.06.NPRC 1.2.1488

平台资源号：NPRC 1.2.1488

保藏编号：CHPC 1.14988

中文名称：猪链球菌

外文名称：Streptococcus suis

分类学地位：Bacteria; Bacillota; Bacilli; Lactobacil-lales; Streptococcaceae; Streptococcus

生物危害程度：第三类

分离时间：2022-04-27

分离地址：中国四川省自贡市

分离基物：血液

致病名称：人感染猪链球菌病、猪链球菌病

致病对象：人、动物

来源历史：←中国疾病预防控制中心病原微生物菌（毒）种保藏中心传染病所分中心←中国疾病预防控制中心传染病预防控制所

用　　途：临床检验

联系单位：中国疾病预防控制中心传染病预防控制所

电子邮箱：chpc@icdc.cn

715. 链球菌属

国家科技资源标识符：CSTR: 16698.06.NPRC 1.2.1489

平台资源号：NPRC 1.2.1489

保藏编号：CHPC 1.14989

中文名称：猪链球菌

外文名称：*Streptococcus suis*

分类学地位：Bacteria; Bacillota; Bacilli; Lactobacillales; Streptococcaceae; *Streptococcus*

生物危害程度：第三类

分离时间：2018-06-26

分离地址：中国山东省临沂市

分离基物：血液

致病名称：人感染猪链球菌病、猪链球菌病

致病对象：人、动物

来源历史：←中国疾病预防控制中心病原微生物菌（毒）种保藏中心传染病所分中心←中国疾病预防控制中心传染病预防控制所

用　　途：临床检验

联系单位：中国疾病预防控制中心传染病预防控制所

电子邮箱：chpc@icdc.cn

716. 链球菌属

国家科技资源标识符 CSTR: 16698.06.NPRC 1.2.1490

平台资源号：NPRC 1.2.1490

保藏编号：CHPC 1.14990

中文名称：猪链球菌

外文名称：*Streptococcus suis*

分类学地位：Bacteria; Bacillota; Bacilli; Lactobacillales; Streptococcaceae; *Streptococcus*

生物危害程度：第三类

分离时间：2022-01-01

分离地址：中国广东省广州市

分离基物：血液

致病名称：人感染猪链球菌病、猪链球菌病

致病对象：人、动物

来源历史：←中国疾病预防控制中心病原微生物菌（毒）种保藏中心传染病所分中心

←中国疾病预防控制中心传染病预防控制所

用　　途：临床检验

联系单位：中国疾病预防控制中心传染病预防控制所

电子邮箱：chpc@icdc.cn

717. 链球菌属

国家科技资源标识符 CSTR: 16698.06.NPRC 1.2.1491

平台资源号：NPRC 1.2.1491

保藏编号：CHPC 1.14991

中文名称：猪链球菌

外文名称：*Streptococcus suis*

分类学地位：Bacteria; Bacillota; Bacilli; Lactobacillales; Streptococcaceae; *Streptococcus*

生物危害程度：第三类

分离时间：2021-01-01

分离地址：中国广东省广州市

分离基物：血液

致病名称：人感染猪链球菌病、猪链球菌病

致病对象：人、动物

来源历史：←中国疾病预防控制中心病原微生物菌（毒）种保藏中心传染病所分中心←中国疾病预防控制中心传染病预防控制所

用　　途：临床检验

联系单位：中国疾病预防控制中心传染病预防控制所

电子邮箱：chpc@icdc.cn

718. 链球菌属

国家科技资源标识符 CSTR: 16698.06.NPRC 1.2.1492

平台资源号：NPRC 1.2.1492

保藏编号：CHPC 1.14992

中文名称：猪链球菌

外文名称：*Streptococcus suis*

分类学地位：Bacteria; Bacillota; Bacilli; Lactobacillales; Streptococcaceae; *Streptococcus*

生物危害程度：第三类

分离时间：2022-01-01

分离地址：中国广东省清远市

分离基物：血液

致病名称：人感染猪链球菌病、猪链球菌病

致病对象：人、动物

来源历史：←中国疾病预防控制中心病原微生物
菌（毒）种保藏中心传染病所分中心
←中国疾病预防控制中心传染病预防
控制所

用　　途：临床检验

联系单位：中国疾病预防控制中心传染病预防控
制所

电子邮箱：chpc@icdc.cn

719. 链球菌属

国家科技资源标识符: CSTR: 16698.06.NPRC 1.2.1493

平台资源号：NPRC 1.2.1493

保藏编号：CHPC 1.14993

中文名称：猪链球菌

外文名称：*Streptococcus suis*

分类学地位：Bacteria; Bacillota; Bacilli; Lactobacil-
lales; Streptococcaceae; *Streptococcus*

生物危害程度：第三类

分离时间：2021-01-01

分离地址：中国广东省中山市

分离基物：血液

致病名称：人感染猪链球菌病、猪链球菌病

致病对象：人、动物

来源历史：←中国疾病预防控制中心病原微生物
菌（毒）种保藏中心传染病所分中心
←中国疾病预防控制中心传染病预防
控制所

用　　途：临床检验

联系单位：中国疾病预防控制中心传染病预防控
制所

电子邮箱：chpc@icdc.cn

720. 链球菌属

国家科技资源标识符: CSTR: 16698.06.NPRC 1.2.1494

平台资源号：NPRC 1.2.1494

保藏编号：CHPC 1.14994

中文名称：猪链球菌

外文名称：*Streptococcus suis*

分类学地位：Bacteria; Bacillota; Bacilli; Lactobacil-
lales; Streptococcaceae; *Streptococcus*

生物危害程度：第三类

分离时间：2021-01-01

分离地址：中国浙江省杭州市

分离基物：血液

致病名称：人感染猪链球菌病、猪链球菌病

致病对象：人、动物

来源历史：←中国疾病预防控制中心病原微生物
菌（毒）种保藏中心传染病所分中心
←中国疾病预防控制中心传染病预防
控制所

用　　途：临床检验

联系单位：中国疾病预防控制中心传染病预防控
制所

电子邮箱：chpc@icdc.cn

721. 链球菌属

国家科技资源标识符: CSTR: 16698.06.NPRC 1.2.1495

平台资源号：NPRC 1.2.1495

保藏编号：CHPC 1.15058

中文名称：化脓链球菌

外文名称：*Streptococcus pyogenes*

分类学地位：Bacteria; Bacillota; Bacilli; Lactobacil-
lales; Streptococcaceae; *Streptococcus*

生物危害程度：第三类

分离时间：2022-01-01

分离地址：中国海南省海口市

分离基物：血液

致病名称：咽炎、猩红热

致病对象：人

来源历史：←中国疾病预防控制中心病原微生物
　　　　　菌（毒）种保藏中心传染病所分中心
　　　　　←中国疾病预防控制中心传染病预防
　　　　　控制所

用　　途：临床检验

联系单位：中国疾病预防控制中心传染病预防控
　　　　　制所

电子邮箱：chpc@icdc.cn

722. 链球菌属

国家科技资源标识符：CSTR: 16698.06.NPRC 1.2.1496

平台资源号：NPRC 1.2.1496

保藏编号：CHPC 1.15059

中文名称：化脓链球菌

外文名称：*Streptococcus pyogenes*

分类学地位：Bacteria; Bacillota; Bacilli; Lactobacil-
　　　　　lales; Streptococcaceae; *Streptococcus*

生物危害程度：第三类

分离时间：2022-01-01

分离地址：中国海南省海口市

分离基物：血液

致病名称：咽炎、猩红热

致病对象：人

来源历史：←中国疾病预防控制中心病原微生物
　　　　　菌（毒）种保藏中心传染病所分中心
　　　　　←中国疾病预防控制中心传染病预防
　　　　　控制所

用　　途：临床检验

联系单位：中国疾病预防控制中心传染病预防控
　　　　　制所

电子邮箱：chpc@icdc.cn

723. 链球菌属

国家科技资源标识符：CSTR: 16698.06.NPRC 1.2.1497

平台资源号：NPRC 1.2.1497

保藏编号：CHPC 1.15060

中文名称：化脓链球菌

外文名称：*Streptococcus pyogenes*

分类学地位：Bacteria; Bacillota; Bacilli; Lactobacil-
　　　　　lales; Streptococcaceae; *Streptococcus*

生物危害程度：第三类

分离时间：2022-01-01

分离地址：中国海南省海口市

分离基物：血液

致病名称：咽炎、猩红热

致病对象：人

来源历史：←中国疾病预防控制中心病原微生物
　　　　　菌（毒）种保藏中心传染病所分中心
　　　　　←中国疾病预防控制中心传染病预防
　　　　　控制所

用　　途：临床检验

联系单位：中国疾病预防控制中心传染病预防控
　　　　　制所

电子邮箱：chpc@icdc.cn

724. 链球菌属

国家科技资源标识符：CSTR: 16698.06.NPRC 1.2.1498

平台资源号：NPRC 1.2.1498

保藏编号：CHPC 1.15061

中文名称：化脓链球菌

外文名称：*Streptococcus pyogenes*

分类学地位：Bacteria; Bacillota; Bacilli; Lactobacil-
　　　　　lales; Streptococcaceae; *Streptococcus*

生物危害程度：第三类

分离时间：2022-01-01

分离地址：中国海南省海口市

分离基物：血液

致病名称：咽炎、猩红热

致病对象：人

来源历史：←中国疾病预防控制中心病原微生物
　　　　　菌（毒）种保藏中心传染病所分中心
　　　　　←中国疾病预防控制中心传染病预防

控制所

用　　途：临床检验

联系单位：中国疾病预防控制中心传染病预防控
　　　　　制所

电子邮箱：chpc@icdc.cn

725. 链球菌属

国家科技资源标识符: CSTR: 16698.06.NPRC 1.2.1499

平台资源号：NPRC 1.2.1499

保藏编号：CHPC 1.15062

中文名称：化脓链球菌

外文名称：*Streptococcus pyogenes*

分类学地位：Bacteria; Bacillota; Bacilli; Lactobacil-
　　　　　lales; Streptococcaceae; *Streptococcus*

生物危害程度：第三类

分离时间：2022-07-13

分离地址：中国黑龙江省齐齐哈尔市

分离基物：血液

致病名称：咽炎、猩红热

致病对象：人

来源历史：←中国疾病预防控制中心病原微生物
　　　　　菌（毒）种保藏中心传染病所分中心
　　　　　←中国疾病预防控制中心传染病预防
　　　　　控制所

用　　途：临床检验

联系单位：中国疾病预防控制中心传染病预防控
　　　　　制所

电子邮箱：chpc@icdc.cn

726. 链球菌属

国家科技资源标识符: CSTR: 16698.06.NPRC 1.2.1500

平台资源号：NPRC 1.2.1500

保藏编号：CHPC 1.15063

中文名称：化脓链球菌

外文名称：*Streptococcus pyogenes*

分类学地位：Bacteria; Bacillota; Bacilli; Lactobacil-
　　　　　lales; Streptococcaceae; *Streptococcus*

生物危害程度：第三类

分离时间：2022-03-18

分离地址：中国黑龙江省佳木斯市

分离基物：血液

致病名称：咽炎、猩红热

致病对象：人

来源历史：←中国疾病预防控制中心病原微生物
　　　　　菌（毒）种保藏中心传染病所分中心
　　　　　←中国疾病预防控制中心传染病预防
　　　　　控制所

用　　途：临床检验

联系单位：中国疾病预防控制中心传染病预防控
　　　　　制所

电子邮箱：chpc@icdc.cn

727. 链球菌属

国家科技资源标识符: CSTR: 16698.06.NPRC 1.2.1501

平台资源号：NPRC 1.2.1501

保藏编号：CHPC 1.15064

中文名称：化脓链球菌

外文名称：*Streptococcus pyogenes*

分类学地位：Bacteria; Bacillota; Bacilli; Lactobacil-
　　　　　lales; Streptococcaceae; *Streptococcus*

生物危害程度：第三类

分离时间：2022-07-13

分离地址：中国四川省自贡市

分离基物：血液

致病名称：咽炎、猩红热

致病对象：人

来源历史：←中国疾病预防控制中心病原微生物
　　　　　菌（毒）种保藏中心传染病所分中心
　　　　　←中国疾病预防控制中心传染病预防
　　　　　控制所

用　　途：临床检验

联系单位：中国疾病预防控制中心传染病预防控
　　　　　制所

电子邮箱：chpc@icdc.cn

细

菌

728. 链球菌属

国家科技资源标识符：CSTR: 16698.06.NPRC 1.2.1502

平台资源号：NPRC 1.2.1502

保藏编号：CHPC 1.15065

中文名称：化脓链球菌

外文名称：*Streptococcus pyogenes*

分类学地位：Bacteria; Bacillota; Bacilli; Lactobacil-
lales; Streptococcaceae; *Streptococcus*

生物危害程度：第三类

分离时间：2022-06-27

分离地址：中国四川省自贡市

分离基物：血液

致病名称：咽炎、猩红热

致病对象：人

来源历史：←中国疾病预防控制中心病原微生物
菌（毒）种保藏中心传染病所分中心
←中国疾病预防控制中心传染病预防
控制所

用　　途：临床检验

联系单位：中国疾病预防控制中心传染病预防控
制所

电子邮箱：chpc@icdc.cn

729. 链球菌属

国家科技资源标识符：CSTR: 16698.06.NPRC 1.2.1503

平台资源号：NPRC 1.2.1503

保藏编号：CHPC 1.15066

中文名称：化脓链球菌

外文名称：*Streptococcus pyogenes*

分类学地位：Bacteria; Bacillota; Bacilli; Lactobacil-
lales; Streptococcaceae; *Streptococcus*

生物危害程度：第三类

分离时间：2022-06-28

分离地址：中国四川省自贡市

分离基物：血液

致病名称：咽炎、猩红热

致病对象：人

来源历史：←中国疾病预防控制中心病原微生物
菌（毒）种保藏中心传染病所分中心
←中国疾病预防控制中心传染病预防
控制所

用　　途：临床检验

联系单位：中国疾病预防控制中心传染病预防控
制所

电子邮箱：chpc@icdc.cn

730. 链球菌属

国家科技资源标识符：CSTR: 16698.06.NPRC 1.2.1504

平台资源号：NPRC 1.2.1504

保藏编号：CHPC 1.15067

中文名称：化脓链球菌

外文名称：*Streptococcus pyogenes*

分类学地位：Bacteria; Bacillota; Bacilli; Lactobacil-
lales; Streptococcaceae; *Streptococcus*

生物危害程度：第三类

分离时间：2022-06-22

分离地址：中国四川省自贡市

分离基物：血液

致病名称：咽炎、猩红热

致病对象：人

来源历史：←中国疾病预防控制中心病原微生物
菌（毒）种保藏中心传染病所分中心
←中国疾病预防控制中心传染病预防
控制所

用　　途：临床检验

联系单位：中国疾病预防控制中心传染病预防控
制所

电子邮箱：chpc@icdc.cn

731. 链球菌属

国家科技资源标识符：CSTR: 16698.06.NPRC 1.2.1505

平台资源号：NPRC 1.2.1505

保藏编号：CHPC 1.15068

中文名称：肺炎链球菌

外文名称：*Streptococcus pneumoniae*

分类学地位：Bacteria; Bacillota; Bacilli; Lactobacillales; Streptococcaceae; *Streptococcus*

生物危害程度：第三类

分离时间：2020-01-01

分离地址：中国海南省文昌市

分离基物：血液

致病名称：肺炎

致病对象：人、动物

来源历史：←中国疾病预防控制中心病原微生物菌（毒）种保藏中心传染病所分中心 ←中国疾病预防控制中心传染病预防控制所

用　　途：临床检验

联系单位：中国疾病预防控制中心传染病预防控制所

电子邮箱：chpc@icdc.cn

732. 链球菌属

国家科技资源标识符：CSTR: 16698.06.NPRC 1.2.1506

平台资源号：NPRC 1.2.1506

保藏编号：CHPC 1.15069

中文名称：肺炎链球菌

外文名称：*Streptococcus pneumoniae*

分类学地位：Bacteria; Bacillota; Bacilli; Lactobacillales; Streptococcaceae; *Streptococcus*

生物危害程度：第三类

分离时间：2021-01-01

分离地址：中国海南省琼海市

分离基物：血液

致病名称：肺炎

致病对象：人、动物

来源历史：←中国疾病预防控制中心病原微生物菌（毒）种保藏中心传染病所分中心 ←中国疾病预防控制中心传染病预防控制所

用　　途：临床检验

联系单位：中国疾病预防控制中心传染病预防控制所

电子邮箱：chpc@icdc.cn

733. 链球菌属

国家科技资源标识符：CSTR: 16698.06.NPRC 1.2.1507

平台资源号：NPRC 1.2.1507

保藏编号：CHPC 1.15070

中文名称：肺炎链球菌

外文名称：*Streptococcus pneumoniae*

分类学地位：Bacteria; Bacillota; Bacilli; Lactobacillales; Streptococcaceae; *Streptococcus*

生物危害程度：第三类

分离时间：2021-01-01

分离地址：中国海南省儋州市

分离基物：血液

致病名称：肺炎

致病对象：人、动物

来源历史：←中国疾病预防控制中心病原微生物菌（毒）种保藏中心传染病所分中心 ←中国疾病预防控制中心传染病预防控制所

用　　途：临床检验

联系单位：中国疾病预防控制中心传染病预防控制所

电子邮箱：chpc@icdc.cn

734. 链球菌属

国家科技资源标识符：CSTR: 16698.06.NPRC 1.2.1508

平台资源号：NPRC 1.2.1508

保藏编号：CHPC 1.15071

中文名称：肺炎链球菌

外文名称：*Streptococcus pneumoniae*

分类学地位：Bacteria; Bacillota; Bacilli; Lactobacillales; Streptococcaceae; *Streptococcus*

生物危害程度：第三类

分离时间：2020-01-01

分离地址：中国海南省海口市

分离基物：血液

致病名称：肺炎

致病对象：人、动物

来源历史：←中国疾病预防控制中心病原微生物
菌（毒）种保藏中心传染病所分中心
←中国疾病预防控制中心传染病预防
控制所

用　　途：临床检验

联系单位：中国疾病预防控制中心传染病预防控
制所

电子邮箱：chpc@icdc.cn

735. 链球菌属

国家科技资源标识符：CSTR: 16698.06.NPRC 1.2.1509

平台资源号：NPRC 1.2.1509

保藏编号：CHPC 1.15072

中文名称：肺炎链球菌

外文名称：*Streptococcus pneumoniae*

分类学地位：Bacteria; Bacillota; Bacilli; Lactobacil-
lales; Streptococcaceae; *Streptococcus*

生物危害程度：第三类

分离时间：2022-01-01

分离地址：中国海南省海口市

分离基物：患者咽拭子

致病名称：肺炎

致病对象：人、动物

来源历史：←中国疾病预防控制中心病原微生物
菌（毒）种保藏中心传染病所分中心
←中国疾病预防控制中心传染病预防
控制所

用　　途：临床检验

联系单位：中国疾病预防控制中心传染病预防控
制所

电子邮箱：chpc@icdc.cn

736. 链球菌属

国家科技资源标识符：CSTR: 16698.06.NPRC 1.2.1510

平台资源号：NPRC 1.2.1510

保藏编号：CHPC 1.15073

中文名称：肺炎链球菌

外文名称：*Streptococcus pneumoniae*

分类学地位：Bacteria; Bacillota; Bacilli; Lactobacil-
lales; Streptococcaceae; *Streptococcus*

生物危害程度：第三类

分离时间：2022-01-01

分离地址：中国海南省海口市

分离基物：患者咽拭子

致病名称：肺炎

致病对象：人、动物

来源历史：←中国疾病预防控制中心病原微生物
菌（毒）种保藏中心传染病所分中心
←中国疾病预防控制中心传染病预防
控制所

用　　途：临床检验

联系单位：中国疾病预防控制中心传染病预防控
制所

电子邮箱：chpc@icdc.cn

737. 链球菌属

国家科技资源标识符：CSTR: 16698.06.NPRC 1.2.1511

平台资源号：NPRC 1.2.1511

保藏编号：CHPC 1.15074

中文名称：肺炎链球菌

外文名称：*Streptococcus pneumoniae*

分类学地位：Bacteria; Bacillota; Bacilli; Lactobacil-
lales; Streptococcaceae; *Streptococcus*

生物危害程度：第三类

分离时间：2022-01-01

分离地址：中国海南省海口市

分离基物：患者咽拭子

致病名称：肺炎

致病对象：人、动物

来源历史：←中国疾病预防控制中心病原微生物
　　　　　　菌（毒）种保藏中心传染病所分中心
　　　　　　←中国疾病预防控制中心传染病预防
　　　　　　控制所

用　　途：临床检验

联系单位：中国疾病预防控制中心传染病预防控
　　　　　　制所

电子邮箱：chpc@icdc.cn

738. 链球菌属

国家科技资源标识符：CSTR: 16698.06.NPRC 1.2.1512

平台资源号：NPRC 1.2.1512

保藏编号：CHPC 1.15075

中文名称：肺炎链球菌

外文名称：*Streptococcus pneumoniae*

分类学地位：Bacteria; Bacillota; Bacilli; Lactobacil-
　　　　　　lales; Streptococcaceae; *Streptococcus*

生物危害程度：第三类

分离时间：2022-01-01

分离地址：中国海南省海口市

分离基物：患者咽拭子

致病名称：肺炎

致病对象：人、动物

来源历史：←中国疾病预防控制中心病原微生物
　　　　　　菌（毒）种保藏中心传染病所分中心
　　　　　　←中国疾病预防控制中心传染病预防
　　　　　　控制所

用　　途：临床检验

联系单位：中国疾病预防控制中心传染病预防控
　　　　　　制所

电子邮箱：chpc@icdc.cn

739. 链球菌属

国家科技资源标识符：CSTR: 16698.06.NPRC 1.2.1513

平台资源号：NPRC 1.2.1513

保藏编号：CHPC 1.15076

中文名称：肺炎链球菌

外文名称：*Streptococcus pneumoniae*

分类学地位：Bacteria; Bacillota; Bacilli; Lactobacil-
　　　　　　lales; Streptococcaceae; *Streptococcus*

生物危害程度：第三类

分离时间：2022-06-17

分离地址：中国甘肃省定西市

分离基物：患者咽拭子

致病名称：肺炎

致病对象：人、动物

来源历史：←中国疾病预防控制中心病原微生物
　　　　　　菌（毒）种保藏中心传染病所分中心
　　　　　　←中国疾病预防控制中心传染病预防
　　　　　　控制所

用　　途：临床检验

联系单位：中国疾病预防控制中心传染病预防控
　　　　　　制所

电子邮箱：chpc@icdc.cn

740. 链球菌属

国家科技资源标识符：CSTR: 16698.06.NPRC 1.2.1514

平台资源号：NPRC 1.2.1514

保藏编号：CHPC 1.15077

中文名称：肺炎链球菌

外文名称：*Streptococcus pneumoniae*

分类学地位：Bacteria; Bacillota; Bacilli; Lactobacil-
　　　　　　lales; Streptococcaceae; *Streptococcus*

生物危害程度：第三类

分离时间：2022-06-17

分离地址：中国甘肃省定西市

分离基物：患者咽拭子

致病名称：肺炎

致病对象：人、动物

来源历史：←中国疾病预防控制中心病原微生物
　　　　　　菌（毒）种保藏中心传染病所分中心
　　　　　　←中国疾病预防控制中心传染病预防
　　　　　　控制所

用　　途：临床检验

联系单位：中国疾病预防控制中心传染病预防控
制所

电子邮箱：chpc@icdc.cn

741. 链球菌属

国家科技资源标识符：CSTR: 16698.06.NPRC 1.9.192

平台资源号：NPRC 1.9.192

保藏编号：CMCC(B) 32432

中文名称：戈氏链球菌

外文名称：*Streptococcus gordonii*

分类学地位：Bacteria; Bacillota; Bacilli; Lactobacil-
lales; Streptococcaceae; *Streptococcus*

生物危害程度：第三类

分离时间：未知

分离地址：未知

分离基物：未知

致病名称：未知

致病对象：未知

来源历史：

用　　途：科研

联系单位：中国食品药品检定研究院

电子邮箱：cmcc@nifdc.org.cn

742. 链球菌属

国家科技资源标识符：CSTR: 16698.06.NPRC 1.9.193

平台资源号：NPRC 1.9.193

保藏编号：CMCC(B) 32483

中文名称：嗜热链球菌

外文名称：*Streptococcus thermophilus*

分类学地位：Bacteria; Bacillota; Bacilli; Lactobacil-
lales; Streptococcaceae; *Streptococcus*

生物危害程度：未知

分离时间：2019-05-12

分离地址：中国北京市

分离基物：食品

致病名称：未知

致病对象：未知

来源历史：←中国食品药品检定研究院病原微生
物菌（毒）种保藏中心←中国食品药
品检定研究院生物检测室

用　　途：科研

联系单位：中国食品药品检定研究院

电子邮箱：cmcc@nifdc.org.cn

743. 链球菌属

国家科技资源标识符：CSTR: 16698.06.NPRC 1.7.106

平台资源号：NPRC 1.7.106

保藏编号：CCPM(A)-P-402106

中文名称：无乳链球菌

外文名称：*Streptococcus agalactiae*

分类学地位：Bacteria; Bacillota; Bacilli; Lactobacil-
lales; Streptococcaceae; *Streptococcus*

生物危害程度：第三类

分离时间：2021-06

分离地址：中国河北省张家口市

分离基物：患者尿液

致病名称：细菌性脑膜炎、细菌性心内膜炎、细
菌性皮肤软组织感染、细菌性骨髓炎、
产褥期脓毒血症、菌血症

致病对象：人、动物

来源历史：←中国医学科学院病原微生物菌（毒）
种保藏中心药用微生物相关菌（毒）
种保藏分中心←中国医学科学院医药
生物技术研究所←河北北方学院附属
第一医院

用　　途：科研

联系单位：中国医学科学院医药生物技术研究所

电子邮箱：xinxinhu@imb.cams.cn

744. 链球菌属

国家科技资源标识符：CSTR: 16698.06.NPRC 1.7.107

平台资源号：NPRC 1.7.107

保藏编号：CCPM(A)-P-412102

中文名称：停乳链球菌

外文名称：*Streptococcus dysgalactiae*

分类学地位：Bacteria; Bacillota; Bacilli; Lactobacillales; Streptococcaceae; *Streptococcus*

生物危害程度：第三类

分离时间：2021-08

分离地址：中国河北省张家口市

分离基物：患者尿液

致病名称：细菌性心内膜炎、细菌性脑膜炎、细菌性呼吸道感染、细菌性皮肤感染、细菌性关节炎、菌血症

致病对象：人、动物

来源历史：←中国医学科学院病原微生物菌（毒）种保藏中心药用微生物相关菌（毒）种保藏分中心←中国医学科学院医药生物技术研究所←河北北方学院附属第一医院

用　　途：科研

联系单位：中国医学科学院医药生物技术研究所

电子邮箱：xinxinhu@imb.cams.cn

◤ 十九、弧菌属

745. 弧菌属

国家科技资源标识符：CSTR: 16698.06.NPRC 1.14.11

平台资源号：NPRC 1.14.11

保藏编号：SZCDC-WXSVP20220048

中文名称：副溶血弧菌

外文名称：*Vibrio parahemolyticus*

分类学地位：Bacteria; Pseudomonadota; Gammaproteobacteria; Vibrionales; Vibrionaceae; *Vibrio*

生物危害程度：第三类

分离时间：2022-11-01

分离地址：中国广东省深圳市

分离基物：腹泻患者粪便

致病名称：食物中毒、腹泻

致病对象：人

来源历史：←深圳市疾病预防控制中心←深圳市罗湖区疾病预防控制中心

用　　途：传染病病原监测和溯源

联系单位：深圳市疾病预防控制中心

电子邮箱：pengbo@wjw.sz.gov.cn

746. 弧菌属

国家科技资源标识符：CSTR: 16698.06.NPRC 1.14.12

平台资源号：NPRC 1.14.12

保藏编号：SZCDC-WXSVP20220037

中文名称：副溶血弧菌

外文名称：*Vibrio parahemolyticus*

分类学地位：Bacteria; Pseudomonadota; Gammaproteobacteria; Vibrionales; Vibrionaceae; *Vibrio*

生物危害程度：第三类

分离时间：2022-10-03

分离地址：中国广东省深圳市

分离基物：腹泻患者粪便

致病名称：食物中毒、腹泻

致病对象：人

来源历史：←深圳市疾病预防控制中心←深圳市龙华区人民医院

用　　途：传染病病原监测和溯源

联系单位：深圳市疾病预防控制中心

电子邮箱：pengbo@wjw.sz.gov.cn

747. 弧菌属

国家科技资源标识符：CSTR: 16698.06.NPRC 1.13.101

平台资源号：NPRC 1.13.101

保藏编号：GDPCC 1.00192

中文名称：创伤弧菌

外文名称：*Vibrio vulnificus*

分类学地位：Bacteria; Pseudomonadota; Gam-

maproteobacteria; Vibrionales; Vibri-onaceae; *Vibrio*

生物危害程度：第三类

分离时间：2022-07-14

分离地址：中国广东省珠海市

分离基物：患者分泌物

致病名称：蜂窝织炎、骨髓炎

致病对象：人

来源历史：←广东省人间传染的病原微生物菌（毒）种保藏中心←广东省疾病预防控制中心←珠海市疾病预防控制中心←中山大学附属第五医院

用　　途：传染病病原监测和溯源

联系单位：广东省疾病预防控制中心病原微生物检验所

电子邮箱：sjkzx_wjs@gd.gov.cn

748. 弧菌属

国家科技资源标识符：CSTR: 16698.06.NPRC 1.13.102

平台资源号：NPRC 1.13.102

保藏编号：GDPCC 1.00193

中文名称：创伤弧菌

外文名称：*Vibrio vulnificus*

分类学地位：Bacteria; Pseudomonadota; Gammaproteobacteria; Vibrionales; Vibrionaceae; *Vibrio*

生物危害程度：第三类

分离时间：2022-07-14

分离地址：中国广东省湛江市

分离基物：患者分泌物

致病名称：蜂窝织炎、骨髓炎

致病对象：人

来源历史：←广东省人间传染的病原微生物菌（毒）种保藏中心←广东省疾病预防控制中心←湛江市疾病预防控制中心←湛江中心人民医院

用　　途：传染病病原监测和溯源

联系单位：广东省疾病预防控制中心病原微生物检验所

电子邮箱：sjkzx_wjs@gd.gov.cn

749. 弧菌属

国家科技资源标识符：CSTR: 16698.06.NPRC 1.13.103

平台资源号：NPRC 1.13.103

保藏编号：GDPCC 1.00194

中文名称：创伤弧菌

外文名称：*Vibrio vulnificus*

分类学地位：Bacteria; Pseudomonadota; Gammaproteobacteria; Vibrionales; Vibrionaceae; *Vibrio*

生物危害程度：第三类

分离时间：2022-07-14

分离地址：中国广东省湛江市

分离基物：患者血液

致病名称：蜂窝织炎、骨髓炎

致病对象：人

来源历史：←广东省人间传染的病原微生物菌（毒）种保藏中心←广东省疾病预防控制中心←湛江市疾病预防控制中心←湛江中心人民医院

用　　途：传染病病原监测和溯源

联系单位：广东省疾病预防控制中心病原微生物检验所

电子邮箱：sjkzx_wjs@gd.gov.cn

750. 弧菌属

国家科技资源标识符：CSTR: 16698.06.NPRC 1.13.104

平台资源号：NPRC 1.13.104

保藏编号：GDPCC 1.00065

中文名称：副溶血弧菌 O10：K4

外文名称：*Vibrio parahaemolyticus* O10: K4

分类学地位：Bacteria; Pseudomonadota; Gammaproteobacteria; Vibrionales; Vibrionaceae; *Vibrio*

生物危害程度：第三类

分离时间：2020-06-16

分离地址：中国广东省广州市

分离基物：患者粪便

致病名称：腹痛、呕吐、腹泻

致病对象：人、动物

来源历史：←广东省人间传染的病原微生物菌（毒）种保藏中心←广东省疾病预防控制中心←广州市疾病预防控制中心←广州市海珠区疾病预防控制中心

用　　途：传染病病原监测和溯源，

联系单位：广东省疾病预防控制中心病原微生物检验所

电子邮箱：sjkzx_wjs@gd.gov.cn

751. 弧菌属

国家科技资源标识符：CSTR: 16698.06.NPRC 1.13.105

平台资源号：NPRC 1.13.105

保藏编号：GDPCC 1.00066

中文名称：副溶血弧菌 O10：K4

外文名称：*Vibrio parahaemolyticus O10: K4*

分类学地位：Bacteria; Pseudomonadota; Gammaproteobacteria; Vibrionales; Vibrionaceae; *Vibrio*

生物危害程度：第三类

分离时间：2020-05-19

分离地址：中国广东省中山市

分离基物：患者粪便

致病名称：腹痛、呕吐、腹泻

致病对象：人、动物

来源历史：←广东省人间传染的病原微生物菌（毒）种保藏中心←广东省疾病预防控制中心←中山市疾病预防控制中心

用　　途：传染病病原监测和溯源

联系单位：广东省疾病预防控制中心病原微生物检验所

电子邮箱：sjkzx_wjs@gd.gov.cn

752. 弧菌属

国家科技资源标识符：CSTR: 16698.06.NPRC 1.13.106

平台资源号：NPRC 1.13.106

保藏编号：GDPCC 1.00067

中文名称：副溶血弧菌 O10：K4

外文名称：*Vibrio parahaemolyticus O10: K4*

分类学地位：Bacteria; Pseudomonadota; Gammaproteobacteria; Vibrionales; Vibrionaceae; *Vibrio*

生物危害程度：第三类

分离时间：2021-10-03

分离地址：中国广东省广州市

分离基物：患者粪便

致病名称：腹痛、呕吐、腹泻

致病对象：人、动物

来源历史：←广东省人间传染的病原微生物菌（毒）种保藏中心←广东省疾病预防控制中心←广州医科大学附属第一医院

用　　途：传染病病原监测和溯源

联系单位：广东省疾病预防控制中心病原微生物检验所

电子邮箱：sjkzx_wjs@gd.gov.cn

753. 弧菌属

国家科技资源标识符：CSTR: 16698.06.NPRC 1.13.107

平台资源号：NPRC 1.13.107

保藏编号：GDPCC 1.00068

中文名称：副溶血弧菌 O10：K4

外文名称：*Vibrio parahaemolyticus O10: K4*

分类学地位：Bacteria; Pseudomonadota; Gammaproteobacteria; Vibrionales; Vibrionaceae; *Vibrio*

生物危害程度：第三类

分离时间：2021-07-21

分离地址：中国广东省珠海市

分离基物：患者粪便

致病名称：腹痛、呕吐、腹泻

致病对象：人、动物

来源历史：←广东省人间传染的病原微生物菌（毒）种保藏中心←广东省疾病预防控制中心←珠海市疾病预防控制中心

用　　途：传染病病原监测和溯源

联系单位：广东省疾病预防控制中心病原微生物检验所

电子邮箱：sjkzx_wjs@gd.gov.cn

754. 弧菌属

国家科技资源标识符：CSTR: 16698.06.NPRC 1.13.108

平台资源号：NPRC 1.13.108

保藏编号：GDPCC 1.00195

中文名称：副溶血弧菌 O10：K4

外文名称：*Vibrio parahaemolyticus* O10: K4

分类学地位：Bacteria; Pseudomonadota; Gammaproteobacteria; Vibrionales; Vibrionaceae; *Vibrio*

生物危害程度：第三类

分离时间：2022-03

分离地址：中国广东省广州市

分离基物：患者肛拭子

致病名称：腹痛、呕吐、腹泻

致病对象：人、动物

来源历史：←广东省人间传染的病原微生物菌（毒）种保藏中心←广东省疾病预防控制中心←广州市荔湾区疾病预防控制中心

用　　途：传染病病原监测和溯源

联系单位：广东省疾病预防控制中心病原微生物检验所

电子邮箱：sjkzx_wjs@gd.gov.cn

755. 弧菌属

国家科技资源标识符：CSTR: 16698.06.NPRC 1.13.109

平台资源号：NPRC 1.13.109

保藏编号：GDPCC 1.00196

中文名称：副溶血弧菌 O10：K4

外文名称：*Vibrio parahaemolyticus* O10: K4

分类学地位：Bacteria; Pseudomonadota; Gammaproteobacteria; Vibrionales; Vibrionaceae; *Vibrio*

生物危害程度：第三类

分离时间：2022-03

分离地址：中国广东省广州市

分离基物：患者肛拭子

致病名称：腹痛、呕吐、腹泻

致病对象：人、动物

来源历史：←广东省人间传染的病原微生物菌（毒）种保藏中心←广东省疾病预防控制中心←广州市荔湾区疾病预防控制中心

用　　途：传染病病原监测和溯源

联系单位：广东省疾病预防控制中心病原微生物检验所

电子邮箱：sjkzx_wjs@gd.gov.cn

756. 弧菌属

国家科技资源标识符：CSTR: 16698.06.NPRC 1.13.110

平台资源号：NPRC 1.13.110

保藏编号：GDPCC 1.00197

中文名称：副溶血弧菌 O10：K4

外文名称：*Vibrio parahaemolyticus* O10: K4

分类学地位：Bacteria; Pseudomonadota; Gammaproteobacteria; Vibrionales; Vibrionaceae; *Vibrio*

生物危害程度：第三类

分离时间：2022-03

分离地址：中国广东省广州市

分离基物：患者肛拭子

致病名称：腹痛、呕吐、腹泻

致病对象：人、动物

来源历史：←广东省人间传染的病原微生物菌（毒）种保藏中心←广东省疾病预防控制中心←广州市荔湾区疾病预防控制中心

细菌

用　　途：传染病病原监测和溯源

联系单位：广东省疾病预防控制中心病原微生物
　　　　　检验所

电子邮箱：sjkzx_wjs@gd.gov.cn

757. 弧菌属

国家科技资源标识符：CSTR: 16698.06.NPRC 1.13.111

平台资源号：NPRC 1.13.111

保藏编号：GDPCC 1.00198

中文名称：副溶血弧菌 O10：K4

外文名称：*Vibrio parahaemolyticus* O10: K4

分类学地位：Bacteria; Pseudomonadota; Gammaproteobacteria; Vibrionales; Vibrionaceae; *Vibrio*

生物危害程度：第三类

分离时间：2022-03

分离地址：中国广东省广州市

分离基物：患者肛拭子

致病名称：腹痛、呕吐、腹泻

致病对象：人、动物

来源历史：←广东省人间传染的病原微生物菌（毒）种保藏中心←广东省疾病预防控制中心←广州市荔湾区疾病预防控制中心

用　　途：传染病病原监测和溯源

联系单位：广东省疾病预防控制中心病原微生物
　　　　　检验所

电子邮箱：sjkzx_wjs@gd.gov.cn

758. 弧菌属

国家科技资源标识符：CSTR: 16698.06.NPRC 1.13.112

平台资源号：NPRC 1.13.112

保藏编号：GDPCC 1.00199

中文名称：副溶血弧菌 O10：K4

外文名称：*Vibrio parahaemolyticus* O10: K4

分类学地位：Bacteria; Pseudomonadota; Gammaproteobacteria; Vibrionales; Vibrionaceae; *Vibrio*

生物危害程度：第三类

分离时间：2022-03

分离地址：中国广东省广州市

分离基物：患者肛拭子

致病名称：腹痛、呕吐、腹泻

致病对象：人、动物

来源历史：←广东省人间传染的病原微生物菌（毒）种保藏中心←广东省疾病预防控制中心←广州市荔湾区疾病预防控制中心

用　　途：传染病病原监测和溯源

联系单位：广东省疾病预防控制中心病原微生物
　　　　　检验所

电子邮箱：sjkzx_wjs@gd.gov.cn

759. 弧菌属

国家科技资源标识符：CSTR: 16698.06.NPRC 1.13.113

平台资源号：NPRC 1.13.113

保藏编号：GDPCC 1.00200

中文名称：副溶血弧菌 O10：K4

外文名称：*Vibrio parahaemolyticus* O10: K4

分类学地位：Bacteria; Pseudomonadota; Gammaproteobacteria; Vibrionales; Vibrionaceae; *Vibrio*

生物危害程度：第三类

分离时间：2022-03

分离地址：中国广东省广州市

分离基物：患者肛拭子

致病名称：腹痛、呕吐、腹泻

致病对象：人、动物

来源历史：←广东省人间传染的病原微生物菌（毒）种保藏中心←广东省疾病预防控制中心←广州市荔湾区疾病预防控制中心

用　　途：传染病病原监测和溯源

联系单位：广东省疾病预防控制中心病原微生物
　　　　　检验所

电子邮箱：sjkzx_wjs@gd.gov.cn

760. 弧菌属

国家科技资源标识符：CSTR: 16698.06.NPRC 1.13.114

平台资源号：NPRC 1.13.114

保藏编号：GDPCC 1.00201

中文名称：副溶血弧菌 O10：K4

外文名称：*Vibrio parahaemolyticus* O10: K4

分类学地位：Bacteria; Pseudomonadota; Gammaproteobacteria; Vibrionales; Vibrionaceae; *Vibrio*

生物危害程度：第三类

分离时间：2022-03

分离地址：中国广东省广州市

分离基物：患者肛拭子

致病名称：腹痛、呕吐、腹泻

致病对象：人、动物

来源历史：←广东省人间传染的病原微生物菌（毒）种保藏中心←广东省疾病预防控制中心←广州市荔湾区疾病预防控制中心

用　　途：传染病病原监测和溯源

联系单位：广东省疾病预防控制中心病原微生物检验所

电子邮箱：sjkzx_wjs@gd.gov.cn

761. 弧菌属

国家科技资源标识符：CSTR: 16698.06.NPRC 1.13.115

平台资源号：NPRC 1.13.115

保藏编号：GDPCC 1.00202

中文名称：副溶血弧菌 O10：K4

外文名称：*Vibrio parahaemolyticus* O10: K4

分类学地位：Bacteria; Pseudomonadota; Gammaproteobacteria; Vibrionales; Vibrionaceae; *Vibrio*

生物危害程度：第三类

分离时间：2022-03

分离地址：中国广东省广州市

分离基物：患者肛拭子

致病名称：腹痛、呕吐、腹泻

致病对象：人、动物

来源历史：←广东省人间传染的病原微生物菌（毒）种保藏中心←广东省疾病预防控制中心←广州市荔湾区疾病预防控制中心

用　　途：传染病病原监测和溯源

联系单位：广东省疾病预防控制中心病原微生物检验所

电子邮箱：sjkzx_wjs@gd.gov.cn

762. 弧菌属

国家科技资源标识符：CSTR: 16698.06.NPRC 1.13.116

平台资源号：NPRC 1.13.116

保藏编号：GDPCC 1.00203

中文名称：副溶血弧菌 O10：K4

外文名称：*Vibrio parahaemolyticus* O10: K4

分类学地位：Bacteria; Pseudomonadota; Gammaproteobacteria; Vibrionales; Vibrionaceae; *Vibrio*

生物危害程度：第三类

分离时间：2022-03

分离地址：中国广东省广州市

分离基物：患者肛拭子

致病名称：腹痛、呕吐、腹泻

致病对象：人、动物

来源历史：←广东省人间传染的病原微生物菌（毒）种保藏中心←广东省疾病预防控制中心←广州市荔湾区疾病预防控制中心

用　　途：传染病病原监测和溯源

联系单位：广东省疾病预防控制中心病原微生物检验所

电子邮箱：sjkzx_wjs@gd.gov.cn

763. 弧菌属

国家科技资源标识符：CSTR: 16698.06.NPRC 1.13.117

平台资源号：NPRC 1.13.117

保藏编号：GDPCC 1.00205

中文名称：副溶血弧菌 O10：K4

外文名称：*Vibrio parahaemolyticus* O10: K4

分类学地位：Bacteria; Pseudomonadota; Gammaproteobacteria; Vibrionales; Vibrionaceae; *Vibrio*

生物危害程度：第三类

分离时间：2022-03

分离地址：中国广东省广州市

分离基物：患者肛拭子

致病名称：腹痛、呕吐、腹泻

致病对象：人、动物

来源历史：←广东省人间传染的病原微生物菌（毒）种保藏中心←广东省疾病预防控制中心←广州市荔湾区疾病预防控制中心

用　　途：传染病病原监测和溯源

联系单位：广东省疾病预防控制中心病原微生物检验所

电子邮箱：sjkzx_wjs@gd.gov.cn

764. 弧菌属

国家科技资源标识符：CSTR: 16698.06.NPRC 1.13.118

平台资源号：NPRC 1.13.118

保藏编号：GDPCC 1.00206

中文名称：副溶血弧菌 O10：K4

外文名称：*Vibrio parahaemolyticus* O10: K4

分类学地位：Bacteria; Pseudomonadota; Gammaproteobacteria; Vibrionales; Vibrionaceae; *Vibrio*

生物危害程度：第三类

分离时间：2022-03

分离地址：中国广东省广州市

分离基物：患者肛拭子

致病名称：腹痛、呕吐、腹泻

致病对象：人、动物

来源历史：←广东省人间传染的病原微生物菌（毒）种保藏中心←广东省疾病预防控制中心←广州市荔湾区疾病预防控制中心

用　　途：传染病病原监测和溯源

联系单位：广东省疾病预防控制中心病原微生物检验所

电子邮箱：sjkzx_wjs@gd.gov.cn

765. 弧菌属

国家科技资源标识符：CSTR: 16698.06.NPRC 1.13.119

平台资源号：NPRC 1.13.119

保藏编号：GDPCC 1.00207

中文名称：副溶血弧菌 O10：K4

外文名称：*Vibrio parahaemolyticus* O10: K4

分类学地位：Bacteria; Pseudomonadota; Gammaproteobacteria; Vibrionales; Vibrionaceae; *Vibrio*

生物危害程度：第三类

分离时间：2022-03

分离地址：中国广东省广州市

分离基物：患者肛拭子

致病名称：腹痛、呕吐、腹泻

致病对象：人、动物

来源历史：←广东省人间传染的病原微生物菌（毒）种保藏中心←广东省疾病预防控制中心←广州市荔湾区疾病预防控制中心

用　　途：传染病病原监测和溯源

联系单位：广东省疾病预防控制中心病原微生物检验所

电子邮箱：sjkzx_wjs@gd.gov.cn

766. 弧菌属

国家科技资源标识符：CSTR: 16698.06.NPRC 1.13.120

平台资源号：NPRC 1.13.120

保藏编号：GDPCC 1.00208

中文名称：副溶血弧菌 O10：K4

外文名称：*Vibrio parahaemolyticus* O10: K4

分类学地位：Bacteria; Pseudomonadota; Gammaproteobacteria; Vibrionales; Vibrionaceae; *Vibrio*

细菌

生物危害程度：第三类

分离时间：2022-03

分离地址：中国广东省广州市

分离基物：患者肛拭子

致病名称：腹痛、呕吐、腹泻

致病对象：人、动物

来源历史：←广东省人间传染的病原微生物菌（毒）种保藏中心←广东省疾病预防控制中心←广州市荔湾区疾病预防控制中心

用　　途：传染病病原监测和溯源

联系单位：广东省疾病预防控制中心病原微生物检验所

电子邮箱：sjkzx_wjs@gd.gov.cn

767. 弧菌属

国家科技资源标识符：CSTR: 16698.06.NPRC 1.13.121

平台资源号：NPRC 1.13.121

保藏编号：GDPCC 1.00209

中文名称：副溶血弧菌 O10：K4

外文名称：*Vibrio parahaemolyticus* O10: K4

分类学地位：Bacteria; Pseudomonadota; Gammaproteobacteria; Vibrionales; Vibrionaceae; *Vibrio*

生物危害程度：第三类

分离时间：2022-03

分离地址：中国广东省广州市

分离基物：患者肛拭子

致病名称：腹痛、呕吐、腹泻

致病对象：人、动物

来源历史：←广东省人间传染的病原微生物菌（毒）种保藏中心←广东省疾病预防控制中心←广州市荔湾区疾病预防控制中心

用　　途：传染病病原监测和溯源

联系单位：广东省疾病预防控制中心病原微生物检验所

电子邮箱：sjkzx_wjs@gd.gov.cn

768. 弧菌属

国家科技资源标识符：CSTR: 16698.06.NPRC 1.13.122

平台资源号：NPRC 1.13.122

保藏编号：GDPCC 1.00210

中文名称：副溶血弧菌 O10：K4

外文名称：*Vibrio parahaemolyticus* O10: K4

分类学地位：Bacteria; Pseudomonadota; Gammaproteobacteria; Vibrionales; Vibrionaceae; *Vibrio*

生物危害程度：第三类

分离时间：2022-03

分离地址：中国广东省广州市

分离基物：患者肛拭子

致病名称：腹痛、呕吐、腹泻

致病对象：人、动物

来源历史：←广东省人间传染的病原微生物菌（毒）种保藏中心←广东省疾病预防控制中心←广州市荔湾区疾病预防控制中心

用　　途：传染病病原监测和溯源

联系单位：广东省疾病预防控制中心病原微生物检验所

电子邮箱：sjkzx_wjs@gd.gov.cn

769. 弧菌属

国家科技资源标识符：CSTR: 16698.06.NPRC 1.13.123

平台资源号：NPRC 1.13.123

保藏编号：GDPCC 1.00211

中文名称：副溶血弧菌 O11：K17

外文名称：*Vibrio parahaemolyticus* O11: K17

分类学地位：Bacteria; Pseudomonadota; Gammaproteobacteria; Vibrionales; Vibrionaceae; *Vibrio*

生物危害程度：第三类

分离时间：2022-03

分离地址：中国广东省广州市

分离基物：食品凉拌猪头肉

致病名称：腹痛、呕吐、腹泻

致病对象：人、动物

来源历史：←广东省人间传染的病原微生物菌（毒）种保藏中心←广东省疾病预防控制中心←广州市荔湾区疾病预防控制中心

用　　途：传染病病原监测和溯源

联系单位：广东省疾病预防控制中心病原微生物检验所

电子邮箱：sjkzx_wjs@gd.gov.cn

770. 弧菌属

国家科技资源标识符：CSTR: 16698.06.NPRC 1.13.124

平台资源号：NPRC 1.13.124

保藏编号：GDPCC 1.00212

中文名称：副溶血弧菌 O4：KUT

外文名称：*Vibrio parahaemolyticus* O4: KUT

分类学地位：Bacteria; Pseudomonadota; Gammaproteobacteria; Vibrionales; Vibrionaceae; *Vibrio*

生物危害程度：第三类

分离时间：2022-08

分离地址：中国广东省广州市

分离基物：患者肛拭子

致病名称：腹痛、呕吐、腹泻

致病对象：人、动物

来源历史：←广东省人间传染的病原微生物菌（毒）种保藏中心←广东省疾病预防控制中心←广州市海珠区疾病预防控制中心

用　　途：传染病病原监测和溯源

联系单位：广东省疾病预防控制中心病原微生物检验所

电子邮箱：sjkzx_wjs@gd.gov.cn

771. 弧菌属

国家科技资源标识符：CSTR: 16698.06.NPRC 1.13.125

平台资源号：NPRC 1.13.125

保藏编号：GDPCC 1.00213

中文名称：副溶血弧菌 O4：KUT

外文名称：*Vibrio parahaemolyticus* O4: KUT

分类学地位：Bacteria; Pseudomonadota; Gammaproteobacteria; Vibrionales; Vibrionaceae; *Vibrio*

生物危害程度：第三类

分离时间：2022-08

分离地址：中国广东省广州市

分离基物：患者肛拭子

致病名称：腹痛、呕吐、腹泻

致病对象：人、动物

来源历史：←广东省人间传染的病原微生物菌（毒）种保藏中心←广东省疾病预防控制中心←广州市海珠区疾病预防控制中心

用　　途：传染病病原监测和溯源

联系单位：广东省疾病预防控制中心病原微生物检验所

电子邮箱：sjkzx_wjs@gd.gov.cn

772. 弧菌属

国家科技资源标识符：CSTR: 16698.06.NPRC 1.13.126

平台资源号：NPRC 1.13.126

保藏编号：GDPCC 1.00214

中文名称：副溶血弧菌 O4：KUT

外文名称：*Vibrio parahaemolyticus* O4: KUT

分类学地位：Bacteria; Pseudomonadota; Gammaproteobacteria; Vibrionales; Vibrionaceae; *Vibrio*

生物危害程度：第三类

分离时间：2022-08

分离地址：中国广东省广州市

分离基物：患者肛拭子

致病名称：腹痛、呕吐、腹泻

致病对象：人、动物

来源历史：←广东省人间传染的病原微生物菌（毒）种保藏中心←广东省疾病预防控制中心←广州市海珠区疾病预防控制中心

用　　途：传染病病原监测和溯源
联系单位：广东省疾病预防控制中心病原微生物
　　　　　检验所
电子邮箱：sjkzx_wjs@gd.gov.cn

773. 弧菌属

国家科技资源标识符：CSTR: 16698.06.NPRC 1.13.127
平台资源号：NPRC 1.13.127
保藏编号：GDPCC 1.00215
中文名称：副溶血弧菌 O4：KUT
外文名称：*Vibrio parahaemolyticus* O4: KUT
分类学地位：Bacteria; Pseudomonadota; Gammaproteobacteria; Vibrionales; Vibrionaceae; *Vibrio*
生物危害程度：第三类
分离时间：2022-08
分离地址：中国广东省广州市
分离基物：患者肛拭子
致病名称：腹痛、呕吐、腹泻
致病对象：人、动物
来源历史：←广东省人间传染的病原微生物菌（毒）种保藏中心←广东省疾病预防控制中心←广州市海珠区疾病预防控制中心
用　　途：传染病病原监测和溯源
联系单位：广东省疾病预防控制中心病原微生物检验所
电子邮箱：sjkzx_wjs@gd.gov.cn

774. 弧菌属

国家科技资源标识符：CSTR: 16698.06.NPRC 1.13.128
平台资源号：NPRC 1.13.128
保藏编号：GDPCC 1.00216
中文名称：副溶血弧菌 O4：KUT
外文名称：*Vibrio parahaemolyticus* O4: KUT
分类学地位：Bacteria; Pseudomonadota; Gammaproteobacteria; Vibrionales; Vibrionaceae; *Vibrio*

生物危害程度：第三类
分离时间：2022-08
分离地址：中国广东省广州市
分离基物：患者肛拭子
致病名称：腹痛、呕吐、腹泻
致病对象：人、动物
来源历史：←广东省人间传染的病原微生物菌（毒）种保藏中心←广东省疾病预防控制中心←广州市海珠区疾病预防控制中心
用　　途：传染病病原监测和溯源
联系单位：广东省疾病预防控制中心病原微生物检验所
电子邮箱：sjkzx_wjs@gd.gov.cn

775. 弧菌属

国家科技资源标识符：CSTR: 16698.06.NPRC 1.13.129
平台资源号：NPRC 1.13.129
保藏编号：GDPCC 1.00217
中文名称：副溶血弧菌 O3：KUT
外文名称：*Vibrio parahaemolyticus* O3: KUT
分类学地位：Bacteria; Pseudomonadota; Gammaproteobacteria; Vibrionales; Vibrionaceae; *Vibrio*
生物危害程度：第三类
分离时间：2022-08
分离地址：中国广东省广州市
分离基物：砧板涂抹子
致病名称：腹痛、呕吐、腹泻
致病对象：人、动物
来源历史：←广东省人间传染的病原微生物菌（毒）种保藏中心←广东省疾病预防控制中心←广州市海珠区疾病预防控制中心
用　　途：传染病病原监测和溯源
联系单位：广东省疾病预防控制中心病原微生物检验所
电子邮箱：sjkzx_wjs@gd.gov.cn

细菌

776. 弧菌属

国家科技资源标识符：CSTR: 16698.06.NPRC 1.13.130

平台资源号：NPRC 1.13.130

保藏编号：GDPCC 1.00218

中文名称：副溶血弧菌 O3：KUT

外文名称：*Vibrio parahaemolyticus* O3: KUT

分类学地位：Bacteria; Pseudomonadota; Gammaproteobacteria; Vibrionales; Vibrionaceae; *Vibrio*

生物危害程度：第三类

分离时间：2022-08

分离地址：中国广东省广州市

分离基物：装生蚝盆涂抹子

致病名称：腹痛、呕吐、腹泻

致病对象：人、动物

来源历史：←广东省人间传染的病原微生物菌（毒）种保藏中心←广东省疾病预防控制中心←广州市海珠区疾病预防控制中心

用　　途：传染病病原监测和溯源

联系单位：广东省疾病预防控制中心病原微生物检验所

电子邮箱：sjkzx_wjs@gd.gov.cn

777. 弧菌属

国家科技资源标识符：CSTR: 16698.06.NPRC 1.13.131

平台资源号：NPRC 1.13.131

保藏编号：GDPCC 1.00219

中文名称：副溶血弧菌 O10：K4

外文名称：*Vibrio parahaemolyticus* O10: K4

分类学地位：Bacteria; Pseudomonadota; Gammaproteobacteria; Vibrionales; Vibrionaceae; *Vibrio*

生物危害程度：第三类

分离时间：2022-08-02

分离地址：中国广东省阳江市

分离基物：患者粪便

致病名称：腹痛、呕吐、腹泻

致病对象：人、动物

来源历史：←广东省人间传染的病原微生物菌（毒）种保藏中心←广东省疾病预防控制中心←阳江市人民医院

用　　途：传染病病原监测和溯源

联系单位：广东省疾病预防控制中心病原微生物检验所

电子邮箱：sjkzx_wjs@gd.gov.cn

778. 弧菌属

国家科技资源标识符：CSTR: 16698.06.NPRC 1.13.132

平台资源号：NPRC 1.13.132

保藏编号：GDPCC 1.00220

中文名称：副溶血弧菌 O10：K4

外文名称：*Vibrio parahaemolyticus* O10: K4

分类学地位：Bacteria; Pseudomonadota; Gammaproteobacteria; Vibrionales; Vibrionaceae; *Vibrio*

生物危害程度：第三类

分离时间：2022-07-14

分离地址：中国广东省阳江市

分离基物：患者粪便

致病名称：腹痛、呕吐、腹泻

致病对象：人、动物

来源历史：←广东省人间传染的病原微生物菌（毒）种保藏中心←广东省疾病预防控制中心←阳江市人民医院

用　　途：传染病病原监测和溯源

联系单位：广东省疾病预防控制中心病原微生物检验所

电子邮箱：sjkzx_wjs@gd.gov.cn

779. 弧菌属

国家科技资源标识符：CSTR: 16698.06.NPRC 1.13.133

平台资源号：NPRC 1.13.133

保藏编号：GDPCC 1.00221

中文名称：副溶血弧菌 O3：K6

外文名称：*Vibrio parahaemolyticus* O3: K6

分类学地位：Bacteria; Pseudomonadota; Gammaproteobacteria; Vibrionales; Vibrionaceae; *Vibrio*

生物危害程度：第三类

分离时间：2022-08

分离地址：中国广东省广州市

分离基物：患者肛拭子

致病名称：腹痛、呕吐、腹泻

致病对象：人、动物

来源历史：←广东省人间传染的病原微生物菌（毒）种保藏中心←广东省疾病预防控制中心←广州市南沙区疾病预防控制中心

用　　途：传染病病原监测和溯源

联系单位：广东省疾病预防控制中心病原微生物检验所

电子邮箱：sjkzx_wjs@gd.gov.cn

780. 弧菌属

国家科技资源标识符：CSTR: 16698.06.NPRC 1.13.134

平台资源号：NPRC 1.13.134

保藏编号：GDPCC 1.00222

中文名称：副溶血弧菌 O3：K6

外文名称：*Vibrio parahaemolyticus* O3: K6

分类学地位：Bacteria; Pseudomonadota; Gammaproteobacteria; Vibrionales; Vibrionaceae; *Vibrio*

生物危害程度：第三类

分离时间：2022-08

分离地址：中国广东省广州市

分离基物：患者肛拭子

致病名称：腹痛、呕吐、腹泻

致病对象：人、动物

来源历史：←广东省人间传染的病原微生物菌（毒）种保藏中心←广东省疾病预防控制中心←广州市南沙区疾病预防控制中心

用　　途：传染病病原监测和溯源

联系单位：广东省疾病预防控制中心病原微生物检验所

电子邮箱：sjkzx_wjs@gd.gov.cn

781. 弧菌属

国家科技资源标识符：CSTR: 16698.06.NPRC 1.13.135

平台资源号：NPRC 1.13.135

保藏编号：GDPCC 1.00223

中文名称：副溶血弧菌 O3：K6

外文名称：*Vibrio parahaemolyticus* O3: K6

分类学地位：Bacteria; Pseudomonadota; Gammaproteobacteria; Vibrionales; Vibrionaceae; *Vibrio*

生物危害程度：第三类

分离时间：2022-08

分离地址：中国广东省广州市

分离基物：患者肛拭子

致病名称：腹痛、呕吐、腹泻

致病对象：人、动物

来源历史：←广东省人间传染的病原微生物菌（毒）种保藏中心←广东省疾病预防控制中心←广州市南沙区疾病预防控制中心

用　　途：传染病病原监测和溯源

联系单位：广东省疾病预防控制中心病原微生物检验所

电子邮箱：sjkzx_wjs@gd.gov.cn

782. 弧菌属

国家科技资源标识符：CSTR: 16698.06.NPRC 1.13.136

平台资源号：NPRC 1.13.136

保藏编号：GDPCC 1.00224

中文名称：副溶血弧菌 O3：K6

外文名称：*Vibrio parahaemolyticus* O3: K6

分类学地位：Bacteria; Pseudomonadota; Gammaproteobacteria; Vibrionales; Vibrionaceae; *Vibrio*

细菌

生物危害程度：第三类

分离时间：2022-08

分离地址：中国广东省广州市

分离基物：患者肛拭子

致病名称：腹痛、呕吐、腹泻

致病对象：人、动物

来源历史：←广东省人间传染的病原微生物菌（毒）
种保藏中心←广东省疾病预防控制中
心←广州市南沙区疾病预防控制中心

用　　途：传染病病原监测和溯源

联系单位：广东省疾病预防控制中心病原微生物
检验所

电子邮箱：sjkzx_wjs@gd.gov.cn

783. 弧菌属

国家科技资源标识符：CSTR: 16698.06.NPRC 1.13.137

平台资源号：NPRC 1.13.137

保藏编号：GDPCC 1.00225

中文名称：副溶血弧菌 O3：K6

外文名称：*Vibrio parahaemolyticus* O3: K6

分类学地位：Bacteria; Pseudomonadota; Gammaproteobacteria; Vibrionales; Vibrionaceae; *Vibrio*

生物危害程度：第三类

分离时间：2022-08

分离地址：中国广东省广州市

分离基物：患者肛拭子

致病名称：腹痛、呕吐、腹泻

致病对象：人、动物

来源历史：←广东省人间传染的病原微生物菌（毒）
种保藏中心←广东省疾病预防控制中
心←广州市南沙区疾病预防控制中心

用　　途：传染病病原监测和溯源

联系单位：广东省疾病预防控制中心病原微生物
检验所

电子邮箱：sjkzx_wjs@gd.gov.cn

784. 弧菌属

国家科技资源标识符：CSTR: 16698.06.NPRC 1.13.138

平台资源号：NPRC 1.13.138

保藏编号：GDPCC 1.00226

中文名称：副溶血弧菌 O3：K6

外文名称：*Vibrio parahaemolyticus* O3: K6

分类学地位：Bacteria; Pseudomonadota; Gammaproteobacteria; Vibrionales; Vibrionaceae; *Vibrio*

生物危害程度：第三类

分离时间：2022-09

分离地址：中国广东省广州市

分离基物：患者肛拭子

致病名称：腹痛、呕吐、腹泻

致病对象：人、动物

来源历史：←广东省人间传染的病原微生物菌（毒）
种保藏中心←广东省疾病预防控制中
心←广州市黄埔区疾病预防控制中心

用　　途：传染病病原监测和溯源

联系单位：广东省疾病预防控制中心病原微生物
检验所

电子邮箱：sjkzx_wjs@gd.gov.cn

785. 弧菌属

国家科技资源标识符：CSTR: 16698.06.NPRC 1.13.139

平台资源号：NPRC 1.13.139

保藏编号：GDPCC 1.00227

中文名称：副溶血弧菌 O1：KUT

外文名称：*Vibrio parahaemolyticus* O1: KUT

分类学地位：Bacteria; Pseudomonadota; Gammaproteobacteria; Vibrionales; Vibrionaceae; *Vibrio*

生物危害程度：第三类

分离时间：2022-08

分离地址：中国广东省广州市

分离基物：患者粪便

致病名称：腹痛、呕吐、腹泻

致病对象：人、动物

来源历史：←广东省人间传染的病原微生物菌（毒）种保藏中心←广东省疾病预防控制中心←广州市疾病预防控制中心←广州医科大学附属第一医院

用　　途：传染病病原监测和溯源

联系单位：广东省疾病预防控制中心病原微生物检验所

电子邮箱：sjkzx_wjs@gd.gov.cn

786. 弧菌属

国家科技资源标识符：CSTR: 16698.06.NPRC 1.13.140

平台资源号：NPRC 1.13.140

保藏编号：GDPCC 1.00228

中文名称：副溶血弧菌 O1：KUT

外文名称：*Vibrio parahaemolyticus* O1: KUT

分类学地位：Bacteria; Pseudomonadota; Gammaproteobacteria; Vibrionales; Vibrionaceae; *Vibrio*

生物危害程度：第三类

分离时间：2022-08

分离地址：中国广东省广州市

分离基物：患者粪便

致病名称：腹痛、呕吐、腹泻

致病对象：人、动物

来源历史：←广东省人间传染的病原微生物菌（毒）种保藏中心←广东省疾病预防控制中心←广州市疾病预防控制中心←广州医科大学附属第一医院

用　　途：传染病病原监测和溯源

联系单位：广东省疾病预防控制中心病原微生物检验所

电子邮箱：sjkzx_wjs@gd.gov.cn

787. 弧菌属

国家科技资源标识符：CSTR: 16698.06.NPRC 1.13.141

平台资源号：NPRC 1.13.141

保藏编号：GDPCC 1.00229

中文名称：副溶血弧菌 O10：K4

外文名称：*Vibrio parahaemolyticus* O10: K4

分类学地位：Bacteria; Pseudomonadota; Gammaproteobacteria; Vibrionales; Vibrionaceae; *Vibrio*

生物危害程度：第三类

分离时间：2021-11-16

分离地址：中国广东省深圳市

分离基物：患者粪便

致病名称：腹痛、呕吐、腹泻

致病对象：人、动物

来源历史：←广东省人间传染的病原微生物菌（毒）种保藏中心←广东省疾病预防控制中心←深圳市疾病预防控制中心

用　　途：传染病病原监测和溯源

联系单位：广东省疾病预防控制中心病原微生物检验所

电子邮箱：sjkzx_wjs@gd.gov.cn

788. 弧菌属

国家科技资源标识符：CSTR: 16698.06.NPRC 1.13.142

平台资源号：NPRC 1.13.142

保藏编号：GDPCC 1.00230

中文名称：副溶血弧菌 O3：K6

外文名称：*Vibrio parahaemolyticus* O3: K6

分类学地位：Bacteria; Pseudomonadota; Gammaproteobacteria; Vibrionales; Vibrionaceae; *Vibrio*

生物危害程度：第三类

分离时间：2022-09

分离地址：中国广东省广州市

分离基物：患者肛拭子

致病名称：腹痛、呕吐、腹泻

致病对象：人、动物

来源历史：←广东省人间传染的病原微生物菌（毒）

种保藏中心←广东省疾病预防控制中心←广州市黄埔区疾病预防控制中心

用　　途：传染病病原监测和溯源

联系单位：广东省疾病预防控制中心病原微生物检验所

电子邮箱：sjkzx_wjs@gd.gov.cn

789. 弧菌属

国家科技资源标识符：CSTR: 16698.06.NPRC 1.13.143

平台资源号：NPRC 1.13.143

保藏编号：GDPCC 1.00231

中文名称：副溶血弧菌 O3：K6

外文名称：*Vibrio parahaemolyticus* O3: K6

分类学地位：Bacteria; Pseudomonadota; Gammaproteobacteria; Vibrionales; Vibrionaceae; *Vibrio*

生物危害程度：第三类

分离时间：2022-09

分离地址：中国广东省广州市

分离基物：患者肛拭子

致病名称：腹痛、呕吐、腹泻

致病对象：人、动物

来源历史：←广东省人间传染的病原微生物菌（毒）种保藏中心←广东省疾病预防控制中心←广州市黄埔区疾病预防控制中心

用　　途：传染病病原监测和溯源

联系单位：广东省疾病预防控制中心病原微生物检验所

电子邮箱：sjkzx_wjs@gd.gov.cn

790. 弧菌属

国家科技资源标识符：CSTR: 16698.06.NPRC 1.13.144

平台资源号：NPRC 1.13.144

保藏编号：GDPCC 1.00232

中文名称：副溶血弧菌 O3：K6

外文名称：*Vibrio parahaemolyticus* O3: K6

分类学地位：Bacteria; Pseudomonadota; Gam-

maproteobacteria; Vibrionales; Vibrionaceae; *Vibrio*

生物危害程度：第三类

分离时间：2022-09

分离地址：中国广东省广州市

分离基物：患者肛拭子

致病名称：腹痛、呕吐、腹泻

致病对象：人、动物

来源历史：←广东省人间传染的病原微生物菌（毒）种保藏中心←广东省疾病预防控制中心←广州市黄埔区疾病预防控制中心

用　　途：传染病病原监测和溯源

联系单位：广东省疾病预防控制中心病原微生物检验所

电子邮箱：sjkzx_wjs@gd.gov.cn

791. 弧菌属

国家科技资源标识符：CSTR: 16698.06.NPRC 1.13.145

平台资源号：NPRC 1.13.145

保藏编号：GDPCC 1.00233

中文名称：副溶血弧菌 O3：K6

外文名称：*Vibrio parahaemolyticus* O3: K6

分类学地位：Bacteria; Pseudomonadota; Gammaproteobacteria; Vibrionales; Vibrionaceae; *Vibrio*

生物危害程度：第三类

分离时间：2022-09

分离地址：中国广东省广州市

分离基物：患者肛拭子

致病名称：腹痛、呕吐、腹泻

致病对象：人、动物

来源历史：←广东省人间传染的病原微生物菌（毒）种保藏中心←广东省疾病预防控制中心←广州市黄埔区疾病预防控制中心

用　　途：传染病病原监测和溯源

联系单位：广东省疾病预防控制中心病原微生物检验所

电子邮箱：sjkzx_wjs@gd.gov.cn

792. 弧菌属

国家科技资源标识符：CSTR: 16698.06.NPRC 1.13.146

平台资源号：NPRC 1.13.146

保藏编号：GDPCC 1.00234

中文名称：副溶血弧菌 O3：K6

外文名称：*Vibrio parahaemolyticus* O3: K6

分类学地位：Bacteria; Pseudomonadota; Gammaproteobacteria; Vibrionales; Vibrionaceae; *Vibrio*

生物危害程度：第三类

分离时间：2022-08

分离地址：中国广东省广州市

分离基物：患者肛拭子

致病名称：腹痛、呕吐、腹泻

致病对象：人、动物

来源历史：←广东省人间传染的病原微生物菌（毒）种保藏中心←广东省疾病预防控制中心←广州市南沙区疾病预防控制中心

用　　途：传染病病原监测和溯源

联系单位：广东省疾病预防控制中心病原微生物检验所

电子邮箱：sjkzx_wjs@gd.gov.cn

793. 弧菌属

国家科技资源标识符：CSTR: 16698.06.NPRC 1.13.147

平台资源号：NPRC 1.13.147

保藏编号：GDPCC 1.00235

中文名称：副溶血弧菌 O3：K1

外文名称：*Vibrio parahaemolyticus* O3: K1

分类学地位：Bacteria; Pseudomonadota; Gammaproteobacteria; Vibrionales; Vibrionaceae; *Vibrio*

生物危害程度：第三类

分离时间：2022-08-20

分离地址：中国广东省阳江市

分离基物：患者粪便

致病名称：腹痛、呕吐、腹泻

致病对象：人、动物

来源历史：←广东省人间传染的病原微生物菌（毒）种保藏中心←广东省疾病预防控制中心←阳江市人民医院

用　　途：传染病病原监测和溯源

联系单位：广东省疾病预防控制中心病原微生物检验所

电子邮箱：sjkzx_wjs@gd.gov.cn

794. 弧菌属

国家科技资源标识符：CSTR: 16698.06.NPRC 1.13.148

平台资源号：NPRC 1.13.148

保藏编号：GDPCC 1.00236

中文名称：副溶血弧菌 O3：K1

外文名称：*Vibrio parahaemolyticus* O3: K1

分类学地位：Bacteria; Pseudomonadota; Gammaproteobacteria; Vibrionales; Vibrionaceae; *Vibrio*

生物危害程度：第三类

分离时间：2022-08-27

分离地址：中国广东省阳江市

分离基物：患者粪便

致病名称：腹痛、呕吐、腹泻

致病对象：人、动物

来源历史：←广东省人间传染的病原微生物菌（毒）种保藏中心←广东省疾病预防控制中心←阳江市人民医院

用　　途：传染病病原监测和溯源

联系单位：广东省疾病预防控制中心病原微生物检验所

电子邮箱：sjkzx_wjs@gd.gov.cn

795. 弧菌属

国家科技资源标识符：CSTR: 16698.06.NPRC 1.13.149

平台资源号：NPRC 1.13.149

保藏编号：GDPCC 1.00237

中文名称：副溶血弧菌 O3：K1

外文名称：*Vibrio parahaemolyticus* O3: K1

分类学地位：Bacteria; Pseudomonadota; Gammaproteobacteria; Vibrionales; Vibrionaceae; *Vibrio*

生物危害程度：第三类

分离时间：2022-08-13

分离地址：中国广东省珠海市

分离基物：患者粪便

致病名称：腹痛、呕吐、腹泻

致病对象：人、动物

来源历史：←广东省人间传染的病原微生物菌（毒）种保藏中心←广东省疾病预防控制中心←珠海市疾病预防控制中心←中山大学附属第五医院

用　　途：传染病病原监测和溯源

联系单位：广东省疾病预防控制中心病原微生物检验所

电子邮箱：sjkzx_wjs@gd.gov.cn

796. 弧菌属

国家科技资源标识符：CSTR: 16698.06.NPRC 1.13.150

平台资源号：NPRC 1.13.150

保藏编号：GDPCC 1.00238

中文名称：副溶血弧菌 O1：K1

外文名称：*Vibrio parahaemolyticus* O1: K1

分类学地位：Bacteria; Pseudomonadota; Gammaproteobacteria; Vibrionales; Vibrionaceae; *Vibrio*

生物危害程度：第三类

分离时间：2022-08-24

分离地址：中国广东省珠海市

分离基物：患者粪便

致病名称：腹痛、呕吐、腹泻

致病对象：人、动物

来源历史：←广东省人间传染的病原微生物菌（毒）

种保藏中心←广东省疾病预防控制中心←珠海市疾病预防控制中心←中山大学附属第五医院

用　　途：传染病病原监测和溯源

联系单位：广东省疾病预防控制中心病原微生物检验所

电子邮箱：sjkzx_wjs@gd.gov.cn

797. 弧菌属

国家科技资源标识符：CSTR: 16698.06.NPRC 1.13.151

平台资源号：NPRC 1.13.151

保藏编号：GDPCC 1.00239

中文名称：副溶血弧菌 O1：KV

外文名称：*Vibrio parahaemolyticus* O1: KV

分类学地位：Bacteria; Pseudomonadota; Gammaproteobacteria; Vibrionales; Vibrionaceae; *Vibrio*

生物危害程度：第三类

分离时间：2022-07-14

分离地址：中国广东省河源市

分离基物：患者粪便

致病名称：腹痛、呕吐、腹泻

致病对象：人、动物

来源历史：←广东省人间传染的病原微生物菌（毒）种保藏中心←广东省疾病预防控制中心←河源市疾病预防控制中心←河源市人民医院

用　　途：传染病病原监测和溯源

联系单位：广东省疾病预防控制中心病原微生物检验所

电子邮箱：sjkzx_wjs@gd.gov.cn

798. 弧菌属

国家科技资源标识符：CSTR: 16698.06.NPRC 1.13.152

平台资源号：NPRC 1.13.152

保藏编号：GDPCC 1.00240

中文名称：副溶血弧菌 O3：K6

外文名称：*Vibrio parahaemolyticus* O3：K6

分类学地位：Bacteria; Pseudomonadota; Gammaproteobacteria; Vibrionales; Vibrionaceae; *Vibrio*

生物危害程度：第三类

分离时间：2022-09

分离地址：中国广东省广州市

分离基物：患者肛拭子

致病名称：腹痛、呕吐、腹泻

致病对象：人、动物

来源历史：←广东省人间传染的病原微生物菌（毒）种保藏中心←广东省疾病预防控制中心←广州市黄埔区疾病预防控制中心

用　　途：传染病病原监测和溯源

联系单位：广东省疾病预防控制中心病原微生物检验所

电子邮箱：sjkzx_wjs@gd.gov.cn

799. 弧菌属

国家科技资源标识符：CSTR: 16698.06.NPRC 1.13.153

平台资源号：NPRC 1.13.153

保藏编号：GDPCC 1.00241

中文名称：副溶血弧菌 O3：K6

外文名称：*Vibrio parahaemolyticus* O3: K6

分类学地位：Bacteria; Pseudomonadota; Gammaproteobacteria; Vibrionales; Vibrionaceae; *Vibrio*

生物危害程度：第三类

分离时间：2022-09

分离地址：中国广东省广州市

分离基物：患者肛拭子

致病名称：腹痛、呕吐、腹泻

致病对象：人、动物

来源历史：←广东省人间传染的病原微生物菌（毒）种保藏中心←广东省疾病预防控制中心←广州市黄埔区疾病预防控制中心

用　　途：传染病病原监测和溯源

联系单位：广东省疾病预防控制中心病原微生物检验所

电子邮箱：sjkzx_wjs@gd.gov.cn

800. 弧菌属

国家科技资源标识符：CSTR: 16698.06.NPRC 1.13.154

平台资源号：NPRC 1.13.154

保藏编号：GDPCC 1.00242

中文名称：副溶血弧菌 O3：K6

外文名称：*Vibrio parahaemolyticus* O3: K6

分类学地位：Bacteria; Pseudomonadota; Gammaproteobacteria; Vibrionales; Vibrionaceae; *Vibrio*

生物危害程度：第三类

分离时间：2022-09

分离地址：中国广东省广州市

分离基物：患者粪便

致病名称：腹痛、呕吐、腹泻

致病对象：人、动物

来源历史：←广东省人间传染的病原微生物菌（毒）种保藏中心←广东省疾病预防控制中心←广州市黄埔区疾病预防控制中心

用　　途：传染病病原监测和溯源

联系单位：广东省疾病预防控制中心病原微生物检验所

电子邮箱：sjkzx_wjs@gd.gov.cn

801. 弧菌属

国家科技资源标识符：CSTR: 16698.06.NPRC 1.13.155

平台资源号：NPRC 1.13.155

保藏编号：GDPCC 1.00243

中文名称：副溶血弧菌 O3：K6

外文名称：*Vibrio parahaemolyticus* O3: K6

分类学地位：Bacteria; Pseudomonadota; Gammaproteobacteria; Vibrionales; Vibrionaceae; *Vibrio*

生物危害程度：第三类

细

菌

分离时间：2022-09

分离地址：中国广东省广州市

分离基物：砧板涂抹子

致病名称：腹痛、呕吐、腹泻

致病对象：人、动物

来源历史：←广东省人间传染的病原微生物菌（毒）种保藏中心←广东省疾病预防控制中心←广州市黄埔区疾病预防控制中心

用　　途：传染病病原监测和溯源

联系单位：广东省疾病预防控制中心病原微生物检验所

电子邮箱：sjkzx_wjs@gd.gov.cn

802. 弧菌属

国家科技资源标识符：CSTR: 16698.06.NPRC 1.13.156

平台资源号：NPRC 1.13.156

保藏编号：GDPCC 1.00244

中文名称：副溶血弧菌 O3：K1

外文名称：*Vibrio parahaemolyticus* O3: K1

分类学地位：Bacteria; Pseudomonadota; Gammaproteobacteria; Vibrionales; Vibrionaceae; *Vibrio*

生物危害程度：第三类

分离时间：2022-08-26

分离地址：中国广东省佛山市

分离基物：患者粪便

致病名称：腹痛、呕吐、腹泻

致病对象：人、动物

来源历史：←广东省人间传染的病原微生物菌（毒）种保藏中心←广东省疾病预防控制中心←佛山市疾病预防控制中心←南方医科大学顺德医院

用　　途：传染病病原监测和溯源

联系单位：广东省疾病预防控制中心病原微生物检验所

电子邮箱：sjkzx_wjs@gd.gov.cn

803. 弧菌属

国家科技资源标识符：CSTR: 16698.06.NPRC 1.13.157

平台资源号：NPRC 1.13.157

保藏编号：GDPCC 1.00245

中文名称：副溶血弧菌 O3：K6

外文名称：*Vibrio parahaemolyticus* O3: K6

分类学地位：Bacteria; Pseudomonadota; Gammaproteobacteria; Vibrionales; Vibrionaceae; *Vibrio*

生物危害程度：第三类

分离时间：2022-07-14

分离地址：中国广东省阳江市

分离基物：患者肛拭子

致病名称：腹痛、呕吐、腹泻

致病对象：人、动物

来源历史：←广东省人间传染的病原微生物菌（毒）种保藏中心←广东省疾病预防控制中心←阳江市疾病预防控制中心

用　　途：传染病病原监测和溯源

联系单位：广东省疾病预防控制中心病原微生物检验所

电子邮箱：sjkzx_wjs@gd.gov.cn

二十、耶尔森菌属

804. 耶尔森菌属

国家科技资源标识符：CSTR: 16698.06.NPRC 1.2.1958

平台资源号：NPRC 1.2.1958

保藏编号：CHPC 1.15014

中文名称：小肠结肠炎耶尔森菌

外文名称：*Yersinia enterocolitica*

分类学地位：Bacteria; Pseudomonadota; Gammaproteobacteria; Enterobacterales; Yersiniaceae; *Yersinia*

生物危害程度：第三类

分离时间：2022-01-01

分离地址：中国湖南省长沙市

分离基物：患者粪便

致病名称：胃肠炎

致病对象：人、动物

来源历史：←中国疾病预防控制中心病原微生物菌（毒）种保藏中心传染病所分中心←中国疾病预防控制中心传染病预防控制所

用　　途：临床检验

联系单位：中国疾病预防控制中心传染病预防控制所

电子邮箱：chpc@icdc.cn

805. 耶尔森菌属

国家科技资源标识符：CSTR: 16698.06.NPRC 1.2.1959

平台资源号：NPRC 1.2.1959

保藏编号：CHPC 1.15015

中文名称：小肠结肠炎耶尔森菌

外文名称：*Yersinia enterocolitica*

分类学地位：Bacteria; Pseudomonadota; Gammaproteobacteria; Enterobacterales; Yersiniaceae; *Yersinia*

生物危害程度：第三类

分离时间：2021-01-01

分离地址：中国湖南省长沙市

分离基物：患者粪便

致病名称：胃肠炎

致病对象：人、动物

来源历史：←中国疾病预防控制中心病原微生物菌（毒）种保藏中心传染病所分中心←中国疾病预防控制中心传染病预防控制所

用　　途：临床检验

联系单位：中国疾病预防控制中心传染病预防控制所

电子邮箱：chpc@icdc.cn

806. 耶尔森菌属

国家科技资源标识符：CSTR: 16698.06.NPRC 1.2.1960

平台资源号：NPRC 1.2.1960

保藏编号：CHPC 1.15016

中文名称：小肠结肠炎耶尔森菌

外文名称：*Yersinia enterocolitica*

分类学地位：Bacteria; Pseudomonadota; Gammaproteobacteria; Enterobacterales; Yersiniaceae; *Yersinia*

生物危害程度：第三类

分离时间：2022-04-21

分离地址：中国辽宁省辽阳市

分离基物：患者粪便

致病名称：胃肠炎

致病对象：人、动物

来源历史：←中国疾病预防控制中心病原微生物菌（毒）种保藏中心传染病所分中心←中国疾病预防控制中心传染病预防控制所

用　　途：临床检验

联系单位：中国疾病预防控制中心传染病预防控制所

电子邮箱：chpc@icdc.cn

807. 耶尔森菌属

国家科技资源标识符：CSTR: 16698.06.NPRC 1.2.1961

平台资源号：NPRC 1.2.1961

保藏编号：CHPC 1.15017

中文名称：小肠结肠炎耶尔森菌

外文名称：*Yersinia enterocolitica*

分类学地位：Bacteria; Pseudomonadota; Gammaproteobacteria; Enterobacterales; Yersiniaceae; *Yersinia*

生物危害程度：第三类

分离时间：2022-07-13

分离地址：中国贵州省遵义市

分离基物：患者粪便

致病名称：胃肠炎

致病对象：人、动物

来源历史：←中国疾病预防控制中心病原微生物
菌（毒）种保藏中心传染病所分中心
←中国疾病预防控制中心传染病预防
控制所

用　　途：临床检验

联系单位：中国疾病预防控制中心传染病预防控
制所

电子邮箱：chpc@icdc.cn

808. 耶尔森菌属

国家科技资源标识符：CSTR: 16698.06.NPRC 1.2.1962

平台资源号：NPRC 1.2.1962

保藏编号：CHPC 1.15018

中文名称：小肠结肠炎耶尔森菌

外文名称：*Yersinia enterocolitica*

分类学地位：Bacteria; Pseudomonadota; Gammaproteobacteria; Enterobacterales; Yersiniaceae; *Yersinia*

生物危害程度：第三类

分离时间：2022-05-10

分离地址：中国贵州省黔西南布依族苗族自治州

分离基物：患者粪便

致病名称：胃肠炎

致病对象：人、动物

来源历史：←中国疾病预防控制中心病原微生物
菌（毒）种保藏中心传染病所分中心
←中国疾病预防控制中心传染病预防
控制所

用　　途：临床检验

联系单位：中国疾病预防控制中心传染病预防控
制所

电子邮箱：chpc@icdc.cn

809. 耶尔森菌属

国家科技资源标识符：CSTR: 16698.06.NPRC 1.2.1963

平台资源号：NPRC 1.2.1963

保藏编号：CHPC 1.15019

中文名称：小肠结肠炎耶尔森菌

外文名称：*Yersinia enterocolitica*

分类学地位：Bacteria; Pseudomonadota; Gammaproteobacteria; Enterobacterales; Yersiniaceae; *Yersinia*

生物危害程度：第三类

分离时间：2021-08-03

分离地址：中国河北省石家庄市

分离基物：患者粪便

致病名称：胃肠炎

致病对象：人、动物

来源历史：←中国疾病预防控制中心病原微生物
菌（毒）种保藏中心传染病所分中心
←中国疾病预防控制中心传染病预防
控制所

用　　途：临床检验

联系单位：中国疾病预防控制中心传染病预防控
制所

电子邮箱：chpc@icdc.cn

二十一、克罗诺杆菌属

810. 克罗诺杆菌属

国家科技资源标识符：CSTR: 16698.06.NPRC 1.2.1475

平台资源号：NPRC 1.2.1475

保藏编号：CHPC 1.14926

中文名称：克罗诺杆菌属

外文名称：*Cronobacter* spp.

分类学地位：Bacteria; Pseudomonadota; Gammaproteobacteria; Enterobacterales;

Enterobacteriaceae; *Cronobacter*

生物危害程度：第三类

分离时间：2022-09-18

分离地址：中国天津市

分离基物：血液

致病名称：菌血症、脑膜炎、坏死性小肠结肠炎

致病对象：人、动物

来源历史：←中国疾病预防控制中心病原微生物菌（毒）种保藏中心传染病所分中心←中国疾病预防控制中心传染病预防控制所

用　　途：临床检验

联系单位：中国疾病预防控制中心传染病预防控制所

电子邮箱：chpc@icdc.cn

811. 克罗诺杆菌属

国家科技资源标识符：CSTR: 16698.06.NPRC 1.2.1476

平台资源号：NPRC 1.2.1476

保藏编号：CHPC 1.14927

中文名称：克罗诺杆菌属

外文名称：*Cronobacter* spp.

分类学地位：Bacteria; Pseudomonadota; Gammaproteobacteria; Enterobacterales; Enterobacteriaceae; *Cronobacter*

生物危害程度：第三类

分离时间：2022-07-11

分离地址：中国广东省肇庆市

分离基物：血液

致病名称：菌血症、脑膜炎、坏死性小肠结肠炎

致病对象：人、动物

来源历史：←中国疾病预防控制中心病原微生物菌（毒）种保藏中心传染病所分中心←中国疾病预防控制中心传染病预防控制所

用　　途：临床检验，

联系单位：中国疾病预防控制中心传染病预防控

制所

电子邮箱：chpc@icdc.cn

◢ 二十二、柠檬酸杆菌属

812. 柠檬酸杆菌属

国家科技资源标识符：CSTR: 16698.06.NPRC 1.7.109

平台资源号：NPRC 1.7.109

保藏编号：CCPM(A)-P-152136

中文名称：弗氏柠檬酸杆菌

外文名称：*Citrobacter freundii*

分类学地位：Bacteria; Pseudomonadota; Gammaproteobacteria; Enterobacterales; Enterobacteriaceae; *Citrobacter*

生物危害程度：第三类

分离时间：2021-08

分离地址：中国河北省张家口市

分离基物：患者尿液

致病名称：细菌性尿路感染、细菌性胆囊炎、细菌性胃肠道感染、细菌性皮肤感染、细菌性伤口感染

致病对象：人、动物

来源历史：←中国医学科学院病原微生物菌（毒）种保藏中心药用微生物相关菌（毒）种保藏分中心←中国医学科学院医药生物技术研究所←河北北方学院附属第一医院

用　　途：科研

联系单位：中国医学科学院医药生物技术研究所

电子邮箱：xinxinhu@imb.cams.cn

813. 柠檬酸杆菌属

国家科技资源标识符：CSTR: 16698.06.NPRC 1.7.110

平台资源号：NPRC 1.7.110

保藏编号：CCPM(A)-P-162201

中文名称：柯氏柠檬酸杆菌

外文名称：*Citrobacter koseri*

分类学地位：Bacteria; Pseudomonadota; Gammaproteobacteria; Enterobacterales; Enterobacteriaceae; *Citrobacter*

生物危害程度：第三类

分离时间：2021-09

分离地址：中国河北省张家口市

分离基物：患者痰液

致病名称：细菌性尿路感染、细菌性胃肠道感染、细菌性脑膜炎、细菌性败血症、菌血症

致病对象：人、动物

来源历史：←中国医学科学院病原微生物菌（毒）种保藏中心药用微生物相关菌（毒）种保藏分中心←中国医学科学院医药生物技术研究所←河北北方学院附属第一医院

用　　途：科研

联系单位：中国医学科学院医药生物技术研究所

电子邮箱：xinxinhu@imb.cams.cn

二十三、金黄杆菌属

814. 金黄杆菌属

国家科技资源标识符：CSTR: 16698.06.NPRC 1.9.189

平台资源号：NPRC 1.9.189

保藏编号：CMCC(B) 11021

中文名称：粘金黄杆菌

外文名称：*Chryseobacterium gleum*

分类学地位：Bacteria; Bacteroidota; Flavobacteriia; Flavobacteriales; Weeksellaceae; *Chryseobacterium*

生物危害程度：第三类

分离时间：2019-08-12

分离地址：未知

分离基物：食品企业生产车间

致病名称：医院获得性肺炎、菌血症

致病对象：人

来源历史：←中国食品药品检定研究院病原微生物菌（毒）种保藏中心←中国食品药品检定研究院生物检测室

用　　途：科研

联系单位：中国食品药品检定研究院

电子邮箱：cmcc@nifdc.org.cn

二十四、博德特菌属

815. 博德特菌属

国家科技资源标识符：CSTR: 16698.06.NPRC 1.2.1391

平台资源号：NPRC 1.2.1391

保藏编号：CHPC 1.14978

中文名称：百日咳博德特菌

外文名称：*Bordetella pertussis*

分类学地位：Bacteria; Pseudomonadota; Betaproteobacteria; Burkholderiales; Alcaligenaceae; *Bordetella*

生物危害程度：第三类

分离时间：2022-01-01

分离地址：中国广东省广州市

分离基物：患者咽拭子

致病名称：百日咳

致病对象：人、动物

来源历史：←中国疾病预防控制中心病原微生物菌（毒）种保藏中心传染病所分中心←中国疾病预防控制中心传染病预防控制所

用　　途：临床检验

联系单位：中国疾病预防控制中心传染病预防控制所

电子邮箱：chpc@icdc.cn

816. 博德特菌属

国家科技资源标识符: CSTR: 16698.06.NPRC 1.2.1392

平台资源号：NPRC 1.2.1392

保藏编号：CHPC 1.14979

中文名称：百日咳博德特菌

外文名称：*Bordetella pertussis*

分类学地位：Bacteria; Pseudomonadota; Betaproteobacteria; Burkholderiales; Alcaligenaceae; *Bordetella*

生物危害程度：第三类

分离时间：2022-01-01

分离地址：中国广东省广州市

分离基物：患者咽拭子

致病名称：百日咳

致病对象：人、动物

来源历史：←中国疾病预防控制中心病原微生物菌（毒）种保藏中心传染病所分中心←中国疾病预防控制中心传染病预防控制所

用　　途：临床检验

联系单位：中国疾病预防控制中心传染病预防控制所

电子邮箱：chpc@icdc.cn

817. 博德特菌属

国家科技资源标识符: CSTR: 16698.06.NPRC 1.2.1393

平台资源号：NPRC 1.2.1393

保藏编号：CHPC 1.14980

中文名称：百日咳博德特菌

外文名称：*Bordetella pertussis*

分类学地位：Bacteria; Pseudomonadota; Betaproteobacteria; Burkholderiales; Alcaligenaceae; *Bordetella*

生物危害程度：第三类

分离时间：2022-01-01

分离地址：中国广东省广州市

分离基物：患者咽拭子

致病名称：百日咳

致病对象：人、动物

来源历史：←中国疾病预防控制中心病原微生物菌（毒）种保藏中心传染病所分中心←中国疾病预防控制中心传染病预防控制所

用　　途：临床检验

联系单位：中国疾病预防控制中心传染病预防控制所

电子邮箱：chpc@icdc.cn

818. 博德特菌属

国家科技资源标识符: CSTR: 16698.06.NPRC 1.2.1394

平台资源号：NPRC 1.2.1394

保藏编号：CHPC 1.14981

中文名称：百日咳博德特菌

外文名称：*Bordetella pertussis*

分类学地位：Bacteria; Pseudomonadota; Betaproteobacteria; Burkholderiales; Alcaligenaceae; *Bordetella*

生物危害程度：第三类

分离时间：2022-01-01

分离地址：中国广东省广州市

分离基物：患者咽拭子

致病名称：百日咳

致病对象：人、动物

来源历史：←中国疾病预防控制中心病原微生物菌（毒）种保藏中心传染病所分中心←中国疾病预防控制中心传染病预防控制所

用　　途：临床检验

联系单位：中国疾病预防控制中心传染病预防控制所

电子邮箱：chpc@icdc.cn

819. 博德特菌属

国家科技资源标识符: CSTR: 16698.06.NPRC 1.2.1395

平台资源号: NPRC 1.2.1395

保藏编号: CHPC 1.14982

中文名称: 百日咳博德特菌

外文名称: *Bordetella pertussis*

分类学地位: Bacteria; Pseudomonadota; Betaproteobacteria; Burkholderiales; Alcaligenaceae; *Bordetella*

生物危害程度: 第三类

分离时间: 2022-01-01

分离地址: 中国广东省广州市

分离基物: 患者咽拭子

致病名称: 百日咳

致病对象: 人、动物

来源历史: ←中国疾病预防控制中心病原微生物菌（毒）种保藏中心传染病所分中心 ←中国疾病预防控制中心传染病预防控制所

用　　途: 临床检验

联系单位: 中国疾病预防控制中心传染病预防控制所

电子邮箱: chpc@icdc.cn

820. 博德特菌属

国家科技资源标识符: CSTR: 16698.06.NPRC 1.2.1396

平台资源号: NPRC 1.2.1396

保藏编号: CHPC 1.14983

中文名称: 百日咳博德特菌

外文名称: *Bordetella pertussis*

分类学地位: Bacteria; Pseudomonadota; Betaproteobacteria; Burkholderiales; Alcaligenaceae; *Bordetella*

生物危害程度: 第三类

分离时间: 2022-01-01

分离地址: 中国广东省广州市

分离基物: 患者咽拭子

致病名称: 百日咳

致病对象: 人、动物

来源历史: ←中国疾病预防控制中心病原微生物菌（毒）种保藏中心传染病所分中心 ←中国疾病预防控制中心传染病预防控制所

用　　途: 临床检验

联系单位: 中国疾病预防控制中心传染病预防控制所

电子邮箱: chpc@icdc.cn

821. 博德特菌属

国家科技资源标识符: CSTR: 16698.06.NPRC 1.2.1397

平台资源号: NPRC 1.2.1397

保藏编号: CHPC 1.14984

中文名称: 百日咳博德特菌

外文名称: *Bordetella pertussis*

分类学地位: Bacteria; Pseudomonadota; Betaproteobacteria; Burkholderiales; Alcaligenaceae; *Bordetella*

生物危害程度: 第三类

分离时间: 2022-01-01

分离地址: 中国广东省广州市

分离基物: 患者咽拭子

致病名称: 百日咳

致病对象: 人、动物

来源历史: ←中国疾病预防控制中心病原微生物菌（毒）种保藏中心传染病所分中心 ←中国疾病预防控制中心传染病预防控制所

用　　途: 临床检验

联系单位: 中国疾病预防控制中心传染病预防控制所

电子邮箱: chpc@icdc.cn

822. 博德特菌属

国家科技资源标识符: CSTR: 16698.06.NPRC 1.2.1398

平台资源号: NPRC 1.2.1398

保藏编号：CHPC 1.14985

中文名称：百日咳博德特菌

外文名称：*Bordetella pertussis*

分类学地位：Bacteria; Pseudomonadota; Betaproteobacteria; Burkholderiales; Alcaligenaceae; *Bordetella*

生物危害程度：第三类

分离时间：2022-01-01

分离地址：中国广西壮族自治区梧州市

分离基物：患者咽拭子

致病名称：百日咳

致病对象：人、动物

来源历史：←中国疾病预防控制中心病原微生物菌（毒）种保藏中心传染病所分中心←中国疾病预防控制中心传染病预防控制所

用　　途：临床检验

联系单位：中国疾病预防控制中心传染病预防控制所

电子邮箱：chpc@icdc.cn

823. 博德特菌属

国家科技资源标识符：CSTR: 16698.06.NPRC 1.2.1399

平台资源号：NPRC 1.2.1399

保藏编号：CHPC 1.14986

中文名称：百日咳博德特菌

外文名称：*Bordetella pertussis*

分类学地位：Bacteria; Pseudomonadota; Betaproteobacteria; Burkholderiales; Alcaligenaceae; *Bordetella*

生物危害程度：第三类

分离时间：2022-01-01

分离地址：中国广东省佛山市

分离基物：患者咽拭子

致病名称：百日咳

致病对象：人、动物

来源历史：←中国疾病预防控制中心病原微生物

菌（毒）种保藏中心传染病所分中心←中国疾病预防控制中心传染病预防控制所

用　　途：临床检验

联系单位：中国疾病预防控制中心传染病预防控制所

电子邮箱：chpc@icdc.cn

824. 博德特菌属

国家科技资源标识符：CSTR: 16698.06.NPRC 1.2.1400

平台资源号：NPRC 1.2.1400

保藏编号：CHPC 1.14987

中文名称：百日咳博德特菌

外文名称：*Bordetella pertussis*

分类学地位：Bacteria; Pseudomonadota; Betaproteobacteria; Burkholderiales; Alcaligenaceae; *Bordetella*

生物危害程度：第三类

分离时间：2021-01-01

分离地址：中国广东省广州市

分离基物：患者咽拭子

致病名称：百日咳

致病对象：人、动物

来源历史：←中国疾病预防控制中心病原微生物菌（毒）种保藏中心传染病所分中心←中国疾病预防控制中心传染病预防控制所

用　　途：临床检验

联系单位：中国疾病预防控制中心传染病预防控制所

电子邮箱：chpc@icdc.cn

二十五、军团菌属

825. 军团菌属

国家科技资源标识符: CSTR: 16698.06.NPRC 1.2.1428

平台资源号: NPRC 1.2.1428

保藏编号: CHPC 1.14995

中文名称: 嗜肺军团菌

外文名称: *Legionella pneumophila*

分类学地位: Bacteria; Pseudomonadota; Gammaproteobacteria; Legionellales; Legionellaceae; *Legionella*

生物危害程度: 第三类

分离时间: 2021-06-07

分离地址: 中国山东省青岛市

分离基物: 患者咽拭子

致病名称: 军团菌肺炎

致病对象: 人

来源历史: ←中国疾病预防控制中心病原微生物菌（毒）种保藏中心传染病所分中心 ←中国疾病预防控制中心传染病预防控制所

用　　途: 临床检验

联系单位: 中国疾病预防控制中心传染病预防控制所

电子邮箱: chpc@icdc.cn

826. 军团菌属

国家科技资源标识符: CSTR: 16698.06.NPRC 1.2.1429

平台资源号: NPRC 1.2.1429

保藏编号: CHPC 1.14996

中文名称: 嗜肺军团菌

外文名称: *Legionella pneumophila*

分类学地位: Bacteria; Pseudomonadota; Gammaproteobacteria; Legionellales; Le-

gionellaceae; *Legionella*

生物危害程度: 第三类

分离时间: 2021-06-07

分离地址: 中国山东省青岛市

分离基物: 患者咽拭子

致病名称: 军团菌肺炎

致病对象: 人

来源历史: ←中国疾病预防控制中心病原微生物菌（毒）种保藏中心传染病所分中心 ←中国疾病预防控制中心传染病预防控制所

用　　途: 临床检验

联系单位: 中国疾病预防控制中心传染病预防控制所

电子邮箱: chpc@icdc.cn

827. 军团菌属

国家科技资源标识符: CSTR: 16698.06.NPRC 1.2.1430

平台资源号: NPRC 1.2.1430

保藏编号: CHPC 1.14997

中文名称: 嗜肺军团菌

外文名称: *Legionella pneumophila*

分类学地位: Bacteria; Pseudomonadota; Gammaproteobacteria; Legionellales; Legionellaceae; *Legionella*

生物危害程度: 第三类

分离时间: 2021-06-07

分离地址: 中国山东省青岛市

分离基物: 患者咽拭子

致病名称: 军团菌肺炎

致病对象: 人

来源历史: ←中国疾病预防控制中心病原微生物菌（毒）种保藏中心传染病所分中心 ←中国疾病预防控制中心传染病预防控制所

用　　途: 临床检验

联系单位: 中国疾病预防控制中心传染病预防控

制所

电子邮箱：chpc@icdc.cn

828. 军团菌属

国家科技资源标识符：CSTR: 16698.06.NPRC 1.2.1431

平台资源号：NPRC 1.2.1431

保藏编号：CHPC 1.14998

中文名称：嗜肺军团菌

外文名称：*Legionella pneumophila*

分类学地位：Bacteria; Pseudomonadota; Gammaproteobacteria; Legionellales; Legionellaceae; *Legionella*

生物危害程度：第三类

分离时间：2021-06-01

分离地址：中国山东省青岛市

分离基物：患者咽拭子

致病名称：军团菌肺炎

致病对象：人

来源历史：←中国疾病预防控制中心病原微生物菌（毒）种保藏中心传染病所分中心←中国疾病预防控制中心传染病预防控制所

用　　途：临床检验

联系单位：中国疾病预防控制中心传染病预防控制所

电子邮箱：chpc@icdc.cn

829. 军团菌属

国家科技资源标识符：CSTR: 16698.06.NPRC 1.2.1432

平台资源号：NPRC 1.2.1432

保藏编号：CHPC 1.14999

中文名称：嗜肺军团菌

外文名称：*Legionella pneumophila*

分类学地位：Bacteria; Pseudomonadota; Gammaproteobacteria; Legionellales; Legionellaceae; *Legionella*

生物危害程度：第三类

分离时间：2021-06-04

分离地址：中国山东省青岛市

分离基物：患者咽拭子

致病名称：军团菌肺炎

致病对象：人

来源历史：←中国疾病预防控制中心病原微生物菌（毒）种保藏中心传染病所分中心←中国疾病预防控制中心传染病预防控制所

用　　途：临床检验

联系单位：中国疾病预防控制中心传染病预防控制所

电子邮箱：chpc@icdc.cn

830. 军团菌属

国家科技资源标识符：CSTR: 16698.06.NPRC 1.2.1433

平台资源号：NPRC 1.2.1433

保藏编号：CHPC 1.15000

中文名称：嗜肺军团菌

外文名称：*Legionella pneumophila*

分类学地位：Bacteria; Pseudomonadota; Gammaproteobacteria; Legionellales; Legionellaceae; *Legionella*

生物危害程度：第三类

分离时间：2021-06-08

分离地址：中国山东省青岛市

分离基物：患者咽拭子

致病名称：军团菌肺炎

致病对象：人

来源历史：←中国疾病预防控制中心病原微生物菌（毒）种保藏中心传染病所分中心←中国疾病预防控制中心传染病预防控制所

用　　途：临床检验

联系单位：中国疾病预防控制中心传染病预防控制所

电子邮箱：chpc@icdc.cn

细菌

831. 军团菌属

国家科技资源标识符：CSTR: 16698.06.NPRC 1.2.1434

平台资源号：NPRC 1.2.1434

保藏编号：CHPC 1.15001

中文名称：嗜肺军团菌

外文名称：*Legionella pneumophila*

分类学地位：Bacteria; Pseudomonadota; Gammaproteobacteria; Legionellales; Legionellaceae; *Legionella*

生物危害程度：第三类

分离时间：2021-06-04

分离地址：中国山东省青岛市

分离基物：患者咽拭子

致病名称：军团菌肺炎

致病对象：人

来源历史：←中国疾病预防控制中心病原微生物菌（毒）种保藏中心传染病所分中心 ←中国疾病预防控制中心传染病预防控制所

用　　途：临床检验

联系单位：中国疾病预防控制中心传染病预防控制所

电子邮箱：chpc@icdc.cn

832. 军团菌属

国家科技资源标识符：CSTR: 16698.06.NPRC 1.2.1435

平台资源号：NPRC 1.2.1435

保藏编号：CHPC 1.15002

中文名称：嗜肺军团菌

外文名称：*Legionella pneumophila*

分类学地位：Bacteria; Pseudomonadota; Gammaproteobacteria; Legionellales; Legionellaceae; *Legionella*

生物危害程度：第三类

分离时间：2021-06-04

分离地址：中国山东省青岛市

分离基物：患者咽拭子

致病名称：军团菌肺炎

致病对象：人

来源历史：←中国疾病预防控制中心病原微生物菌（毒）种保藏中心传染病所分中心 ←中国疾病预防控制中心传染病预防控制所

用　　途：临床检验

联系单位：中国疾病预防控制中心传染病预防控制所

电子邮箱：chpc@icdc.cn

833. 军团菌属

国家科技资源标识符：CSTR: 16698.06.NPRC 1.2.1436

平台资源号：NPRC 1.2.1436

保藏编号：CHPC 1.15003

中文名称：嗜肺军团菌

外文名称：*Legionella pneumophila*

分类学地位：Bacteria; Pseudomonadota; Gammaproteobacteria; Legionellales; Legionellaceae; *Legionella*

生物危害程度：第三类

分离时间：2021-06-04

分离地址：中国山东省青岛市

分离基物：患者咽拭子

致病名称：军团菌肺炎

致病对象：人

来源历史：←中国疾病预防控制中心病原微生物菌（毒）种保藏中心传染病所分中心 ←中国疾病预防控制中心传染病预防控制所

用　　途：临床检验

联系单位：中国疾病预防控制中心传染病预防控制所

电子邮箱：chpc@icdc.cn

细
菌

834. 军团菌属

国家科技资源标识符：CSTR: 16698.06.NPRC 1.2.1437

平台资源号：NPRC 1.2.1437

保藏编号：CHPC 1.15004

中文名称：嗜肺军团菌

外文名称：*Legionella pneumophila*

分类学地位：Bacteria; Pseudomonadota; Gammaproteobacteria; Legionellales; Legionellaceae; *Legionella*

生物危害程度：第三类

分离时间：2021-11-11

分离地址：中国山东省青岛市

分离基物：患者咽拭子

致病名称：军团菌肺炎

致病对象：人

来源历史：←中国疾病预防控制中心病原微生物菌（毒）种保藏中心传染病所分中心←中国疾病预防控制中心传染病预防控制所

用　　途：临床检验

联系单位：中国疾病预防控制中心传染病预防控制所

电子邮箱：chpc@icdc.cn

835. 军团菌属

国家科技资源标识符：CSTR: 16698.06.NPRC 1.13.158

平台资源号：NPRC 1.13.158

保藏编号：GDPCC LG04-4

中文名称：嗜肺军团菌 6 型

外文名称：*Legionella pneumophila* 6

分类学地位：Bacteria; Pseudomonadota; Gammaproteobacteria; Legionellales; Legionellaceae; *Legionella*

生物危害程度：第三类

分离时间：2004-05-09

分离地址：中国广东省广州市

分离基物：冷却塔水

致病名称：军团菌肺炎

致病对象：人

来源历史：←广东省人间传染的病原微生物菌（毒）种保藏中心←广东省疾病预防控制中心←广州市疾病预防控制中心

用　　途：传染病病原监测和溯源

联系单位：广东省疾病预防控制中心病原微生物检验所

电子邮箱：sjkzx_wjs@gd.gov.cn

836. 军团菌属

国家科技资源标识符：CSTR: 16698.06.NPRC 1.13.159

平台资源号：NPRC 1.13.159

保藏编号：GDPCC LG04-5

中文名称：嗜肺军团菌

外文名称：*Legionella pneumophila*

分类学地位：Bacteria; Pseudomonadota; Gammaproteobacteria; Legionellales; Legionellaceae; *Legionella*

生物危害程度：第三类

分离时间：2004-05-09

分离地址：中国广东省广州市

分离基物：冷却塔水

致病名称：军团菌肺炎

致病对象：人

来源历史：←广东省人间传染的病原微生物菌（毒）种保藏中心←广东省疾病预防控制中心←广州市疾病预防控制中心

用　　途：传染病病原监测和溯源

联系单位：广东省疾病预防控制中心病原微生物检验所

电子邮箱：sjkzx_wjs@gd.gov.cn

837. 军团菌属

国家科技资源标识符：CSTR: 16698.06.NPRC 1.13.160

平台资源号：NPRC 1.13.160

保藏编号：GDPCC LG04-6

中文名称：嗜肺军团菌

外文名称：*Legionella pneumophila*

分类学地位：Bacteria; Pseudomonadota; Gammaproteobacteria; Legionellales; Legionellaceae; *Legionella*

生物危害程度：第三类

分离时间：2004-05-09

分离地址：中国广东省广州市

分离基物：冷却塔水

致病名称：军团菌肺炎

致病对象：人

来源历史：←广东省人间传染的病原微生物菌(毒)种保藏中心←广东省疾病预防控制中心←广州市疾病预防控制中心

用　　途：传染病病原监测和溯源

联系单位：广东省疾病预防控制中心病原微生物检验所

电子邮箱：sjkzx_wjs@gd.gov.cn

838. 军团菌属

国家科技资源标识符：CSTR: 16698.06.NPRC 1.13.161

平台资源号：NPRC 1.13.161

保藏编号：GDPCC LG04-7

中文名称：嗜肺军团菌

外文名称：*Legionella pneumophila*

分类学地位：Bacteria; Pseudomonadota; Gammaproteobacteria; Legionellales; Legionellaceae; *Legionella*

生物危害程度：第三类

分离时间：2004-05-09

分离地址：中国广东省广州市

分离基物：冷却塔水

致病名称：军团菌肺炎

致病对象：人

来源历史：←广东省人间传染的病原微生物菌(毒)种保藏中心←广东省疾病预防控制中

心←广州市疾病预防控制中心

用　　途：传染病病原监测和溯源

联系单位：广东省疾病预防控制中心病原微生物检验所

电子邮箱：sjkzx_wjs@gd.gov.cn

839. 军团菌属

国家科技资源标识符：CSTR: 16698.06.NPRC 1.13.162

平台资源号：NPRC 1.13.162

保藏编号：GDPCC LG04-8

中文名称：嗜肺军团菌

外文名称：*Legionella pneumophila*

分类学地位：Bacteria; Pseudomonadota; Gammaproteobacteria; Legionellales; Legionellaceae; *Legionella*

生物危害程度：第三类

分离时间：2004-05-09

分离地址：中国广东省广州市

分离基物：冷却塔水

致病名称：军团菌肺炎

致病对象：人

来源历史：←广东省人间传染的病原微生物菌(毒)种保藏中心←广东省疾病预防控制中心←广州市疾病预防控制中心

用　　途：传染病病原监测和溯源

联系单位：广东省疾病预防控制中心病原微生物检验所

电子邮箱：sjkzx_wjs@gd.gov.cn

840. 军团菌属

国家科技资源标识符：CSTR: 16698.06.NPRC 1.13.163

平台资源号：NPRC 1.13.163

保藏编号：GDPCC LG04-9

中文名称：嗜肺军团菌

外文名称：*Legionella pneumophila*

分类学地位：Bacteria; Pseudomonadota; Gammaproteobacteria; Legionellales; Legionellaceae; *Legionella*

生物危害程度：第三类

分离时间：2004-05-09

分离地址：中国广东省广州市

分离基物：冷却塔水

致病名称：军团菌肺炎

致病对象：人

来源历史：←广东省人间传染的病原微生物菌（毒）种保藏中心←广东省疾病预防控制中心←广州市疾病预防控制中心

用　　途：传染病病原监测和溯源，

联系单位：广东省疾病预防控制中心病原微生物检验所

电子邮箱：sjkzx_wjs@gd.gov.cn

841. 军团菌属

国家科技资源标识符: CSTR: 16698.06.NPRC 1.13.164

平台资源号：NPRC 1.13.164

保藏编号：GDPCC LG04-10

中文名称：嗜肺军团菌

外文名称：*Legionella pneumophila*

分类学地位：Bacteria; Pseudomonadota; Gammaproteobacteria; Legionellales; Legionellaceae; *Legionella*

生物危害程度：第三类

分离时间：2004-05-09

分离地址：中国广东省广州市

分离基物：冷却塔水

致病名称：军团菌肺炎

致病对象：人

来源历史：←广东省人间传染的病原微生物菌（毒）种保藏中心←广东省疾病预防控制中心←广州市疾病预防控制中心

用　　途：传染病病原监测和溯源

联系单位：广东省疾病预防控制中心病原微生物检验所

电子邮箱：sjkzx_wjs@gd.gov.cn

842. 军团菌属

国家科技资源标识符: CSTR: 16698.06.NPRC 1.13.165

平台资源号：NPRC 1.13.165

保藏编号：GDPCC LG04-11

中文名称：嗜肺军团菌 1 型

外文名称：*Legionella pneumophila* 1

分类学地位：Bacteria; Pseudomonadota; Gammaproteobacteria; Legionellales; Legionellaceae; *Legionella*

生物危害程度：第三类

分离时间：2004-05-09

分离地址：中国广东省广州市

分离基物：冷却塔水

致病名称：军团菌肺炎

致病对象：人

来源历史：←广东省人间传染的病原微生物菌（毒）种保藏中心←广东省疾病预防控制中心←广州市疾病预防控制中心

用　　途：传染病病原监测和溯源

联系单位：广东省疾病预防控制中心病原微生物检验所

电子邮箱：sjkzx_wjs@gd.gov.cn

二十六、李斯特菌属

843. 李斯特菌属

国家科技资源标识符: CSTR: 16698.06.NPRC 1.2.1477

平台资源号：NPRC 1.2.1477

保藏编号：CHPC 1.15088

中文名称：单核细胞增生李斯特菌

外文名称：*Listeria monocytogenes*

分类学地位：Bacteria; Bacillota; Bacilli; Caryophanales; Listeriaceae; *Listeria*

生物危害程度：第三类

细菌

分离时间：2021-01-01

分离地址：中国海南省海口市

分离基物：血液

致病名称：败血症、脑膜炎

致病对象：人、动物

来源历史：←中国疾病预防控制中心病原微生物
　　　　　菌（毒）种保藏中心传染病所分中心
　　　　　←中国疾病预防控制中心传染病预防
　　　　　控制所

用　　途：临床检验

联系单位：中国疾病预防控制中心传染病预防控
　　　　　制所

电子邮箱：chpc@icdc.cn

844. 李斯特菌属

国家科技资源标识符：CSTR: 16698.06.NPRC 1.2.1478

平台资源号：NPRC 1.2.1478

保藏编号：CHPC 1.15089

中文名称：单核细胞增生李斯特菌

外文名称：*Listeria monocytogenes*

分类学地位：Bacteria; Bacillota; Bacilli; Caryophana-
　　　　　les; Listeriaceae; *Listeria*

生物危害程度：第三类

分离时间：2022-01-01

分离地址：中国海南省海口市

分离基物：血液

致病名称：败血症、脑膜炎

致病对象：人、动物

来源历史：←中国疾病预防控制中心病原微生物
　　　　　菌（毒）种保藏中心传染病所分中心
　　　　　←中国疾病预防控制中心传染病预防
　　　　　控制所

用　　途：临床检验

联系单位：中国疾病预防控制中心传染病预防控
　　　　　制所

电子邮箱：chpc@icdc.cn

845. 李斯特菌属

国家科技资源标识符：CSTR: 16698.06.NPRC 1.2.1479

平台资源号：NPRC 1.2.1479

保藏编号：CHPC 1.15090

中文名称：单核细胞增生李斯特菌

外文名称：*Listeria monocytogenes*

分类学地位：Bacteria; Bacillota; Bacilli; Caryophana-
　　　　　les; Listeriaceae; *Listeria*

生物危害程度：第三类

分离时间：2020-05-21

分离地址：中国黑龙江省佳木斯市

分离基物：血液

致病名称：败血症、脑膜炎

致病对象：人、动物

来源历史：←中国疾病预防控制中心病原微生物
　　　　　菌（毒）种保藏中心传染病所分中心
　　　　　←中国疾病预防控制中心传染病预防
　　　　　控制所

用　　途：临床检验

联系单位：中国疾病预防控制中心传染病预防控
　　　　　制所

电子邮箱：chpc@icdc.cn

846. 李斯特菌属

国家科技资源标识符：CSTR: 16698.06.NPRC 1.2.1480

平台资源号：NPRC 1.2.1480

保藏编号：CHPC 1.15091

中文名称：单核细胞增生李斯特菌

外文名称：*Listeria monocytogenes*

分类学地位：Bacteria; Bacillota; Bacilli; Caryophana-
　　　　　les; Listeriaceae; *Listeria*

生物危害程度：第三类

分离时间：2022-07-12

分离地址：中国黑龙江省齐齐哈尔市

分离基物：血液

致病名称：败血症、脑膜炎

致病对象：人、动物

来源历史：←中国疾病预防控制中心病原微生物菌（毒）种保藏中心传染病所分中心←中国疾病预防控制中心传染病预防控制所

用　　途：临床检验

联系单位：中国疾病预防控制中心传染病预防控制所

电子邮箱：chpc@icdc.cn

847. 李斯特菌属

国家科技资源标识符：CSTR: 16698.06.NPRC 1.2.1481

平台资源号：NPRC 1.2.1481

保藏编号：CHPC 1.15092

中文名称：单核细胞增生李斯特菌

外文名称：*Listeria monocytogenes*

分类学地位：Bacteria; Bacillota; Bacilli; Caryophanales; Listeriaceae; *Listeria*

生物危害程度：第三类

分离时间：2021-01-10

分离地址：中国黑龙江省齐齐哈尔市

分离基物：血液

致病名称：败血症、脑膜炎

致病对象：人、动物

来源历史：←中国疾病预防控制中心病原微生物菌（毒）种保藏中心传染病所分中心←中国疾病预防控制中心传染病预防控制所

用　　途：临床检验

联系单位：中国疾病预防控制中心传染病预防控制所

电子邮箱：chpc@icdc.cn

848. 李斯特菌属

国家科技资源标识符：CSTR: 16698.06.NPRC 1.2.1482

平台资源号：NPRC 1.2.1482

保藏编号：CHPC 1.15093

中文名称：单核细胞增生李斯特菌

外文名称：*Listeria monocytogenes*

分类学地位：Bacteria; Bacillota; Bacilli; Caryophanales; Listeriaceae; *Listeria*

生物危害程度：第三类

分离时间：2022-07-05

分离地址：中国黑龙江省黑河市

分离基物：血液

致病名称：败血症、脑膜炎

致病对象：人、动物

来源历史：←中国疾病预防控制中心病原微生物菌（毒）种保藏中心传染病所分中心←中国疾病预防控制中心传染病预防控制所

用　　途：临床检验

联系单位：中国疾病预防控制中心传染病预防控制所

电子邮箱：chpc@icdc.cn

849. 李斯特菌属

国家科技资源标识符：CSTR: 16698.06.NPRC 1.2.1483

平台资源号：NPRC 1.2.1483

保藏编号：CHPC 1.15094

中文名称：单核细胞增生李斯特菌

外文名称：*Listeria monocytogenes*

分类学地位：Bacteria; Bacillota; Bacilli; Caryophanales; Listeriaceae; *Listeria*

生物危害程度：第三类

分离时间：2021-01-01

分离地址：中国湖南省常德市

分离基物：血液

致病名称：败血症、脑膜炎

致病对象：人、动物

来源历史：←中国疾病预防控制中心病原微生物菌（毒）种保藏中心传染病所分中心←中国疾病预防控制中心传染病预防控制所

细菌

用　　途：临床检验

联系单位：中国疾病预防控制中心传染病预防控
制所

电子邮箱：chpc@icdc.cn

850. 李斯特菌属

国家科技资源标识符：CSTR: 16698.06.NPRC 1.2.1484

平台资源号：NPRC 1.2.1484

保藏编号：CHPC 1.15095

中文名称：单核细胞增生李斯特菌

外文名称：*Listeria monocytogenes*

分类学地位：Bacteria; Bacillota; Bacilli; Caryophana-
les; Listeriaceae; *Listeria*

生物危害程度：第三类

分离时间：2021-01-01

分离地址：中国湖南省常德市

分离基物：血液

致病名称：败血症、脑膜炎

致病对象：人、动物

来源历史：←中国疾病预防控制中心病原微生物
菌（毒）种保藏中心传染病所分中心
←中国疾病预防控制中心传染病预防
控制所

用　　途：临床检验

联系单位：中国疾病预防控制中心传染病预防控
制所

电子邮箱：chpc@icdc.cn

851. 李斯特菌属

国家科技资源标识符：CSTR: 16698.06.NPRC 1.2.1485

平台资源号：NPRC 1.2.1485

保藏编号：CHPC 1.15096

中文名称：单核细胞增生李斯特菌

外文名称：*Listeria monocytogenes*

分类学地位：Bacteria; Bacillota; Bacilli; Caryophana-
les; Listeriaceae; *Listeria*

生物危害程度：第三类

分离时间：2021-01-01

分离地址：中国湖南省常德市

分离基物：血液

致病名称：败血症、脑膜炎

致病对象：人、动物

来源历史：←中国疾病预防控制中心病原微生物
菌（毒）种保藏中心传染病所分中心
←中国疾病预防控制中心传染病预防
控制所

用　　途：临床检验

联系单位：中国疾病预防控制中心传染病预防控
制所

电子邮箱：chpc@icdc.cn

852. 李斯特菌属

国家科技资源标识符：CSTR: 16698.06.NPRC 1.2.1486

平台资源号：NPRC 1.2.1486

保藏编号：CHPC 1.15097

中文名称：单核细胞增生李斯特菌

外文名称：*Listeria monocytogenes*

分类学地位：Bacteria; Bacillota; Bacilli; Caryophana-
les; Listeriaceae; *Listeria*

生物危害程度：第三类

分离时间：2021-01-01

分离地址：中国湖南省常德市

分离基物：血液

致病名称：败血症、脑膜炎

致病对象：人、动物

来源历史：←中国疾病预防控制中心病原微生物
菌（毒）种保藏中心传染病所分中心
←中国疾病预防控制中心传染病预防
控制所

用　　途：临床检验

联系单位：中国疾病预防控制中心传染病预防控
制所

电子邮箱：chpc@icdc.cn

853. 李斯特菌属

国家科技资源标识符：CSTR: 16698.06.NPRC 1.12.240

平台资源号：NPRC 1.12.240

保藏编号：HB0602104

中文名称：单核细胞增生李斯特菌

外文名称：*Listeria monocytogenes*

分类学地位：Bacteria; Bacillota; Bacilli; Caryophanales; Listeriaceae; *Listeria*

生物危害程度：第三类

分离时间：2021-03-10

分离地址：中国湖北省黄石市

分离基物：食品

致病名称：败血症、脑膜炎、单核细胞增多症

致病对象：人

来源历史：←湖北省疾病预防控制中心病原微生物菌（毒）种保藏中心←湖北省疾病预防控制中心←黄石市疾病预防控制中心

用　　途：食品检验、科研

联系单位：湖北省疾病预防控制中心

电子邮箱：JDZBCZX@163.com

854. 李斯特菌属

国家科技资源标识符：CSTR: 16698.06.NPRC 1.12.241

平台资源号：NPRC 1.12.241

保藏编号：HB0602105

中文名称：单核细胞增生李斯特菌

外文名称：*Listeria monocytogenes*

分类学地位：Bacteria; Bacillota; Bacilli; Caryophanales; Listeriaceae; *Listeria*

生物危害程度：第三类

分离时间：2021-03-11

分离地址：中国湖北省黄石市

分离基物：食品

致病名称：败血症、脑膜炎、单核细胞增多症

致病对象：人

来源历史：←湖北省疾病预防控制中心病原微生物菌（毒）种保藏中心←湖北省疾病预防控制中心←黄石市疾病预防控制中心

用　　途：食品检验、科研

联系单位：湖北省疾病预防控制中心

电子邮箱：JDZBCZX@163.com

855. 李斯特菌属

国家科技资源标识符：CSTR: 16698.06.NPRC 1.12.242

平台资源号：NPRC 1.12.242

保藏编号：HB0602106

中文名称：单核细胞增生李斯特菌

外文名称：*Listeria monocytogenes*

分类学地位：Bacteria; Bacillota; Bacilli; Caryophanales; Listeriaceae; *Listeria*

生物危害程度：第三类

分离时间：2021-03-10

分离地址：中国湖北省黄石市

分离基物：食品

致病名称：败血症、脑膜炎、单核细胞增多症

致病对象：人

来源历史：←湖北省疾病预防控制中心病原微生物菌（毒）种保藏中心←湖北省疾病预防控制中心←黄石市疾病预防控制中心

用　　途：食品检验、科研

联系单位：湖北省疾病预防控制中心

电子邮箱：JDZBCZX@163.com

856. 李斯特菌属

国家科技资源标识符：CSTR: 16698.06.NPRC 1.12.243

平台资源号：NPRC 1.12.243

保藏编号：HB0602107

中文名称：单核细胞增生李斯特菌

外文名称：*Listeria monocytogenes*

分类学地位：Bacteria; Bacillota; Bacilli; Caryophanales; Listeriaceae; *Listeria*

生物危害程度：第三类

分离时间：2021-03-18

分离地址：中国湖北省神农架林区

分离基物：食品

致病名称：败血症、脑膜炎、单核细胞增多症

致病对象：人

来源历史：←湖北省疾病预防控制中心病原微生物菌（毒）种保藏中心←湖北省疾病预防控制中心←神农架林区疾病预防控制中心

用　　途：食品检验、科研

联系单位：湖北省疾病预防控制中心

电子邮箱：JDZBCZX@163.com

857. 李斯特菌属

国家科技资源标识符：CSTR: 16698.06.NPRC 1.12.244

平台资源号：NPRC 1.12.244

保藏编号：HB0602108

中文名称：单核细胞增生李斯特菌

外文名称：*Listeria monocytogenes*

分类学地位：Bacteria; Bacillota; Bacilli; Caryophanales; Listeriaceae; *Listeria*

生物危害程度：第三类

分离时间：2021-03-25

分离地址：中国湖北省荆门市

分离基物：食品

致病名称：败血症、脑膜炎、单核细胞增多症

致病对象：人

来源历史：←湖北省疾病预防控制中心病原微生物菌（毒）种保藏中心←湖北省疾病预防控制中心←荆门市疾病预防控制中心

用　　途：食品检验、科研

联系单位：湖北省疾病预防控制中心

电子邮箱：JDZBCZX@163.com

858. 李斯特菌属

国家科技资源标识符：CSTR: 16698.06.NPRC 1.12.245

平台资源号：NPRC 1.12.245

保藏编号：HB0602109

中文名称：单核细胞增生李斯特菌

外文名称：*Listeria monocytogenes*

分类学地位：Bacteria; Bacillota; Bacilli; Caryophanales; Listeriaceae; *Listeria*

生物危害程度：第三类

分离时间：2021-03-09

分离地址：中国湖北省十堰市

分离基物：食品

致病名称：败血症、脑膜炎、单核细胞增多症

致病对象：人

来源历史：←湖北省疾病预防控制中心病原微生物菌（毒）种保藏中心←湖北省疾病预防控制中心←十堰市疾病预防控制中心

用　　途：食品检验、科研

联系单位：湖北省疾病预防控制中心

电子邮箱：JDZBCZX@163.com

859. 李斯特菌属

国家科技资源标识符：CSTR: 16698.06.NPRC 1.12.246

平台资源号：NPRC 1.12.246

保藏编号：HB0602110

中文名称：单核细胞增生李斯特菌

外文名称：*Listeria monocytogenes*

分类学地位：Bacteria; Bacillota; Bacilli; Caryophanales; Listeriaceae; *Listeria*

生物危害程度：第三类

分离时间：2021-03-09

分离地址：中国湖北省十堰市

分离基物：食品

致病名称：败血症、脑膜炎、单核细胞增多症

致病对象：人

来源历史：←湖北省疾病预防控制中心病原微生物菌（毒）种保藏中心←湖北省疾病预防控制中心←十堰市疾病预防控制中心

用　　途：食品检验、科研

联系单位：湖北省疾病预防控制中心

电子邮箱：JDZBCZX@163.com

860. 李斯特菌属

国家科技资源标识符：CSTR: 16698.06.NPRC 1.12.247

平台资源号：NPRC 1.12.247

保藏编号：HB0602111

中文名称：单核细胞增生李斯特菌

外文名称：*Listeria monocytogenes*

分类学地位：Bacteria; Bacillota; Bacilli; Caryophanales; Listeriaceae; *Listeria*

生物危害程度：第三类

分离时间：2021-03-19

分离地址：中国湖北省十堰市

分离基物：食品

致病名称：败血症、脑膜炎、单核细胞增多症

致病对象：人

来源历史：←湖北省疾病预防控制中心病原微生物菌（毒）种保藏中心←湖北省疾病预防控制中心←十堰市疾病预防控制中心

用　　途：食品检验、科研

联系单位：湖北省疾病预防控制中心

电子邮箱：JDZBCZX@163.com

861. 李斯特菌属

国家科技资源标识符：CSTR: 16698.06.NPRC 1.12.248

平台资源号：NPRC 1.12.248

保藏编号：HB0602112

中文名称：单核细胞增生李斯特菌

外文名称：*Listeria monocytogenes*

分类学地位：Bacteria; Bacillota; Bacilli; Caryopha-

nales; Listeriaceae; *Listeria*

生物危害程度：第三类

分离时间：2021-03-19

分离地址：中国湖北省十堰市

分离基物：食品

致病名称：败血症、脑膜炎、单核细胞增多症

致病对象：人

来源历史：←湖北省疾病预防控制中心病原微生物菌（毒）种保藏中心←湖北省疾病预防控制中心←十堰市疾病预防控制中心

用　　途：食品检验、科研

联系单位：湖北省疾病预防控制中心

电子邮箱：JDZBCZX@163.com

862. 李斯特菌属

国家科技资源标识符：CSTR: 16698.06.NPRC 1.12.249

平台资源号：NPRC 1.12.249

保藏编号：HB0602113

中文名称：单核细胞增生李斯特菌

外文名称：*Listeria monocytogenes*

分类学地位：Bacteria; Bacillota; Bacilli; Caryophanales; Listeriaceae; *Listeria*

生物危害程度：第三类

分离时间：2021-04-27

分离地址：中国湖北省十堰市

分离基物：食品

致病名称：败血症、脑膜炎、单核细胞增多症

致病对象：人

来源历史：←湖北省疾病预防控制中心病原微生物菌（毒）种保藏中心←湖北省疾病预防控制中心←十堰市疾病预防控制中心

用　　途：食品检验、科研

联系单位：湖北省疾病预防控制中心

电子邮箱：JDZBCZX@163.com

二十七、摩根菌属

863. 摩根菌属

国家科技资源标识符：CSTR: 16698.06.NPRC 1.7.108

平台资源号：NPRC 1.7.108

保藏编号：CCPM(A)-P-182118

中文名称：摩氏摩根菌

外文名称：*Morganella morganii*

分类学地位：Bacteria; Pseudomonadota; Gammaproteobacteria; Enterobacterales; Morganellaceae; *Morganella*

生物危害程度：第三类

分离时间：2021-08

分离地址：中国河北省张家口市

分离基物：患者痰液

致病名称：细菌性尿路感染、细菌性伤口感染、细菌性烧伤感染

致病对象：人、动物

来源历史：←中国医学科学院病原微生物菌（毒）种保藏中心药用微生物相关菌（毒）种保藏分中心←中国医学科学院医药生物技术研究所←河北北方学院附属第一医院

用　　途：科研

联系单位：中国医学科学院医药生物技术研究所

电子邮箱：xinxinhu@imb.cams.cn

二十八、支原体属

864. 支原体属

国家科技资源标识符：CSTR: 16698.06.NPRC 1.2.1965

平台资源号：NPRC 1.2.1965

保藏编号：CHPC 1.13907

中文名称：肺炎支原体

外文名称：*Mycoplasma pneumoniae*

分类学地位：Bacteria; Mycoplasmatota; Mollicutes; Mycoplasmatales; Mycoplasmataceae; *Mycoplasma*

生物危害程度：第三类

分离时间：2019-01-01

分离地址：中国北京市

分离基物：口咽拭子

致病名称：肺炎支原体肺炎

致病对象：人

来源历史：←中国疾病预防控制中心病原微生物菌（毒）种保藏中心传染病所分中心←中国疾病预防控制中心传染病预防控制所

用　　途：临床检验

联系单位：中国疾病预防控制中心传染病预防控制所

电子邮箱：chpc@icdc.cn

865. 支原体属

国家科技资源标识符：CSTR: 16698.06.NPRC 1.2.1966

平台资源号：NPRC 1.2.1966

保藏编号：CHPC 1.14965

中文名称：肺炎支原体

外文名称：*Mycoplasma pneumoniae*

分类学地位：Bacteria; Mycoplasmatota; Mollicutes; Mycoplasmatales; Mycoplasmataceae; *Mycoplasma*

生物危害程度：第三类

分离时间：2022-07-14

分离地址：中国广东省

分离基物：血液

致病名称：肺炎支原体肺炎

致病对象：人

来源历史：←中国疾病预防控制中心病原微生物菌（毒）种保藏中心传染病所分中心

←中国疾病预防控制中心传染病预防
控制所

用　　途：临床检验

联系单位：中国疾病预防控制中心传染病预防控
制所

电子邮箱：chpc@icdc.cn

二十九、奈瑟菌属

866. 奈瑟菌属

国家科技资源标识符：CSTR: 16698.06.NPRC 1.2.1517

平台资源号：NPRC 1.2.1517

保藏编号：CHPC 1.15020

中文名称：脑膜炎奈瑟菌

外文名称：*Neisseria meningitidis*

分类学地位：Bacteria; Pseudomonadota; Betapro-
teobacteria; Neisseriales; Neisseriace-
ae; *Neisseria*

生物危害程度：第三类

分离时间：2019-01-01

分离地址：中国湖南省长沙市

分离基物：脑脊液

致病名称：上呼吸道感染、皮肤黏膜出血、化脓
性脑膜炎

致病对象：人

来源历史：←中国疾病预防控制中心病原微生物
菌（毒）种保藏中心传染病所分中心
←中国疾病预防控制中心传染病预防
控制所

用　　途：临床检验

联系单位：中国疾病预防控制中心传染病预防控
制所

电子邮箱：chpc@icdc.cn

867. 奈瑟菌属

国家科技资源标识符：CSTR: 16698.06.NPRC 1.2.1518

平台资源号：NPRC 1.2.1518

保藏编号：CHPC 1.15021

中文名称：脑膜炎奈瑟菌

外文名称：*Neisseria meningitidis*

分类学地位：Bacteria; Pseudomonadota; Betapro-
teobacteria; Neisseriales; Neisseriace-
ae; *Neisseria*

生物危害程度：第三类

分离时间：2021-01-01

分离地址：中国湖南省郴州市

分离基物：脑脊液

致病名称：上呼吸道感染、皮肤黏膜出血、化脓
性脑膜炎

致病对象：人

来源历史：←中国疾病预防控制中心病原微生物
菌（毒）种保藏中心传染病所分中心
←中国疾病预防控制中心传染病预防
控制所

用　　途：临床检验

联系单位：中国疾病预防控制中心传染病预防控
制所

电子邮箱：chpc@icdc.cn

868. 奈瑟菌属

国家科技资源标识符：CSTR: 16698.06.NPRC 1.2.1519

平台资源号：NPRC 1.2.1519

保藏编号：CHPC 1.15022

中文名称：脑膜炎奈瑟菌

外文名称：*Neisseria meningitidis*

分类学地位：Bacteria; Pseudomonadota; Betapro-
teobacteria; Neisseriales; Neisseriace-
ae; *Neisseria*

生物危害程度：第三类

分离时间：2022-01-01

分离地址：中国湖南省益阳市

分离基物：脑脊液

致病名称：上呼吸道感染、皮肤黏膜出血、化脓
性脑膜炎

致病对象：人

来源历史：←中国疾病预防控制中心病原微生物
菌（毒）种保藏中心传染病所分中心
←中国疾病预防控制中心传染病预防
控制所

用　　途：临床检验

联系单位：中国疾病预防控制中心传染病预防控
制所

电子邮箱：chpc@icdc.cn

869. 奈瑟菌属

国家科技资源标识符：CSTR: 16698.06.NPRC 1.2.1520

平台资源号：NPRC 1.2.1520

保藏编号：CHPC 1.15023

中文名称：脑膜炎奈瑟菌

外文名称：*Neisseria meningitidis*

分类学地位：Bacteria; Pseudomonadota; Betapro-
teobacteria; Neisseriales; Neisseriace-
ae; *Neisseria*

生物危害程度：第三类

分离时间：2022-01-01

分离地址：中国湖南省长沙市

分离基物：脑脊液

致病名称：上呼吸道感染、皮肤黏膜出血、化脓
性脑膜炎

致病对象：人

来源历史：←中国疾病预防控制中心病原微生物
菌（毒）种保藏中心传染病所分中心
←中国疾病预防控制中心传染病预防
控制所

用　　途：临床检验

联系单位：中国疾病预防控制中心传染病预防控
制所

电子邮箱：chpc@icdc.cn

870. 奈瑟菌属

国家科技资源标识符：CSTR: 16698.06.NPRC 1.2.1521

平台资源号：NPRC 1.2.1521

保藏编号：CHPC 1.15024

中文名称：脑膜炎奈瑟菌

外文名称：*Neisseria meningitidis*

分类学地位：Bacteria; Pseudomonadota; Betapro-
teobacteria; Neisseriales; Neisseriace-
ae; *Neisseria*

生物危害程度：第三类

分离时间：2022-01-01

分离地址：中国湖南省衡阳市

分离基物：脑脊液

致病名称：上呼吸道感染、皮肤黏膜出血、化脓
性脑膜炎

致病对象：人

来源历史：←中国疾病预防控制中心病原微生物
菌（毒）种保藏中心传染病所分中心
←中国疾病预防控制中心传染病预防
控制所

用　　途：临床检验

联系单位：中国疾病预防控制中心传染病预防控
制所

电子邮箱：chpc@icdc.cn

871. 奈瑟菌属

国家科技资源标识符：CSTR: 16698.06.NPRC 1.2.1522

平台资源号：NPRC 1.2.1522

保藏编号：CHPC 1.15025

中文名称：脑膜炎奈瑟菌

外文名称：*Neisseria meningitidis*

分类学地位：Bacteria; Pseudomonadota; Betapro-
teobacteria; Neisseriales; Neisseriace-
ae; *Neisseria*

生物危害程度：第三类

分离时间：2017-11-01

分离地址：中国山东省济南市

分离基物：脑脊液

致病名称：上呼吸道感染、皮肤黏膜出血、化脓性脑膜炎

致病对象：人

来源历史：←中国疾病预防控制中心病原微生物菌（毒）种保藏中心传染病所分中心←中国疾病预防控制中心传染病预防控制所

用　　途：临床检验

联系单位：中国疾病预防控制中心传染病预防控制所

电子邮箱：chpc@icdc.cn

872. 奈瑟菌属

国家科技资源标识符：CSTR: 16698.06.NPRC 1.2.1523

平台资源号：NPRC 1.2.1523

保藏编号：CHPC 1.15026

中文名称：脑膜炎奈瑟菌

外文名称：*Neisseria meningitidis*

分类学地位：Bacteria; Pseudomonadota; Betaproteobacteria; Neisseriales; Neisseriaceae; *Neisseria*

生物危害程度：第三类

分离时间：2017-11-01

分离地址：中国山东省济南市

分离基物：脑脊液

致病名称：上呼吸道感染、皮肤黏膜出血、化脓性脑膜炎

致病对象：人

来源历史：←中国疾病预防控制中心病原微生物菌（毒）种保藏中心传染病所分中心←中国疾病预防控制中心传染病预防控制所

用　　途：临床检验

联系单位：中国疾病预防控制中心传染病预防控

制所

电子邮箱：chpc@icdc.cn

873. 奈瑟菌属

国家科技资源标识符：CSTR: 16698.06.NPRC 1.2.1524

平台资源号：NPRC 1.2.1524

保藏编号：CHPC 1.15027

中文名称：脑膜炎奈瑟菌

外文名称：*Neisseria meningitidis*

分类学地位：Bacteria; Pseudomonadota; Betaproteobacteria; Neisseriales; Neisseriaceae; *Neisseria*

生物危害程度：第三类

分离时间：2018-07-01

分离地址：中国山东省济南市

分离基物：脑脊液

致病名称：上呼吸道感染、皮肤黏膜出血、化脓性脑膜炎

致病对象：人

来源历史：←中国疾病预防控制中心病原微生物菌（毒）种保藏中心传染病所分中心←中国疾病预防控制中心传染病预防控制所

用　　途：临床检验

联系单位：中国疾病预防控制中心传染病预防控制所

电子邮箱：chpc@icdc.cn

874. 奈瑟菌属

国家科技资源标识符：CSTR: 16698.06.NPRC 1.2.1525

平台资源号：NPRC 1.2.1525

保藏编号：CHPC 1.15028

中文名称：脑膜炎奈瑟菌

外文名称：*Neisseria meningitidis*

分类学地位：Bacteria; Pseudomonadota; Betaproteobacteria; Neisseriales; Neisseriaceae; *Neisseria*

生物危害程度：第三类

分离时间：2021-02-23

分离地址：中国山东省烟台市

分离基物：脑脊液

致病名称：上呼吸道感染、皮肤黏膜出血、化脓性脑膜炎

致病对象：人

来源历史：←中国疾病预防控制中心病原微生物菌（毒）种保藏中心传染病所分中心 ←中国疾病预防控制中心传染病预防控制所

用　　途：临床检验

联系单位：中国疾病预防控制中心传染病预防控制所

电子邮箱：chpc@icdc.cn

875. 奈瑟菌属

国家科技资源标识符：CSTR: 16698.06.NPRC 1.2.1526

平台资源号：NPRC 1.2.1526

保藏编号：CHPC 1.15029

中文名称：脑膜炎奈瑟菌

外文名称：*Neisseria meningitidis*

分类学地位：Bacteria; Pseudomonadota; Betaproteobacteria; Neisseriales; Neisseriaceae; *Neisseria*

生物危害程度：第三类

分离时间：2021-02-23

分离地址：中国山东省烟台市

分离基物：脑脊液

致病名称：上呼吸道感染、皮肤黏膜出血、化脓性脑膜炎

致病对象：人

来源历史：←中国疾病预防控制中心病原微生物菌（毒）种保藏中心传染病所分中心 ←中国疾病预防控制中心传染病预防控制所

用　　途：临床检验

联系单位：中国疾病预防控制中心传染病预防控制所

电子邮箱：chpc@icdc.cn

▲ 三十、沙雷菌属

876. 沙雷菌属

国家科技资源标识符：CSTR: 16698.06.NPRC 1.7.125

平台资源号：NPRC 1.7.125

保藏编号：CCPM(A)-P-462101

中文名称：液化沙雷菌

外文名称：*Serratia liquefaciens*

分类学地位：Bacteria; Pseudomonadota; Gammaproteobacteria; Enterobacterales; Yersiniaceae; *Serratia*

生物危害程度：第三类

分离时间：2021-05

分离地址：中国河北省张家口市

分离基物：患者痰液

致病名称：细菌性尿路感染、细菌性呼吸道感染、细菌性脑膜炎、细菌性伤口感染、细菌性心内膜炎、败血症

致病对象：人、动物

来源历史：←中国医学科学院病原微生物菌（毒）种保藏中心药用微生物相关菌（毒）种保藏分中心←中国医学科学院医药生物技术研究所←河北北方学院附属第一医院

用　　途：科研

联系单位：中国医学科学院医药生物技术研究所

电子邮箱：xinxinhu@imb.cams.cn

877. 沙雷菌属

国家科技资源标识符：CSTR: 16698.06.NPRC 1.2.1642

平台资源号：NPRC 1.2.1642

保藏编号：CHPC 1.14924

中文名称：粘质沙雷菌

外文名称：*serratia marcescens*

分类学地位：Bacteria; Pseudomonadota; Gammaproteobacteria; Enterobacterales; Yersiniaceae; *Serratia*

生物危害程度：第三类

分离时间：2021-12-13

分离地址：中国四川省泸州市

分离基物：痰液

致病名称：肺炎、败血症、脑膜炎

致病对象：人、动物

来源历史：←中国疾病预防控制中心病原微生物菌（毒）种保藏中心传染病所分中心←中国疾病预防控制中心传染病预防控制所

用　　途：临床检验

联系单位：中国疾病预防控制中心传染病预防控制所

电子邮箱：chpc@icdc.cn

878. 沙雷菌属

国家科技资源标识符：CSTR: 16698.06.NPRC 1.7.124

平台资源号：NPRC 1.7.124

保藏编号：CCPM(A)-P-192133

中文名称：粘质沙雷菌

外文名称：*Serratia marcescens*

分类学地位：Bacteria; Pseudomonadota; Gammaproteobacteria; Enterobacterales; Yersiniaceae; *Serratia*

生物危害程度：第三类

分离时间：2021-08

分离地址：中国河北省张家口市

分离基物：患者痰液

致病名称：细菌性尿路感染、呼吸道感染、细菌性婴儿肠炎细菌性婴儿肠炎脑膜炎、细菌性婴儿肠炎伤口感染、细菌性婴

儿肠炎败血症、细菌性婴儿肠炎心内膜炎

致病对象：人、动物

来源历史：←中国医学科学院病原微生物菌（毒）种保藏中心药用微生物相关菌（毒）种保藏分中心←中国医学科学院医药生物技术研究所←河北北方学院附属第一医院

用　　途：科研

联系单位：中国医学科学院医药生物技术研究所

电子邮箱：xinxinhu@imb.cams.cn

三十一、志贺菌属

879. 志贺菌属

国家科技资源标识符：CSTR: 16698.06.NPRC 1.5.8

平台资源号：NPRC 1.5.8

保藏编号：CAMS-CCPM-C-Ⅲ-218-001

中文名称：福氏志贺菌 2a 血清型 301

外文名称：*Shigella flexneri* 2a 301

分类学地位：Bacteria; Pseudomonadota; Gammaproteobacteria; Enterobacterales; Enterobacteriaceae; *Shigella*

生物危害程度：第三类

分离时间：2002-01-01

分离地址：中国北京市

分离基物：患者粪便

致病名称：细菌性痢疾

致病对象：人

来源历史：←中国医学科学院病原微生物菌（毒）种保藏中心医学病原微生物菌（毒）种保藏分中心←中国医学科学院病原生物学研究所

用　　途：科研，教学

联系单位：中国医学科学院病原生物学研究所

电子邮箱：CCPM_C@ipbcams.ac.cn

880. 志贺菌属

国家科技资源标识符：CSTR: 16698.06.NPRC 1.2.1967

平台资源号：NPRC 1.2.1967

保藏编号：CHPC 1.15078

中文名称：志贺菌属

外文名称：*Shigella* spp.

分类学地位：Bacteria; Pseudomonadota; Gammaproteobacteria; Enterobacterales; Enterobacteriaceae; *Shigella*

生物危害程度：第三类

分离时间：2021-07-28

分离地址：中国新疆维吾尔自治区吐鲁番市

分离基物：患者粪便

致病名称：细菌性痢疾

致病对象：人、动物

来源历史：←中国疾病预防控制中心病原微生物菌（毒）种保藏中心传染病所分中心 ←中国疾病预防控制中心传染病预防控制所

用　　途：临床检验

联系单位：中国疾病预防控制中心传染病预防控制所

电子邮箱：chpc@icdc.cn

881. 志贺菌属

国家科技资源标识符：CSTR: 16698.06.NPRC 1.2.1968

平台资源号：NPRC 1.2.1968

保藏编号：CHPC 1.15079

中文名称：志贺菌属

外文名称：*Shigella* spp.

分类学地位：Bacteria; Pseudomonadota; Gammaproteobacteria; Enterobacterales; Enterobacteriaceae; *Shigella*

生物危害程度：第三类

分离时间：2021-09-25

分离地址：中国新疆维吾尔自治区喀什地区

分离基物：患者粪便

致病名称：细菌性痢疾

致病对象：人、动物

来源历史：←中国疾病预防控制中心病原微生物菌（毒）种保藏中心传染病所分中心 ←中国疾病预防控制中心传染病预防控制所

用　　途：临床检验

联系单位：中国疾病预防控制中心传染病预防控制所

电子邮箱：chpc@icdc.cn

882. 志贺菌属

国家科技资源标识符：CSTR: 16698.06.NPRC 1.2.1969

平台资源号：NPRC 1.2.1969

保藏编号：CHPC 1.15080

中文名称：志贺菌属

外文名称：*Shigella* spp.

分类学地位：Bacteria; Pseudomonadota; Gammaproteobacteria; Enterobacterales; Enterobacteriaceae; *Shigella*

生物危害程度：第三类

分离时间：2021-08-20

分离地址：中国新疆维吾尔自治区喀什地区

分离基物：患者粪便

致病名称：细菌性痢疾

致病对象：人、动物

来源历史：←中国疾病预防控制中心病原微生物菌（毒）种保藏中心传染病所分中心 ←中国疾病预防控制中心传染病预防控制所

用　　途：临床检验

联系单位：中国疾病预防控制中心传染病预防控制所

电子邮箱：chpc@icdc.cn

细
菌

883. 志贺菌属

国家科技资源标识符: CSTR: 16698.06.NPRC 1.2.1970

平台资源号: NPRC 1.2.1970

保藏编号: CHPC 1.15081

中文名称: 志贺菌属

外文名称: *Shigella* spp.

分类学地位: Bacteria; Pseudomonadota; Gammaproteobacteria; Enterobacterales; Enterobacteriaceae; *Shigella*

生物危害程度: 第三类

分离时间: 2021-07-15

分离地址: 中国新疆维吾尔自治区和田地区

分离基物: 患者粪便

致病名称: 细菌性痢疾

致病对象: 人、动物

来源历史: ←中国疾病预防控制中心病原微生物菌（毒）种保藏中心传染病所分中心 ←中国疾病预防控制中心传染病预防控制所

用　　途: 临床检验,

联系单位: 中国疾病预防控制中心传染病预防控制所

电子邮箱: chpc@icdc.cn

884. 志贺菌属

国家科技资源标识符: CSTR: 16698.06.NPRC 1.2.1971

平台资源号: NPRC 1.2.1971

保藏编号: CHPC 1.15082

中文名称: 志贺菌属

外文名称: *Shigella* spp.

分类学地位: Bacteria; Pseudomonadota; Gammaproteobacteria; Enterobacterales; Enterobacteriaceae; *Shigella*

生物危害程度: 第三类

分离时间: 2021-09-07

分离地址: 中国新疆维吾尔自治区吐鲁番市

分离基物: 患者粪便

致病名称: 细菌性痢疾

致病对象: 人、动物

来源历史: ←中国疾病预防控制中心病原微生物菌（毒）种保藏中心传染病所分中心 ←中国疾病预防控制中心传染病预防控制所

用　　途: 临床检验

联系单位: 中国疾病预防控制中心传染病预防控制所

电子邮箱: chpc@icdc.cn

885. 志贺菌属

国家科技资源标识符: CSTR: 16698.06.NPRC 1.2.1972

平台资源号: NPRC 1.2.1972

保藏编号: CHPC 1.15083

中文名称: 志贺菌属

外文名称: *Shigella* spp.

分类学地位: Bacteria; Pseudomonadota; Gammaproteobacteria; Enterobacterales; Enterobacteriaceae; *Shigella*

生物危害程度: 第三类

分离时间: 2021-08-19

分离地址: 中国新疆维吾尔自治区喀什地区

分离基物: 患者粪便

致病名称: 细菌性痢疾

致病对象: 人、动物

来源历史: ←中国疾病预防控制中心病原微生物菌（毒）种保藏中心传染病所分中心 ←中国疾病预防控制中心传染病预防控制所

用　　途: 临床检验

联系单位: 中国疾病预防控制中心传染病预防控制所

电子邮箱: chpc@icdc.cn

886. 志贺菌属

国家科技资源标识符：CSTR: 16698.06.NPRC 1.2.1973

平台资源号：NPRC 1.2.1973

保藏编号：CHPC 1.15084

中文名称：志贺菌属

外文名称：*Shigella* spp.

分类学地位：Bacteria; Pseudomonadota; Gammaproteobacteria; Enterobacterales; Enterobacteriaceae; *Shigella*

生物危害程度：第三类

分离时间：2021-07-26

分离地址：中国新疆维吾尔自治区喀什地区

分离基物：患者粪便

致病名称：细菌性痢疾

致病对象：人、动物

来源历史：←中国疾病预防控制中心病原微生物菌（毒）种保藏中心传染病所分中心 ←中国疾病预防控制中心传染病预防控制所

用　　途：临床检验

联系单位：中国疾病预防控制中心传染病预防控制所

电子邮箱：chpc@icdc.cn

887. 志贺菌属

国家科技资源标识符：CSTR: 16698.06.NPRC 1.2.1974

平台资源号：NPRC 1.2.1974

保藏编号：CHPC 1.15085

中文名称：志贺菌属

外文名称：*Shigella* spp.

分类学地位：Bacteria; Pseudomonadota; Gammaproteobacteria; Enterobacterales; Enterobacteriaceae; *Shigella*

生物危害程度：第三类

分离时间：2021-06-02

分离地址：中国新疆维吾尔自治区喀什地区

分离基物：患者粪便

致病名称：细菌性痢疾

致病对象：人、动物

来源历史：←中国疾病预防控制中心病原微生物菌（毒）种保藏中心传染病所分中心 ←中国疾病预防控制中心传染病预防控制所

用　　途：临床检验

联系单位：中国疾病预防控制中心传染病预防控制所

电子邮箱：chpc@icdc.cn

888. 志贺菌属

国家科技资源标识符：CSTR: 16698.06.NPRC 1.2.1975

平台资源号：NPRC 1.2.1975

保藏编号：CHPC 1.15086

中文名称：志贺菌属

外文名称：*Shigella* spp.

分类学地位：Bacteria; Pseudomonadota; Gammaproteobacteria; Enterobacterales; Enterobacteriaceae; *Shigella*

生物危害程度：第三类

分离时间：2022-01-14

分离地址：中国新疆维吾尔自治区喀什地区

分离基物：患者粪便

致病名称：细菌性痢疾

致病对象：人、动物

来源历史：←中国疾病预防控制中心病原微生物菌（毒）种保藏中心传染病所分中心 ←中国疾病预防控制中心传染病预防控制所

用　　途：临床检验

联系单位：中国疾病预防控制中心传染病预防控制所

电子邮箱：chpc@icdc.cn

889. 志贺菌属

国家科技资源标识符: CSTR: 16698.06.NPRC 1.2.1976

平台资源号: NPRC 1.2.1976

保藏编号: CHPC 1.15087

中文名称: 志贺菌属

外文名称: *Shigella* spp.

分类学地位: Bacteria; Pseudomonadota; Gammaproteobacteria; Enterobacterales; Enterobacteriaceae; *Shigella*

生物危害程度: 第三类

分离时间: 2022-05-08

分离地址: 中国新疆维吾尔自治区吐鲁番市

分离基物: 患者粪便

致病名称: 细菌性痢疾

致病对象: 人、动物

来源历史: ←中国疾病预防控制中心病原微生物菌（毒）种保藏中心传染病所分中心 ←中国疾病预防控制中心传染病预防控制所

用　　途: 临床检验

联系单位: 中国疾病预防控制中心传染病预防控制所

电子邮箱: chpc@icdc.cn

三十二、窄食单胞菌属

890. 窄食单胞菌属

国家科技资源标识符: CSTR: 16698.06.NPRC 1.2.1964

平台资源号: NPRC 1.2.1964

保藏编号: CHPC 1.13916

中文名称: 嗜麦芽窄食单胞菌

外文名称: *Stenotrophomonas maltophilia*

分类学地位: Bacteria; Pseudomonadota; Gammaproteobacteria; Lysobacterales; Ly-

sobacteraceae; *Stenotrophomonas*

生物危害程度: 第三类

分离时间: 2021-04-12

分离地址: 中国北京市

分离基物: 患者咽拭子

致病名称: 肺炎、尿路感染

致病对象: 人、动物

来源历史: ←中国疾病预防控制中心病原微生物菌（毒）种保藏中心传染病所分中心 ←中国疾病预防控制中心传染病预防控制所

用　　途: 临床检验

联系单位: 中国疾病预防控制中心传染病预防控制所

电子邮箱: chpc@icdc.cn

三十三、肠球菌属

891. 肠球菌属

国家科技资源标识符: CSTR: 16698.06.NPRC 1.2.1420

平台资源号: NPRC 1.2.1420

保藏编号: CHPC 1.14915

中文名称: 粪肠球菌

外文名称: *Enterococcus faecalis*

分类学地位: Bacteria; Bacillota; Bacilli; Lactobacillales; Enterococcaceae; *Enterococcus*

生物危害程度: 第三类

分离时间: 2022-04-22

分离地址: 中国四川省 绵阳市

分离基物: 尿液

致病名称: 膀胱刺激征

致病对象: 人、动物

来源历史: ←中国疾病预防控制中心病原微生物菌（毒）种保藏中心传染病所分中心

←中国疾病预防控制中心传染病预防控制所

用　　途：临床检验

联系单位：中国疾病预防控制中心传染病预防控制所

电子邮箱：chpc@icdc.cn

892. 肠球菌属

国家科技资源标识符：CSTR: 16698.06.NPRC 1.7.85

平台资源号：NPRC 1.7.85

保藏编号：CCPM(A)-P-052112

中文名称：粪肠球菌

外文名称：*Enterococcus faecalis*

分类学地位：Bacteria; Bacillota; Bacilli; Lactobacillales; Enterococcaceae; *Enterococcus*

生物危害程度：第三类

分离时间：2021-08

分离地址：中国河北省张家口市

分离基物：患者全血

致病名称：细菌性心内膜炎、细菌性尿路感染、细菌性腹膜炎

致病对象：人、动物

来源历史：←中国医学科学院病原微生物菌（毒）种保藏中心药用微生物相关菌（毒）种保藏分中心←中国医学科学院医药生物技术研究所←河北北方学院附属第一医院

用　　途：科研

联系单位：中国医学科学院医药生物技术研究所

电子邮箱：xinxinhu@imb.cams.cn

893. 肠球菌属

国家科技资源标识符：CSTR: 16698.06.NPRC 1.7.86

平台资源号：NPRC 1.7.86

保藏编号：CCPM(A)-P-052113

中文名称：粪肠球菌

外文名称：*Enterococcus faecalis*

分类学地位：Bacteria; Bacillota; Bacilli; Lactobacillales; Enterococcaceae; *Enterococcus*

生物危害程度：第三类

分离时间：2021-08

分离地址：中国河北省张家口市

分离基物：患者尿液

致病名称：细菌性心内膜炎、细菌性尿路感染、细菌性腹膜炎

致病对象：人、动物

来源历史：←中国医学科学院病原微生物菌（毒）种保藏中心药用微生物相关菌（毒）种保藏分中心←中国医学科学院医药生物技术研究所←河北北方学院附属第一医院

用　　途：科研

联系单位：中国医学科学院医药生物技术研究所

电子邮箱：xinxinhu@imb.cams.cn

894. 肠球菌属

国家科技资源标识符：CSTR: 16698.06.NPRC 1.7.87

平台资源号：NPRC 1.7.87

保藏编号：CCPM(A)-P-052105

中文名称：粪肠球菌

外文名称：*Enterococcus faecalis*

分类学地位：Bacteria; Bacillota; Bacilli; Lactobacillales; Enterococcaceae; *Enterococcus*

生物危害程度：第三类

分离时间：2021-05

分离地址：中国河北省张家口市

分离基物：患者尿液

致病名称：细菌性心内膜炎、细菌性尿路感染、细菌性腹膜炎

致病对象：人、动物

来源历史：←中国医学科学院病原微生物菌（毒）

种保藏中心药用微生物相关菌（毒）种保藏分中心←中国医学科学院医药生物技术研究所←河北北方学院附属第一医院

用　　途：科研

联系单位：中国医学科学院医药生物技术研究所

电子邮箱：xinxinhu@imb.cams.cn

895. 肠球菌属

国家科技资源标识符：CSTR: 16698.06.NPRC 1.7.88

平台资源号：NPRC 1.7.88

保藏编号：CCPM(A)-P-052106

中文名称：粪肠球菌

外文名称：*Enterococcus faecalis*

分类学地位：Bacteria; Bacillota; Bacilli; Lactobacillales; Enterococcaceae; *Enterococcus*

生物危害程度：第三类

分离时间：2021-05

分离地址：中国河北省张家口市

分离基物：患者尿液

致病名称：细菌性心内膜炎、细菌性尿路感染、细菌性腹膜炎

致病对象：人、动物

来源历史：←中国医学科学院病原微生物菌（毒）种保藏中心药用微生物相关菌（毒）种保藏分中心←中国医学科学院医药生物技术研究所←河北北方学院附属第一医院

用　　途：科研

联系单位：中国医学科学院医药生物技术研究所

电子邮箱：xinxinhu@imb.cams.cn

896. 肠球菌属

国家科技资源标识符：CSTR: 16698.06.NPRC 1.7.89

平台资源号：NPRC 1.7.89

保藏编号：CCPM(A)-P-062149

中文名称：屎肠球菌

外文名称：*Enterococcus faecium*

分类学地位：Bacteria; Bacillota; Bacilli; Lactobacillales; Enterococcaceae; *Enterococcus*

生物危害程度：第三类

分离时间：2021-08

分离地址：中国河北省张家口市

分离基物：患者引流液

致病名称：细菌性心内膜炎、细菌性尿路感染、细菌性腹膜炎

致病对象：人、动物

来源历史：←中国医学科学院病原微生物菌（毒）种保藏中心药用微生物相关菌（毒）种保藏分中心←中国医学科学院医药生物技术研究所←河北北方学院附属第一医院

用　　途：科研

联系单位：中国医学科学院医药生物技术研究所

电子邮箱：xinxinhu@imb.cams.cn

897. 肠球菌属

国家科技资源标识符：CSTR: 16698.06.NPRC 1.7.90

平台资源号：NPRC 1.7.90

保藏编号：CCPM(A)-P-062109

中文名称：屎肠球菌

外文名称：*Enterococcus faecium*

分类学地位：Bacteria; Bacillota; Bacilli; Lactobacillales; Enterococcaceae; *Enterococcus*

生物危害程度：第三类

分离时间：2021-05

分离地址：中国河北省张家口市

分离基物：患者胸腔积液

致病名称：细菌性心内膜炎、细菌性尿路感染、细菌性腹膜炎

致病对象：人、动物

来源历史：←中国医学科学院病原微生物菌（毒）种保藏中心药用微生物相关菌（毒）种保藏分中心←中国医学科学院医药生物技术研究所←河北北方学院附属第一医院

用　　途：科研

联系单位：中国医学科学院医药生物技术研究所

电子邮箱：xinxinhu@imb.cams.cn

898. 肠球菌属

国家科技资源标识符：CSTR: 16698.06.NPRC 1.7.91

平台资源号：NPRC 1.7.91

保藏编号：CCPM(A)-P-062110

中文名称：屎肠球菌

外文名称：*Enterococcus faecium*

分类学地位：Bacteria; Bacillota; Bacilli; Lactobacillales; Enterococcaceae; *Enterococcus*

生物危害程度：第三类

分离时间：2021-05

分离地址：中国河北省张家口市

分离基物：患者尿液

致病名称：细菌性心内膜炎、细菌性尿路感染、细菌性腹膜炎

致病对象：人、动物

来源历史：←中国医学科学院病原微生物菌（毒）种保藏中心药用微生物相关菌（毒）种保藏分中心←中国医学科学院医药生物技术研究所←河北北方学院附属第一医院

用　　途：科研

联系单位：中国医学科学院医药生物技术研究所

电子邮箱：xinxinhu@imb.cams.cn

899. 肠球菌属

国家科技资源标识符：CSTR: 16698.06.NPRC 1.7.92

平台资源号：NPRC 1.7.92

保藏编号：CCPM(A)-P-062111

中文名称：屎肠球菌

外文名称：*Enterococcus faecium*

分类学地位：Bacteria; Bacillota; Bacilli; Lactobacillales; Enterococcaceae; *Enterococcus*

生物危害程度：第三类

分离时间：2021-05

分离地址：中国河北省张家口市

分离基物：患者尿液

致病名称：细菌性心内膜炎、细菌性尿路感染、细菌性腹膜炎

致病对象：人、动物

来源历史：←中国医学科学院病原微生物菌（毒）种保藏中心药用微生物相关菌（毒）种保藏分中心←中国医学科学院医药生物技术研究所←河北北方学院附属第一医院

用　　途：科研

联系单位：中国医学科学院医药生物技术研究所

电子邮箱：xinxinhu@imb.cams.cn

三十四、莫拉菌属

900. 莫拉菌属

国家科技资源标识符：CSTR: 16698.06.NPRC 1.2.1515

平台资源号：NPRC 1.2.1515

保藏编号：CHPC 1.14925

中文名称：卡他莫拉菌

外文名称：*Moraxella catarrhalis*

分类学地位：Bacteria; Pseudomonadota; Gammaproteobacteria; Pseudomonadales; Moraxellaceae; *Moraxella*

生物危害程度：第三类

分离时间：2022-04-27

分离地址：中国四川省泸州市

分离基物：痰液

致病名称：呼吸道感染

致病对象：人、动物

来源历史：←中国疾病预防控制中心病原微生物菌（毒）种保藏中心传染病所分中心←中国疾病预防控制中心传染病预防控制所

用　　途：临床检验

联系单位：中国疾病预防控制中心传染病预防控制所

电子邮箱：chpc@icdc.cn

901. 莫拉菌属

国家科技资源标识符：CSTR: 16698.06.NPRC 1.2.1516

平台资源号：NPRC 1.2.1516

保藏编号：CHPC 1.14966

中文名称：卡他莫拉菌

外文名称：*Moraxella catarrhalis*

分类学地位：Bacteria; Pseudomonadota; Gammaproteobacteria; Pseudomonadales; Moraxellaceae; *Moraxella*

生物危害程度：第三类

分离时间：2022-08-01

分离地址：中国四川省内江市

分离基物：血液

致病名称：呼吸道感染

致病对象：人、动物

来源历史：←中国疾病预防控制中心病原微生物菌（毒）种保藏中心传染病所分中心←中国疾病预防控制中心传染病预防控制所

用　　途：临床检验

联系单位：中国疾病预防控制中心传染病预防控制所

电子邮箱：chpc@icdc.cn

三十五、鞘氨醇单胞菌属

902. 鞘氨醇单胞菌属

国家科技资源标识符：CSTR: 16698.06.NPRC 1.9.196

平台资源号：NPRC 1.9.196

保藏编号：CMCC(B) 10900

中文名称：瓜类鞘氨醇单胞菌

外文名称：*Sphingomonas melonis*

分类学地位：Bacteria; Pseudomonadota; Alphaproteobacteria; Sphingomonadales; Sphingomonadaceae; *Sphingomonas*

生物危害程度：第三类

分离时间：2020-01-03

分离地址：未知

分离基物：实验室环境

致病名称：呼吸道感染、菌血症

致病对象：人

来源历史：←中国食品药品检定研究院病原微生物菌（毒）种保藏中心←中国食品药品检定研究院生物检测室

用　　途：科研

联系单位：中国食品药品检定研究院

电子邮箱：cmcc@nifdc.org.cn

三十六、代尔夫特菌属

903. 代尔夫特菌属

国家科技资源标识符：CSTR: 16698.06.NPRC 1.9.186

平台资源号：NPRC 1.9.186

保藏编号：CMCC(B) 11011

中文名称：食酸代尔夫特菌

外文名称：*Delftia acidovorans*

分类学地位：Bacteria; Pseudomonadota; Betapro-
teobacteria; Burkholderiales; Coma-
monadaceae; *Delftia*

生物危害程度：第三类

分离时间：2019-08-12

分离地址：未知

分离基物：食品企业生产车间

致病名称：脑膜炎、菌血症

致病对象：人

来源历史：←中国食品药品检定研究院病原微生
物菌（毒）种保藏中心←中国食品药
品检定研究院生物检测室

用　　途：科研

联系单位：中国食品药品检定研究院

电子邮箱：cmcc@nifdc.org.cn

904. 代尔夫特菌属

国家科技资源标识符：CSTR: 16698.06.NPRC 1.9.187

平台资源号：NPRC 1.9.187

保藏编号：CMCC(B) 11012

中文名称：鹤羽田代尔夫特菌

外文名称：*Delftia tsuruhatensis*

分类学地位：Bacteria; Pseudomonadota; Betapro-
teobacteria; Burkholderiales; Coma-
monadaceae; *Delftia*

生物危害程度：第三类

分离时间：2019-08-12

分离地址：未知

分离基物：食品企业生产车间

致病名称：未知

致病对象：未知

来源历史：←中国食品药品检定研究院病原微生
物菌（毒）种保藏中心←中国食品药
品检定研究院生物检测室

用　　途：科研

联系单位：中国食品药品检定研究院

电子邮箱：cmcc@nifdc.org.cn

三十七、伯克霍尔德菌属

905. 伯克霍尔德菌属

国家科技资源标识符：CSTR: 16698.06.NPRC 1.9.176

平台资源号：NPRC 1.9.176

保藏编号：CMCC(B) 23005

中文名称：洋葱伯克霍尔德菌

外文名称：*Burkholderia cepacia*

分类学地位：Bacteria; Pseudomonadota; Betapro-
teobacteria; Burkholderiales; Burk-
holderiaceae; *Burkholderia*

生物危害程度：第三类

分离时间：2018-02

分离地址：未知

分离基物：化妆品

致病名称：败血症、心内膜炎、肺炎、伤口感染

致病对象：人

来源历史：←中国食品药品检定研究院病原微生
物菌（毒）种保藏中心←中国食品药
品检定研究院微生物室

用　　途：科研

联系单位：中国食品药品检定研究院

电子邮箱：cmcc@nifdc.org.cn

906. 伯克霍尔德菌属

国家科技资源标识符：CSTR: 16698.06.NPRC 1.9.177

平台资源号：NPRC 1.9.177

保藏编号：CMCC(B) 23006

中文名称：新洋葱伯克霍尔德菌

外文名称：*Burkholderia cenocepacia*

分类学地位：Bacteria; Pseudomonadota; Betapro-
teobacteria; Burkholderiales; Burk-
holderiaceae; *Burkholderia*

生物危害程度：第三类

分离时间：2018-02

分离地址：未知

分离基物：化妆品

致病名称：未知

致病对象：未知

来源历史：←中国食品药品检定研究院病原微生物菌（毒）种保藏中心←中国食品药品检定研究院微生物室

用　　途：科研

联系单位：中国食品药品检定研究院

电子邮箱：cmcc@nifdc.org.cn

907. 伯克霍尔德菌属

国家科技资源标识符：CSTR: 16698.06.NPRC 1.9.178

平台资源号：NPRC 1.9.178

保藏编号：CMCC(B) 23007

中文名称：普通伯克霍尔德菌

外文名称：*Burkholderia lata*

分类学地位：Bacteria; Pseudomonadota; Betaproteobacteria; Burkholderiales; Burkholderiaceae; *Burkholderia*

生物危害程度：第三类

分离时间：2019-01

分离地址：未知

分离基物：化妆品

致病名称：未知

致病对象：未知

来源历史：←中国食品药品检定研究院病原微生物菌（毒）种保藏中心←中国食品药品检定研究院微生物室

用　　途：科研

联系单位：中国食品药品检定研究院

电子邮箱：cmcc@nifdc.org.cn

908. 伯克霍尔德菌属

国家科技资源标识符：CSTR: 16698.06.NPRC 1.9.179

平台资源号：NPRC 1.9.179

保藏编号：CMCC(B) 23008

中文名称：普通伯克霍尔德菌

外文名称：*Burkholderia lata*

分类学地位：Bacteria; Pseudomonadota; Betaproteobacteria; Burkholderiales; Burkholderiaceae; *Burkholderia*

生物危害程度：第三类

分离时间：2019-01

分离地址：未知

分离基物：化妆品生产企业纯化水系统

致病名称：未知

致病对象：未知

来源历史：←中国食品药品检定研究院病原微生物菌（毒）种保藏中心←中国食品药品检定研究院微生物室

用　　途：科研

联系单位：中国食品药品检定研究院

电子邮箱：cmcc@nifdc.org.cn

909. 伯克霍尔德菌属

国家科技资源标识符：CSTR: 16698.06.NPRC 1.9.180

平台资源号：NPRC 1.9.180

保藏编号：CMCC(B) 23009

中文名称：普通伯克霍尔德菌

外文名称：*Burkholderia lata*

分类学地位：Bacteria; Pseudomonadota; Betaproteobacteria; Burkholderiales; Burkholderiaceae; *Burkholderia*

生物危害程度：第三类

分离时间：2019-01

分离地址：未知

分离基物：化妆品生产企业纯化水系统

致病名称：未知

致病对象：未知

来源历史：←中国食品药品检定研究院病原微生物菌（毒）种保藏中心←中国食品药品检定研究院微生物室

细菌

用　　途：科研

联系单位：中国食品药品检定研究院

电子邮箱：cmcc@nifdc.org.cn

910. 伯克霍尔德菌属

国家科技资源标识符：CSTR: 16698.06.NPRC 1.9.181

平台资源号：NPRC 1.9.181

保藏编号：CMCC(B) 23010

中文名称：普通伯克霍尔德菌

外文名称：*Burkholderia lata*

分类学地位：Bacteria; Pseudomonadota; Betapro-teobacteria; Burkholderiales; Burk-holderiaceae; *Burkholderia*

生物危害程度：第三类

分离时间：2019-01

分离地址：未知

分离基物：化妆品生产企业纯化水系统

致病名称：未知

致病对象：未知

来源历史：←中国食品药品检定研究院病原微生物菌（毒）种保藏中心←中国食品药品检定研究院微生物室

用　　途：科研

联系单位：中国食品药品检定研究院

电子邮箱：cmcc@nifdc.org.cn

◢ 三十八、勒克莱尔菌属

911. 勒克莱尔菌属

国家科技资源标识符：CSTR: 16698.06.NPRC 1.9.190

平台资源号：NPRC 1.9.190

保藏编号：CMCC(B) 23012

中文名称：非脱羧勒克莱尔菌

外文名称：*Leclercia adecarboxylata*

分类学地位：Bacteria; Pseudomonadota; Gam-

maproteobacteria; Enterobacterales; Enterobacteriaceae; *Leclercia*

生物危害程度：第三类

分离时间：2019-08-25

分离地址：未知

分离基物：蜗牛

致病名称：未知

致病对象：未知

来源历史：←中国食品药品检定研究院病原微生物菌（毒）种保藏中心←中国食品药品检定研究院生物检测室

用　　途：科研

联系单位：中国食品药品检定研究院

电子邮箱：cmcc@nifdc.org.cn

◢ 三十九、微球菌属

912. 微球菌属

国家科技资源标识符：CSTR: 16698.06.NPRC 1.9.203

平台资源号：NPRC 1.9.203

保藏编号：CMCC(B) 28022

中文名称：藤黄微球菌

外文名称：*Micrococcus luteus*

分类学地位：Bacteria; Actinomycetota; Actinomy-cetes; Micrococcales; Micrococcaceae; *Micrococcus*

生物危害程度：第三类

分离时间：2018-12

分离地址：未知

分离基物：药品企业生产环境

致病名称：未知

致病对象：未知

来源历史：←中国食品药品检定研究院病原微生物菌（毒）种保藏中心←中国食品药品检定研究院微生物室

用　　途：科研

联系单位：中国食品药品检定研究院

电子邮箱：cmcc@nifdc.org.cn

四十、乳植杆菌属

913. 乳植杆菌属

国家科技资源标识符：CSTR: 16698.06.NPRC 1.9.199

平台资源号：NPRC 1.9.199

保藏编号：CMCC(B) 34137

中文名称：植物乳植杆菌

外文名称：*Lactobacillus plantarum*

分类学地位：Bacteria; Bacillota; Bacilli; Lactobacillales; Lactobacillaceae; *Lactobacillus*

生物危害程度：未知

分离时间：2017-03-20

分离地址：未知

分离基物：食用菌粉

致病名称：未知

致病对象：未知

来源历史：←中国食品药品检定研究院病原微生物菌（毒）种保藏中心←中国食品药品检定研究院生物检测室

用　　途：科研

联系单位：中国食品药品检定研究院

电子邮箱：cmcc@nifdc.org.cn

四十一、小浴菌属

914. 小浴菌属

国家科技资源标识符：CSTR: 16698.06.NPRC 1.9.204

平台资源号：NPRC 1.9.204

保藏编号：CMCC(B) 43801

中文名称：考恩氏小浴菌

外文名称：*Kosakonia cowanii*

分类学地位：Bacteria; Pseudomonadota; Gammaproteobacteria; Enterobacterales; Enterobacteriaceae; *Kosakonia*

生物危害程度：第三类

分离时间：2019-08-25

分离地址：未知

分离基物：蜗牛

致病名称：未知

致病对象：未知

来源历史：←中国食品药品检定研究院病原微生物菌（毒）种保藏中心←中国食品药品检定研究院生物检测室

用　　途：科研

联系单位：中国食品药品检定研究院

电子邮箱：cmcc@nifdc.org.cn

四十二、类芽孢杆菌属

915. 类芽孢杆菌属

国家科技资源标识符：CSTR: 16698.06.NPRC 1.9.191

平台资源号：NPRC 1.9.191

保藏编号：CMCC(B) 63701

中文名称：解木聚糖类芽孢杆菌

外文名称：*Paenibacillus xylanexedens*

分类学地位：Bacteria; Bacillota; Bacilli; Caryophanales; Paenibacillaceae; *Paenibacillus*

生物危害程度：第三类

分离时间：2018-05-30

分离地址：未知

分离基物：空气

致病名称：未知

致病对象：未知

来源历史：←中国食品药品检定研究院病原微生物菌（毒）种保藏中心←中国食品药品检定研究院生物检测室

用　　途：科研

联系单位：中国食品药品检定研究院

电子邮箱：cmcc@nifdc.org.cn

◤ 四十三、泛菌属

916. 泛菌属

国家科技资源标识符：CSTR: 16698.06.NPRC 1.7.93

平台资源号：NPRC 1.7.93

保藏编号：CCPM(A)-P-202101

中文名称：成团泛菌

外文名称：*Pantoea agglomerans*

分类学地位：Bacteria; Pseudomonadota; Gamaproteobacteria; Erwiniaceae; Enterobacteriaceae; *Pantoea*

生物危害程度：第三类

分离时间：2021-05

分离地址：中国河北省张家口市

分离基物：患者痰液

致病名称：细菌性肺炎、细菌性腹膜炎、细菌性脑膜炎、细菌性败血症、细菌性伤口感染、细菌性烧伤感染

致病对象：人、动物

来源历史：←中国医学科学院病原微生物菌（毒）种保藏中心药用微生物相关菌（毒）种保藏分中心←中国医学科学院医药生物技术研究所←河北北方学院附属第一医院

用　　途：科研

联系单位：中国医学科学院医药生物技术研究所

电子邮箱：xinxinhu@imb.cams.cn

第二部分

真　菌

一、出芽短梗霉

1. 出芽短梗霉

国家科技资源标识符：CSTR: 16698.06.NPRC 3.8.805

平台资源号：NPRC 3.8.805

保藏编号：CAMS-CCPM-D 03579

中文名称：出芽短梗霉

外文名称：*Aureobasidium pullulans*

分类学地位：Dothideacea; *Aureobasidium*

生物危害程度：第三类

分离时间：2022-12-14（引进时间）

分离地址：印度尼西亚爪哇岛

分离基物：茶树叶

致病名称：暗色丝孢霉病、角膜炎、腹膜炎

致病对象：人、动物

来源历史：←中国医学科学院病原微生物菌（毒）种保藏中心医学真菌保藏分中心←中国医学科学院皮肤病医院（中国医学科学院皮肤病研究所）←荷兰皇家文理学院真菌多样性研究中心 CBS 133.30

用　　途：临床检验

联系单位：中国医学科学院皮肤病医院（中国医学科学院皮肤病研究所）

电子邮箱：meih@pumcderm.cams.cn

2. 出芽短梗霉

国家科技资源标识符：CSTR: 16698.06.NPRC 3.8.806

平台资源号：NPRC 3.8.806

保藏编号：CAMS-CCPM-D 03612

中文名称：出芽短梗霉

外文名称：*Aureobasidium pullulans*

分类学地位：Dothideacea; *Aureobasidium*

生物危害程度：第三类

分离时间：2022-12-14（引进时间）

分离地址：未知

分离基物：未知

致病名称：暗色丝孢霉病、角膜炎、腹膜炎

致病对象：人、动物

来源历史：←中国医学科学院病原微生物菌（毒）种保藏中心医学真菌保藏分中心←中国医学科学院皮肤病医院（中国医学科学院皮肤病研究所）← CBS 108.28

用　　途：临床检验

联系单位：中国医学科学院皮肤病医院（中国医学科学院皮肤病研究所）

电子邮箱：meih@pumcderm.cams.cn

3. 出芽短梗霉

国家科技资源标识符：CSTR: 16698.06.NPRC 3.8.807

平台资源号：NPRC 3.8.807

保藏编号：CAMS-CCPM-D 04533

中文名称：出芽短梗霉

外文名称：*Aureobasidium pullulans*

分类学地位：Dothideacea; *Aureobasidium*

生物危害程度：第三类

分离时间：2022-04-06

分离地址：中国江苏省苏州市

分离基物：患者，眼周

致病名称：暗色丝孢霉病、角膜炎、腹膜炎

致病对象：人、动物

来源历史：←中国医学科学院病原微生物菌（毒）种保藏中心医学真菌保藏分中心←中国医学科学院皮肤病医院（中国医学科学院皮肤病研究所）←苏州大学附属第一医院

用　　途：临床检验

联系单位：中国医学科学院皮肤病医院（中国医学科学院皮肤病研究所）

电子邮箱：meih@pumcderm.cams.cn

真菌

二、谢瓦曲霉

4. 谢瓦曲霉

国家科技资源标识符：CSTR: 16698.06.NPRC 3.8.808

平台资源号：NPRC 3.8.808

保藏编号：CAMS-CCPM-D 04305

中文名称：谢瓦曲霉

外文名称：*Aspergillus chevalieri*

分类学地位：Aspergillaceae; *Aspergillus*

生物危害程度：第三类

分离时间：2022-12-14（引进时间）

分离地址：荷兰

分离基物：患者

致病名称：外耳炎、皮肤曲霉病

致病对象：人、动物

来源历史：←中国医学科学院病原微生物菌（毒）种保藏中心医学真菌保藏分中心←中国医学科学院皮肤病医院（中国医学科学院皮肤病研究所）← CBS 117436

用　　途：临床检验

联系单位：中国医学科学院皮肤病医院（中国医学科学院皮肤病研究所）

电子邮箱：meih@pumcderm.cams.cn

三、弯头曲霉

5. 弯头曲霉

国家科技资源标识符：CSTR: 16698.06.NPRC 3.8.809

平台资源号：NPRC 3.8.809

保藏编号：CAMS-CCPM-D 03592

中文名称：弯头曲霉

外文名称：*Aspergillus deflectus*

分类学地位：Aspergillaceae; *Aspergillus*

生物危害程度：第四类

分离时间：2022-12-14（引进时间）

分离地址：巴西里约热内卢

分离基物：土壤

致病名称：播散性曲霉病

致病对象：动物

来源历史：←中国医学科学院病原微生物菌（毒）种保藏中心医学真菌保藏分中心←中国医学科学院皮肤病医院（中国医学科学院皮肤病研究所）← CBS 109.55

用　　途：临床检验

联系单位：中国医学科学院皮肤病医院（中国医学科学院皮肤病研究所）

电子邮箱：meih@pumcderm.cams.cn

6. 弯头曲霉

国家科技资源标识符：CSTR: 16698.06.NPRC 3.8.810

平台资源号：NPRC 3.8.810

保藏编号：CAMS-CCPM-D 03603

中文名称：弯头曲霉

外文名称：*Aspergillus deflectus*

分类学地位：Aspergillaceae; *Aspergillus*

生物危害程度：第三类

分离时间：2022-12-14（引进时间）

分离地址：未知

分离基物：土壤

致病名称：播散性曲霉病

致病对象：动物

来源历史：←中国医学科学院病原微生物菌（毒）种保藏中心医学真菌保藏分中心←中国医学科学院皮肤病医院（中国医学科学院皮肤病研究所）← CBS 129302

用　　途：临床检验

联系单位：中国医学科学院皮肤病医院（中国医学科学院皮肤病研究所）

电子邮箱：meih@pumcderm.cams.cn

四、局限曲霉

7. 局限曲霉

国家科技资源标识符：CSTR: 16698.06.NPRC 3.8.811

平台资源号：NPRC 3.8.811

保藏编号：CAMS-CCPM-D 03613

中文名称：局限曲霉

外文名称：*Aspergillus restrictus*

分类学地位：Aspergillaceae; *Aspergillus*

生物危害程度：第四类

分离时间：2022-12-14（引进时间）

分离地址：英国

分离基物：布料

致病名称：心内膜炎、甲癣

致病对象：人、动物

来源历史：←中国医学科学院病原微生物菌（毒）种保藏中心医学真菌保藏分中心←中国医学科学院皮肤病医院（中国医学科学院皮肤病研究所）← CBS 117.33

用　　途：临床检验

联系单位：中国医学科学院皮肤病医院（中国医学科学院皮肤病研究所）

电子邮箱：meih@pumcderm.cams.cn

五、侵染链格孢

8. 侵染链格孢

国家科技资源标识符：CSTR: 16698.06.NPRC 3.8.812

平台资源号：NPRC 3.8.812

保藏编号：CAMS-CCPM-D 03585

中文名称：侵染链格孢

外文名称：*Alternaria infectoria*

分类学地位：Pleosporaceae; *Alternaria*

生物危害程度：第四类

分离时间：2022-12-14（引进时间）

分离地址：未知

分离基物：燕麦，稻草

致病名称：鼻窦炎、心内膜炎、甲癣

致病对象：人、动物

来源历史：←中国医学科学院病原微生物菌（毒）种保藏中心医学真菌保藏分中心←中国医学科学院皮肤病医院（中国医学科学院皮肤病研究所）← CBS 308.53

用　　途：临床检验

联系单位：中国医学科学院皮肤病医院（中国医学科学院皮肤病研究所）

电子邮箱：meih@pumcderm.cams.cn

9. 侵染链格孢

国家科技资源标识符：CSTR: 16698.06.NPRC 3.8.813

平台资源号：NPRC 3.8.813

保藏编号：CAMS-CCPM-D 03591

中文名称：侵染链格孢

外文名称：*Alternaria infectoria*

分类学地位：Pleosporaceae; *Alternaria*

生物危害程度：第三类

分离时间：2022-12-14（引进时间）

分离地址：荷兰

分离基物：芍药

致病名称：鼻窦炎、心内膜炎、甲癣

致病对象：人、动物

来源历史：←中国医学科学院病原微生物菌（毒）种保藏中心医学真菌保藏分中心←中国医学科学院皮肤病医院（中国医学科学院皮肤病研究所）← CBS 106.52

用　　途：临床检验

联系单位：中国医学科学院皮肤病医院（中国医学科学院皮肤病研究所）

电子邮箱：meih@pumcderm.cams.cn

真

菌

六、暗孢节菱孢菌

10. 暗孢节菱孢菌

国家科技资源标识符：CSTR: 16698.06.NPRC 3.8.814

平台资源号：NPRC 3.8.814

保藏编号：CAMS-CCPM-D 03602

中文名称：暗孢节菱孢菌

外文名称：*Arthrinium phaeospermum*

分类学地位：Apiosporaceae; *Arthrinium*

生物危害程度：第三类

分离时间：2022-12-14（引进时间）

分离地址：伊朗

分离基物：大麦叶

致病名称：皮肤真菌病、甲真菌病

致病对象：人、动物

来源历史：←中国医学科学院病原微生物菌（毒）种保藏中心医学真菌保藏分中心←中国医学科学院皮肤病医院（中国医学科学院皮肤病研究所）← CBS 114315

用　　途：临床检验

联系单位：中国医学科学院皮肤病医院（中国医学科学院皮肤病研究所）

电子邮箱：meih@pumcderm.cams.cn

七、卡拉节纹菌

11. 卡拉节纹菌

国家科技资源标识符：CSTR: 16698.06.NPRC 3.8.815

平台资源号：NPRC 3.8.815

保藏编号：CAMS-CCPM-D 03580

中文名称：卡拉节纹菌

外文名称：*Arthrographis kalrae*

分类学地位：Eremomycetaceae; *Arthrographis*

生物危害程度：第三类

分离时间：2022-12-14（引进时间）

分离地址：荷属安的列斯群岛

分离基物：未知

致病名称：甲癣、鼻窦炎、脑膜炎

致病对象：人、动物

来源历史：←中国医学科学院病原微生物菌（毒）种保藏中心医学真菌保藏分中心←中国医学科学院皮肤病医院（中国医学科学院皮肤病研究所）← CBS 893.69

用　　途：临床检验

联系单位：中国医学科学院皮肤病医院（中国医学科学院皮肤病研究所）

电子邮箱：meih@pumcderm.cams.cn

12. 卡拉节纹菌

国家科技资源标识符：CSTR: 16698.06.NPRC 3.8.816

平台资源号：NPRC 3.8.816

保藏编号：CAMS-CCPM-D 03583

中文名称：卡拉节纹菌

外文名称：*Arthrographis kalrae*

分类学地位：Eremomycetaceae; *Arthrographis*

生物危害程度：第三类

分离时间：2022-12-14（引进时间）

分离地址：法国里尔

分离基物：患者指甲

致病名称：甲癣、鼻窦炎、脑膜炎

致病对象：人、动物

来源历史：←中国医学科学院病原微生物菌（毒）种保藏中心医学真菌保藏分中心←中国医学科学院皮肤病医院（中国医学科学院皮肤病研究所）← CBS 112.39

用　　途：临床检验

联系单位：中国医学科学院皮肤病医院（中国医学科学院皮肤病研究所）

电子邮箱：meih@pumcderm.cams.cn

八、细小芽生菌

13. 细小芽生菌

国家科技资源标识符：CSTR: 16698.06.NPRC 3.8.817

平台资源号：NPRC 3.8.817

保藏编号：CAMS-CCPM-D 03595

中文名称：细小芽生菌

外文名称：*Blastomyces parvus*

分类学地位：Ajellomycetaceae; *Blastomyces*

生物危害程度：第三类

分离时间：2022-12-14（引进时间）

分离地址：美国亚利桑那州贝里斯市

分离基物：小袋地鼠、地鼠

致病名称：肺真菌病

致病对象：人、动物

来源历史：←中国医学科学院病原微生物菌（毒）
种保藏中心医学真菌保藏分中心←中
国医学科学院皮肤病医院（中国医学
科学院皮肤病研究所）← CBS 178.60

用　　途：临床检验

联系单位：中国医学科学院皮肤病医院（中国医
学科学院皮肤病研究所）

电子邮箱：meih@pumcderm.cams.cn

九、耳念珠菌

14. 耳念珠菌

国家科技资源标识符：CSTR: 16698.06.NPRC 3.8.796

平台资源号：NPRC 3.8.796

保藏编号：CAMS-CCPM-D 52466

中文名称：耳念珠菌

外文名称：*Candida auris*

分类学地位：Debaryomycetaceae; *Candida*

生物危害程度：第三类

分离时间：2022-12-14（引进时间）

分离地址：南非

分离基物：患者血液

致病名称：皮肤黏膜念珠菌病、念珠菌性脑膜炎、
心包炎、念珠菌败血症

致病对象：人、动物

来源历史：←中国医学科学院病原微生物菌（毒）
种保藏中心医学真菌保藏分中心←中
国医学科学院皮肤病医院（中国医学
科学院皮肤病研究所）←德国国家培
养物保藏中心 DSM 105989

用　　途：临床检验

联系单位：中国医学科学院皮肤病医院（中国医
学科学院皮肤病研究所）

电子邮箱：meih@pumcderm.cams.cn

15. 耳念珠菌

国家科技资源标识符：CSTR: 16698.06.NPRC 3.8.797

平台资源号：NPRC 3.8.797

保藏编号：CAMS-CCPM-D 52467

中文名称：耳念珠菌

外文名称：*Candida auris*

分类学地位：Debaryomycetaceae; *Candida*

生物危害程度：第三类

分离时间：2022-12-14（引进时间）

分离地址：委内瑞拉玻利瓦尔共和国

分离基物：患者血液

致病名称：皮肤黏膜念珠菌病、念珠菌性脑膜炎、
心包炎、念珠菌败血症

致病对象：人、动物

来源历史：←中国医学科学院病原微生物菌（毒）
种保藏中心医学真菌保藏分中心←中
国医学科学院皮肤病医院（中国医学
科学院皮肤病研究所）← DSM 105991

用　　途：临床检验

真
菌

联系单位：中国医学科学院皮肤病医院（中国医学科学院皮肤病研究所）

电子邮箱：meih@pumcderm.cams.cn

16. 耳念珠菌

国家科技资源标识符：CSTR: 16698.06.NPRC 3.8.798

平台资源号：NPRC 3.8.798

保藏编号：CAMS-CCPM-D 52468

中文名称：耳念珠菌

外文名称：*Candida auris*

分类学地位：Debaryomycetaceae; *Candida*

生物危害程度：第三类

分离时间：2022-12-14（引进时间）

分离地址：巴基斯坦

分离基物：患者烧伤伤口

致病名称：皮肤黏膜念珠菌病、念珠菌性脑膜炎、心包炎、念珠菌败血症

致病对象：人、动物

来源历史：←中国医学科学院病原微生物菌（毒）种保藏中心医学真菌保藏分中心←中国医学科学院皮肤病医院（中国医学科学院皮肤病研究所）←DSM 105987

用　　途：临床检验

联系单位：中国医学科学院皮肤病医院（中国医学科学院皮肤病研究所）

电子邮箱：meih@pumcderm.cams.cn

17. 耳念珠菌

国家科技资源标识符：CSTR: 16698.06.NPRC 3.8.799

平台资源号：NPRC 3.8.799

保藏编号：CAMS-CCPM-D 52469

中文名称：耳念珠菌

外文名称：*Candida auris*

分类学地位：Debaryomycetaceae; *Candida*

生物危害程度：第三类

分离时间：2022-12-14（引进时间）

分离地址：巴基斯坦

分离基物：患者血液

致病名称：皮肤黏膜念珠菌病、念珠菌性脑膜炎、心包炎、念珠菌败血症

致病对象：人、动物

来源历史：←中国医学科学院病原微生物菌（毒）种保藏中心医学真菌保藏分中心←中国医学科学院皮肤病医院（中国医学科学院皮肤病研究所）←DSM 105992

用　　途：临床检验

联系单位：中国医学科学院皮肤病医院（中国医学科学院皮肤病研究所）

电子邮箱：meih@pumcderm.cams.cn

18. 耳念珠菌

国家科技资源标识符：CSTR: 16698.06.NPRC 3.8.800

平台资源号：NPRC 3.8.800

保藏编号：CAMS-CCPM-D 52470

中文名称：耳念珠菌

外文名称：*Candida auris*

分类学地位：Debaryomycetaceae; *Candida*

生物危害程度：第三类

分离时间：2022-12-14（引进时间）

分离地址：委内瑞拉玻利瓦尔共和国

分离基物：患者血液

致病名称：皮肤黏膜念珠菌病、念珠菌性脑膜炎、心包炎、念珠菌败血症

致病对象：人、动物

来源历史：←中国医学科学院病原微生物菌（毒）种保藏中心医学真菌保藏分中心←中国医学科学院皮肤病医院（中国医学科学院皮肤病研究所）←DSM 105990

用　　途：临床检验

联系单位：中国医学科学院皮肤病医院（中国医学科学院皮肤病研究所）

电子邮箱：meih@pumcderm.cams.cn

19. 耳念珠菌

国家科技资源标识符：CSTR: 16698.06.NPRC 3.8.801

平台资源号：NPRC 3.8.801

保藏编号：CAMS-CCPM-D 52471

中文名称：耳念珠菌

外文名称：*Candida auris*

分类学地位：Debaryomycetaceae; *Candida*

生物危害程度：第三类

分离时间：2022-12-14（引进时间）

分离地址：南非

分离基物：患者血液

致病名称：皮肤黏膜念珠菌病、念珠菌性脑膜炎、
心包炎、念珠菌败血症

致病对象：人、动物

来源历史：←中国医学科学院病原微生物菌（毒）
种保藏中心医学真菌保藏分中心←中
国医学科学院皮肤病医院（中国医学
科学院皮肤病研究所）← DSM 105988

用　　途：临床检验

联系单位：中国医学科学院皮肤病医院（中国医
学科学院皮肤病研究所）

电子邮箱：meih@pumcderm.cams.cn

十、刺孢小克银汉霉

20. 刺孢小克银汉霉

国家科技资源标识符：CSTR: 16698.06.NPRC 3.8.818

平台资源号：NPRC 3.8.818

保藏编号：CAMS-CCPM-D 03614

中文名称：刺孢小克银汉霉

外文名称：*Cunninghamella echinulata*

分类学地位：Cunninghamellaceae; *Cunninghamella*

生物危害程度：第三类

分离时间：2022-12-14（引进时间）

分离地址：未知

分离基物：未知

致病名称：皮肤真菌病、甲真菌病、肺毛霉病

致病对象：人、动物

来源历史：←中国医学科学院病原微生物菌（毒）
种保藏中心医学真菌保藏分中心←中
国医学科学院皮肤病医院（中国医学
科学院皮肤病研究所）← CBS 595.68

用　　途：临床检验

联系单位：中国医学科学院皮肤病医院（中国医
学科学院皮肤病研究所）

电子邮箱：meih@pumcderm.cams.cn

21. 刺孢小克银汉霉

国家科技资源标识符：CSTR: 16698.06.NPRC 3.8.819

平台资源号：NPRC 3.8.819

保藏编号：CAMS-CCPM-D 03615

中文名称：刺孢小克银汉霉

外文名称：*Cunninghamella echinulata*

分类学地位：Cunninghamellaceae; *Cunninghamella*

生物危害程度：第三类

分离时间：2022-12-14（引进时间）

分离地址：印度北部邦阿拉哈巴德市

分离基物：未知

致病名称：皮肤真菌病、甲真菌病、肺毛霉病

致病对象：人、动物

来源历史：←中国医学科学院病原微生物菌（毒）
种保藏中心医学真菌保藏分中心←中
国医学科学院皮肤病医院（中国医学
科学院皮肤病研究所）← CBS 690.68

用　　途：临床检验

联系单位：中国医学科学院皮肤病医院（中国医
学科学院皮肤病研究所）

电子邮箱：meih@pumcderm.cams.cn

真
菌

十一、假棒状弯孢

22. 假棒状弯孢

国家科技资源标识符：CSTR: 16698.06.NPRC 3.8.820

平台资源号：NPRC 3.8.820

保藏编号：CAMS-CCPM-D 03604

中文名称：假棒状弯孢

外文名称：*Curvularia pseudoclavata*

分类学地位：Pleosporaceae; *Curvularia*

生物危害程度：第四类

分离时间：2022-12-14（引进时间）

分离地址：丹麦哥本哈根

分离基物：水稻种子

致病名称：未知

致病对象：未知

来源历史：←中国医学科学院病原微生物菌（毒）种保藏中心医学真菌保藏分中心←中国医学科学院皮肤病医院（中国医学科学院皮肤病研究所）← CBS 539.70

用　　途：环境监测、科研及教学

联系单位：中国医学科学院皮肤病医院（中国医学科学院皮肤病研究所）

电子邮箱：meih@pumcderm.cams.cn

十二、斯洛菲囊担菌

23. 斯洛菲囊担菌

国家科技资源标识符：CSTR: 16698.06.NPRC 3.8.821

平台资源号：NPRC 3.8.821

保藏编号：CAMS-CCPM-D 03616

中文名称：斯洛菲囊担菌

外文名称：*Cystobasidium slooffiae*

分类学地位：Cystobasidiaceae; *Cystobasidium*

生物危害程度：第四类

分离时间：2022-12-14（引进时间）

分离地址：未知

分离基物：淋巴结肿大患者血液

致病名称：深部真菌病

致病对象：人、动物

来源历史：←中国医学科学院病原微生物菌（毒）种保藏中心医学真菌保藏分中心←中国医学科学院皮肤病医院（中国医学科学院皮肤病研究所）← CBS 2622

用　　途：临床检验

联系单位：中国医学科学院皮肤病医院（中国医学科学院皮肤病研究所）

电子邮箱：meih@pumcderm.cams.cn

十三、巴斯德新埃蒙斯菌

24. 巴斯德新埃蒙斯菌

国家科技资源标识符：CSTR: 16698.06.NPRC 3.8.822

平台资源号：NPRC 3.8.822

保藏编号：CAMS-CCPM-D 03586

中文名称：巴斯德新埃蒙斯菌

外文名称：*Emergomyces pasteurianus*

分类学地位：Ajellomycetaceae; *Emergomyces*

生物危害程度：第三类

分离时间：2022-12-14（引进时间）

分离地址：意大利比萨

分离基物：HIV 患者皮肤

致病名称：皮肤真菌病、深部真菌病

致病对象：人、动物

来源历史：←中国医学科学院病原微生物菌（毒）种保藏中心医学真菌保藏分中心←中国医学科学院皮肤病医院（中国医学科学院皮肤病研究所）← CBS 101426

用　　途：临床检验

联系单位：中国医学科学院皮肤病医院（中国医学科学院皮肤病研究所）

电子邮箱：meih@pumcderm.cams.cn

25. 巴斯德新埃蒙斯菌

国家科技资源标识符：CSTR: 16698.06.NPRC 3.8.823

平台资源号：NPRC 3.8.823

保藏编号：CAMS-CCPM-D 03596

中文名称：巴斯德新埃蒙斯菌

外文名称：*Emergomyces pasteurianus*

分类学地位：Ajellomycetaceae; *Emergomyces*

生物危害程度：第三类

分离时间：2022-12-14（引进时间）

分离地址：中国广东省广州市

分离基物：播散性感染患者腿部溃疡

致病名称：皮肤真菌病、深部真菌病

致病对象：人、动物

来源历史：←中国医学科学院病原微生物菌（毒）种保藏中心医学真菌保藏分中心←中国医学科学院皮肤病医院（中国医学科学院皮肤病研究所）← CBS 139522

用　　途：临床检验

联系单位：中国医学科学院皮肤病医院（中国医学科学院皮肤病研究所）

电子邮箱：meih@pumcderm.cams.cn

十四、新月伊蒙菌

26. 新月伊蒙菌

国家科技资源标识符：CSTR: 16698.06.NPRC 3.8.824

平台资源号：NPRC 3.8.824

保藏编号：CAMS-CCPM-D 03593

中文名称：新月伊蒙菌

外文名称：*Emmonsia crescens*

分类学地位：Ajellomycetaceae; *Emmonsia*

生物危害程度：第三类

分离时间：2022-12-14（引进时间）

分离地址：捷克共和国

分离基物：小仓鼠

致病名称：肺真菌病

致病对象：人、动物

来源历史：←中国医学科学院病原微生物菌（毒）种保藏中心医学真菌保藏分中心←中国医学科学院皮肤病医院（中国医学科学院皮肤病研究所）← CBS 508.78

用　　途：临床检验

联系单位：中国医学科学院皮肤病医院（中国医学科学院皮肤病研究所）

电子邮箱：meih@pumcderm.cams.cn

十五、努比亚着色霉

27. 努比亚着色霉

国家科技资源标识符：CSTR: 16698.06.NPRC 3.8.825

平台资源号：NPRC 3.8.825

保藏编号：CAMS-CCPM-D 03588

中文名称：努比亚着色霉

外文名称：*Fonsecaea nubica*

分类学地位：Herpotrichiellaceae; *Fonsecaea*

生物危害程度：第三类

分离时间：2022-12-14（引进时间）

分离地址：苏里南帕拉马里博

分离基物：患者皮肤

致病名称：着色芽生菌病

致病对象：人、动物

来源历史：←中国医学科学院病原微生物菌（毒）种保藏中心医学真菌保藏分中心←中国医学科学院皮肤病医院（中国医学科学院皮肤病研究所）← CBS 444.62

真菌

用　　途：临床检验

联系单位：中国医学科学院皮肤病医院（中国医学科学院皮肤病研究所）

电子邮箱：meih@pumcderm.cams.cn

十六、燕麦镰刀菌

28. 燕麦镰刀菌

国家科技资源标识符：CSTR: 16698.06.NPRC 3.8.826

平台资源号：NPRC 3.8.826

保藏编号：CAMS-CCPM-D 03605

中文名称：燕麦镰刀菌

外文名称：*Fusarium avenaceum*

分类学地位：Nectriaceae; *Fusarium*

生物危害程度：第四类

分离时间：2022-12-14（引进时间）

分离地址：英国

分离基物：康乃馨

致病名称：未知

致病对象：未知

来源历史：←中国医学科学院病原微生物菌（毒）种保藏中心医学真菌保藏分中心←中国医学科学院皮肤病医院（中国医学科学院皮肤病研究所）← CBS 170.31

用　　途：环境监测、科研及教学

联系单位：中国医学科学院皮肤病医院（中国医学科学院皮肤病研究所）

电子邮箱：meih@pumcderm.cams.cn

十七、轮枝镰刀菌

29. 轮枝镰刀菌

国家科技资源标识符：CSTR: 16698.06.NPRC 3.8.827

平台资源号：NPRC 3.8.827

保藏编号：CAMS-CCPM-D 03608

中文名称：轮枝镰刀菌

外文名称：*Fusarium verticillioides*

分类学地位：Nectriaceae; *Fusarium*

生物危害程度：第三类

分离时间：2022-12-14（引进时间）

分离地址：德国

分离基物：患者尿液

致病名称：角膜炎、眼内炎、鼻窦炎、腹膜炎

致病对象：人、动物

来源历史：←中国医学科学院病原微生物菌（毒）种保藏中心医学真菌保藏分中心←中国医学科学院皮肤病医院（中国医学科学院皮肤病研究所）← CBS 108922

用　　途：临床检验

联系单位：中国医学科学院皮肤病医院（中国医学科学院皮肤病研究所）

电子邮箱：meih@pumcderm.cams.cn

30. 轮枝镰刀菌

国家科技资源标识符：CSTR: 16698.06.NPRC 3.8.828

平台资源号：NPRC 3.8.828

保藏编号：CAMS-CCPM-D 03609

中文名称：轮枝镰刀菌

外文名称：*Fusarium verticillioides*

分类学地位：Nectriaceae; *Fusarium*

生物危害程度：第三类

分离时间：2022-12-14（引进时间）

分离地址：德国

分离基物：患者腹腔引流液

致病名称：角膜炎、眼内炎、鼻窦炎、腹膜炎

致病对象：人、动物

来源历史：←中国医学科学院病原微生物菌（毒）种保藏中心医学真菌保藏分中心←中国医学科学院皮肤病医院（中国医学科学院皮肤病研究所）← CBS 102699

用　　途：临床检验

联系单位：中国医学科学院皮肤病医院（中国医学科学院皮肤病研究所）

电子邮箱：meih@pumcderm.cams.cn

▨ 十八、分支毛霉

31. 分支毛霉

国家科技资源标识符：CSTR: 16698.06.NPRC 3.8.829

平台资源号：NPRC 3.8.829

保藏编号：CAMS-CCPM-D 03610

中文名称：分支毛霉

外文名称：*Mucor ramosissimus*

分类学地位：Mucoraceae; *Mucor*

生物危害程度：第三类

分离时间：2022-12-14（引进时间）

分离地址：乌拉圭

分离基物：患者鼻腔

致病名称：皮肤真菌病、鼻脑毛霉病、脓毒性关节炎

致病对象：人、动物

来源历史：←中国医学科学院病原微生物菌（毒）种保藏中心医学真菌保藏分中心←中国医学科学院皮肤病医院（中国医学科学院皮肤病研究所）← CBS 135.65

用　　途：临床检验

联系单位：中国医学科学院皮肤病医院（中国医学科学院皮肤病研究所）

电子邮箱：meih@pumcderm.cams.cn

▨ 十九、球黑孢菌

32. 球黑孢菌

国家科技资源标识符：CSTR: 16698.06.NPRC 3.8.830

平台资源号：NPRC 3.8.830

保藏编号：CAMS-CCPM-D 03590

中文名称：球黑孢子菌

外文名称：*Nigrospora sphaerica*

分类学地位：Apiosporaceae; *Nigrospora*

生物危害程度：第三类

分离时间：2022-12-14（引进时间）

分离地址：未知

分离基物：热带木材

致病名称：皮肤真菌病、甲真菌病、角膜溃疡

致病对象：人、动物

来源历史：←中国医学科学院病原微生物菌（毒）种保藏中心医学真菌保藏分中心←中国医学科学院皮肤病医院（中国医学科学院皮肤病研究所）← CBS 329.61

用　　途：临床检验

联系单位：中国医学科学院皮肤病医院（中国医学科学院皮肤病研究所）

电子邮箱：meih@pumcderm.cams.cn

▨ 二十、美洲瓶霉

33. 美洲瓶霉

国家科技资源标识符：CSTR: 16698.06.NPRC 3.8.802

平台资源号：NPRC 3.8.802

保藏编号：CAMS-CCPM-D 03594

中文名称：美洲瓶霉

外文名称：*Phialophora americana*

真菌

分类学地位：Herpotrichiellaceae; *Phialophora*

生物危害程度：第三类

分离时间：2022-12-14（引进时间）

分离地址：巴西

分离基物：患者皮肤

致病名称：着色芽生菌病

致病对象：人、动物

来源历史：←中国医学科学院病原微生物菌（毒）种保藏中心医学真菌保藏分中心←中国医学科学院皮肤病医院（中国医学科学院皮肤病研究所）← CBS 281.35

用　　途：临床检验

联系单位：中国医学科学院皮肤病医院（中国医学科学院皮肤病研究所）

电子邮箱：meih@pumcderm.cams.cn

34. 美洲瓶霉

国家科技资源标识符：CSTR: 16698.06.NPRC 3.8.803

平台资源号：NPRC 3.8.803

保藏编号：CAMS-CCPM-D 03589

中文名称：美洲瓶霉

外文名称：*Phialophora americana*

分类学地位：Herpotrichiellaceae; *Phialophora*

生物危害程度：第三类

分离时间：2022-12-14（引进时间）

分离地址：巴西累西腓市

分离基物：土壤

致病名称：着色芽生菌病

致病对象：人、动物

来源历史：←中国医学科学院病原微生物菌（毒）种保藏中心医学真菌保藏分中心←中国医学科学院皮肤病医院（中国医学科学院皮肤病研究所）← CBS 400.67

用　　途：临床检验

联系单位：中国医学科学院皮肤病医院（中国医学科学院皮肤病研究所）

电子邮箱：meih@pumcderm.cams.cn

二十一、波氏假阿利什菌

35. 波氏假阿利什菌

国家科技资源标识符：CSTR: 16698.06.NPRC 3.8.831

平台资源号：NPRC 3.8.831

保藏编号：CAMS-CCPM-D 04310

中文名称：波氏假阿利什菌

外文名称：*Pseudallescheria boydii*

分类学地位：Microascaceae; *Pseudallescheria*

生物危害程度：第三类

分离时间：2022-12-14（引进时间）

分离地址：荷兰格罗宁根

分离基物：植物园热带塘泥

致病名称：关节炎、鼻窦炎、中耳炎、角膜炎、淋巴结炎、骨髓炎

致病对象：人、动物

来源历史：←中国医学科学院病原微生物菌（毒）种保藏中心医学真菌保藏分中心←中国医学科学院皮肤病医院（中国医学科学院皮肤病研究所）← CBS 499.90

用　　途：临床检验

联系单位：中国医学科学院皮肤病医院（中国医学科学院皮肤病研究所）

电子邮箱：meih@pumcderm.cams.cn

36. 波氏假阿利什菌

国家科技资源标识符：CSTR: 16698.06.NPRC 3.8.832

平台资源号：NPRC 3.8.832

保藏编号：CAMS-CCPM-D 04292

中文名称：波氏假阿利什菌

外文名称：*Pseudallescheria boydii*

分类学地位：Microascaceae; *Pseudallescheria*

生物危害程度：第三类

分离时间：2022-12-14（引进时间）

分离地址：荷兰

分离基物：未知

致病名称：关节炎、鼻窦炎、中耳炎、角膜炎、淋巴结炎、骨髓炎

致病对象：人、动物

来源历史：←中国医学科学院病原微生物菌（毒）种保藏中心医学真菌保藏分中心←中国医学科学院皮肤病医院（中国医学科学院皮肤病研究所）← CBS 375.77

用　　途：临床检验

联系单位：中国医学科学院皮肤病医院（中国医学科学院皮肤病研究所）

电子邮箱：meih@pumcderm.cams.cn

▌二十二、匐枝根霉匐枝变种

37. 匐枝根霉匐枝变种

国家科技资源标识符：CSTR: 16698.06.NPRC 3.8.833

平台资源号：NPRC 3.8.833

保藏编号：CAMS-CCPM-D 03611

中文名称：匐枝根霉匐枝变种

外文名称：*Rhizopus stolonifer* var. *stolonifer*

分类学地位：Mucoraceae; *Rhizopus*

生物危害程度：第三类

分离时间：2022-12-14（引进时间）

分离地址：荷兰

分离基物：蘑菇

致病名称：鼻脑毛霉病

致病对象：人、动物

来源历史：←中国医学科学院病原微生物菌（毒）种保藏中心医学真菌保藏分中心←中国医学科学院皮肤病医院（中国医学科学院皮肤病研究所）← CBS 263.28

用　　途：临床检验

联系单位：中国医学科学院皮肤病医院（中国医学科学院皮肤病研究所）

电子邮箱：meih@pumcderm.cams.cn

▌二十三、艾米斯托克篮状菌

38. 艾米斯托克篮状菌

国家科技资源标识符：CSTR: 16698.06.NPRC 3.8.834

平台资源号：NPRC 3.8.834

保藏编号：CAMS-CCPM-D 03617

中文名称：艾米斯托克篮状菌

外文名称：*Talaromyces amestolkiae*

分类学地位：Trichocomaceae; *Talaromyces*

生物危害程度：第四类

分离时间：2022-12-14（引进时间）

分离地址：新喀里多尼亚

分离基物：艾滋患者支气管肺泡灌洗液

致病名称：肺真菌病

致病对象：人、动物

来源历史：←中国医学科学院病原微生物菌（毒）种保藏中心医学真菌保藏分中心←中国医学科学院皮肤病医院（中国医学科学院皮肤病研究所）← CBS 264.93

用　　途：临床检验

联系单位：中国医学科学院皮肤病医院（中国医学科学院皮肤病研究所）

电子邮箱：meih@pumcderm.cams.cn

▌二十四、杜氏篮状菌

39. 杜氏篮状菌

国家科技资源标识符：CSTR: 16698.06.NPRC 3.8.835

平台资源号：NPRC 3.8.835

保藏编号：CAMS-CCPM-D 03600

真菌

中文名称：杜氏篮状菌

外文名称：*Talaromyces duclauxii*

分类学地位：Trichocomaceae; *Talaromyces*

生物危害程度：第四类

分离时间：2022-12-14（引进时间）

分离地址：法国

分离基物：帆布

致病名称：未知

致病对象：未知

来源历史：←中国医学科学院病原微生物菌（毒）种保藏中心医学真菌保藏分中心←中国医学科学院皮肤病医院（中国医学科学院皮肤病研究所）← CBS 322.48

用　　途：环境监测、科研及教学

联系单位：中国医学科学院皮肤病医院（中国医学科学院皮肤病研究所）

电子邮箱：meih@pumcderm.cams.cn

二十五、产紫篮状菌

40. 产紫篮状菌

国家科技资源标识符：CSTR: 16698.06.NPRC 3.8.836

平台资源号：NPRC 3.8.836

保藏编号：CAMS-CCPM-D 03601

中文名称：产紫篮状菌

外文名称：*Talaromyces purpureogenus*

分类学地位：Trichocomaceae; *Talaromyces*

生物危害程度：第四类

分离时间：2022-12-14（引进时间）

分离地址：加拿大

分离基物：大黄酒

致病名称：肺真菌病

致病对象：人、动物

来源历史：←中国医学科学院病原微生物菌（毒）种保藏中心医学真菌保藏分中心←中

国医学科学院皮肤病医院（中国医学科学院皮肤病研究所）← CBS 122411

用　　途：临床检验

联系单位：中国医学科学院皮肤病医院（中国医学科学院皮肤病研究所）

电子邮箱：meih@pumcderm.cams.cn

二十六、马毛癣菌

41. 马毛癣菌

国家科技资源标识符：CSTR: 16698.06.NPRC 3.8.837

平台资源号：NPRC 3.8.837

保藏编号：CAMS-CCPM-D 03587

中文名称：马毛癣菌

外文名称：*Trichophyton equinum*

分类学地位：Arthrodermataceae; *Trichophyton*

生物危害程度：第三类

分离时间：2022-12-14（引进时间）

分离地址：阿根廷

分离基物：未知

致病名称：头癣

致病对象：人、动物

来源历史：←中国医学科学院病原微生物菌（毒）种保藏中心医学真菌保藏分中心←中国医学科学院皮肤病医院（中国医学科学院皮肤病研究所）← CBS 285.30

用　　途：临床检验

联系单位：中国医学科学院皮肤病医院（中国医学科学院皮肤病研究所）

电子邮箱：meih@pumcderm.cams.cn

二十七、东南亚念珠菌

42. 东南亚念珠菌

国家科技资源标识符：CSTR: 16698.06.NPRC 3.8.838

平台资源号：NPRC 3.8.838

保藏编号：CAMS-CCPM-D 51879

中文名称：东南亚念珠菌

外文名称：*Candida vulturna*

分类学地位：Debaryomycetaceae; *Candida*

生物危害程度：第三类

分离时间：2021

分离地址：中国吉林省长春市

分离基物：患者血液

致病名称：念珠菌病

致病对象：人、动物

来源历史：←中国医学科学院病原微生物菌（毒）
种保藏中心医学真菌保藏分中心←中
国医学科学院皮肤病医院（中国医学
科学院皮肤病研究所）←吉林大学白
求恩第一医院转化医学研究院

用　　途：临床检验

联系单位：中国医学科学院皮肤病医院（中国医
学科学院皮肤病研究所）

电子邮箱：meih@pumcderm.cams.cn

43. 东南亚念珠菌

国家科技资源标识符：CSTR: 16698.06.NPRC 3.8.857

平台资源号：NPRC 3.8.857

保藏编号：CAMS-CCPM-D 51895

中文名称：东南亚念珠菌

外文名称：*Candida vulturna*

分类学地位：Debaryomycetaceae; *Candida*

生物危害程度：第三类

分离时间：2022

分离地址：中国山西省大同市

分离基物：患者血液

致病名称：念珠菌败血症

致病对象：人、动物

来源历史：←中国医学科学院病原微生物菌（毒）
种保藏中心医学真菌保藏分中心←中
国医学科学院皮肤病医院（中国医学
科学院皮肤病研究所）←江西省人民
医院←国药同煤总医院

用　　途：临床检验

联系单位：中国医学科学院皮肤病医院（中国医
学科学院皮肤病研究所）

电子邮箱：meih@pumcderm.cams.cn

44. 东南亚念珠菌

国家科技资源标识符：CSTR: 16698.06.NPRC 3.8.858

平台资源号：NPRC 3.8.858

保藏编号：CAMS-CCPM-D 51896

中文名称：东南亚念珠菌

外文名称：*Candida vulturna*

分类学地位：Debaryomycetaceae; *Candida*

生物危害程度：第三类

分离时间：2022

分离地址：中国山西省大同市

分离基物：患者血液

致病名称：念珠菌败血症

致病对象：人、动物

来源历史：←中国医学科学院病原微生物菌（毒）
种保藏中心医学真菌保藏分中心←中
国医学科学院皮肤病医院（中国医学
科学院皮肤病研究所）←江西省人民
医院←国药同煤总医院

用　　途：临床检验

联系单位：中国医学科学院皮肤病医院（中国医
学科学院皮肤病研究所）

电子邮箱：meih@pumcderm.cams.cn

真菌

45. 东南亚念珠菌

国家科技资源标识符：CSTR: 16698.06.NPRC 3.8.859

平台资源号：NPRC 3.8.859

保藏编号：CAMS-CCPM-D 51897

中文名称：东南亚念珠菌

外文名称：*Candida vulturna*

分类学地位：Debaryomycetaceae; *Candida*

生物危害程度：第三类

分离时间：2022

分离地址：中国山西省大同市

分离基物：患者血液

致病名称：念珠菌败血症

致病对象：人、动物

来源历史：←中国医学科学院病原微生物菌（毒）
种保藏中心医学真菌保藏分中心←中
国医学科学院皮肤病医院（中国医学
科学院皮肤病研究所）←江西省人民
医院←国药同煤总医院

用　　途：临床检验

联系单位：中国医学科学院皮肤病医院（中国医
学科学院皮肤病研究所）

电子邮箱：meih@pumcderm.cams.cn

46. 东南亚念珠菌

国家科技资源标识符：CSTR: 16698.06.NPRC 3.8.860

平台资源号：NPRC 3.8.860

保藏编号：CAMS-CCPM-D 51898

中文名称：东南亚念珠菌

外文名称：*Candida vulturna*

分类学地位：Debaryomycetaceae; *Candida*

生物危害程度：第三类

分离时间：2022

分离地址：中国山西省大同市

分离基物：患者血液

致病名称：念珠菌败血症

致病对象：人、动物

来源历史：←中国医学科学院病原微生物菌（毒）
种保藏中心医学真菌保藏分中心←中
国医学科学院皮肤病医院（中国医学
科学院皮肤病研究所）←江西省人民
医院←国药同煤总医院

用　　途：临床检验

联系单位：中国医学科学院皮肤病医院（中国医
学科学院皮肤病研究所）

电子邮箱：meih@pumcderm.cams.cn

47. 东南亚念珠菌

国家科技资源标识符：CSTR: 16698.06.NPRC 3.8.861

平台资源号：NPRC 3.8.861

保藏编号：CAMS-CCPM-D 51899

中文名称：东南亚念珠菌

外文名称：*Candida vulturna*

分类学地位：Debaryomycetaceae; *Candida*

生物危害程度：第三类

分离时间：2022

分离地址：中国山西省大同市

分离基物：患者血液

致病名称：念珠菌败血症

致病对象：人、动物

来源历史：←中国医学科学院病原微生物菌（毒）
种保藏中心医学真菌保藏分中心←中
国医学科学院皮肤病医院（中国医学
科学院皮肤病研究所）←江西省人民
医院←国药同煤总医院

用　　途：临床检验

联系单位：中国医学科学院皮肤病医院（中国医
学科学院皮肤病研究所）

电子邮箱：meih@pumcderm.cams.cn

48. 东南亚念珠菌

国家科技资源标识符：CSTR: 16698.06.NPRC 3.8.862

平台资源号：NPRC 3.8.862

保藏编号：CAMS-CCPM-D 51900

中文名称：东南亚念珠菌

外文名称：*Candida vulturna*

分类学地位：Debaryomycetaceae; *Candida*

生物危害程度：第三类

分离时间：2022

分离地址：中国山西省大同市

分离基物：患者血液

致病名称：念珠菌败血症

致病对象：人、动物

来源历史：←中国医学科学院病原微生物菌（毒）种保藏中心医学真菌保藏分中心←中国医学科学院皮肤病医院（中国医学科学院皮肤病研究所）←江西省人民医院←国药同煤总医院

用　　途：临床检验

联系单位：中国医学科学院皮肤病医院（中国医学科学院皮肤病研究所）

电子邮箱：meih@pumcderm.cams.cn

49. 东南亚念珠菌

国家科技资源标识符：CSTR: 16698.06.NPRC 3.8.863

平台资源号：NPRC 3.8.863

保藏编号：CAMS-CCPM-D 51902

中文名称：东南亚念珠菌

外文名称：*Candida vulturna*

分类学地位：Debaryomycetaceae; *Candida*

生物危害程度：第三类

分离时间：2022

分离地址：中国山西省大同市

分离基物：患者血液

致病名称：念珠菌败血症

致病对象：人、动物

来源历史：←中国医学科学院病原微生物菌（毒）种保藏中心医学真菌保藏分中心←中国医学科学院皮肤病医院（中国医学科学院皮肤病研究所）←江西省人民医院←国药同煤总医院

用　　途：临床检验

联系单位：中国医学科学院皮肤病医院（中国医学科学院皮肤病研究所）

电子邮箱：meih@pumcderm.cams.cn

50. 东南亚念珠菌

国家科技资源标识符：CSTR: 16698.06.NPRC 3.8.865

平台资源号：NPRC 3.8.865

保藏编号：CAMS-CCPM-D 51904

中文名称：东南亚念珠菌

外文名称：*Candida vulturna*

分类学地位：Debaryomycetaceae; *Candida*

生物危害程度：第三类

分离时间：2022

分离地址：中国山西省大同市

分离基物：患者血液

致病名称：念珠菌败血症

致病对象：人、动物

来源历史：←中国医学科学院病原微生物菌（毒）种保藏中心医学真菌保藏分中心←中国医学科学院皮肤病医院（中国医学科学院皮肤病研究所）←江西省人民医院←国药同煤总医院

用　　途：临床检验

联系单位：中国医学科学院皮肤病医院（中国医学科学院皮肤病研究所）

电子邮箱：meih@pumcderm.cams.cn

51. 东南亚念珠菌

国家科技资源标识符：CSTR: 16698.06.NPRC 3.8.866

平台资源号：NPRC 3.8.866

保藏编号：CAMS-CCPM-D 51905

中文名称：东南亚念珠菌

外文名称：*Candida vulturna*

分类学地位：Debaryomycetaceae; *Candida*

生物危害程度：第三类

分离时间：2022

真菌

分离地址：中国山西省大同市

分离基物：患者血液

致病名称：念珠菌败血症

致病对象：人、动物

来源历史：←中国医学科学院病原微生物菌（毒）
种保藏中心医学真菌保藏分中心←中
国医学科学院皮肤病医院（中国医学
科学院皮肤病研究所）←江西省人民
医院←国药同煤总医院

用　　途：临床检验

联系单位：中国医学科学院皮肤病医院（中国医
学科学院皮肤病研究所）

电子邮箱：meih@pumcderm.cams.cn

52. 东南亚念珠菌

国家科技资源标识符：CSTR: 16698.06.NPRC 3.8.867

平台资源号：NPRC 3.8.867

保藏编号：CAMS-CCPM-D 51906

中文名称：东南亚念珠菌

外义名称：*Candida vulturna*

分类学地位：Debaryomycetaceae; *Candida*

生物危害程度：第三类

分离时间：2022

分离地址：中国山西省大同市

分离基物：患者血液

致病名称：念珠菌败血症

致病对象：人、动物

来源历史：←中国医学科学院病原微生物菌（毒）
种保藏中心医学真菌保藏分中心←中
国医学科学院皮肤病医院（中国医学
科学院皮肤病研究所）←江西省人民
医院←国药同煤总医院

用　　途：临床检验

联系单位：中国医学科学院皮肤病医院（中国医
学科学院皮肤病研究所）

电子邮箱：meih@pumcderm.cams.cn

53. 东南亚念珠菌

国家科技资源标识符：CSTR: 16698.06.NPRC 3.8.869

平台资源号：NPRC 3.8.869

保藏编号：CAMS-CCPM-D 51908

中文名称：东南亚念珠菌

外文名称：*Candida vulturna*

分类学地位：Debaryomycetaceae; *Candida*

生物危害程度：第三类

分离时间：2022

分离地址：中国山西省大同市

分离基物：患者血液

致病名称：念珠菌败血症

致病对象：人、动物

来源历史：←中国医学科学院病原微生物菌（毒）
种保藏中心医学真菌保藏分中心←中
国医学科学院皮肤病医院（中国医学
科学院皮肤病研究所）←江西省人民
医院←国药同煤总医院

用　　途：临床检验

联系单位：中国医学科学院皮肤病医院（中国医
学科学院皮肤病研究所）

电子邮箱：meih@pumcderm.cams.cn

54. 东南亚念珠菌

国家科技资源标识符：CSTR: 16698.06.NPRC 3.8.870

平台资源号：NPRC 3.8.870

保藏编号：CAMS-CCPM-D 51909

中文名称：东南亚念珠菌

外文名称：*Candida vulturna*

分类学地位：Debaryomycetaceae; *Candida*

生物危害程度：第三类

分离时间：2022

分离地址：中国山西省大同市

分离基物：患者血液

致病名称：念珠菌败血症

致病对象：人、动物

来源历史：←中国医学科学院病原微生物菌（毒）
　　　　　种保藏中心医学真菌保藏分中心←中
　　　　　国医学科学院皮肤病医院（中国医学
　　　　　科学院皮肤病研究所）←江西省人民
　　　　　医院←国药同煤总医院

用　　途：临床检验

联系单位：中国医学科学院皮肤病医院（中国医
　　　　　学科学院皮肤病研究所）

电子邮箱：meih@pumcderm.cams.cn

55. 东南亚念珠菌

国家科技资源标识符：CSTR: 16698.06.NPRC 3.8.871

平台资源号：NPRC 3.8.871

保藏编号：CAMS-CCPM-D 51910

中文名称：东南亚念珠菌

外文名称：*Candida vulturna*

分类学地位：Debaryomycetaceae; *Candida*

生物危害程度：第三类

分离时间：2022

分离地址：中国山西省大同市

分离基物：患者血液

致病名称：念珠菌败血症

致病对象：人、动物

来源历史：←中国医学科学院病原微生物菌（毒）
　　　　　种保藏中心医学真菌保藏分中心←中
　　　　　国医学科学院皮肤病医院（中国医学
　　　　　科学院皮肤病研究所）←江西省人民
　　　　　医院←国药同煤总医院

用　　途：临床检验

联系单位：中国医学科学院皮肤病医院（中国医
　　　　　学科学院皮肤病研究所）

电子邮箱：meih@pumcderm.cams.cn

二十八、杰丁塞伯林德纳酵母

56. 杰丁塞伯林德纳酵母

国家科技资源标识符：CSTR: 16698.06.NPRC 3.8.839

平台资源号：NPRC 3.8.839

保藏编号：CAMS-CCPM-D 52410

中文名称：杰丁塞伯林德纳酵母

外文名称：*Cyberlindnera jadinii*

分类学地位：Phaffomycetaceae; *Cyberlindnera*

生物危害程度：第三类

分离时间：2020-08

分离地址：中国浙江省杭州市

分离基物：患者尿液

致病名称：播散性真菌感染、角膜炎

致病对象：人、动物

来源历史：←中国医学科学院病原微生物菌（毒）
　　　　　种保藏中心医学真菌保藏分中心←中
　　　　　国医学科学院皮肤病医院（中国医学
　　　　　科学院皮肤病研究所）←杭州市第三
　　　　　人民医院

用　　途：临床检验

联系单位：中国医学科学院皮肤病医院（中国医
　　　　　学科学院皮肤病研究所）

电子邮箱：meih@pumcderm.cams.cn

二十九、阿萨希毛孢子菌

57. 阿萨希毛孢子菌

国家科技资源标识符：CSTR: 16698.06.NPRC 3.8.840

平台资源号：NPRC 3.8.840

保藏编号：CAMS-CCPM-D 51810

中文名称：阿萨希毛孢子菌

真菌

外文名称：*Trichosporon asahii*

分类学地位：Trichosporonaceae; *Trichosporon*

生物危害程度：第三类

分离时间：2021

分离地址：中国浙江省杭州市

分离基物：患者痰液

致病名称：白色毛结节菌病、系统性毛孢子菌病

致病对象：人、动物

来源历史：←中国医学科学院病原微生物菌（毒）种保藏中心医学真菌保藏分中心←中国医学科学院皮肤病医院（中国医学科学院皮肤病研究所）←杭州市第三人民医院 HZ0030

用　　途：临床检验

联系单位：中国医学科学院皮肤病医院（中国医学科学院皮肤病研究所）

电子邮箱：meih@pumcderm.cams.cn

三十、白地霉

58. 白地霉

国家科技资源标识符：CSTR: 16698.06.NPRC 3.8.841

平台资源号：NPRC 3.8.841

保藏编号：CAMS-CCPM-D 04419

中文名称：白地霉

外文名称：*Geotrichum candidum*

分类学地位：Dipodascaceae; *Geotrichum*

生物危害程度：第三类

分离时间：2021

分离地址：中国江西省南昌市

分离基物：患者下肢溃疡

致病名称：皮肤真菌病

致病对象：人、动物

来源历史：←中国医学科学院病原微生物菌（毒）种保藏中心医学真菌保藏分中心←中

国医学科学院皮肤病医院（中国医学科学院皮肤病研究所）←南昌市第一医院

用　　途：临床检验

联系单位：中国医学科学院皮肤病医院（中国医学科学院皮肤病研究所）

电子邮箱：meih@pumcderm.cams.cn

三十一、白念珠菌

59. 白念珠菌

国家科技资源标识符：CSTR: 16698.06.NPRC 3.8.768

平台资源号：NPRC 3.8.768

保藏编号：CAMS-CCPM-D 51803

中文名称：白念珠菌

外文名称：*Candida albicans*

分类学地位：Debaryomycetaceae; *Candida*

生物危害程度：第三类

分离时间：2021

分离地址：中国浙江省杭州市

分离基物：患者腹水

致病名称：皮肤黏膜念珠菌病、念珠菌性肠炎、念珠菌败血症、念珠菌性脑膜炎

致病对象：人、动物

来源历史：←中国医学科学院病原微生物菌（毒）种保藏中心医学真菌保藏分中心←中国医学科学院皮肤病医院（中国医学科学院皮肤病研究所）←杭州市第三人民医院 HZ0171

用　　途：临床检验

联系单位：中国医学科学院皮肤病医院（中国医学科学院皮肤病研究所）

电子邮箱：meih@pumcderm.cams.cn

60. 白念珠菌

国家科技资源标识符：CSTR: 16698.06.NPRC 3.8.769

平台资源号：NPRC 3.8.769

保藏编号：CAMS-CCPM-D 51806

中文名称：白念珠菌

外文名称：*Candida albicans*

分类学地位：Debaryomycetaceae; *Candida*

生物危害程度：第三类

分离时间：2021

分离地址：中国浙江省杭州市

分离基物：患者痰液

致病名称：皮肤黏膜念珠菌病、念珠菌性肠炎、念珠菌败血症、念珠菌性脑膜炎

致病对象：人、动物

来源历史：←中国医学科学院病原微生物菌（毒）种保藏中心医学真菌保藏分中心←中国医学科学院皮肤病医院（中国医学科学院皮肤病研究所）←杭州市第三人民医院 HZ0045

用　　途：临床检验

联系单位：中国医学科学院皮肤病医院（中国医学科学院皮肤病研究所）

电子邮箱：meih@pumcderm.cams.cn

61. 白念珠菌

国家科技资源标识符：CSTR: 16698.06.NPRC 3.8.770

平台资源号：NPRC 3.8.770

保藏编号：CAMS-CCPM-D 51808

中文名称：白念珠菌

外文名称：*Candida albicans*

分类学地位：Debaryomycetaceae; *Candida*

生物危害程度：第三类

分离时间：2021

分离地址：中国浙江省杭州市

分离基物：患者痰液

致病名称：皮肤黏膜念珠菌病、念珠菌性肠炎、

念珠菌败血症、念珠菌性脑膜炎

致病对象：人、动物

来源历史：←中国医学科学院病原微生物菌（毒）种保藏中心医学真菌保藏分中心←中国医学科学院皮肤病医院（中国医学科学院皮肤病研究所）←杭州市第三人民医院 HZ0043

用　　途：临床检验

联系单位：中国医学科学院皮肤病医院（中国医学科学院皮肤病研究所）

电子邮箱：meih@pumcderm.cams.cn

62. 白念珠菌

国家科技资源标识符：CSTR: 16698.06.NPRC 3.8.771

平台资源号：NPRC 3.8.771

保藏编号：CAMS-CCPM-D 51809

中文名称：白念珠菌

外文名称：*Candida albicans*

分类学地位：Debaryomycetaceae; *Candida*

生物危害程度：第三类

分离时间：2021

分离地址：中国浙江省杭州市

分离基物：患者痰液

致病名称：皮肤黏膜念珠菌病、念珠菌性肠炎、念珠菌败血症、念珠菌性脑膜炎

致病对象：人、动物

来源历史：←中国医学科学院病原微生物菌（毒）种保藏中心医学真菌保藏分中心←中国医学科学院皮肤病医院（中国医学科学院皮肤病研究所）←杭州市第三人民医院 HZ0044

用　　途：临床检验

联系单位：中国医学科学院皮肤病医院（中国医学科学院皮肤病研究所）

电子邮箱：meih@pumcderm.cams.cn

真菌

63. 白念珠菌

国家科技资源标识符：CSTR: 16698.06.NPRC 3.8.772

平台资源号：NPRC 3.8.772

保藏编号：CAMS-CCPM-D 51815

中文名称：白念珠菌

外文名称：*Candida albicans*

分类学地位：Debaryomycetaceae; *Candida*

生物危害程度：第三类

分离时间：2021

分离地址：中国浙江省杭州市

分离基物：患者咽拭子

致病名称：皮肤黏膜念珠菌病、念珠菌性肠炎、
念珠菌败血症、念珠菌性脑膜炎

致病对象：人、动物

来源历史：←中国医学科学院病原微生物菌（毒）
种保藏中心医学真菌保藏分中心←中
国医学科学院皮肤病医院（中国医学
科学院皮肤病研究所）←杭州市第三
人民医院 HZ0062

用　　途：临床检验

联系单位：中国医学科学院皮肤病医院（中国医
学科学院皮肤病研究所）

电子邮箱：meih@pumcderm.cams.cn

64. 白念珠菌

国家科技资源标识符：CSTR: 16698.06.NPRC 3.8.773

平台资源号：NPRC 3.8.773

保藏编号：CAMS-CCPM-D 51816

中文名称：白念珠菌

外文名称：*Candida albicans*

分类学地位：Debaryomycetaceae; *Candida*

生物危害程度：第三类

分离时间：2021

分离地址：中国浙江省杭州市

分离基物：患者组织

致病名称：皮肤黏膜念珠菌病、念珠菌性肠炎、

念珠菌败血症、念珠菌性脑膜炎

致病对象：人、动物

来源历史：←中国医学科学院病原微生物菌（毒）
种保藏中心医学真菌保藏分中心←中
国医学科学院皮肤病医院（中国医学
科学院皮肤病研究所）←杭州市第三
人民医院 HZ0069

用　　途：临床检验

联系单位：中国医学科学院皮肤病医院（中国医
学科学院皮肤病研究所）

电子邮箱：meih@pumcderm.cams.cn

65. 白念珠菌

国家科技资源标识符：CSTR: 16698.06.NPRC 3.8.774

平台资源号：NPRC 3.8.774

保藏编号：CAMS-CCPM-D 51830

中文名称：白念珠菌

外文名称：*Candida albicans*

分类学地位：Debaryomycetaceae; *Candida*

生物危害程度：第三类

分离时间：2021

分离地址：中国浙江省杭州市

分离基物：患者痰液

致病名称：皮肤黏膜念珠菌病、念珠菌性肠炎、
念珠菌败血症、念珠菌性脑膜炎

致病对象：人、动物

来源历史：←中国医学科学院病原微生物菌（毒）
种保藏中心医学真菌保藏分中心←中
国医学科学院皮肤病医院（中国医学
科学院皮肤病研究所）←杭州市第三
人民医院 HZ0042

用　　途：临床检验

联系单位：中国医学科学院皮肤病医院（中国医
学科学院皮肤病研究所）

电子邮箱：meih@pumcderm.cams.cn

66. 白念珠菌

国家科技资源标识符：CSTR: 16698.06.NPRC 3.8.775

平台资源号：NPRC 3.8.775

保藏编号：CAMS-CCPM-D 52418

中文名称：白念珠菌

外文名称：*Candida albicans*

分类学地位：Debaryomycetaceae; *Candida*

生物危害程度：第三类

分离时间：2021-12

分离地址：中国浙江省杭州市

分离基物：患者肺泡灌洗液

致病名称：皮肤黏膜念珠菌病、念珠菌性肠炎、念珠菌败血症、念珠菌性脑膜炎

致病对象：人、动物

来源历史：←中国医学科学院病原微生物菌（毒）种保藏中心医学真菌保藏分中心←中国医学科学院皮肤病医院（中国医学科学院皮肤病研究所）←杭州市第三人民医院

用　　途：临床检验

联系单位：中国医学科学院皮肤病医院（中国医学科学院皮肤病研究所）

电子邮箱：meih@pumcderm.cams.cn

67. 白念珠菌

国家科技资源标识符：CSTR: 16698.06.NPRC 3.8.776

平台资源号：NPRC 3.8.776

保藏编号：CAMS-CCPM-D 52454

中文名称：白念珠菌

外文名称：*Candida albicans*

分类学地位：Debaryomycetaceae; *Candida*

生物危害程度：第三类

分离时间：2022-11

分离地址：中国江苏省南京市

分离基物：患者咽拭子

致病名称：皮肤黏膜念珠菌病、念珠菌性肠炎、念珠菌败血症、念珠菌性脑膜炎

致病对象：人、动物

来源历史：←中国医学科学院病原微生物菌（毒）种保藏中心医学真菌保藏分中心←中国医学科学院皮肤病医院（中国医学科学院皮肤病研究所）4483

用　　途：临床检验

联系单位：中国医学科学院皮肤病医院（中国医学科学院皮肤病研究所）

电子邮箱：meih@pumcderm.cams.cn

三十二、淡紫紫孢菌

68. 淡紫紫孢菌

国家科技资源标识符：CSTR: 16698.06.NPRC 3.8.842

平台资源号：NPRC 3.8.842

保藏编号：CAMS-CCPM-D 03599

中文名称：淡紫紫孢菌

外文名称：*Purpureocillium lilacinum*

分类学地位：Ophiocordycipitaceae; *Purpureocillium*

生物危害程度：第三类

分离时间：2022

分离地址：中国福建省厦门市

分离基物：患者角膜刮片

致病名称：鼻窦炎、眼内炎、皮肤真菌病、真菌败血症

致病对象：人、动物

来源历史：←中国医学科学院病原微生物菌（毒）种保藏中心医学真菌保藏分中心←中国医学科学院皮肤病医院（中国医学科学院皮肤病研究所）←厦门大学附属第一医院

用　　途：临床检验

联系单位：中国医学科学院皮肤病医院（中国医

学科学院皮肤病研究所）

电子邮箱：meih@pumcderm.cams.cn

◤ 三十三、辐毛小鬼伞

69. 辐毛小鬼伞

国家科技资源标识符：CSTR: 16698.06.NPRC 3.8.843

平台资源号：NPRC 3.8.843

保藏编号：CAMS-CCPM-D 04393

中文名称：辐毛小鬼伞

外文名称：*Coprinellus radians*

分类学地位：Psathyrellaceae; *Coprinellus*

生物危害程度：第四类

分离时间：2021

分离地址：中国江苏省南京市

分离基物：患者支气管肺泡灌洗液

致病名称：角膜炎

致病对象：人、动物

来源历史：←中国医学科学院病原微生物菌（毒）种保藏中心医学真菌保藏分中心←中国医学科学院皮肤病医院（中国医学科学院皮肤病研究所）←泰康仙林鼓楼医院

用　　途：临床检验

联系单位：中国医学科学院皮肤病医院（中国医学科学院皮肤病研究所）

电子邮箱：meih@pumcderm.cams.cn

◤ 三十四、构巢曲霉

70. 构巢曲霉

国家科技资源标识符：CSTR: 16698.06.NPRC 3.8.844

平台资源号：NPRC 3.8.844

保藏编号：CAMS-CCPM-D 04388

中文名称：构巢曲霉

外文名称：*Aspergillus nidulans*

分类学地位：Aspergillaceae; *Aspergillus*

生物危害程度：第四类

分离时间：2021

分离地址：中国江苏省南京市

分离基物：患者支气管肺泡灌洗液

致病名称：肺曲霉病、侵袭性曲霉病

致病对象：人、动物

来源历史：←中国医学科学院病原微生物菌（毒）种保藏中心医学真菌保藏分中心←中国医学科学院皮肤病医院（中国医学科学院皮肤病研究所）←泰康仙林鼓楼医院

用　　途：临床检验

联系单位：中国医学科学院皮肤病医院（中国医学科学院皮肤病研究所）

电子邮箱：meih@pumcderm.cams.cn

◤ 三十五、黑曲霉

71. 黑曲霉

国家科技资源标识符：CSTR: 16698.06.NPRC 3.8.845

平台资源号：NPRC 3.8.845

保藏编号：CAMS-CCPM-D 04143

中文名称：黑曲霉

外文名称：*Aspergillus niger*

分类学地位：Aspergillaceae; *Aspergillus*

生物危害程度：第四类

分离时间：2020-08

分离地址：中国重庆市

分离基物：患者痰液

致病名称：耳曲霉病、播散性曲霉病

致病对象：人、动物

来源历史：←中国医学科学院病原微生物菌（毒）种保藏中心医学真菌保藏分中心←中国医学科学院皮肤病医院（中国医学科学院皮肤病研究所）←重庆医科大学附属第二医院

用　　途：临床检验

联系单位：中国医学科学院皮肤病医院（中国医学科学院皮肤病研究所）

电子邮箱：meih@pumcderm.cams.cn

72. 黑曲霉

国家科技资源标识符：CSTR: 16698.06.NPRC 3.8.846

平台资源号：NPRC 3.8.846

保藏编号：CAMS-CCPM-D 04144

中文名称：黑曲霉

外文名称：*Aspergillus niger*

分类学地位：Aspergillaceae; *Aspergillus*

生物危害程度：第四类

分离时间：2020-07

分离地址：中国重庆市

分离基物：患者痰液

致病名称：耳曲霉病、播散性曲霉病

致病对象：人、动物

来源历史：←中国医学科学院病原微生物菌（毒）种保藏中心医学真菌保藏分中心←中国医学科学院皮肤病医院（中国医学科学院皮肤病研究所）←重庆医科大学附属第二医院

用　　途：临床检验

联系单位：中国医学科学院皮肤病医院（中国医学科学院皮肤病研究所）

电子邮箱：meih@pumcderm.cams.cn

73. 黑曲霉

国家科技资源标识符：CSTR: 16698.06.NPRC 3.8.847

平台资源号：NPRC 3.8.847

保藏编号：CAMS-CCPM-D 04145

中文名称：黑曲霉

外文名称：*Aspergillus niger*

分类学地位：Aspergillaceae; *Aspergillus*

生物危害程度：第四类

分离时间：2020-07

分离地址：中国重庆市

分离基物：患者痰液

致病名称：耳曲霉病、播散性曲霉病

致病对象：人、动物

来源历史：←中国医学科学院病原微生物菌（毒）种保藏中心医学真菌保藏分中心←中国医学科学院皮肤病医院（中国医学科学院皮肤病研究所）←重庆医科大学附属第二医院

用　　途：临床检验

联系单位：中国医学科学院皮肤病医院（中国医学科学院皮肤病研究所）

电子邮箱：meih@pumcderm.cams.cn

74. 黑曲霉

国家科技资源标识符：CSTR: 16698.06.NPRC 3.8.848

平台资源号：NPRC 3.8.848

保藏编号：CAMS-CCPM-D 04146

中文名称：黑曲霉

外文名称：*Aspergillus niger*

分类学地位：Aspergillaceae; *Aspergillus*

生物危害程度：第四类

分离时间：2020-05

分离地址：中国重庆市

分离基物：患者痰液

致病名称：耳曲霉病、播散性曲霉病

致病对象：人、动物

来源历史：←中国医学科学院病原微生物菌（毒）种保藏中心医学真菌保藏分中心←中国医学科学院皮肤病医院（中国医学科学院皮肤病研究所）←重庆医科大学附属第二医院

真菌

用　　途：临床检验

联系单位：中国医学科学院皮肤病医院（中国医
　　　　　学科学院皮肤病研究所）

电子邮箱：meih@pumcderm.cams.cn

75. 黑曲霉

国家科技资源标识符：CSTR: 16698.06.NPRC 3.8.849

平台资源号：NPRC 3.8.849

保藏编号：CAMS-CCPM-D 04147

中文名称：黑曲霉

外文名称：*Aspergillus niger*

分类学地位：Aspergillaceae; *Aspergillus*

生物危害程度：第四类

分离时间：2020-12

分离地址：中国重庆市

分离基物：患者痰液

致病名称：耳曲霉病、播散性曲霉病

致病对象：人、动物

来源历史：←中国医学科学院病原微生物菌（毒）
　　　　　种保藏中心医学真菌保藏分中心←中
　　　　　国医学科学院皮肤病医院（中国医学
　　　　　科学院皮肤病研究所）←重庆医科大
　　　　　学附属第二医院

用　　途：临床检验

联系单位：中国医学科学院皮肤病医院（中国医
　　　　　学科学院皮肤病研究所）

电子邮箱：meih@pumcderm.cams.cn

76. 黑曲霉

国家科技资源标识符：CSTR: 16698.06.NPRC 3.8.850

平台资源号：NPRC 3.8.850

保藏编号：CAMS-CCPM-D 04150

中文名称：黑曲霉

外文名称：*Aspergillus niger*

分类学地位：Aspergillaceae; *Aspergillus*

生物危害程度：第四类

分离时间：2020-11

分离地址：中国重庆市

分离基物：患者痰液

致病名称：耳曲霉病、播散性曲霉病

致病对象：人、动物

来源历史：←中国医学科学院病原微生物菌（毒）
　　　　　种保藏中心医学真菌保藏分中心←中
　　　　　国医学科学院皮肤病医院（中国医学
　　　　　科学院皮肤病研究所）←重庆医科大
　　　　　学附属第二医院

用　　途：临床检验

联系单位：中国医学科学院皮肤病医院（中国医
　　　　　学科学院皮肤病研究所）

电子邮箱：meih@pumcderm.cams.cn

77. 黑曲霉

国家科技资源标识符：CSTR: 16698.06.NPRC 3.8.851

平台资源号：NPRC 3.8.851

保藏编号：CAMS-CCPM-D 04154

中文名称：黑曲霉

外文名称：*Aspergillus niger*

分类学地位：Aspergillaceae; *Aspergillus*

生物危害程度：第四类

分离时间：2020-01

分离地址：中国重庆市

分离基物：患者痰液

致病名称：耳曲霉病、播散性曲霉病

致病对象：人、动物

来源历史：←中国医学科学院病原微生物菌（毒）
　　　　　种保藏中心医学真菌保藏分中心←中
　　　　　国医学科学院皮肤病医院（中国医学
　　　　　科学院皮肤病研究所）←重庆医科大
　　　　　学附属第二医院

用　　途：临床检验

联系单位：中国医学科学院皮肤病医院（中国医
　　　　　学科学院皮肤病研究所）

电子邮箱：meih@pumcderm.cams.cn

78. 黑曲霉

国家科技资源标识符：CSTR: 16698.06.NPRC 3.8.852

平台资源号：NPRC 3.8.852

保藏编号：CAMS-CCPM-D 04160

中文名称：黑曲霉

外文名称：*Aspergillus niger*

分类学地位：Aspergillaceae; *Aspergillus*

生物危害程度：第四类

分离时间：2020-06

分离地址：中国重庆市

分离基物：患者痰液

致病名称：耳曲霉病、播散性曲霉病

致病对象：人、动物

来源历史：←中国医学科学院病原微生物菌（毒）种保藏中心医学真菌保藏分中心←中国医学科学院皮肤病医院（中国医学科学院皮肤病研究所）←重庆医科大学附属第二医院

用　　途：临床检验

联系单位：中国医学科学院皮肤病医院（中国医学科学院皮肤病研究所）

电子邮箱：meih@pumcderm.cams.cn

79. 黑曲霉

国家科技资源标识符：CSTR: 16698.06.NPRC 3.8.853

平台资源号：NPRC 3.8.853

保藏编号：CAMS-CCPM-D 04181

中文名称：黑曲霉

外文名称：*Aspergillus niger*

分类学地位：Aspergillaceae; *Aspergillus*

生物危害程度：第四类

分离时间：2020-12

分离地址：中国重庆市

分离基物：患者痰液

致病名称：耳曲霉病、播散性曲霉病

致病对象：人、动物

来源历史：←中国医学科学院病原微生物菌（毒）种保藏中心医学真菌保藏分中心←中国医学科学院皮肤病医院（中国医学科学院皮肤病研究所）←重庆医科大学附属第二医院

用　　途：临床检验

联系单位：中国医学科学院皮肤病医院（中国医学科学院皮肤病研究所）

电子邮箱：meih@pumcderm.cams.cn

80. 黑曲霉

国家科技资源标识符：CSTR: 16698.06.NPRC 3.8.854

平台资源号：NPRC 3.8.854

保藏编号：CAMS-CCPM-D 04187

中文名称：黑曲霉

外文名称：*Aspergillus niger*

分类学地位：Aspergillaceae; *Aspergillus*

生物危害程度：第四类

分离时间：2020-12

分离地址：中国重庆市

分离基物：患者痰液

致病名称：耳曲霉病、播散性曲霉病

致病对象：人、动物

来源历史：←中国医学科学院病原微生物菌（毒）种保藏中心医学真菌保藏分中心←中国医学科学院皮肤病医院（中国医学科学院皮肤病研究所）←重庆医科大学附属第二医院

用　　途：临床检验

联系单位：中国医学科学院皮肤病医院（中国医学科学院皮肤病研究所）

电子邮箱：meih@pumcderm.cams.cn

81. 黑曲霉

国家科技资源标识符：CSTR: 16698.06.NPRC 3.8.855

平台资源号：NPRC 3.8.855

保藏编号：CAMS-CCPM-D 04823

真菌

中文名称：黑曲霉

外文名称：*Aspergillus niger*

分类学地位：Aspergillaceae; *Aspergillus*

生物危害程度：第四类

分离时间：2022-11

分离地址：中国江苏省南京市

分离基物：患者痰液

致病名称：耳曲霉病、播散性曲霉病

致病对象：人、动物

来源历史：←中国医学科学院病原微生物菌（毒）种保藏中心医学真菌保藏分中心←中国医学科学院皮肤病医院（中国医学科学院皮肤病研究所）←南京市鼓楼医院

用　　途：临床检验

联系单位：中国医学科学院皮肤病医院（中国医学科学院皮肤病研究所）

电子邮箱：meih@pumcderm.cams.cn

◤ 三十六、红孢壶霉

82. 红孢壶霉

国家科技资源标识符：CSTR: 16698.06.NPRC 3.8.856

平台资源号：NPRC 3.8.856

保藏编号：CAMS-CCPM-D 03598

中文名称：红孢壶霉

外文名称：*Saksenaea erythrospora*

分类学地位：Saksenaeaceae; *Saksenaea*

生物危害程度：第三类

分离时间：2022

分离地址：中国福建省厦门市

分离基物：糖尿病患者伤口

致病名称：皮肤真菌病、鼻窦炎

致病对象：人、动物

来源历史：←中国医学科学院病原微生物菌（毒）

种保藏中心医学真菌保藏分中心←中国医学科学院皮肤病医院（中国医学科学院皮肤病研究所）←厦门大学附属第一医院

用　　途：临床检验

联系单位：中国医学科学院皮肤病医院（中国医学科学院皮肤病研究所）

电子邮箱：meih@pumcderm.cams.cn

◤ 三十七、黄曲霉

83. 黄曲霉

国家科技资源标识符：CSTR: 16698.06.NPRC 3.8.703

平台资源号：NPRC 3.8.703

保藏编号：CAMS-CCPM-D 04127

中文名称：黄曲霉

外文名称：*Aspergillus flavus*

分类学地位：Aspergillaceae; *Aspergillus*

生物危害程度：第三类

分离时间：2020-12

分离地址：中国重庆市

分离基物：患者痰液

致病名称：肺曲霉病、侵袭性曲霉病

致病对象：人、动物

来源历史：←中国医学科学院病原微生物菌（毒）种保藏中心医学真菌保藏分中心←中国医学科学院皮肤病医院（中国医学科学院皮肤病研究所）←重庆医科大学附属第二医院

用　　途：临床检验

联系单位：中国医学科学院皮肤病医院（中国医学科学院皮肤病研究所）

电子邮箱：meih@pumcderm.cams.cn

84. 黄曲霉

国家科技资源标识符：CSTR: 16698.06.NPRC 3.8.704

平台资源号：NPRC 3.8.704

保藏编号：CAMS-CCPM-D 04155

中文名称：黄曲霉

外文名称：*Aspergillus flavus*

分类学地位：Aspergillaceae; *Aspergillus*

生物危害程度：第三类

分离时间：2020-05

分离地址：中国重庆市

分离基物：患者痰液

致病名称：肺曲霉病、侵袭性曲霉病

致病对象：人、动物

来源历史：←中国医学科学院病原微生物菌（毒）
种保藏中心医学真菌保藏分中心←中
国医学科学院皮肤病医院（中国医学
科学院皮肤病研究所）←重庆医科大
学附属第二医院

用　　途：临床检验

联系单位：中国医学科学院皮肤病医院（中国医
学科学院皮肤病研究所）

电子邮箱：meih@pumcderm.cams.cn

85. 黄曲霉

国家科技资源标识符：CSTR: 16698.06.NPRC 3.8.705

平台资源号：NPRC 3.8.705

保藏编号：CAMS-CCPM-D 04157

中文名称：黄曲霉

外文名称：*Aspergillus flavus*

分类学地位：Aspergillaceae; *Aspergillus*

生物危害程度：第三类

分离时间：2020-09

分离地址：中国重庆市

分离基物：患者分泌物

致病名称：肺曲霉病、侵袭性曲霉病

致病对象：人、动物

来源历史：←中国医学科学院病原微生物菌（毒）
种保藏中心医学真菌保藏分中心←中
国医学科学院皮肤病医院（中国医学
科学院皮肤病研究所）←重庆医科大
学附属第二医院

用　　途：临床检验

联系单位：中国医学科学院皮肤病医院（中国医
学科学院皮肤病研究所）

电子邮箱：meih@pumcderm.cams.cn

86. 黄曲霉

国家科技资源标识符：CSTR: 16698.06.NPRC 3.8.706

平台资源号：NPRC 3.8.706

保藏编号：CAMS-CCPM-D 04158

中文名称：黄曲霉

外文名称：*Aspergillus flavus*

分类学地位：Aspergillaceae; *Aspergillus*

生物危害程度：第三类

分离时间：2020-01

分离地址：中国重庆市

分离基物：患者痰液

致病名称：肺曲霉病、侵袭性曲霉病

致病对象：人、动物

来源历史：←中国医学科学院病原微生物菌（毒）
种保藏中心医学真菌保藏分中心←中
国医学科学院皮肤病医院（中国医学
科学院皮肤病研究所）←重庆医科大
学附属第二医院

用　　途：临床检验

联系单位：中国医学科学院皮肤病医院（中国医
学科学院皮肤病研究所）

电子邮箱：meih@pumcderm.cams.cn

87. 黄曲霉

国家科技资源标识符：CSTR: 16698.06.NPRC 3.8.707

平台资源号：NPRC 3.8.707

保藏编号：CAMS-CCPM-D 04159

真

菌

中文名称：黄曲霉

外文名称：*Aspergillus flavus*

分类学地位：Aspergillaceae; *Aspergillus*

生物危害程度：第三类

分离时间：2020-01

分离地址：中国重庆市

分离基物：患者痰液

致病名称：肺曲霉病、侵袭性曲霉病

致病对象：人、动物

来源历史：←中国医学科学院病原微生物菌（毒）种保藏中心医学真菌保藏分中心←中国医学科学院皮肤病医院（中国医学科学院皮肤病研究所）←重庆医科大学附属第二医院

用　　途：临床检验

联系单位：中国医学科学院皮肤病医院（中国医学科学院皮肤病研究所）

电子邮箱：meih@pumcderm.cams.cn

88. 黄曲霉

国家科技资源标识符：CSTR: 16698.06.NPRC 3.8.708

平台资源号：NPRC 3.8.708

保藏编号：CAMS-CCPM-D 04277

中文名称：黄曲霉

外文名称：*Aspergillus flavus*

分类学地位：Aspergillaceae; *Aspergillus*

生物危害程度：第三类

分离时间：2021-05

分离地址：中国山东省聊城市

分离基物：患者肺泡灌洗液

致病名称：肺曲霉病、侵袭性曲霉病

致病对象：人、动物

来源历史：←中国医学科学院病原微生物菌（毒）种保藏中心医学真菌保藏分中心←中国医学科学院皮肤病医院（中国医学科学院皮肤病研究所）←聊城市人民医院

用　　途：临床检验

联系单位：中国医学科学院皮肤病医院（中国医学科学院皮肤病研究所）

电子邮箱：meih@pumcderm.cams.cn

89. 黄曲霉

国家科技资源标识符：CSTR: 16698.06.NPRC 3.8.709

平台资源号：NPRC 3.8.709

保藏编号：CAMS-CCPM-D 04381

中文名称：黄曲霉

外文名称：*Aspergillus flavus*

分类学地位：Aspergillaceae; *Aspergillus*

生物危害程度：第三类

分离时间：2021-10

分离地址：中国江苏省南京市

分离基物：患者痰液

致病名称：肺曲霉病、侵袭性曲霉病

致病对象：人、动物

来源历史：←中国医学科学院病原微生物菌（毒）种保藏中心医学真菌保藏分中心←中国医学科学院皮肤病医院（中国医学科学院皮肤病研究所）←南京市鼓楼医院

用　　途：临床检验

联系单位：中国医学科学院皮肤病医院（中国医学科学院皮肤病研究所）

电子邮箱：meih@pumcderm.cams.cn

90. 黄曲霉

国家科技资源标识符：CSTR: 16698.06.NPRC 3.8.710

平台资源号：NPRC 3.8.710

保藏编号：CAMS-CCPM-D 04386

中文名称：黄曲霉

外文名称：*Aspergillus flavus*

分类学地位：Aspergillaceae; *Aspergillus*

生物危害程度：第三类

分离时间：2021

分离地址：中国江苏省南京市

分离基物：患者支气管肺泡灌洗液

致病名称：肺曲霉病、侵袭性曲霉病

致病对象：人、动物

来源历史：←中国医学科学院病原微生物菌（毒）
种保藏中心医学真菌保藏分中心←中
国医学科学院皮肤病医院（中国医学
科学院皮肤病研究所）←泰康仙林鼓
楼医院

用　　途：临床检验

联系单位：中国医学科学院皮肤病医院（中国医
学科学院皮肤病研究所）

电子邮箱：meih@pumcderm.cams.cn

91. 黄曲霉

国家科技资源标识符：CSTR: 16698.06.NPRC 3.8.711

平台资源号：NPRC 3.8.711

保藏编号：CAMS-CCPM-D 04389

中文名称：黄曲霉

外文名称：*Aspergillus flavus*

分类学地位：Aspergillaceae; *Aspergillus*

生物危害程度：第三类

分离时间：2021

分离地址：中国江苏省南京市

分离基物：患者支气管肺泡灌洗液

致病名称：肺曲霉病、侵袭性曲霉病

致病对象：人、动物

来源历史：←中国医学科学院病原微生物菌（毒）
种保藏中心医学真菌保藏分中心←中
国医学科学院皮肤病医院（中国医学
科学院皮肤病研究所）←泰康仙林鼓
楼医院

用　　途：临床检验

联系单位：中国医学科学院皮肤病医院（中国医
学科学院皮肤病研究所）

电子邮箱：meih@pumcderm.cams.cn

92. 黄曲霉

国家科技资源标识符：CSTR: 16698.06.NPRC 3.8.712

平台资源号：NPRC 3.8.712

保藏编号：CAMS-CCPM-D 04439

中文名称：黄曲霉

外文名称：*Aspergillus flavus*

分类学地位：Aspergillaceae; *Aspergillus*

生物危害程度：第三类

分离时间：2022-01

分离地址：中国江苏省南京市

分离基物：患者痰液

致病名称：肺曲霉病、侵袭性曲霉病

致病对象：人、动物

来源历史：←中国医学科学院病原微生物菌（毒）
种保藏中心医学真菌保藏分中心←中
国医学科学院皮肤病医院（中国医学
科学院皮肤病研究所）←南京市鼓楼
医院

用　　途：临床检验

联系单位：中国医学科学院皮肤病医院（中国医
学科学院皮肤病研究所）

电子邮箱：meih@pumcderm.cams.cn

93. 黄曲霉

国家科技资源标识符：CSTR: 16698.06.NPRC 3.8.713

平台资源号：NPRC 3.8.713

保藏编号：CAMS-CCPM-D 04494

中文名称：黄曲霉

外文名称：*Aspergillus flavus*

分类学地位：Aspergillaceae; *Aspergillus*

生物危害程度：第三类

分离时间：2022-02

分离地址：中国江苏省南京市

分离基物：患者痰液

致病名称：肺曲霉病、侵袭性曲霉病

致病对象：人、动物

真

菌

来源历史：←中国医学科学院病原微生物菌（毒）
　　　　　种保藏中心医学真菌保藏分中心←中
　　　　　国医学科学院皮肤病医院（中国医学
　　　　　科学院皮肤病研究所）←南京市鼓楼
　　　　　医院

用　　途：临床检验

联系单位：中国医学科学院皮肤病医院（中国医
　　　　　学科学院皮肤病研究所）

电子邮箱：meih@pumcderm.cams.cn

94. 黄曲霉

国家科技资源标识符：CSTR: 16698.06.NPRC 3.8.714

平台资源号：NPRC 3.8.714

保藏编号：CAMS-CCPM-D 04547

中文名称：黄曲霉

外文名称：*Aspergillus flavus*

分类学地位：Aspergillaceae; *Aspergillus*

生物危害程度：第三类

分离时间：2022-04

分离地址：中国江苏省南京市

分离基物：患者痰液

致病名称：肺曲霉病、侵袭性曲霉病

致病对象：人、动物

来源历史：←中国医学科学院病原微生物菌（毒）
　　　　　种保藏中心医学真菌保藏分中心←中
　　　　　国医学科学院皮肤病医院（中国医学
　　　　　科学院皮肤病研究所）←南京市鼓楼
　　　　　医院

用　　途：临床检验

联系单位：中国医学科学院皮肤病医院（中国医
　　　　　学科学院皮肤病研究所）

电子邮箱：meih@pumcderm.cams.cn

95. 黄曲霉

国家科技资源标识符：CSTR: 16698.06.NPRC 3.8.715

平台资源号：NPRC 3.8.715

保藏编号：CAMS-CCPM-D 04562

中文名称：黄曲霉

外文名称：*Aspergillus flavus*

分类学地位：Aspergillaceae; *Aspergillus*

生物危害程度：第三类

分离时间：2022-05

分离地址：中国江苏省南京市

分离基物：患者痰液

致病名称：肺曲霉病、侵袭性曲霉病

致病对象：人、动物

来源历史：←中国医学科学院病原微生物菌（毒）
　　　　　种保藏中心医学真菌保藏分中心←中
　　　　　国医学科学院皮肤病医院（中国医学
　　　　　科学院皮肤病研究所）←南京市鼓楼
　　　　　医院

用　　途：临床检验

联系单位：中国医学科学院皮肤病医院（中国医
　　　　　学科学院皮肤病研究所）

电子邮箱：meih@pumcderm.cams.cn

96. 黄曲霉

国家科技资源标识符：CSTR: 16698.06.NPRC 3.8.716

平台资源号：NPRC 3.8.716

保藏编号：CAMS-CCPM-D 04690

中文名称：黄曲霉

外文名称：*Aspergillus flavus*

分类学地位：Aspergillaceae; *Aspergillus*

生物危害程度：第三类

分离时间：2022-08

分离地址：中国江苏省南京市

分离基物：患者痰液

致病名称：肺曲霉病、侵袭性曲霉病

致病对象：人、动物

来源历史：←中国医学科学院病原微生物菌（毒）
　　　　　种保藏中心医学真菌保藏分中心←中
　　　　　国医学科学院皮肤病医院（中国医学
　　　　　科学院皮肤病研究所）←南京市鼓楼
　　　　　医院

用　　途：临床检验

联系单位：中国医学科学院皮肤病医院（中国医学科学院皮肤病研究所）

电子邮箱：meih@pumcderm.cams.cn

97. 黄曲霉

国家科技资源标识符：CSTR: 16698.06.NPRC 3.8.717

平台资源号：NPRC 3.8.717

保藏编号：CAMS-CCPM-D 04804

中文名称：黄曲霉

外文名称：*Aspergillus flavus*

分类学地位：Aspergillaceae; *Aspergillus*

生物危害程度：第三类

分离时间：2022-11

分离地址：中国江苏省南京市

分离基物：患者痰液

致病名称：肺曲霉病、侵袭性曲霉病

致病对象：人、动物

来源历史：←中国医学科学院病原微生物菌（毒）种保藏中心医学真菌保藏分中心←中国医学科学院皮肤病医院（中国医学科学院皮肤病研究所）←南京市鼓楼医院

用　　途：临床检验

联系单位：中国医学科学院皮肤病医院（中国医学科学院皮肤病研究所）

电子邮箱：meih@pumcderm.cams.cn

98. 黄曲霉

国家科技资源标识符：CSTR: 16698.06.NPRC 3.8.718

平台资源号：NPRC 3.8.718

保藏编号：CAMS-CCPM-D 04808

中文名称：黄曲霉

外文名称：*Aspergillus flavus*

分类学地位：Aspergillaceae; *Aspergillus*

生物危害程度：第三类

分离时间：2022-11

分离地址：中国江苏省南京市

分离基物：患者痰液

致病名称：肺曲霉病、侵袭性曲霉病

致病对象：人、动物

来源历史：←中国医学科学院病原微生物菌（毒）种保藏中心医学真菌保藏分中心←中国医学科学院皮肤病医院（中国医学科学院皮肤病研究所）←南京市鼓楼医院

用　　途：临床检验

联系单位：中国医学科学院皮肤病医院（中国医学科学院皮肤病研究所）

电子邮箱：meih@pumcderm.cams.cn

99. 黄曲霉

国家科技资源标识符：CSTR: 16698.06.NPRC 3.8.719

平台资源号：NPRC 3.8.719

保藏编号：CAMS-CCPM-D 04810

中文名称：黄曲霉

外文名称：*Aspergillus flavus*

分类学地位：Aspergillaceae; *Aspergillus*

生物危害程度：第三类

分离时间：2022-10

分离地址：中国江苏省南京市

分离基物：患者痰液

致病名称：肺曲霉病、侵袭性曲霉病

致病对象：人、动物

来源历史：←中国医学科学院病原微生物菌（毒）种保藏中心医学真菌保藏分中心←中国医学科学院皮肤病医院（中国医学科学院皮肤病研究所）←南京市鼓楼医院

用　　途：临床检验

联系单位：中国医学科学院皮肤病医院（中国医学科学院皮肤病研究所）

电子邮箱：meih@pumcderm.cams.cn

真

菌

100. 黄曲霉

国家科技资源标识符：CSTR: 16698.06.NPRC 3.8.720

平台资源号：NPRC 3.8.720

保藏编号：CAMS-CCPM-D 04815

中文名称：黄曲霉

外文名称：*Aspergillus flavus*

分类学地位：Aspergillaceae; *Aspergillus*

生物危害程度：第三类

分离时间：2022-12

分离地址：中国江苏省南京市

分离基物：患者支气管肺泡灌洗液

致病名称：肺曲霉病、侵袭性曲霉病

致病对象：人、动物

来源历史：←中国医学科学院病原微生物菌（毒）
种保藏中心医学真菌保藏分中心←中
国医学科学院皮肤病医院（中国医学
科学院皮肤病研究所）←南京市鼓楼
医院

用　　途：临床检验

联系单位：中国医学科学院皮肤病医院（中国医
学科学院皮肤病研究所）

电子邮箱：meih@pumcderm.cams.cn

101. 黄曲霉

国家科技资源标识符：CSTR: 16698.06.NPRC 3.8.721

平台资源号：NPRC 3.8.721

保藏编号：CAMS-CCPM-D 04822

中文名称：黄曲霉

外文名称：*Aspergillus flavus*

分类学地位：Aspergillaceae; *Aspergillus*

生物危害程度：第三类

分离时间：2022-11

分离地址：中国江苏省南京市

分离基物：患者痰液

致病名称：肺曲霉病、侵袭性曲霉病

致病对象：人、动物

来源历史：←中国医学科学院病原微生物菌（毒）
种保藏中心医学真菌保藏分中心←中
国医学科学院皮肤病医院（中国医学
科学院皮肤病研究所）←南京市鼓楼
医院

用　　途：临床检验

联系单位：中国医学科学院皮肤病医院（中国医
学科学院皮肤病研究所）

电子邮箱：meih@pumcderm.cams.cn

102. 黄曲霉

国家科技资源标识符：CSTR: 16698.06.NPRC 3.8.722

平台资源号：NPRC 3.8.722

保藏编号：CAMS-CCPM-D 04825

中文名称：黄曲霉

外文名称：*Aspergillus flavus*

分类学地位：Aspergillaceae; *Aspergillus*

生物危害程度：第三类

分离时间：2022-12

分离地址：中国江苏省南京市

分离基物：患者痰液

致病名称：肺曲霉病、侵袭性曲霉病

致病对象：人、动物

来源历史：←中国医学科学院病原微生物菌（毒）
种保藏中心医学真菌保藏分中心←中
国医学科学院皮肤病医院（中国医学
科学院皮肤病研究所）←南京市鼓楼
医院

用　　途：临床检验

联系单位：中国医学科学院皮肤病医院（中国医
学科学院皮肤病研究所）

电子邮箱：meih@pumcderm.cams.cn

103. 黄曲霉

国家科技资源标识符：CSTR: 16698.06.NPRC 3.8.723

平台资源号：NPRC 3.8.723

保藏编号：CAMS-CCPM-D 04827

中文名称：黄曲霉

外文名称：*Aspergillus flavus*

分类学地位：Aspergillaceae; *Aspergillus*

生物危害程度：第三类

分离时间：2022-11

分离地址：中国江苏省南京市

分离基物：患者痰液

致病名称：肺曲霉病、侵袭性曲霉病

致病对象：人、动物

来源历史：←中国医学科学院病原微生物菌（毒）种保藏中心医学真菌保藏分中心←中国医学科学院皮肤病医院（中国医学科学院皮肤病研究所）←南京市鼓楼医院

用　　途：临床检验

联系单位：中国医学科学院皮肤病医院（中国医学科学院皮肤病研究所）

电子邮箱：meih@pumcderm.cams.cn

104. 黄曲霉

国家科技资源标识符：CSTR: 16698.06.NPRC 3.8.724

平台资源号：NPRC 3.8.724

保藏编号：CAMS-CCPM-D 04828

中文名称：黄曲霉

外文名称：*Aspergillus flavus*

分类学地位：Aspergillaceae; *Aspergillus*

生物危害程度：第三类

分离时间：2022-12

分离地址：中国江苏省南京市

分离基物：患者支气管肺泡灌洗液

致病名称：肺曲霉病、侵袭性曲霉病

致病对象：人、动物

来源历史：←中国医学科学院病原微生物菌（毒）种保藏中心医学真菌保藏分中心←中国医学科学院皮肤病医院（中国医学科学院皮肤病研究所）←南京市鼓楼医院

用　　途：临床检验

联系单位：中国医学科学院皮肤病医院（中国医学科学院皮肤病研究所）

电子邮箱：meih@pumcderm.cams.cn

三十八、皱褶念珠菌

105. 皱褶念珠菌

国家科技资源标识符：CSTR: 16698.06.NPRC 3.8.864

平台资源号：NPRC 3.8.864

保藏编号：CAMS-CCPM-D 51903

中文名称：皱褶念珠菌

外文名称：*Diutina rugosa*

分类学地位：Debaryomycetaceae; *Diutina*

生物危害程度：第四类

分离时间：2022

分离地址：中国山西省大同市

分离基物：患者血液

致病名称：念珠菌败血症

致病对象：人、动物

来源历史：←中国医学科学院病原微生物菌（毒）种保藏中心医学真菌保藏分中心←中国医学科学院皮肤病医院（中国医学科学院皮肤病研究所）←江西省人民医院←国药同煤总医院

用　　途：临床检验

联系单位：中国医学科学院皮肤病医院（中国医学科学院皮肤病研究所）

电子邮箱：meih@pumcderm.cams.cn

106. 皱褶念珠菌

国家科技资源标识符：CSTR: 16698.06.NPRC 3.8.872

平台资源号：NPRC 3.8.872

保藏编号：CAMS-CCPM-D 51911

中文名称：皱褶念珠菌

真

菌

外文名称：*Diutina rugosa*

分类学地位：Debaryomycetaceae; *Candida*

生物危害程度：第四类

分离时间：2022

分离地址：中国山西省大同市

分离基物：患者血液

致病名称：念珠菌败血症

致病对象：人、动物

来源历史：←中国医学科学院病原微生物菌（毒）种保藏中心医学真菌保藏分中心←中国医学科学院皮肤病医院（中国医学科学院皮肤病研究所）←江西省人民医院←国药同煤总医院

用　　途：临床检验

联系单位：中国医学科学院皮肤病医院（中国医学科学院皮肤病研究所）

电子邮箱：meih@pumcderm.cams.cn

三十九、双希木龙念珠菌

107. 双希木龙念珠菌

国家科技资源标识符：CSTR: 16698.06.NPRC 3.8.868

平台资源号：NPRC 3.8.868

保藏编号：CAMS-CCPM-D 51907

中文名称：双希木龙念珠菌

外文名称：*Candida duobushaemulonii*

分类学地位：Debaryomycetaceae; *Candida*

生物危害程度：第三类

分离时间：2022

分离地址：中国山西省大同市

分离基物：患者血液

致病名称：念珠菌败血症

致病对象：人、动物

来源历史：←中国医学科学院病原微生物菌（毒）种保藏中心医学真菌保藏分中心←中

国医学科学院皮肤病医院（中国医学科学院皮肤病研究所）←江西省人民医院←国药同煤总医院

用　　途：临床检验

联系单位：中国医学科学院皮肤病医院（中国医学科学院皮肤病研究所）

电子邮箱：meih@pumcderm.cams.cn

四十、尖端赛多孢

108. 尖端赛多孢

国家科技资源标识符：CSTR: 16698.06.NPRC 3.8.873

平台资源号：NPRC 3.8.873

保藏编号：CAMS-CCPM-D 04100

中文名称：尖端赛多孢

外文名称：*Scedosporium apiospermum*

分类学地位：Microascaceae; *Scedosporium*

生物危害程度：第三类

分离时间：2020-10

分离地址：中国江苏省南京市

分离基物：患者痰液

致病名称：足菌肿、感染性关节炎、角膜炎、脑脓肿、肺炎

致病对象：人、动物

来源历史：←中国医学科学院病原微生物菌（毒）种保藏中心医学真菌保藏分中心←中国医学科学院皮肤病医院（中国医学科学院皮肤病研究所）

用　　途：临床检验

联系单位：中国医学科学院皮肤病医院（中国医学科学院皮肤病研究所）

电子邮箱：meih@pumcderm.cams.cn

四十一、近平滑念珠菌

109. 近平滑念珠菌

国家科技资源标识符：CSTR: 16698.06.NPRC 3.8.777

平台资源号：NPRC 3.8.777

保藏编号：CAMS-CCPM-D 51801

中文名称：近平滑念珠菌

外文名称：*Candida parapsilosis*

分类学地位：Debaryomycetaceae; *Candida*

生物危害程度：第三类

分离时间：2021

分离地址：中国浙江省杭州市

分离基物：患者分泌物

致病名称：皮肤真菌病、甲真菌病、心内膜炎、
　　　　　眼内炎、腹膜炎、念珠菌败血症

致病对象：人、动物

来源历史：←中国医学科学院病原微生物菌(毒)
　　　　　种保藏中心医学真菌保藏分中心←中
　　　　　国医学科学院皮肤病医院（中国医学
　　　　　科学院皮肤病研究所）←杭州市第三
　　　　　人民医院

用　　途：临床检验

联系单位：中国医学科学院皮肤病医院（中国医
　　　　　学科学院皮肤病研究所）

电子邮箱：meih@pumcderm.cams.cn

四十二、聚多曲霉

110. 聚多曲霉

国家科技资源标识符：CSTR: 16698.06.NPRC 3.8.874

平台资源号：NPRC 3.8.874

保藏编号：CAMS-CCPM-D 04129

中文名称：聚多曲霉

外文名称：*Aspergillus sydowii*

分类学地位：Aspergillaceae; *Aspergillus*

生物危害程度：第四类

分离时间：2020-05

分离地址：中国重庆市

分离基物：患者痰液

致病名称：侵袭性曲霉菌病、甲癣

致病对象：人、动物

来源历史：←中国医学科学院病原微生物菌（毒）
　　　　　种保藏中心医学真菌保藏分中心←中
　　　　　国医学科学院皮肤病医院（中国医学
　　　　　科学院皮肤病研究所）←重庆医科大
　　　　　学附属第二医院

用　　途：临床检验

联系单位：中国医学科学院皮肤病医院（中国医
　　　　　学科学院皮肤病研究所）

电子邮箱：meih@pumcderm.cams.cn

四十三、库德里阿兹威毕赤酵母（克柔念珠菌）

111. 库德里阿兹威毕赤酵母（克柔念珠菌）

国家科技资源标识符：CSTR: 16698.06.NPRC 3.8.875

平台资源号：NPRC 3.8.875

保藏编号：CAMS-CCPM-D 51820

中文名称：库德里阿兹威毕赤酵母（克柔念珠菌）

外文名称：*Pichia kudriavzevii (Candida krusei)*

分类学地位：Pichiaceae; *Pichia*

生物危害程度：第三类

分离时间：2021

分离地址：中国浙江省杭州市

分离基物：患者尿液

致病名称：念珠菌败血症、眼内炎、关节炎、心

内膜炎

致病对象：人、动物

来源历史：←中国医学科学院病原微生物菌（毒）种保藏中心医学真菌保藏分中心←中国医学科学院皮肤病医院（中国医学科学院皮肤病研究所）←杭州市第三人民医院

用　　途：临床检验

联系单位：中国医学科学院皮肤病医院（中国医学科学院皮肤病研究所）

电子邮箱：meih@pumcderm.cams.cn

四十四、马尔尼菲篮状菌

112. 马尔尼菲篮状菌

国家科技资源标识符：CSTR: 16698.06.NPRC 3.8.804

平台资源号：NPRC 3.8.804

保藏编号：CAMS-CCPM-D 04367

中文名称：马尔尼菲篮状菌

外文名称：*Talaromyces marneffei*

分类学地位：Trichocomaceae; *Talaromyces*

生物危害程度：第三类

分离时间：2021

分离地址：中国浙江省杭州市

分离基物：患者组织液

致病名称：马尔尼菲篮状菌病

致病对象：人、动物

来源历史：←中国医学科学院病原微生物菌（毒）种保藏中心医学真菌保藏分中心←中国医学科学院皮肤病医院（中国医学科学院皮肤病研究所）←杭州市第三人民医院

用　　途：临床检验

联系单位：中国医学科学院皮肤病医院（中国医学科学院皮肤病研究所）

电子邮箱：meih@pumcderm.cams.cn

四十五、可可毛色二孢菌

113. 可可毛色二孢菌

国家科技资源标识符：CSTR: 16698.06.NPRC 3.8.876

平台资源号：NPRC 3.8.876

保藏编号：CAMS-CCPM-D 04511

中文名称：可可毛色二孢菌

外文名称：*Lasiodiplodia theobromae*

分类学地位：Botryosphaeriaceae; *Lasiodiplodia*

生物危害程度：第三类

分离时间：2022

分离地址：中国江西省南昌市

分离基物：患者眼部

致病名称：角膜炎、眼内炎、鼻窦炎

致病对象：人、动物

来源历史：←中国医学科学院病原微生物菌（毒）种保藏中心医学真菌保藏分中心←中国医学科学院皮肤病医院（中国医学科学院皮肤病研究所）←江西省人民医院

用　　途：临床检验

联系单位：中国医学科学院皮肤病医院（中国医学科学院皮肤病研究所）

电子邮箱：meih@pumcderm.cams.cn

114. 可可毛色二孢菌

国家科技资源标识符：CSTR: 16698.06.NPRC 3.8.877

平台资源号：NPRC 3.8.877

保藏编号：CAMS-CCPM-D 04512

中文名称：可可毛色二孢菌

外文名称：*Lasiodiplodia theobromae*

分类学地位：Botryosphaeriaceae; *Lasiodiplodia*

生物危害程度：第三类

分离时间：2022

分离地址：中国江西省南昌市

分离基物：患者眼部

致病名称：角膜炎、眼内炎、鼻窦炎

致病对象：人、动物

来源历史：←中国医学科学院病原微生物菌（毒）种保藏中心医学真菌保藏分中心←中国医学科学院皮肤病医院（中国医学科学院皮肤病研究所）←江西省人民医院

用　　途：临床检验

联系单位：中国医学科学院皮肤病医院（中国医学科学院皮肤病研究所）

电子邮箱：meih@pumcderm.cams.cn

115. 可可毛色二孢菌

国家科技资源标识符：CSTR: 16698.06.NPRC 3.8.878

平台资源号：NPRC 3.8.878

保藏编号：CAMS-CCPM-D 04513

中文名称：可可毛色二孢菌

外文名称：*Lasiodiplodia theobromae*

分类学地位：Botryosphaeriaceae; *Lasiodiplodia*

生物危害程度：第三类

分离时间：2022

分离地址：中国江西省南昌市

分离基物：患者眼部

致病名称：角膜炎、眼内炎、鼻窦炎

致病对象：人、动物

来源历史：←中国医学科学院病原微生物菌（毒）种保藏中心医学真菌保藏分中心←中国医学科学院皮肤病医院（中国医学科学院皮肤病研究所）←江西省人民医院

用　　途：临床检验

联系单位：中国医学科学院皮肤病医院（中国医学科学院皮肤病研究所）

电子邮箱：meih@pumcderm.cams.cn

116. 可可毛色二孢菌

国家科技资源标识符：CSTR: 16698.06.NPRC 3.8.879

平台资源号：NPRC 3.8.879

保藏编号：CAMS-CCPM-D 04514

中文名称：可可毛色二孢菌

外文名称：*Lasiodiplodia theobromae*

分类学地位：Botryosphaeriaceae; *Lasiodiplodia*

生物危害程度：第三类

分离时间：2022

分离地址：中国江西省南昌市

分离基物：患者眼部

致病名称：角膜炎、眼内炎、鼻窦炎

致病对象：人、动物

来源历史：←中国医学科学院病原微生物菌（毒）种保藏中心医学真菌保藏分中心←中国医学科学院皮肤病医院（中国医学科学院皮肤病研究所）←江西省人民医院

用　　途：临床检验

联系单位：中国医学科学院皮肤病医院（中国医学科学院皮肤病研究所）

电子邮箱：meih@pumcderm.cams.cn

117. 可可毛色二孢菌

国家科技资源标识符：CSTR: 16698.06.NPRC 3.8.880

平台资源号：NPRC 3.8.880

保藏编号：CAMS-CCPM-D 04515

中文名称：可可毛色二孢菌

外文名称：*Lasiodiplodia theobromae*

分类学地位：Botryosphaeriaceae; *Lasiodiplodia*

生物危害程度：第三类

分离时间：2022

分离地址：中国江西省南昌市

分离基物：患者眼部

致病名称：角膜炎、眼内炎、鼻窦炎

致病对象：人、动物

真菌

来源历史：←中国医学科学院病原微生物菌（毒）种保藏中心医学真菌保藏分中心←中国医学科学院皮肤病医院（中国医学科学院皮肤病研究所）←江西省人民医院

用　　途：临床检验

联系单位：中国医学科学院皮肤病医院（中国医学科学院皮肤病研究所）

电子邮箱：meih@pumcderm.cams.cn

118. 可可毛色二孢菌

国家科技资源标识符：CSTR: 16698.06.NPRC 3.8.881

平台资源号：NPRC 3.8.881

保藏编号：CAMS-CCPM-D 04516

中文名称：可可毛色二孢菌

外文名称：*Lasiodiplodia theobromae*

分类学地位：Botryosphaeriaceae; *Lasiodiplodia*

生物危害程度：第三类

分离时间：2022

分离地址：中国江西省南昌市

分离基物：患者眼部

致病名称：角膜炎、眼内炎、鼻窦炎

致病对象：人、动物

来源历史：←中国医学科学院病原微生物菌（毒）种保藏中心医学真菌保藏分中心←中国医学科学院皮肤病医院（中国医学科学院皮肤病研究所）←江西省人民医院

用　　途：临床检验

联系单位：中国医学科学院皮肤病医院（中国医学科学院皮肤病研究所）

电子邮箱：meih@pumcderm.cams.cn

119. 可可毛色二孢菌

国家科技资源标识符：CSTR: 16698.06.NPRC 3.8.882

平台资源号：NPRC 3.8.882

保藏编号：CAMS-CCPM-D 04517

中文名称：可可毛色二孢菌

外文名称：*Lasiodiplodia theobromae*

分类学地位：Botryosphaeriaceae; *Lasiodiplodia*

生物危害程度：第三类

分离时间：2022

分离地址：中国江西省南昌市

分离基物：患者眼部

致病名称：角膜炎、眼内炎、鼻窦炎

致病对象：人、动物

来源历史：←中国医学科学院病原微生物菌（毒）种保藏中心医学真菌保藏分中心←中国医学科学院皮肤病医院（中国医学科学院皮肤病研究所）←江西省人民医院

用　　途：临床检验

联系单位：中国医学科学院皮肤病医院（中国医学科学院皮肤病研究所）

电子邮箱：meih@pumcderm.cams.cn

120. 可可毛色二孢菌

国家科技资源标识符：CSTR: 16698.06.NPRC 3.8.883

平台资源号：NPRC 3.8.883

保藏编号：CAMS-CCPM-D 04518

中文名称：可可毛色二孢菌

外文名称：*Lasiodiplodia theobromae*

分类学地位：Botryosphaeriaceae; *Lasiodiplodia*

生物危害程度：第三类

分离时间：2022

分离地址：中国江西省南昌市

分离基物：患者眼部

致病名称：角膜炎、眼内炎、鼻窦炎

致病对象：人、动物

来源历史：←中国医学科学院病原微生物菌（毒）种保藏中心医学真菌保藏分中心←中国医学科学院皮肤病医院（中国医学科学院皮肤病研究所）←江西省人民医院

用　　途：临床检验

联系单位：中国医学科学院皮肤病医院（中国医学科学院皮肤病研究所）

电子邮箱：meih@pumcderm.cams.cn

121. 可可毛色二孢菌

国家科技资源标识符：CSTR: 16698.06.NPRC 3.8.884

平台资源号：NPRC 3.8.884

保藏编号：CAMS-CCPM-D 04519

中文名称：可可毛色二孢菌

外文名称：*Lasiodiplodia theobromae*

分类学地位：Botryosphaeriaceae; *Lasiodiplodia*

生物危害程度：第三类

分离时间：2022

分离地址：中国江西省南昌市

分离基物：患者眼部

致病名称：角膜炎、眼内炎、鼻窦炎

致病对象：人、动物

来源历史：←中国医学科学院病原微生物菌（毒）种保藏中心医学真菌保藏分中心←中国医学科学院皮肤病医院（中国医学科学院皮肤病研究所）←江西省人民医院

用　　途：临床检验

联系单位：中国医学科学院皮肤病医院（中国医学科学院皮肤病研究所）

电子邮箱：meih@pumcderm.cams.cn

122. 可可毛色二孢菌

国家科技资源标识符：CSTR: 16698.06.NPRC 3.8.885

平台资源号：NPRC 3.8.885

保藏编号：CAMS-CCPM-D 04520

中文名称：可可毛色二孢菌

外文名称：*Lasiodiplodia theobromae*

分类学地位：Botryosphaeriaceae; *Lasiodiplodia*

生物危害程度：第三类

分离时间：2022

分离地址：中国江西省南昌市

分离基物：患者眼部

致病名称：角膜炎、眼内炎、鼻窦炎

致病对象：人、动物

来源历史：←中国医学科学院病原微生物菌（毒）种保藏中心医学真菌保藏分中心←中国医学科学院皮肤病医院（中国医学科学院皮肤病研究所）←江西省人民医院

用　　途：临床检验

联系单位：中国医学科学院皮肤病医院（中国医学科学院皮肤病研究所）

电子邮箱：meih@pumcderm.cams.cn

123. 可可毛色二孢菌

国家科技资源标识符：CSTR: 16698.06.NPRC 3.8.886

平台资源号：NPRC 3.8.886

保藏编号：CAMS-CCPM-D 04521

中文名称：可可毛色二孢菌

外文名称：*Lasiodiplodia theobromae*

分类学地位：Botryosphaeriaceae; *Lasiodiplodia*

生物危害程度：第三类

分离时间：2022

分离地址：中国江西省南昌市

分离基物：患者眼部

致病名称：角膜炎、眼内炎、鼻窦炎

致病对象：人、动物

来源历史：←中国医学科学院病原微生物菌（毒）种保藏中心医学真菌保藏分中心←中国医学科学院皮肤病医院（中国医学科学院皮肤病研究所）←江西省人民医院

用　　途：临床检验

联系单位：中国医学科学院皮肤病医院（中国医学科学院皮肤病研究所）

电子邮箱：meih@pumcderm.cams.cn

真菌

124. 可可毛色二孢菌

国家科技资源标识符：CSTR: 16698.06.NPRC 3.8.887

平台资源号：NPRC 3.8.887

保藏编号：CAMS-CCPM-D 04522

中文名称：可可毛色二孢菌

外文名称：*Lasiodiplodia theobromae*

分类学地位：Botryosphaeriaceae; *Lasiodiplodia*

生物危害程度：第三类

分离时间：2022

分离地址：中国江西省南昌市

分离基物：患者眼部

致病名称：角膜炎、眼内炎、鼻窦炎

致病对象：人、动物

来源历史：←中国医学科学院病原微生物菌（毒）种保藏中心医学真菌保藏分中心←中国医学科学院皮肤病医院（中国医学科学院皮肤病研究所）←江西省人民医院

用　　途：临床检验

联系单位：中国医学科学院皮肤病医院（中国医学科学院皮肤病研究所）

电子邮箱：meih@pumcderm.cams.cn

125. 可可毛色二孢菌

国家科技资源标识符：CSTR: 16698.06.NPRC 3.8.888

平台资源号：NPRC 3.8.888

保藏编号：CAMS-CCPM-D 04523

中文名称：可可毛色二孢菌

外文名称：*Lasiodiplodia theobromae*

分类学地位：Botryosphaeriaceae; *Lasiodiplodia*

生物危害程度：第三类

分离时间：2022

分离地址：中国江西省南昌市

分离基物：患者眼部

致病名称：角膜炎、眼内炎、鼻窦炎

致病对象：人、动物

来源历史：←中国医学科学院病原微生物菌（毒）种保藏中心医学真菌保藏分中心←中国医学科学院皮肤病医院（中国医学科学院皮肤病研究所）←江西省人民医院

用　　途：临床检验

联系单位：中国医学科学院皮肤病医院（中国医学科学院皮肤病研究所）

电子邮箱：meih@pumcderm.cams.cn

126. 可可毛色二孢菌

国家科技资源标识符：CSTR: 16698.06.NPRC 3.8.889

平台资源号：NPRC 3.8.889

保藏编号：CAMS-CCPM-D 04524

中文名称：可可毛色二孢菌

外文名称：*Lasiodiplodia theobromae*

分类学地位：Botryosphaeriaceae; *Lasiodiplodia*

生物危害程度：第三类

分离时间：2022

分离地址：中国江西省南昌市

分离基物：患者眼部

致病名称：角膜炎、眼内炎、鼻窦炎

致病对象：人、动物

来源历史：←中国医学科学院病原微生物菌（毒）种保藏中心医学真菌保藏分中心←中国医学科学院皮肤病医院（中国医学科学院皮肤病研究所）←江西省人民医院

用　　途：临床检验

联系单位：中国医学科学院皮肤病医院（中国医学科学院皮肤病研究所）

电子邮箱：meih@pumcderm.cams.cn

127. 可可毛色二孢菌

国家科技资源标识符：CSTR: 16698.06.NPRC 3.8.890

平台资源号：NPRC 3.8.890

保藏编号：CAMS-CCPM-D 04525

中文名称：可可毛色二孢菌

外文名称：*Lasiodiplodia theobromae*

分类学地位：Botryosphaeriaceae; *Lasiodiplodia*

生物危害程度：第三类

分离时间：2022

分离地址：中国江西省南昌市

分离基物：患者眼部

致病名称：角膜炎、眼内炎、鼻窦炎

致病对象：人、动物

来源历史：←中国医学科学院病原微生物菌（毒）种保藏中心医学真菌保藏分中心←中国医学科学院皮肤病医院（中国医学科学院皮肤病研究所）←江西省人民医院

用　　途：临床检验

联系单位：中国医学科学院皮肤病医院（中国医学科学院皮肤病研究所）

电子邮箱：meih@pumcderm.cams.cn

128. 可可毛色二孢菌

国家科技资源标识符：CSTR: 16698.06.NPRC 3.8.891

平台资源号：NPRC 3.8.891

保藏编号：CAMS-CCPM-D 04526

中文名称：可可毛色二孢菌

外文名称：*Lasiodiplodia theobromae*

分类学地位：Botryosphaeriaceae; *Lasiodiplodia*

生物危害程度：第三类

分离时间：2022

分离地址：中国江西省南昌市

分离基物：患者眼部

致病名称：角膜炎、眼内炎、鼻窦炎

致病对象：人、动物

来源历史：←中国医学科学院病原微生物菌（毒）种保藏中心医学真菌保藏分中心←中国医学科学院皮肤病医院（中国医学科学院皮肤病研究所）←江西省人民医院

用　　途：临床检验

联系单位：中国医学科学院皮肤病医院（中国医学科学院皮肤病研究所）

电子邮箱：meih@pumcderm.cams.cn

129. 可可毛色二孢菌

国家科技资源标识符：CSTR: 16698.06.NPRC 3.8.892

平台资源号：NPRC 3.8.892

保藏编号：CAMS-CCPM-D 04527

中文名称：可可毛色二孢菌

外文名称：*Lasiodiplodia theobromae*

分类学地位：Botryosphaeriaceae; *Lasiodiplodia*

生物危害程度：第三类

分离时间：2022

分离地址：中国江西省南昌市

分离基物：患者眼部

致病名称：角膜炎、眼内炎、鼻窦炎

致病对象：人、动物

来源历史：←中国医学科学院病原微生物菌（毒）种保藏中心医学真菌保藏分中心←中国医学科学院皮肤病医院（中国医学科学院皮肤病研究所）←江西省人民医院

用　　途：临床检验

联系单位：中国医学科学院皮肤病医院（中国医学科学院皮肤病研究所）

电子邮箱：meih@pumcderm.cams.cn

130. 可可毛色二孢菌

国家科技资源标识符：CSTR: 16698.06.NPRC 3.8.893

平台资源号：NPRC 3.8.893

保藏编号：CAMS-CCPM-D 04528

中文名称：可可毛色二孢菌

外文名称：*Lasiodiplodia theobromae*

分类学地位：Botryosphaeriaceae; *Lasiodiplodia*

生物危害程度：第三类

分离时间：2022

真菌

分离地址：中国江西省南昌市

分离基物：患者眼部

致病名称：角膜炎、眼内炎、鼻窦炎

致病对象：人、动物

来源历史：←中国医学科学院病原微生物菌（毒）种保藏中心医学真菌保藏分中心←中国医学科学院皮肤病医院（中国医学科学院皮肤病研究所）←江西省人民医院

用　　途：临床检验

联系单位：中国医学科学院皮肤病医院（中国医学科学院皮肤病研究所）

电子邮箱：meih@pumcderm.cams.cn

131. 可可毛色二孢菌

国家科技资源标识符：CSTR: 16698.06.NPRC 3.8.894

平台资源号：NPRC 3.8.894

保藏编号：CAMS-CCPM-D 04529

中文名称：可可毛色二孢菌

外文名称：*Lasiodiplodia theobromae*

分类学地位：Botryosphaeriaceae; *Lasiodiplodia*

生物危害程度：第三类

分离时间：2022

分离地址：中国江西省南昌市

分离基物：患者眼部

致病名称：角膜炎、眼内炎、鼻窦炎

致病对象：人、动物

来源历史：←中国医学科学院病原微生物菌（毒）种保藏中心医学真菌保藏分中心←中国医学科学院皮肤病医院（中国医学科学院皮肤病研究所）←江西省人民医院

用　　途：临床检验

联系单位：中国医学科学院皮肤病医院（中国医学科学院皮肤病研究所）

电子邮箱：meih@pumcderm.cams.cn

132. 可可毛色二孢菌

国家科技资源标识符：CSTR: 16698.06.NPRC 3.8.895

平台资源号：NPRC 3.8.895

保藏编号：CAMS-CCPM-D 04530

中文名称：可可毛色二孢菌

外文名称：*Lasiodiplodia theobromae*

分类学地位：Botryosphaeriaceae; *Lasiodiplodia*

生物危害程度：第三类

分离时间：2022

分离地址：中国江西省南昌市

分离基物：患者眼部

致病名称：角膜炎、眼内炎、鼻窦炎

致病对象：人、动物

来源历史：←中国医学科学院病原微生物菌（毒）种保藏中心医学真菌保藏分中心←中国医学科学院皮肤病医院（中国医学科学院皮肤病研究所）←江西省人民医院

用　　途：临床检验

联系单位：中国医学科学院皮肤病医院（中国医学科学院皮肤病研究所）

电子邮箱：meih@pumcderm.cams.cn

133. 可可毛色二孢菌

国家科技资源标识符：CSTR: 16698.06.NPRC 3.8.896

平台资源号：NPRC 3.8.896

保藏编号：CAMS-CCPM-D 04531

中文名称：可可毛色二孢菌

外文名称：*Lasiodiplodia theobromae*

分类学地位：Botryosphaeriaceae; *Lasiodiplodia*

生物危害程度：第三类

分离时间：2022

分离地址：中国江西省南昌市

分离基物：患者眼部

致病名称：角膜炎、眼内炎、鼻窦炎

致病对象：人、动物

来源历史：←中国医学科学院病原微生物菌（毒）种保藏中心医学真菌保藏分中心←中国医学科学院皮肤病医院（中国医学科学院皮肤病研究所）←江西省人民医院

用　　途：临床检验

联系单位：中国医学科学院皮肤病医院（中国医学科学院皮肤病研究所）

电子邮箱：meih@pumcderm.cams.cn

134. 可可毛色二孢菌

国家科技资源标识符：CSTR: 16698.06.NPRC 3.8.897

平台资源号：NPRC 3.8.897

保藏编号：CAMS-CCPM-D 04532

中文名称：可可毛色二孢菌

外文名称：*Lasiodiplodia theobromae*

分类学地位：Botryosphaeriaceae; *Lasiodiplodia*

生物危害程度：第三类

分离时间：2022

分离地址：中国江西省南昌市

分离基物：患者眼部

致病名称：角膜炎、眼内炎、鼻窦炎

致病对象：人、动物

来源历史：←中国医学科学院病原微生物菌（毒）种保藏中心医学真菌保藏分中心←中国医学科学院皮肤病医院（中国医学科学院皮肤病研究所）←江西省人民医院

用　　途：临床检验

联系单位：中国医学科学院皮肤病医院（中国医学科学院皮肤病研究所）

电子邮箱：meih@pumcderm.cams.cn

四十六、球形孢子丝菌

135. 球形孢子丝菌

国家科技资源标识符：CSTR: 16698.06.NPRC 3.8.898

平台资源号：NPRC 3.8.898

保藏编号：CAMS-CCPM-D 52401

中文名称：球形孢子丝菌

外文名称：*Sporothrix globosa*

分类学地位：Ophiostomataceae; *Sporothrix*

生物危害程度：第三类

分离时间：2022

分离地址：中国浙江省杭州市

分离基物：患者组织

致病名称：孢子丝菌病

致病对象：人、动物

来源历史：←中国医学科学院病原微生物菌（毒）种保藏中心医学真菌保藏分中心←中国医学科学院皮肤病医院（中国医学科学院皮肤病研究所）←杭州市第三人民医院

用　　途：临床检验

联系单位：中国医学科学院皮肤病医院（中国医学科学院皮肤病研究所）

电子邮箱：meih@pumcderm.cams.cn

四十七、申克孢子丝菌

136. 申克孢子丝菌

国家科技资源标识符：CSTR: 16698.06.NPRC 3.8.899

平台资源号：NPRC 3.8.899

保藏编号：CAMS-CCPM-D 52400

中文名称：申克孢子丝菌

真菌

外文名称：*Sporothrix schenckii*

分类学地位：Ophiostomataceae; *Sporothrix*

生物危害程度：第三类

分离时间：2022

分离地址：中国浙江省杭州市

分离基物：患者组织

致病名称：孢子丝菌病、眼内炎、播散性真菌感染

致病对象：人、动物

来源历史：←中国医学科学院病原微生物菌（毒）种保藏中心医学真菌保藏分中心←中国医学科学院皮肤病医院（中国医学科学院皮肤病研究所）←杭州市第三人民医院

用　　途：临床检验

联系单位：中国医学科学院皮肤病医院（中国医学科学院皮肤病研究所）

电子邮箱：meih@pumcderm.cams.cn

四十八、塔宾曲霉

137. 塔宾曲霉

国家科技资源标识符：CSTR: 16698.06.NPRC 3.8.900

平台资源号：NPRC 3.8.900

保藏编号：CAMS-CCPM-D 04151

中文名称：塔宾曲霉

外文名称：*Aspergillus tubingensis*

分类学地位：Aspergillaceae; *Aspergillus*

生物危害程度：第四类

分离时间：2020-12

分离地址：中国重庆市

分离基物：患者痰液

致病名称：侵袭性曲霉病、角膜炎、骨髓炎

致病对象：人、动物

来源历史：←中国医学科学院病原微生物菌（毒）

种保藏中心医学真菌保藏分中心←中国医学科学院皮肤病医院（中国医学科学院皮肤病研究所）←重庆医科大学附属第二医院

用　　途：临床检验

联系单位：中国医学科学院皮肤病医院（中国医学科学院皮肤病研究所）

电子邮箱：meih@pumcderm.cams.cn

四十九、土曲霉

138. 土曲霉

国家科技资源标识符：CSTR: 16698.06.NPRC 3.8.764

平台资源号：NPRC 3.8.764

保藏编号：CAMS-CCPM-D 04353

中文名称：土曲霉

外文名称：*Aspergillus terreus*

分类学地位：Aspergillaceae; *Aspergillus*

生物危害程度：第三类

分离时间：2021

分离地址：中国浙江省杭州市

分离基物：患者耵聍

致病名称：支气管肺曲霉病、侵袭性曲霉病

致病对象：人、动物

来源历史：←中国医学科学院病原微生物菌（毒）种保藏中心医学真菌保藏分中心←中国医学科学院皮肤病医院（中国医学科学院皮肤病研究所）←杭州市第三人民医院

用　　途：临床检验

联系单位：中国医学科学院皮肤病医院（中国医学科学院皮肤病研究所）

电子邮箱：meih@pumcderm.cams.cn

139. 土曲霉

国家科技资源标识符：CSTR: 16698.06.NPRC 3.8.765

平台资源号：NPRC 3.8.765

保藏编号：CAMS-CCPM-D 04363

中文名称：土曲霉

外文名称：*Aspergillus terreus*

分类学地位：Aspergillaceae; *Aspergillus*

生物危害程度：第三类

分离时间：2021

分离地址：中国浙江省杭州市

分离基物：患者耵聍

致病名称：支气管肺曲霉病、侵袭性曲霉病

致病对象：人、动物

来源历史：←中国医学科学院病原微生物菌（毒）种保藏中心医学真菌保藏分中心←中国医学科学院皮肤病医院（中国医学科学院皮肤病研究所）←杭州市第三人民医院

用　　途：临床检验

联系单位：中国医学科学院皮肤病医院（中国医学科学院皮肤病研究所）

电子邮箱：meih@pumcderm.cams.cn

140. 土曲霉

国家科技资源标识符：CSTR: 16698.06.NPRC 3.8.766

平台资源号：NPRC 3.8.766

保藏编号：CAMS-CCPM-D 04364

中文名称：土曲霉

外文名称：*Aspergillus terreus*

分类学地位：Aspergillaceae; *Aspergillus*

生物危害程度：第三类

分离时间：2021

分离地址：中国浙江省杭州市

分离基物：患者耵聍

致病名称：支气管肺曲霉病、侵袭性曲霉病

致病对象：人、动物

来源历史：←中国医学科学院病原微生物菌（毒）种保藏中心医学真菌保藏分中心←中国医学科学院皮肤病医院（中国医学科学院皮肤病研究所）←杭州市第三人民医院

用　　途：临床检验

联系单位：中国医学科学院皮肤病医院（中国医学科学院皮肤病研究所）

电子邮箱：meih@pumcderm.cams.cn

141. 土曲霉

国家科技资源标识符：CSTR: 16698.06.NPRC 3.8.767

平台资源号：NPRC 3.8.767

保藏编号：CAMS-CCPM-D 04824

中文名称：土曲霉

外文名称：*Aspergillus terreus*

分类学地位：Aspergillaceae; *Aspergillus*

生物危害程度：第三类

分离时间：2022-11

分离地址：中国江苏省南京市

分离基物：患者痰液

致病名称：支气管肺曲霉病、侵袭性曲霉病

致病对象：人、动物

来源历史：←中国医学科学院病原微生物菌（毒）种保藏中心医学真菌保藏分中心←中国医学科学院皮肤病医院（中国医学科学院皮肤病研究所）←南京市鼓楼医院

用　　途：临床检验

联系单位：中国医学科学院皮肤病医院（中国医学科学院皮肤病研究所）

电子邮箱：meih@pumcderm.cams.cn

真菌

五十、印度毛癣菌

142. 印度毛癣菌

国家科技资源标识符：CSTR: 16698.06.NPRC 3.8.901

平台资源号：NPRC 3.8.901

保藏编号：CAMS-CCPM-D 04782

中文名称：印度毛癣菌

外文名称：*Trichophyton indotineae*

分类学地位：Arthrodermataceae; *Trichophyton*

生物危害程度：第三类

分离时间：2020-09

分离地址：中国江苏省南京市

分离基物：患者臀部

致病名称：皮肤癣菌病、肉芽肿

致病对象：人、动物

来源历史：←中国医学科学院病原微生物菌（毒）种保藏中心医学真菌保藏分中心←中国医学科学院皮肤病医院（中国医学科学院皮肤病研究所）

用　　途：临床检验

联系单位：中国医学科学院皮肤病医院（中国医学科学院皮肤病研究所）

电子邮箱：meih@pumcderm.cams.cn

五十一、杂色曲霉

143. 杂色曲霉

国家科技资源标识符：CSTR: 16698.06.NPRC 3.8.902

平台资源号：NPRC 3.8.902

保藏编号：CAMS-CCPM-D 04358

中文名称：杂色曲霉

外文名称：*Aspergillus versicolor*

分类学地位：Aspergillaceae; *Aspergillus*

生物危害程度：第四类

分离时间：2021

分离地址：中国浙江省杭州市

分离基物：患者痰液

致病名称：肺曲霉病、侵袭性曲霉病

致病对象：人、动物

来源历史：←中国医学科学院病原微生物菌（毒）种保藏中心医学真菌保藏分中心←中国医学科学院皮肤病医院（中国医学科学院皮肤病研究所）←杭州市第三人民医院

用　　途：临床检验

联系单位：中国医学科学院皮肤病医院（中国医学科学院皮肤病研究所）

电子邮箱：meih@pumcderm.cams.cn

五十二、热带念珠菌

144. 热带念珠菌

国家科技资源标识符：CSTR: 16698.06.NPRC 3.8.778

平台资源号：NPRC 3.8.778

保藏编号：CAMS-CCPM-D 51804

中文名称：热带念珠菌

外文名称：*Candida tropicalis*

分类学地位：Debaryomycetaceae; *Candida*

生物危害程度：第三类

分离时间：2021

分离地址：中国浙江省杭州市

分离基物：患者痰液

致病名称：脑膜炎、骨髓炎、心内膜炎

致病对象：人、动物

来源历史：←中国医学科学院病原微生物菌（毒）种保藏中心医学真菌保藏分中心←中国医学科学院皮肤病医院（中国医学

科学院皮肤病研究所）←杭州市第三
人民医院

用　　途：临床检验

联系单位：中国医学科学院皮肤病医院（中国医
学科学院皮肤病研究所）

电子邮箱：meih@pumcderm.cams.cn

145. 热带念珠菌

国家科技资源标识符：CSTR: 16698.06.NPRC 3.8.779

平台资源号：NPRC 3.8.779

保藏编号：CAMS-CCPM-D 51805

中文名称：热带念珠菌

外文名称：*Candida tropicalis*

分类学地位：Debaryomycetaceae; *Candida*

生物危害程度：第三类

分离时间：2021

分离地址：中国浙江省杭州市

分离基物：患者痰液

致病名称：脑膜炎、骨髓炎、心内膜炎

致病对象：人、动物

来源历史：←中国医学科学院病原微生物菌（毒）
种保藏中心医学真菌保藏分中心←中
国医学科学院皮肤病医院（中国医学
科学院皮肤病研究所）←杭州市第三
人民医院

用　　途：临床检验

联系单位：中国医学科学院皮肤病医院（中国医
学科学院皮肤病研究所）

电子邮箱：meih@pumcderm.cams.cn

146. 热带念珠菌

国家科技资源标识符：CSTR: 16698.06.NPRC 3.8.780

平台资源号：NPRC 3.8.780

保藏编号：CAMS-CCPM-D 51807

中文名称：热带念珠菌

外文名称：*Candida tropicalis*

分类学地位：Debaryomycetaceae; *Candida*

生物危害程度：第三类

分离时间：2021

分离地址：中国浙江省杭州市

分离基物：患者痰液

致病名称：脑膜炎、骨髓炎、心内膜炎

致病对象：人、动物

来源历史：←中国医学科学院病原微生物菌（毒）
种保藏中心医学真菌保藏分中心←中
国医学科学院皮肤病医院（中国医学
科学院皮肤病研究所）←杭州市第三
人民医院

用　　途：临床检验

联系单位：中国医学科学院皮肤病医院（中国医
学科学院皮肤病研究所）

电子邮箱：meih@pumcderm.cams.cn

147. 热带念珠菌

国家科技资源标识符：CSTR: 16698.06.NPRC 3.8.781

平台资源号：NPRC 3.8.781

保藏编号：CAMS-CCPM-D 51812

中文名称：热带念珠菌

外文名称：*Candida tropicalis*

分类学地位：Debaryomycetaceae; *Candida*

生物危害程度：第三类

分离时间：2021

分离地址：中国浙江省杭州市

分离基物：患者尿液

致病名称：脑膜炎、骨髓炎、心内膜炎

致病对象：人、动物

来源历史：←中国医学科学院病原微生物菌（毒）
种保藏中心医学真菌保藏分中心←中
国医学科学院皮肤病医院（中国医学
科学院皮肤病研究所）←杭州市第三
人民医院

用　　途：临床检验

联系单位：中国医学科学院皮肤病医院（中国医
学科学院皮肤病研究所）

真

菌

电子邮箱：meih@pumcderm.cams.cn

148. 热带念珠菌

国家科技资源标识符：CSTR: 16698.06.NPRC 3.8.782

平台资源号：NPRC 3.8.782

保藏编号：CAMS-CCPM-D 51813

中文名称：热带念珠菌

外文名称：*Candida tropicalis*

分类学地位：Debaryomycetaceae; *Candida*

生物危害程度：第三类

分离时间：2021

分离地址：中国浙江省杭州市

分离基物：患者尿液

致病名称：脑膜炎、骨髓炎、心内膜炎

致病对象：人、动物

来源历史：←中国医学科学院病原微生物菌（毒）
　　　　　种保藏中心医学真菌保藏分中心←中
　　　　　国医学科学院皮肤病医院（中国医学
　　　　　科学院皮肤病研究所）←杭州市第三
　　　　　人民医院

用　　途：临床检验

联系单位：中国医学科学院皮肤病医院（中国医
　　　　　学科学院皮肤病研究所）

电子邮箱：meih@pumcderm.cams.cn

149. 热带念珠菌

国家科技资源标识符：CSTR: 16698.06.NPRC 3.8.783

平台资源号：NPRC 3.8.783

保藏编号：CAMS-CCPM-D 51817

中文名称：热带念珠菌

外文名称：*Candida tropicalis*

分类学地位：Debaryomycetaceae; *Candida*

生物危害程度：第三类

分离时间：2021

分离地址：中国浙江省杭州市

分离基物：患者痰液

致病名称：脑膜炎、骨髓炎、心内膜炎

致病对象：人、动物

来源历史：←中国医学科学院病原微生物菌（毒）
　　　　　种保藏中心医学真菌保藏分中心←中
　　　　　国医学科学院皮肤病医院（中国医学
　　　　　科学院皮肤病研究所）←杭州市第三
　　　　　人民医院

用　　途：临床检验

联系单位：中国医学科学院皮肤病医院（中国医
　　　　　学科学院皮肤病研究所）

电子邮箱：meih@pumcderm.cams.cn

150. 热带念珠菌

国家科技资源标识符：CSTR: 16698.06.NPRC 3.8.784

平台资源号：NPRC 3.8.784

保藏编号：CAMS-CCPM-D 51818

中文名称：热带念珠菌

外文名称：*Candida tropicalis*

分类学地位：Debaryomycetaceae; *Candida*

生物危害程度：第三类

分离时间：2021

分离地址：中国浙江省杭州市

分离基物：患者痰液

致病名称：脑膜炎、骨髓炎、心内膜炎

致病对象：人、动物

来源历史：←中国医学科学院病原微生物菌（毒）
　　　　　种保藏中心医学真菌保藏分中心←中
　　　　　国医学科学院皮肤病医院（中国医学
　　　　　科学院皮肤病研究所）←杭州市第三
　　　　　人民医院

用　　途：临床检验

联系单位：中国医学科学院皮肤病医院（中国医
　　　　　学科学院皮肤病研究所）

电子邮箱：meih@pumcderm.cams.cn

151. 热带念珠菌

国家科技资源标识符：CSTR: 16698.06.NPRC 3.8.785

平台资源号：NPRC 3.8.785

保藏编号：CAMS-CCPM-D 51819

中文名称：热带念珠菌

外文名称：*Candida tropicalis*

分类学地位：Debaryomycetaceae; *Candida*

生物危害程度：第三类

分离时间：2021

分离地址：中国浙江省杭州市

分离基物：患者痰液

致病名称：脑膜炎、骨髓炎、心内膜炎

致病对象：人、动物

来源历史：←中国医学科学院病原微生物菌（毒）种保藏中心医学真菌保藏分中心←中国医学科学院皮肤病医院（中国医学科学院皮肤病研究所）←杭州市第三人民医院

用　　途：临床检验

联系单位：中国医学科学院皮肤病医院（中国医学科学院皮肤病研究所）

电子邮箱：meih@pumcderm.cams.cn

152. 热带念珠菌

国家科技资源标识符：CSTR: 16698.06.NPRC 3.8.786

平台资源号：NPRC 3.8.786

保藏编号：CAMS-CCPM-D 51853

中文名称：热带念珠菌

外文名称：*Candida tropicalis*

分类学地位：Debaryomycetaceae; *Candida*

生物危害程度：第三类

分离时间：2021

分离地址：中国浙江省杭州市

分离基物：患者痰液

致病名称：脑膜炎、骨髓炎、心内膜炎

致病对象：人、动物

来源历史：←中国医学科学院病原微生物菌（毒）种保藏中心医学真菌保藏分中心←中国医学科学院皮肤病医院（中国医学科学院皮肤病研究所）←杭州市第三人民医院

人民医院

用　　途：临床检验

联系单位：中国医学科学院皮肤病医院（中国医学科学院皮肤病研究所）

电子邮箱：meih@pumcderm.cams.cn

153. 热带念珠菌

国家科技资源标识符：CSTR: 16698.06.NPRC 3.8.787

平台资源号：NPRC 3.8.787

保藏编号：CAMS-CCPM-D 52408

中文名称：热带念珠菌

外文名称：*Candida tropicalis*

分类学地位：Debaryomycetaceae; *Candida*

生物危害程度：第三类

分离时间：2020-09

分离地址：中国浙江省杭州市

分离基物：患者尿液

致病名称：脑膜炎、骨髓炎、心内膜炎

致病对象：人、动物

来源历史：←中国医学科学院病原微生物菌（毒）种保藏中心医学真菌保藏分中心←中国医学科学院皮肤病医院（中国医学科学院皮肤病研究所）←杭州市第三人民医院

用　　途：临床检验

联系单位：中国医学科学院皮肤病医院（中国医学科学院皮肤病研究所）

电子邮箱：meih@pumcderm.cams.cn

154. 热带念珠菌

国家科技资源标识符：CSTR: 16698.06.NPRC 3.8.788

平台资源号：NPRC 3.8.788

保藏编号：CAMS-CCPM-D 52409

中文名称：热带念珠菌

外文名称：*Candida tropicalis*

分类学地位：Debaryomycetaceae; *Candida*

生物危害程度：第三类

真菌

分离时间：2020-08

分离地址：中国浙江省杭州市

分离基物：患者痰液

致病名称：脑膜炎、骨髓炎、心内膜炎

致病对象：人、动物

来源历史：←中国医学科学院病原微生物菌（毒）种保藏中心医学真菌保藏分中心←中国医学科学院皮肤病医院（中国医学科学院皮肤病研究所）←杭州市第三人民医院

用　　途：临床检验

联系单位：中国医学科学院皮肤病医院（中国医学科学院皮肤病研究所）

电子邮箱：meih@pumcderm.cams.cn

155. 热带念珠菌

国家科技资源标识符：CSTR: 16698.06.NPRC 3.8.789

平台资源号：NPRC 3.8.789

保藏编号：CAMS-CCPM-D 52411

中文名称：热带念珠菌

外文名称：*Candida tropicalis*

分类学地位：Debaryomycetaceae; *Candida*

生物危害程度：第三类

分离时间：2020-08

分离地址：中国浙江省杭州市

分离基物：患者尿液

致病名称：脑膜炎、骨髓炎、心内膜炎

致病对象：人、动物

来源历史：←中国医学科学院病原微生物菌（毒）种保藏中心医学真菌保藏分中心←中国医学科学院皮肤病医院（中国医学科学院皮肤病研究所）←杭州市第三人民医院

用　　途：临床检验

联系单位：中国医学科学院皮肤病医院（中国医学科学院皮肤病研究所）

电子邮箱：meih@pumcderm.cams.cn

156. 热带念珠菌

国家科技资源标识符：CSTR: 16698.06.NPRC 3.8.790

平台资源号：NPRC 3.8.790

保藏编号：CAMS-CCPM-D 52412

中文名称：热带念珠菌

外文名称：*Candida tropicalis*

分类学地位：Debaryomycetaceae; *Candida*

生物危害程度：第三类

分离时间：2020-08

分离地址：中国浙江省杭州市

分离基物：患者尿液

致病名称：脑膜炎、骨髓炎、心内膜炎

致病对象：人、动物

来源历史：←中国医学科学院病原微生物菌（毒）种保藏中心医学真菌保藏分中心←中国医学科学院皮肤病医院（中国医学科学院皮肤病研究所）←杭州市第三人民医院

用　　途：临床检验

联系单位：中国医学科学院皮肤病医院（中国医学科学院皮肤病研究所）

电子邮箱：meih@pumcderm.cams.cn

157. 热带念珠菌

国家科技资源标识符：CSTR: 16698.06.NPRC 3.8.791

平台资源号：NPRC 3.8.791

保藏编号：CAMS-CCPM-D 52413

中文名称：热带念珠菌

外文名称：*Candida tropicalis*

分类学地位：Debaryomycetaceae; *Candida*

生物危害程度：第三类

分离时间：2020-09

分离地址：中国浙江省杭州市

分离基物：患者粪便

致病名称：脑膜炎、骨髓炎、心内膜炎

致病对象：人、动物

来源历史：←中国医学科学院病原微生物菌（毒）种保藏中心医学真菌保藏分中心←中国医学科学院皮肤病医院（中国医学科学院皮肤病研究所）←杭州市第三人民医院

用　　途：临床检验

联系单位：中国医学科学院皮肤病医院（中国医学科学院皮肤病研究所）

电子邮箱：meih@pumcderm.cams.cn

158. 热带念珠菌

国家科技资源标识符：CSTR: 16698.06.NPRC 3.8.792

平台资源号：NPRC 3.8.792

保藏编号：CAMS-CCPM-D 52414

中文名称：热带念珠菌

外文名称：*Candida tropicalis*

分类学地位：Debaryomycetaceae; *Candida*

生物危害程度：第三类

分离时间：2020-09

分离地址：中国浙江省杭州市

分离基物：患者痰液

致病名称：脑膜炎、骨髓炎、心内膜炎

致病对象：人、动物

来源历史：←中国医学科学院病原微生物菌（毒）种保藏中心医学真菌保藏分中心←中国医学科学院皮肤病医院（中国医学科学院皮肤病研究所）←杭州市第三人民医院

用　　途：临床检验

联系单位：中国医学科学院皮肤病医院（中国医学科学院皮肤病研究所）

电子邮箱：meih@pumcderm.cams.cn

159. 热带念珠菌

国家科技资源标识符：CSTR: 16698.06.NPRC 3.8.793

平台资源号：NPRC 3.8.793

保藏编号：CAMS-CCPM-D 52415

中文名称：热带念珠菌

外文名称：*Candida tropicalis*

分类学地位：Debaryomycetaceae; *Candida*

生物危害程度：第三类

分离时间：2020-10

分离地址：中国浙江省杭州市

分离基物：患者痰液

致病名称：脑膜炎、骨髓炎、心内膜炎

致病对象：人、动物

来源历史：←中国医学科学院病原微生物菌（毒）种保藏中心医学真菌保藏分中心←中国医学科学院皮肤病医院（中国医学科学院皮肤病研究所）←杭州市第三人民医院

用　　途：临床检验

联系单位：中国医学科学院皮肤病医院（中国医学科学院皮肤病研究所）

电子邮箱：meih@pumcderm.cams.cn

160. 热带念珠菌

国家科技资源标识符：CSTR: 16698.06.NPRC 3.8.794

平台资源号：NPRC 3.8.794

保藏编号：CAMS-CCPM-D 52416

中文名称：热带念珠菌

外文名称：*Candida tropicalis*

分类学地位：Debaryomycetaceae; *Candida*

生物危害程度：第三类

分离时间：2020-10

分离地址：中国浙江省杭州市

分离基物：患者痰液

致病名称：脑膜炎、骨髓炎、心内膜炎

致病对象：人、动物

来源历史：←中国医学科学院病原微生物菌（毒）种保藏中心医学真菌保藏分中心←中国医学科学院皮肤病医院（中国医学科学院皮肤病研究所）←杭州市第三人民医院

真菌

用　　途：临床检验

联系单位：中国医学科学院皮肤病医院（中国医学科学院皮肤病研究所）

电子邮箱：meih@pumcderm.cams.cn

161. 热带念珠菌

国家科技资源标识符：CSTR: 16698.06.NPRC 3.8.795

平台资源号：NPRC 3.8.795

保藏编号：CAMS-CCPM-D 52417

中文名称：热带念珠菌

外文名称：*Candida tropicalis*

分类学地位：Debaryomycetaceae; *Candida*

生物危害程度：第三类

分离时间：2021-01

分离地址：中国浙江省杭州市

分离基物：患者咽拭子

致病名称：脑膜炎、骨髓炎、心内膜炎

致病对象：人、动物

来源历史：←中国医学科学院病原微生物菌（毒）种保藏中心医学真菌保藏分中心←中国医学科学院皮肤病医院（中国医学科学院皮肤病研究所）←杭州市第三人民医院

用　　途：临床检验

联系单位：中国医学科学院皮肤病医院（中国医学科学院皮肤病研究所）

电子邮箱：meih@pumcderm.cams.cn

五十三、烟曲霉

162. 烟曲霉

国家科技资源标识符：CSTR: 16698.06.NPRC 3.8.725

平台资源号：NPRC 3.8.725

保藏编号：CAMS-CCPM-D 04114

中文名称：烟曲霉

外文名称：*Aspergillus fumigatus*

分类学地位：Aspergillaceae; *Aspergillus*

生物危害程度：第三类

分离时间：2020-12

分离地址：中国江苏省南京市

分离基物：患者支气管肺泡灌洗液

致病名称：肺曲霉病、脑曲霉病、皮肤曲霉病、耳曲霉病、中枢神经系统曲霉病、播散性曲霉病

致病对象：人、动物

来源历史：←中国医学科学院病原微生物菌（毒）种保藏中心医学真菌保藏分中心←中国医学科学院皮肤病医院（中国医学科学院皮肤病研究所）←南京市鼓楼医院

用　　途：临床检验

联系单位：中国医学科学院皮肤病医院（中国医学科学院皮肤病研究所）

电子邮箱：meih@pumcderm.cams.cn

163. 烟曲霉

国家科技资源标识符：CSTR: 16698.06.NPRC 3.8.726

平台资源号：NPRC 3.8.726

保藏编号：CAMS-CCPM-D 04115

中文名称：烟曲霉

外文名称：*Aspergillus fumigatus*

分类学地位：Aspergillaceae; *Aspergillus*

生物危害程度：第三类

分离时间：2020-12

分离地址：中国江苏省南京市

分离基物：患者痰液

致病名称：肺曲霉病、脑曲霉病、皮肤曲霉病、耳曲霉病、中枢神经系统曲霉病、播散性曲霉病

致病对象：人、动物

来源历史：←中国医学科学院病原微生物菌（毒）种保藏中心医学真菌保藏分中心←中

国医学科学院皮肤病医院（中国医学科学院皮肤病研究所）←南京市鼓楼医院

用　　途：临床检验

联系单位：中国医学科学院皮肤病医院（中国医学科学院皮肤病研究所）

电子邮箱：meih@pumcderm.cams.cn

164. 烟曲霉

国家科技资源标识符：CSTR: 16698.06.NPRC 3.8.727

平台资源号：NPRC 3.8.727

保藏编号：CAMS-CCPM-D 04116

中文名称：烟曲霉

外文名称：*Aspergillus fumigatus*

分类学地位：Aspergillaceae; *Aspergillus*

生物危害程度：第三类

分离时间：2020-12

分离地址：中国江苏省南京市

分离基物：患者痰液

致病名称：肺曲霉病、脑曲霉病、皮肤曲霉病、耳曲霉病、中枢神经系统曲霉病、播散性曲霉病

致病对象：人、动物

来源历史：←中国医学科学院病原微生物菌(毒)种保藏中心医学真菌保藏分中心←中国医学科学院皮肤病医院（中国医学科学院皮肤病研究所）←南京市鼓楼医院

用　　途：临床检验

联系单位：中国医学科学院皮肤病医院（中国医学科学院皮肤病研究所）

电子邮箱：meih@pumcderm.cams.cn

165. 烟曲霉

国家科技资源标识符：CSTR: 16698.06.NPRC 3.8.728

平台资源号：NPRC 3.8.728

保藏编号：CAMS-CCPM-D 04117

中文名称：烟曲霉

外文名称：*Aspergillus fumigatus*

分类学地位：Aspergillaceae; *Aspergillus*

生物危害程度：第三类

分离时间：2020-11

分离地址：中国江苏省南京市

分离基物：患者支气管肺泡灌洗液

致病名称：肺曲霉病、脑曲霉病、皮肤曲霉病、耳曲霉病、中枢神经系统曲霉病、播散性曲霉病

致病对象：人、动物

来源历史：←中国医学科学院病原微生物菌(毒)种保藏中心医学真菌保藏分中心←中国医学科学院皮肤病医院（中国医学科学院皮肤病研究所）←南京市鼓楼医院

用　　途：临床检验

联系单位：中国医学科学院皮肤病医院（中国医学科学院皮肤病研究所）

电子邮箱：meih@pumcderm.cams.cn

166. 烟曲霉

国家科技资源标识符：CSTR: 16698.06.NPRC 3.8.729

平台资源号：NPRC 3.8.729

保藏编号：CAMS-CCPM-D 04118

中文名称：烟曲霉

外文名称：*Aspergillus fumigatus*

分类学地位：Aspergillaceae; *Aspergillus*

生物危害程度：第三类

分离时间：2020-11

分离地址：中国江苏省南京市

分离基物：患者痰液

致病名称：肺曲霉病、脑曲霉病、皮肤曲霉病、耳曲霉病、中枢神经系统曲霉病、播散性曲霉病

致病对象：人、动物

来源历史：←中国医学科学院病原微生物菌(毒)

种保藏中心医学真菌保藏分中心←中
国医学科学院皮肤病医院（中国医学
科学院皮肤病研究所）←南京市鼓楼
医院

用　　途：临床检验

联系单位：中国医学科学院皮肤病医院（中国医
学科学院皮肤病研究所）

电子邮箱：meih@pumcderm.cams.cn

167. 烟曲霉

国家科技资源标识符：CSTR: 16698.06.NPRC 3.8.730

平台资源号：NPRC 3.8.730

保藏编号：CAMS-CCPM-D 04119

中文名称：烟曲霉

外文名称：*Aspergillus fumigatus*

分类学地位：Aspergillaceae; *Aspergillus*

生物危害程度：第三类

分离时间：2020-12

分离地址：中国江苏省南京市

分离基物：患者支气管肺泡灌洗液

致病名称：肺曲霉病、脑曲霉病、皮肤曲霉病、
耳曲霉病、中枢神经系统曲霉病、播
散性曲霉病

致病对象：人、动物

来源历史：←中国医学科学院病原微生物菌（毒）
种保藏中心医学真菌保藏分中心←中
国医学科学院皮肤病医院（中国医学
科学院皮肤病研究所）←南京市鼓楼
医院

用　　途：临床检验

联系单位：中国医学科学院皮肤病医院（中国医
学科学院皮肤病研究所）

电子邮箱：meih@pumcderm.cams.cn

168. 烟曲霉

国家科技资源标识符：CSTR: 16698.06.NPRC 3.8.731

平台资源号：NPRC 3.8.731

保藏编号：CAMS-CCPM-D 04120

中文名称：烟曲霉

外文名称：*Aspergillus fumigatus*

分类学地位：Aspergillaceae; *Aspergillus*

生物危害程度：第三类

分离时间：2020-12

分离地址：中国江苏省南京市

分离基物：患者痰液

致病名称：肺曲霉病、脑曲霉病、皮肤曲霉病、
耳曲霉病、中枢神经系统曲霉病、播
散性曲霉病

致病对象：人、动物

来源历史：←中国医学科学院病原微生物菌（毒）
种保藏中心医学真菌保藏分中心←中
国医学科学院皮肤病医院（中国医学
科学院皮肤病研究所）←南京市鼓楼
医院

用　　途：临床检验

联系单位：中国医学科学院皮肤病医院（中国医
学科学院皮肤病研究所）

电子邮箱：meih@pumcderm.cams.cn

169. 烟曲霉

国家科技资源标识符：CSTR: 16698.06.NPRC 3.8.732

平台资源号：NPRC 3.8.732

保藏编号：CAMS-CCPM-D 04121

中文名称：烟曲霉

外文名称：*Aspergillus fumigatus*

分类学地位：Aspergillaceae; *Aspergillus*

生物危害程度：第三类

分离时间：2020-12

分离地址：中国江苏省南京市

分离基物：患者痰液

致病名称：肺曲霉病、脑曲霉病、皮肤曲霉病、
耳曲霉病、中枢神经系统曲霉病、播
散性曲霉病

致病对象：人、动物

来源历史：←中国医学科学院病原微生物菌（毒）种保藏中心医学真菌保藏分中心←中国医学科学院皮肤病医院（中国医学科学院皮肤病研究所）←南京市鼓楼医院

用　　途：临床检验

联系单位：中国医学科学院皮肤病医院（中国医学科学院皮肤病研究所）

电子邮箱：meih@pumcderm.cams.cn

170. 烟曲霉

国家科技资源标识符：CSTR: 16698.06.NPRC 3.8.733

平台资源号：NPRC 3.8.733

保藏编号：CAMS-CCPM-D 04122

中文名称：烟曲霉

外文名称：*Aspergillus fumigatus*

分类学地位：Aspergillaceae; *Aspergillus*

生物危害程度：第三类

分离时间：2020-09

分离地址：中国重庆市

分离基物：患者分泌物

致病名称：肺曲霉病、脑曲霉病、皮肤曲霉病、耳曲霉病、中枢神经系统曲霉病、播散性曲霉病

致病对象：人、动物

来源历史：←中国医学科学院病原微生物菌（毒）种保藏中心医学真菌保藏分中心←中国医学科学院皮肤病医院（中国医学科学院皮肤病研究所）←重庆医科大学附属第二医院

用　　途：临床检验

联系单位：中国医学科学院皮肤病医院（中国医学科学院皮肤病研究所）

电子邮箱：meih@pumcderm.cams.cn

171. 烟曲霉

国家科技资源标识符：CSTR: 16698.06.NPRC 3.8.734

平台资源号：NPRC 3.8.734

保藏编号：CAMS-CCPM-D 04123

中文名称：烟曲霉

外文名称：*Aspergillus fumigatus*

分类学地位：Aspergillaceae; *Aspergillus*

生物危害程度：第三类

分离时间：2020-07

分离地址：中国重庆市

分离基物：患者痰液

致病名称：肺曲霉病、脑曲霉病、皮肤曲霉病、耳曲霉病、中枢神经系统曲霉病、播散性曲霉病

致病对象：人、动物

来源历史：←中国医学科学院病原微生物菌（毒）种保藏中心医学真菌保藏分中心←中国医学科学院皮肤病医院（中国医学科学院皮肤病研究所）←重庆医科大学附属第二医院

用　　途：临床检验

联系单位：中国医学科学院皮肤病医院（中国医学科学院皮肤病研究所）

电子邮箱：meih@pumcderm.cams.cn

172. 烟曲霉

国家科技资源标识符：CSTR: 16698.06.NPRC 3.8.735

平台资源号：NPRC 3.8.735

保藏编号：CAMS-CCPM-D 04124

中文名称：烟曲霉

外文名称：*Aspergillus fumigatus*

分类学地位：Aspergillaceae; *Aspergillus*

生物危害程度：第三类

分离时间：2020-01

分离地址：中国重庆市

分离基物：患者痰液

致病名称：肺曲霉病、脑曲霉病、皮肤曲霉病、耳曲霉病、中枢神经系统曲霉病、播散性曲霉病

真菌

致病对象：人、动物

来源历史：←中国医学科学院病原微生物菌（毒）种保藏中心医学真菌保藏分中心←中国医学科学院皮肤病医院（中国医学科学院皮肤病研究所）←重庆医科大学附属第二医院

用　　途：临床检验

联系单位：中国医学科学院皮肤病医院（中国医学科学院皮肤病研究所）

电子邮箱：meih@pumcderm.cams.cn

173. 烟曲霉

国家科技资源标识符：CSTR: 16698.06.NPRC 3.8.736

平台资源号：NPRC 3.8.736

保藏编号：CAMS-CCPM-D 04125

中文名称：烟曲霉

外文名称：*Aspergillus fumigatus*

分类学地位：Aspergillaceae; *Aspergillus*

生物危害程度：第三类

分离时间：2020-01

分离地址：中国重庆市

分离基物：患者痰液

致病名称：肺曲霉病、脑曲霉病、皮肤曲霉病、耳曲霉病、中枢神经系统曲霉病、播散性曲霉病

致病对象：人、动物

来源历史：←中国医学科学院病原微生物菌（毒）种保藏中心医学真菌保藏分中心←中国医学科学院皮肤病医院（中国医学科学院皮肤病研究所）←重庆医科大学附属第二医院

用　　途：临床检验

联系单位：中国医学科学院皮肤病医院（中国医学科学院皮肤病研究所）

电子邮箱：meih@pumcderm.cams.cn

174. 烟曲霉

国家科技资源标识符：CSTR: 16698.06.NPRC 3.8.737

平台资源号：NPRC 3.8.737

保藏编号：CAMS-CCPM-D 04126

中文名称：烟曲霉

外文名称：*Aspergillus fumigatus*

分类学地位：Aspergillaceae; *Aspergillus*

生物危害程度：第三类

分离时间：2020-05

分离地址：中国重庆市

分离基物：患者痰液

致病名称：肺曲霉病、脑曲霉病、皮肤曲霉病、耳曲霉病、中枢神经系统曲霉病、播散性曲霉病

致病对象：人、动物

来源历史：←中国医学科学院病原微生物菌（毒）种保藏中心医学真菌保藏分中心←中国医学科学院皮肤病医院（中国医学科学院皮肤病研究所）←重庆医科大学附属第二医院

用　　途：临床检验

联系单位：中国医学科学院皮肤病医院（中国医学科学院皮肤病研究所）

电子邮箱：meih@pumcderm.cams.cn

175. 烟曲霉

国家科技资源标识符：CSTR: 16698.06.NPRC 3.8.738

平台资源号：NPRC 3.8.738

保藏编号：CAMS-CCPM-D 04128

中文名称：烟曲霉

外文名称：*Aspergillus fumigatus*

分类学地位：Aspergillaceae; *Aspergillus*

生物危害程度：第三类

分离时间：2020-05

分离地址：中国重庆市

分离基物：患者痰液

致病名称：肺曲霉病、脑曲霉病、皮肤曲霉病、耳曲霉病、中枢神经系统曲霉病、播散性曲霉病

致病对象：人、动物

来源历史：←中国医学科学院病原微生物菌（毒）种保藏中心医学真菌保藏分中心←中国医学科学院皮肤病医院（中国医学科学院皮肤病研究所）←重庆医科大学附属第二医院

用　　途：临床检验

联系单位：中国医学科学院皮肤病医院（中国医学科学院皮肤病研究所）

电子邮箱：meih@pumcderm.cams.cn

176. 烟曲霉

国家科技资源标识符：CSTR: 16698.06.NPRC 3.8.739

平台资源号：NPRC 3.8.739

保藏编号：CAMS-CCPM-D 04130

中文名称：烟曲霉

外文名称：*Aspergillus fumigatus*

分类学地位：Aspergillaceae; *Aspergillus*

生物危害程度：第三类

分离时间：2020-05

分离地址：中国重庆市

分离基物：患者痰液

致病名称：肺曲霉病、脑曲霉病、皮肤曲霉病、耳曲霉病、中枢神经系统曲霉病、播散性曲霉病

致病对象：人、动物

来源历史：←中国医学科学院病原微生物菌（毒）种保藏中心医学真菌保藏分中心←中国医学科学院皮肤病医院（中国医学科学院皮肤病研究所）←重庆医科大学附属第二医院

用　　途：临床检验

联系单位：中国医学科学院皮肤病医院（中国医学科学院皮肤病研究所）

电子邮箱：meih@pumcderm.cams.cn

177. 烟曲霉

国家科技资源标识符：CSTR: 16698.06.NPRC 3.8.740

平台资源号：NPRC 3.8.740

保藏编号：CAMS-CCPM-D 04131

中文名称：烟曲霉

外文名称：*Aspergillus fumigatus*

分类学地位：Aspergillaceae; *Aspergillus*

生物危害程度：第三类

分离时间：2020-07

分离地址：中国重庆市

分离基物：患者痰液

致病名称：肺曲霉病、脑曲霉病、皮肤曲霉病、耳曲霉病、中枢神经系统曲霉病、播散性曲霉病

致病对象：人、动物

来源历史：←中国医学科学院病原微生物菌（毒）种保藏中心医学真菌保藏分中心←中国医学科学院皮肤病医院（中国医学科学院皮肤病研究所）←重庆医科大学附属第二医院

用　　途：临床检验

联系单位：中国医学科学院皮肤病医院（中国医学科学院皮肤病研究所）

电子邮箱：meih@pumcderm.cams.cn

178. 烟曲霉

国家科技资源标识符：CSTR: 16698.06.NPRC 3.8.741

平台资源号：NPRC 3.8.741

保藏编号：CAMS-CCPM-D 04132

中文名称：烟曲霉

外文名称：*Aspergillus fumigatus*

分类学地位：Aspergillaceae; *Aspergillus*

生物危害程度：第三类

分离时间：2020-10

分离地址：中国重庆市

真菌

分离基物：患者痰液

致病名称：肺曲霉病、脑曲霉病、皮肤曲霉病、耳曲霉病、中枢神经系统曲霉病、播散性曲霉病

致病对象：人、动物

来源历史：←中国医学科学院病原微生物菌（毒）种保藏中心医学真菌保藏分中心←中国医学科学院皮肤病医院（中国医学科学院皮肤病研究所）←重庆医科大学附属第二医院

用　　途：临床检验

联系单位：中国医学科学院皮肤病医院（中国医学科学院皮肤病研究所）

电子邮箱：meih@pumcderm.cams.cn

179. 烟曲霉

国家科技资源标识符：CSTR: 16698.06.NPRC 3.8.742

平台资源号：NPRC 3.8.742

保藏编号：CAMS-CCPM-D 04133

中文名称：烟曲霉

外文名称：*Aspergillus fumigatus*

分类学地位：Aspergillaceae; *Aspergillus*

生物危害程度：第三类

分离时间：2020-08

分离地址：中国重庆市

分离基物：患者支气管肺泡灌洗液

致病名称：肺曲霉病、脑曲霉病、皮肤曲霉病、耳曲霉病、中枢神经系统曲霉病、播散性曲霉病

致病对象：人、动物

来源历史：←中国医学科学院病原微生物菌（毒）种保藏中心医学真菌保藏分中心←中国医学科学院皮肤病医院（中国医学科学院皮肤病研究所）←重庆医科大学附属第二医院

用　　途：临床检验

联系单位：中国医学科学院皮肤病医院（中国医

学科学院皮肤病研究所）

电子邮箱：meih@pumcderm.cams.cn

180. 烟曲霉

国家科技资源标识符：CSTR: 16698.06.NPRC 3.8.743

平台资源号：NPRC 3.8.743

保藏编号：CAMS-CCPM-D 04276

中文名称：烟曲霉

外文名称：*Aspergillus fumigatus*

分类学地位：Aspergillaceae; *Aspergillus*

生物危害程度：第三类

分离时间：2021-05

分离地址：中国山东省聊城市

分离基物：患者支气管肺泡灌洗液

致病名称：肺曲霉病、脑曲霉病、皮肤曲霉病、耳曲霉病、中枢神经系统曲霉病、播散性曲霉病

致病对象：人、动物

来源历史：←中国医学科学院病原微生物菌（毒）种保藏中心医学真菌保藏分中心←中国医学科学院皮肤病医院（中国医学科学院皮肤病研究所）←聊城市人民医院

用　　途：临床检验

联系单位：中国医学科学院皮肤病医院（中国医学科学院皮肤病研究所）

电子邮箱：meih@pumcderm.cams.cn

181. 烟曲霉

国家科技资源标识符：CSTR: 16698.06.NPRC 3.8.744

平台资源号：NPRC 3.8.744

保藏编号：CAMS-CCPM-D 04278

中文名称：烟曲霉

外文名称：*Aspergillus fumigatus*

分类学地位：Aspergillaceae; *Aspergillus*

生物危害程度：第三类

分离时间：2021-06

分离地址：中国山东省聊城市

分离基物：患者痰液

致病名称：肺曲霉病、脑曲霉病、皮肤曲霉病、耳曲霉病、中枢神经系统曲霉病、播散性曲霉病

致病对象：人、动物

来源历史：←中国医学科学院病原微生物菌（毒）种保藏中心医学真菌保藏分中心←中国医学科学院皮肤病医院（中国医学科学院皮肤病研究所）←聊城市人民医院

用　　途：临床检验

联系单位：中国医学科学院皮肤病医院（中国医学科学院皮肤病研究所）

电子邮箱：meih@pumcderm.cams.cn

182. 烟曲霉

国家科技资源标识符：CSTR: 16698.06.NPRC 3.8.745

平台资源号：NPRC 3.8.745

保藏编号：CAMS-CCPM-D 04279

中文名称：烟曲霉

外文名称：*Aspergillus fumigatus*

分类学地位：Aspergillaceae; *Aspergillus*

生物危害程度：第三类

分离时间：2021-05

分离地址：中国山东省聊城市

分离基物：患者痰液

致病名称：肺曲霉病、脑曲霉病、皮肤曲霉病、耳曲霉病、中枢神经系统曲霉病、播散性曲霉病

致病对象：人、动物

来源历史：←中国医学科学院病原微生物菌（毒）种保藏中心医学真菌保藏分中心←中国医学科学院皮肤病医院（中国医学科学院皮肤病研究所）←聊城市人民医院

用　　途：临床检验

联系单位：中国医学科学院皮肤病医院（中国医学科学院皮肤病研究所）

电子邮箱：meih@pumcderm.cams.cn

183. 烟曲霉

国家科技资源标识符：CSTR: 16698.06.NPRC 3.8.746

平台资源号：NPRC 3.8.746

保藏编号：CAMS-CCPM-D 04280

中文名称：烟曲霉

外文名称：*Aspergillus fumigatus*

分类学地位：Aspergillaceae; *Aspergillus*

生物危害程度：第三类

分离时间：2021-06

分离地址：中国山东省聊城市

分离基物：患者痰液

致病名称：肺曲霉病、脑曲霉病、皮肤曲霉病、耳曲霉病、中枢神经系统曲霉病、播散性曲霉病

致病对象：人、动物

来源历史：←中国医学科学院病原微生物菌（毒）种保藏中心医学真菌保藏分中心←中国医学科学院皮肤病医院（中国医学科学院皮肤病研究所）←聊城市人民医院

用　　途：临床检验

联系单位：中国医学科学院皮肤病医院（中国医学科学院皮肤病研究所）

电子邮箱：meih@pumcderm.cams.cn

184. 烟曲霉

国家科技资源标识符：CSTR: 16698.06.NPRC 3.8.747

平台资源号：NPRC 3.8.747

保藏编号：CAMS-CCPM-D 04281

中文名称：烟曲霉

外文名称：*Aspergillus fumigatus*

分类学地位：Aspergillaceae; *Aspergillus*

生物危害程度：第三类

真菌

分离时间：2021-07

分离地址：中国山东省聊城市

分离基物：患者痰液

致病名称：肺曲霉病、脑曲霉病、皮肤曲霉病、耳曲霉病、中枢神经系统曲霉病、播散性曲霉病

致病对象：人、动物

来源历史：←中国医学科学院病原微生物菌（毒）种保藏中心医学真菌保藏分中心←中国医学科学院皮肤病医院（中国医学科学院皮肤病研究所）←聊城市人民医院

用　　途：临床检验

联系单位：中国医学科学院皮肤病医院（中国医学科学院皮肤病研究所）

电子邮箱：meih@pumcderm.cams.cn

185. 烟曲霉

国家科技资源标识符：CSTR: 16698.06.NPRC 3.8.748

平台资源号：NPRC 3.8.748

保藏编号：CAMS-CCPM-D 04282

中文名称：烟曲霉

外文名称：*Aspergillus fumigatus*

分类学地位：Aspergillaceae; *Aspergillus*

生物危害程度：第三类

分离时间：2021-05

分离地址：中国山东省聊城市

分离基物：患者支气管肺泡灌洗液

致病名称：肺曲霉病、脑曲霉病、皮肤曲霉病、耳曲霉病、中枢神经系统曲霉病、播散性曲霉病

致病对象：人、动物

来源历史：←中国医学科学院病原微生物菌（毒）种保藏中心医学真菌保藏分中心←中国医学科学院皮肤病医院（中国医学科学院皮肤病研究所）←聊城市人民医院

用　　途：临床检验

联系单位：中国医学科学院皮肤病医院（中国医学科学院皮肤病研究所）

电子邮箱：meih@pumcderm.cams.cn

186. 烟曲霉

国家科技资源标识符：CSTR: 16698.06.NPRC 3.8.749

平台资源号：NPRC 3.8.749

保藏编号：CAMS-CCPM-D 04283

中文名称：烟曲霉

外文名称：*Aspergillus fumigatus*

分类学地位：Aspergillaceae; *Aspergillus*

生物危害程度：第三类

分离时间：2021-06

分离地址：中国山东省聊城市

分离基物：患者痰液

致病名称：肺曲霉病、脑曲霉病、皮肤曲霉病、耳曲霉病、中枢神经系统曲霉病、播散性曲霉病

致病对象：人、动物

来源历史：←中国医学科学院病原微生物菌（毒）种保藏中心医学真菌保藏分中心←中国医学科学院皮肤病医院（中国医学科学院皮肤病研究所）←聊城市人民医院

用　　途：临床检验

联系单位：中国医学科学院皮肤病医院（中国医学科学院皮肤病研究所）

电子邮箱：meih@pumcderm.cams.cn

187. 烟曲霉

国家科技资源标识符：CSTR: 16698.06.NPRC 3.8.750

平台资源号：NPRC 3.8.750

保藏编号：CAMS-CCPM-D 04284

中文名称：烟曲霉

外文名称：*Aspergillus fumigatus*

分类学地位：Aspergillaceae; *Aspergillus*

生物危害程度：第三类

分离时间：2021-06

分离地址：中国山东省聊城市

分离基物：患者痰液

致病名称：肺曲霉病、脑曲霉病、皮肤曲霉病、耳曲霉病、中枢神经系统曲霉病、播散性曲霉病

致病对象：人、动物

来源历史：←中国医学科学院病原微生物菌（毒）种保藏中心医学真菌保藏分中心←中国医学科学院皮肤病医院（中国医学科学院皮肤病研究所）←聊城市人民医院

用　　途：临床检验

联系单位：中国医学科学院皮肤病医院（中国医学科学院皮肤病研究所）

电子邮箱：meih@pumcderm.cams.cn

188. 烟曲霉

国家科技资源标识符：CSTR: 16698.06.NPRC 3.8.751

平台资源号：NPRC 3.8.751

保藏编号：CAMS-CCPM-D 04285

中文名称：烟曲霉

外文名称：*Aspergillus fumigatus*

分类学地位：Aspergillaceae; *Aspergillus*

生物危害程度：第三类

分离时间：2021-06

分离地址：中国山东省聊城市

分离基物：患者痰液

致病名称：肺曲霉病、脑曲霉病、皮肤曲霉病、耳曲霉病、中枢神经系统曲霉病、播散性曲霉病

致病对象：人、动物

来源历史：←中国医学科学院病原微生物菌（毒）种保藏中心医学真菌保藏分中心←中国医学科学院皮肤病医院（中国医学科学院皮肤病研究所）←聊城市人民

医院

用　　途：临床检验

联系单位：中国医学科学院皮肤病医院（中国医学科学院皮肤病研究所）

电子邮箱：meih@pumcderm.cams.cn

189. 烟曲霉

国家科技资源标识符：CSTR: 16698.06.NPRC 3.8.752

平台资源号：NPRC 3.8.752

保藏编号：CAMS-CCPM-D 04286

中文名称：烟曲霉

外文名称：*Aspergillus fumigatus*

分类学地位：Aspergillaceae; *Aspergillus*

生物危害程度：第三类

分离时间：2021-06

分离地址：中国山东省聊城市

分离基物：患者痰液

致病名称：肺曲霉病、脑曲霉病、皮肤曲霉病、耳曲霉病、中枢神经系统曲霉病、播散性曲霉病

致病对象：人、动物

来源历史：←中国医学科学院病原微生物菌（毒）种保藏中心医学真菌保藏分中心←中国医学科学院皮肤病医院（中国医学科学院皮肤病研究所）←聊城市人民医院

用　　途：临床检验

联系单位：中国医学科学院皮肤病医院（中国医学科学院皮肤病研究所）

电子邮箱：meih@pumcderm.cams.cn

190. 烟曲霉

国家科技资源标识符：CSTR: 16698.06.NPRC 3.8.753

平台资源号：NPRC 3.8.753

保藏编号：CAMS-CCPM-D 04354

中文名称：烟曲霉

外文名称：*Aspergillus fumigatus*

真

菌

分类学地位：Aspergillaceae; *Aspergillus*

生物危害程度：第三类

分离时间：2021

分离地址：中国浙江省杭州市

分离基物：患者支气管肺泡灌洗液

致病名称：肺曲霉病、脑曲霉病、皮肤曲霉病、耳曲霉病、中枢神经系统曲霉病、播散性曲霉病

致病对象：人、动物

来源历史：←中国医学科学院病原微生物菌（毒）种保藏中心医学真菌保藏分中心←中国医学科学院皮肤病医院（中国医学科学院皮肤病研究所）←杭州市第三人民医院

用　　途：临床检验

联系单位：中国医学科学院皮肤病医院（中国医学科学院皮肤病研究所）

电子邮箱：meih@pumcderm.cams.cn

191. 烟曲霉

国家科技资源标识符：CSTR: 16698.06.NPRC 3.8.754

平台资源号：NPRC 3.8.754

保藏编号：CAMS-CCPM-D 04357

中文名称：烟曲霉

外文名称：*Aspergillus fumigatus*

分类学地位：Aspergillaceae; *Aspergillus*

生物危害程度：第三类

分离时间：2021

分离地址：中国浙江省杭州市

分离基物：患者痰液

致病名称：肺曲霉病、脑曲霉病、皮肤曲霉病、耳曲霉病、中枢神经系统曲霉病、播散性曲霉病

致病对象：人、动物

来源历史：←中国医学科学院病原微生物菌（毒）种保藏中心医学真菌保藏分中心←中国医学科学院皮肤病医院（中国医学

科学院皮肤病研究所）←杭州市第三人民医院

用　　途：临床检验

联系单位：中国医学科学院皮肤病医院（中国医学科学院皮肤病研究所）

电子邮箱：meih@pumcderm.cams.cn

192. 烟曲霉

国家科技资源标识符：CSTR: 16698.06.NPRC 3.8.755

平台资源号：NPRC 3.8.755

保藏编号：CAMS-CCPM-D 04360

中文名称：烟曲霉

外文名称：*Aspergillus fumigatus*

分类学地位：Aspergillaceae; *Aspergillus*

生物危害程度：第三类

分离时间：2021

分离地址：中国浙江省杭州市

分离基物：患者支气管肺泡灌洗液

致病名称：肺曲霉病、脑曲霉病、皮肤曲霉病、耳曲霉病、中枢神经系统曲霉病、播散性曲霉病

致病对象：人、动物

来源历史：←中国医学科学院病原微生物菌（毒）种保藏中心医学真菌保藏分中心←中国医学科学院皮肤病医院（中国医学科学院皮肤病研究所）←杭州市第三人民医院

用　　途：临床检验

联系单位：中国医学科学院皮肤病医院（中国医学科学院皮肤病研究所）

电子邮箱：meih@pumcderm.cams.cn

193. 烟曲霉

国家科技资源标识符：CSTR: 16698.06.NPRC 3.8.756

平台资源号：NPRC 3.8.756

保藏编号：CAMS-CCPM-D 04361

中文名称：烟曲霉

外文名称：*Aspergillus fumigatus*

分类学地位：Aspergillaceae; *Aspergillus*

生物危害程度：第三类

分离时间：2021

分离地址：中国浙江省杭州市

分离基物：患者支气管肺泡灌洗液

致病名称：肺曲霉病、脑曲霉病、皮肤曲霉病、耳曲霉病、中枢神经系统曲霉病、播散性曲霉病

致病对象：人、动物

来源历史：←中国医学科学院病原微生物菌（毒）种保藏中心医学真菌保藏分中心←中国医学科学院皮肤病医院（中国医学科学院皮肤病研究所）←杭州市第三人民医院

用　　途：临床检验

联系单位：中国医学科学院皮肤病医院（中国医学科学院皮肤病研究所）

电子邮箱：meih@pumcderm.cams.cn

194. 烟曲霉

国家科技资源标识符：CSTR: 16698.06.NPRC 3.8.757

平台资源号：NPRC 3.8.757

保藏编号：CAMS-CCPM-D 04362

中文名称：烟曲霉

外文名称：*Aspergillus fumigatus*

分类学地位：Aspergillaceae; *Aspergillus*

生物危害程度：第三类

分离时间：2021

分离地址：中国浙江省杭州市

分离基物：患者支气管肺泡灌洗液

致病名称：肺曲霉病、脑曲霉病、皮肤曲霉病、耳曲霉病、中枢神经系统曲霉病、播散性曲霉病

致病对象：人、动物

来源历史：←中国医学科学院病原微生物菌（毒）种保藏中心医学真菌保藏分中心←中

国医学科学院皮肤病医院（中国医学科学院皮肤病研究所）←杭州市第三人民医院

用　　途：临床检验

联系单位：中国医学科学院皮肤病医院（中国医学科学院皮肤病研究所）

电子邮箱：meih@pumcderm.cams.cn

195. 烟曲霉

国家科技资源标识符：CSTR: 16698.06.NPRC 3.8.758

平台资源号：NPRC 3.8.758

保藏编号：CAMS-CCPM-D 04365

中文名称：烟曲霉

外文名称：*Aspergillus fumigatus*

分类学地位：Aspergillaceae; *Aspergillus*

生物危害程度：第三类

分离时间：2021

分离地址：中国浙江省杭州市

分离基物：患者痰液

致病名称：肺曲霉病、脑曲霉病、皮肤曲霉病、耳曲霉病、中枢神经系统曲霉病、播散性曲霉病

致病对象：人、动物

来源历史：←中国医学科学院病原微生物菌（毒）种保藏中心医学真菌保藏分中心←中国医学科学院皮肤病医院（中国医学科学院皮肤病研究所）←杭州市第三人民医院

用　　途：临床检验

联系单位：中国医学科学院皮肤病医院（中国医学科学院皮肤病研究所）

电子邮箱：meih@pumcderm.cams.cn

196. 烟曲霉

国家科技资源标识符：CSTR: 16698.06.NPRC 3.8.759

平台资源号：NPRC 3.8.759

保藏编号：CAMS-CCPM-D 04376

中文名称：烟曲霉

外文名称：*Aspergillus fumigatus*

分类学地位：Aspergillaceae; *Aspergillus*

生物危害程度：第三类

分离时间：2021-09

分离地址：中国江苏省南京市

分离基物：患者痰液

致病名称：肺曲霉病、脑曲霉病、皮肤曲霉病、耳曲霉病、中枢神经系统曲霉病、播散性曲霉病

致病对象：人、动物

来源历史：←中国医学科学院病原微生物菌（毒）种保藏中心医学真菌保藏分中心←中国医学科学院皮肤病医院（中国医学科学院皮肤病研究所）←南京市鼓楼医院

用　　途：临床检验

联系单位：中国医学科学院皮肤病医院（中国医学科学院皮肤病研究所）

电子邮箱：meih@pumcderm.cams.cn

197. 烟曲霉

国家科技资源标识符：CSTR: 16698.06.NPRC 3.8.760

平台资源号：NPRC 3.8.760

保藏编号：CAMS-CCPM-D 04377

中文名称：烟曲霉

外文名称：*Aspergillus fumigatus*

分类学地位：Aspergillaceae; *Aspergillus*

生物危害程度：第三类

分离时间：2021-09

分离地址：中国江苏省南京市

分离基物：患者痰液

致病名称：肺曲霉病、脑曲霉病、皮肤曲霉病、耳曲霉病、中枢神经系统曲霉病、播散性曲霉病

致病对象：人、动物

来源历史：←中国医学科学院病原微生物菌（毒）

种保藏中心医学真菌保藏分中心←中国医学科学院皮肤病医院（中国医学科学院皮肤病研究所）←南京市鼓楼医院

用　　途：临床检验

联系单位：中国医学科学院皮肤病医院（中国医学科学院皮肤病研究所）

电子邮箱：meih@pumcderm.cams.cn

198. 烟曲霉

国家科技资源标识符：CSTR: 16698.06.NPRC 3.8.761

平台资源号：NPRC 3.8.761

保藏编号：CAMS-CCPM-D 04378

中文名称：烟曲霉

外文名称：*Aspergillus fumigatus*

分类学地位：Aspergillaceae; *Aspergillus*

生物危害程度：第三类

分离时间：2021-09

分离地址：中国江苏省南京市

分离基物：患者痰液

致病名称：肺曲霉病、脑曲霉病、皮肤曲霉病、耳曲霉病、中枢神经系统曲霉病、播散性曲霉病

致病对象：人、动物

来源历史：←中国医学科学院病原微生物菌（毒）种保藏中心医学真菌保藏分中心←中国医学科学院皮肤病医院（中国医学科学院皮肤病研究所）←南京市鼓楼医院

用　　途：临床检验

联系单位：中国医学科学院皮肤病医院（中国医学科学院皮肤病研究所）

电子邮箱：meih@pumcderm.cams.cn

199. 烟曲霉

国家科技资源标识符：CSTR: 16698.06.NPRC 3.8.762

平台资源号：NPRC 3.8.762

保藏编号：CAMS-CCPM-D 04379

中文名称：烟曲霉

外文名称：*Aspergillus fumigatus*

分类学地位：Aspergillaceae; *Aspergillus*

生物危害程度：第三类

分离时间：2021-10

分离地址：中国江苏省南京市

分离基物：患者痰液

致病名称：肺曲霉病、脑曲霉病、皮肤曲霉病、耳曲霉病、中枢神经系统曲霉病、播散性曲霉病

致病对象：人、动物

来源历史：←中国医学科学院病原微生物菌（毒）种保藏中心医学真菌保藏分中心←中国医学科学院皮肤病医院（中国医学科学院皮肤病研究所）←南京市鼓楼医院

用　　途：临床检验

联系单位：中国医学科学院皮肤病医院（中国医学科学院皮肤病研究所）

电子邮箱：meih@pumcderm.cams.cn

200. 烟曲霉

国家科技资源标识符：CSTR: 16698.06.NPRC 3.8.763

平台资源号：NPRC 3.8.763

保藏编号：CAMS-CCPM-D 04380

中文名称：烟曲霉

外文名称：*Aspergillus fumigatus*

分类学地位：Aspergillaceae; *Aspergillus*

生物危害程度：第三类

分离时间：2021-10

分离地址：中国江苏省南京市

分离基物：患者痰液

致病名称：肺曲霉病、脑曲霉病、皮肤曲霉病、耳曲霉病、中枢神经系统曲霉病、播散性曲霉病

致病对象：人、动物

来源历史：←中国医学科学院病原微生物菌（毒）种保藏中心医学真菌保藏分中心←中国医学科学院皮肤病医院（中国医学科学院皮肤病研究所）←南京市鼓楼医院

用　　途：临床检验

联系单位：中国医学科学院皮肤病医院（中国医学科学院皮肤病研究所）

电子邮箱：meih@pumcderm.cams.cn

五十四、青霉属

201. 青霉属

国家科技资源标识符：CSTR: 16698.06.NPRC 1.9.197

平台资源号：NPRC 1.9.197

保藏编号：CMCC(B) 98028

中文名称：橘青霉

外文名称：*Penicillium citrinum*

分类学地位：Fungi; Ascomycota; Eurotiomycetes; Eurotiales; Aspergillaceae; *Penicillium*

生物危害程度：第三类

分离时间：2022-07-09

分离地址：中国北京市

分离基物：面膜

致病名称：未知

致病对象：未知

来源历史：←中国食品药品检定研究院病原微生物菌（毒）种保藏中心←中国食品药品检定研究院生物检测室

用　　途：科研

联系单位：中国食品药品检定研究院

电子邮箱：cmcc@nifdc.org.cn

◤ 五十五、曲霉属

202. 曲霉属

国家科技资源标识符：CSTR: 16698.06.NPRC 1.9.198

平台资源号：NPRC 1.9.198

保藏编号：CMCC(B) 98029

中文名称：黑曲霉

外文名称：*Aspergillus niger*

分类学地位：Fungi; Ascomycota; Eurotiomycetes; Eurotiales; Aspergillaceae; *Aspergillus*

生物危害程度：第四类

分离时间：未知

分离地址：未知

分离基物：未知

致病名称：未知

致病对象：未知

来源历史：←中国食品药品检定研究院病原微生物菌（毒）种保藏中心←中国食品药品检定研究院生物检测室

用　　途：科研

联系单位：中国食品药品检定研究院

电子邮箱：cmcc@nifdc.org.cn

第三部分

病　毒

一、呼吸道合胞病毒

1. 呼吸道合胞病毒

国家科技资源标识符：CSTR: 16698.06.NPRC 2.7.33

平台资源号：NPRC 2.7.33

保藏编号：CCPM（A)-V-080101

中文名称：呼吸道合胞病毒 9320 株

外文名称：*Human Respiratory Syncytial* Virus 9320 strain

分类学地位：Orthornavirae; Negarnaviricota; Monjiviricetes; Mononegavirales; Pneumoviridae; *Orthopneumovirus*

生物危害程度：第三类

分离时间：1977-01-01

分离地址：美国马萨诸塞州

分离基物：患者咽拭子

致病名称：呼吸道感染

致病对象：人

来源历史：←中国医学科学院病原微生物菌（毒）种保藏中心药用微生物相关菌（毒）种保藏分中心←中国医学科学院医药生物技术研究所← ATCC

用　　途：药物研发

联系单位：中国医学科学院医药生物技术研究所

电子邮箱：camskladr@imb.pumc.edu.cn

2. 呼吸道合胞病毒

国家科技资源标识符：CSTR: 16698.06.NPRC 2.7.34

平台资源号：NPRC 2.7.34

保藏编号：CCPM（A)-V-080201

中文名称：呼吸道合胞病毒 ATCC-2012-11 株

外文名称：*Human Respiratory Syncytial Virus* ATCC-2012-11 strain

分类学地位：Orthornavirae; Negarnaviricota; Mon-

jiviricetes; Mononegavirales; Pneumoviridae; *Orthopneumovirus*

生物危害程度：第三类

分离时间：2012-01-01

分离地址：美国弗吉尼亚州

分离基物：未知

致病名称：呼吸道感染

致病对象：人

来源历史：←中国医学科学院病原微生物菌（毒）种保藏中心药用微生物相关菌（毒）种保藏分中心←中国医学科学院医药生物技术研究所← ATCC

用　　途：药物研发

联系单位：中国医学科学院医药生物技术研究所

电子邮箱：camskladr@imb.pumc.edu.cn

3. 呼吸道合胞病毒

国家科技资源标识符：CSTR: 16698.06.NPRC 2.5.45

平台资源号：NPRC 2.5.45

保藏编号：CAMS-CCPM-C-Ⅲ-001-M

中文名称：呼吸道合胞病毒 A2

外文名称：*Human Respiratory Syncytial Virus* A2

分类学地位：Orthornavirae; Negarnaviricota; Monjiviricetes; Mononegavirales; Pneumoviridae; *Orthopneumovirus*

生物危害程度：第三类

分离时间：未知

分离地址：中国北京市

分离基物：患者咽拭子

致病名称：呼吸道感染

致病对象：人

来源历史：←中国医学科学院病原微生物菌（毒）种保藏中心医学病原微生物菌（毒）种保藏分中心←中国医学科学院病原生物学研究所

用　　途：科研、教学等科学实验

联系单位：中国医学科学院病原生物学研究所

电子邮箱：CCPM_C@ipbcams.ac.cn

◤ 二、麻疹病毒

4. 麻疹病毒

国家科技资源标识符：CSTR: 16698.06.NPRC 2.3.389

平台资源号：NPRC 2.3.389

保藏编号：CHPC 2.4.1.GX/18/001.23

中文名称：麻疹病毒 / 广西 /1/2018

外文名称：*MVi*/Guangxi.CHN/26.18/1[H1a]

分类学地位：Orthornavirae; Negarnaviricota; Monjiviricetes; Mononegavirales; Paramyxoviridae; *Morbillivirus*

生物危害程度：第三类

分离时间：2018-07-28

分离地址：中国广西壮族自治区

分离基物：患者咽拭子

致病名称：麻疹

致病对象：人

来源历史：←中国疾病预防控制中心病原微生物菌（毒）种保藏中心病毒病所分中心 ←中国疾病预防控制中心病毒病预防控制所麻疹室

用　　途：传染病病原监测和溯源

联系单位：中国疾病预防控制中心病毒病预防控制所

电子邮箱：measleslab@ivdc.chinacdc.cn

5. 麻疹病毒

国家科技资源标识符：CSTR: 16698.06.NPRC 2.3.390

平台资源号：NPRC 2.3.390

保藏编号：CHPC 2.4.1.HB/18/001.23

中文名称：麻疹病毒 / 河北 /1/2018

外文名称：*MVi*/Guangxi.CHN/26.18/1[H1a]

分类学地位：Orthornavirae; Negarnaviricota; Monjiviricetes; Mononegavirales; Paramyxoviridae; *Morbillivirus*

生物危害程度：第三类

分离时间：2018-03-12

分离地址：中国河北省

分离基物：患者咽拭子

致病名称：麻疹

致病对象：人

来源历史：←中国疾病预防控制中心病原微生物菌（毒）种保藏中心病毒病所分中心 ←中国疾病预防控制中心病毒病预防控制所麻疹室

用　　途：传染病病原监测和溯源

联系单位：中国疾病预防控制中心病毒病预防控制所

电子邮箱：measleslab@ivdc.chinacdc.cn

6. 麻疹病毒

国家科技资源标识符：CSTR: 16698.06.NPRC 2.3.391

平台资源号：NPRC 2.3.391

保藏编号：CHPC 2.4.1.HB/18/002.23

中文名称：麻疹病毒 / 河北 /2/2018

外文名称：*MVi*/Guangxi.CHN/26.18/1[H1a]

分类学地位：Orthornavirae; Negarnaviricota; Monjiviricetes; Mononegavirales; Paramyxoviridae; *Morbillivirus*

生物危害程度：第三类

分离时间：2018-03-12

分离地址：中国河北省

分离基物：患者咽拭子

致病名称：麻疹

致病对象：人

来源历史：←中国疾病预防控制中心病原微生物菌（毒）种保藏中心病毒病所分中心 ←中国疾病预防控制中心病毒病预防控制所麻疹室

用　　途：传染病病原监测和溯源

联系单位：中国疾病预防控制中心病毒病预防控制所

电子邮箱：measleslab@ivdc.chinacdc.cn

7. 麻疹病毒

国家科技资源标识符：CSTR: 16698.06.NPRC 2.3.392

平台资源号：NPRC 2.3.392

保藏编号：CHPC 2.4.1.HB/18/003.23

中文名称：麻疹病毒 / 河北 /3/2018

外文名称：*MVi*/Hebei.CHN/8.18/1[H1a]

分类学地位：Orthornavirae; Negarnaviricota; Monjiviricetes; Mononegavirales; Paramyxoviridae; *Morbillivirus*

生物危害程度：第三类

分离时间：2018-03-21

分离地址：中国河北省

分离基物：患者咽拭子

致病名称：麻疹

致病对象：人

来源历史：←中国疾病预防控制中心病原微生物菌（毒）种保藏中心病毒病所分中心←中国疾病预防控制中心病毒病预防控制所麻疹室

用　　途：传染病病原监测和溯源

联系单位：中国疾病预防控制中心病毒病预防控制所

电子邮箱：measleslab@ivdc.chinacdc.cn

8. 麻疹病毒

国家科技资源标识符：CSTR: 16698.06.NPRC 2.3.393

平台资源号：NPRC 2.3.393

保藏编号：CHPC 2.4.1.HB/18/004.23

中文名称：麻疹病毒 / 河北 /4/2018

外文名称：*MVi*/Hebei.CHN/8.18/2[H1a]

分类学地位：Orthornavirae; Negarnaviricota; Monjiviricetes; Mononegavirales; Paramyxoviridae; *Morbillivirus*

生物危害程度：第三类

分离时间：2018-03-21

分离地址：中国河北省

分离基物：患者咽拭子

致病名称：麻疹

致病对象：人

来源历史：←中国疾病预防控制中心病原微生物菌（毒）种保藏中心病毒病所分中心←中国疾病预防控制中心病毒病预防控制所麻疹室

用　　途：传染病病原监测和溯源

联系单位：中国疾病预防控制中心病毒病预防控制所

电子邮箱：measleslab@ivdc.chinacdc.cn

9. 麻疹病毒

国家科技资源标识符：CSTR: 16698.06.NPRC 2.3.394

平台资源号：NPRC 2.3.394

保藏编号：CHPC 2.4.1.HB/18/005.23

中文名称：麻疹病毒 / 河北 /5/2018

外文名称：*MVi*/Hebei.CHN/9.18/1[H1a]

分类学地位：Orthornavirae; Negarnaviricota; Monjiviricetes; Mononegavirales; Paramyxoviridae; *Morbillivirus*

生物危害程度：第三类

分离时间：2018-03-25

分离地址：中国河北省

分离基物：患者咽拭子

致病名称：麻疹

致病对象：人

来源历史：←中国疾病预防控制中心病原微生物菌（毒）种保藏中心病毒病所分中心←中国疾病预防控制中心病毒病预防控制所麻疹室

用　　途：传染病病原监测和溯源

联系单位：中国疾病预防控制中心病毒病预防控制所

病毒

电子邮箱：measleslab@ivdc.chinacdc.cn

10. 麻疹病毒

国家科技资源标识符：CSTR: 16698.06.NPRC 2.3.395

平台资源号：NPRC 2.3.395

保藏编号：CHPC 2.4.1.HB/18/006.23

中文名称：麻疹病毒 / 河北 /6/2018

外文名称：*MVi*/Hebei.CHN/11.18/1[H1a]

分类学地位：Orthornavirae; Negarnaviricota; Monjiviricetes; Mononegavirales; Paramyxoviridae; *Morbillivirus*

生物危害程度：第三类

分离时间：2018-05-05

分离地址：中国河北省

分离基物：患者咽拭子

致病名称：麻疹

致病对象：人

来源历史：←中国疾病预防控制中心病原微生物菌（毒）种保藏中心病毒病所分中心 ←中国疾病预防控制中心病毒病预防控制所麻疹室

用　　途：传染病病原监测和溯源

联系单位：中国疾病预防控制中心病毒病预防控制所

电子邮箱：measleslab@ivdc.chinacdc.cn

11. 麻疹病毒

国家科技资源标识符：CSTR: 16698.06.NPRC 2.3.396

平台资源号：NPRC 2.3.396

保藏编号：CHPC 2.4.1.HB/18/007.23

中文名称：麻疹病毒 / 河北 /7/2018

外文名称：*MVi*/Hebei.CHN/12.18/1[H1a]

分类学地位：Orthornavirae; Negarnaviricota; Monjiviricetes; Mononegavirales; Paramyxoviridae; *Morbillivirus*

生物危害程度：第三类

分离时间：2018-05-05

分离地址：中国河北省

分离基物：患者咽拭子

致病名称：麻疹

致病对象：人

来源历史：←中国疾病预防控制中心病原微生物菌（毒）种保藏中心病毒病所分中心 ←中国疾病预防控制中心病毒病预防控制所麻疹室

用　　途：传染病病原监测和溯源，

联系单位：中国疾病预防控制中心病毒病预防控制所

电子邮箱：measleslab@ivdc.chinacdc.cn

12. 麻疹病毒

国家科技资源标识符：CSTR: 16698.06.NPRC 2.3.397

平台资源号：NPRC 2.3.397

保藏编号：CHPC 2.4.1.HB/18/008.23

中文名称：麻疹病毒 / 河北 /8/2018

外文名称：*MVi*/Hebei.CHN/12.18/2[H1a]

分类学地位：Orthornavirae; Negarnaviricota; Monjiviricetes; Mononegavirales; Paramyxoviridae; *Morbillivirus*

生物危害程度：第三类

分离时间：2018-05-05

分离地址：中国河北省

分离基物：患者咽拭子

致病名称：麻疹

致病对象：人

来源历史：←中国疾病预防控制中心病原微生物菌（毒）种保藏中心病毒病所分中心 ←中国疾病预防控制中心病毒病预防控制所麻疹室

用　　途：传染病病原监测和溯源

联系单位：中国疾病预防控制中心病毒病预防控制所

电子邮箱：measleslab@ivdc.chinacdc.cn

13. 麻疹病毒

国家科技资源标识符：CSTR: 16698.06.NPRC 2.3.398

平台资源号：NPRC 2.3.398

保藏编号：CHPC 2.4.1.HB/18/009.23

中文名称：麻疹病毒 / 河北 /9/2018

外文名称：*MVi*/Hebei.CHN/11.18/2[H1a]

分类学地位：Orthornavirae; Negarnaviricota; Monjiviricetes; Mononegavirales; Paramyxoviridae; *Morbillivirus*

生物危害程度：第三类

分离时间：2018-05-05

分离地址：中国河北省

分离基物：患者咽拭子

致病名称：麻疹

致病对象：人

来源历史：←中国疾病预防控制中心病原微生物菌（毒）种保藏中心病毒病所分中心←中国疾病预防控制中心病毒病预防控制所麻疹室

用　　途：传染病病原监测和溯源，

联系单位：中国疾病预防控制中心病毒病预防控制所

电子邮箱：measleslab@ivdc.chinacdc.cn

14. 麻疹病毒

国家科技资源标识符：CSTR: 16698.06.NPRC 2.3.399

平台资源号：NPRC 2.3.399

保藏编号：CHPC 2.4.1.HB/18/010.23

中文名称：麻疹病毒 / 河北 /10/2018

外文名称：*MVi*/Hebei.CHN/11.18/3[H1a]

分类学地位：Orthornavirae; Negarnaviricota; Monjiviricetes; Mononegavirales; Paramyxoviridae; *Morbillivirus*

生物危害程度：第三类

分离时间：2018-05-05

分离地址：中国河北省

分离基物：患者咽拭子

致病名称：麻疹

致病对象：人

来源历史：←中国疾病预防控制中心病原微生物菌（毒）种保藏中心病毒病所分中心←中国疾病预防控制中心病毒病预防控制所麻疹室

用　　途：传染病病原监测和溯源

联系单位：中国疾病预防控制中心病毒病预防控制所

电子邮箱：measleslab@ivdc.chinacdc.cn

15. 麻疹病毒

国家科技资源标识符：CSTR: 16698.06.NPRC 2.3.400

平台资源号：NPRC 2.3.400

保藏编号：CHPC 2.4.1.HB/18/011.23

中文名称：麻疹病毒 / 河北 /11/2018

外文名称：*MVi*/Hebei.CHN/19.18/1[H1a]

分类学地位：Orthornavirae; Negarnaviricota; Monjiviricetes; Mononegavirales; Paramyxoviridae; *Morbillivirus*

生物危害程度：第三类

分离时间：2018-06-10

分离地址：中国河北省

分离基物：患者咽拭子

致病名称：麻疹

致病对象：人

来源历史：←中国疾病预防控制中心病原微生物菌（毒）种保藏中心病毒病所分中心←中国疾病预防控制中心病毒病预防控制所麻疹室

用　　途：传染病病原监测和溯源

联系单位：中国疾病预防控制中心病毒病预防控制所

电子邮箱：measleslab@ivdc.chinacdc.cn

病毒

16. 麻疹病毒

国家科技资源标识符：CSTR: 16698.06.NPRC 2.3.401

平台资源号：NPRC 2.3.401

保藏编号：CHPC 2.4.1.HB/18/012.23

中文名称：麻疹病毒 / 河北 /12/2018

外文名称：*MVi*/Hebei.CHN/22.18/1[H1a]

分类学地位：Orthornavirae; Negarnaviricota; Monjiviricetes; Mononegavirales; Paramyxoviridae; *Morbillivirus*

生物危害程度：第三类

分离时间：2018-07-10

分离地址：中国河北省

分离基物：患者咽拭子

致病名称：麻疹

致病对象：人

来源历史：←中国疾病预防控制中心病原微生物菌（毒）种保藏中心病毒病所分中心 ←中国疾病预防控制中心病毒病预防控制所麻疹室

用　　途：传染病病原监测和溯源

联系单位：中国疾病预防控制中心病毒病预防控制所

电子邮箱：measleslab@ivdc.chinacdc.cn

17. 麻疹病毒

国家科技资源标识符：CSTR: 16698.06.NPRC 2.3.402

平台资源号：NPRC 2.3.402

保藏编号：CHPC 2.4.1.HB/18/013.23

中文名称：麻疹病毒 / 河北 /13/2018

外文名称：*MVi*/Hebei.CHN/24.18/1[H1a]

分类学地位：Orthornavirae; Negarnaviricota; Monjiviricetes; Mononegavirales; Paramyxoviridae; *Morbillivirus*

生物危害程度：第三类

分离时间：2018-07-10

分离地址：中国河北省

分离基物：患者咽拭子

致病名称：麻疹

致病对象：人

来源历史：←中国疾病预防控制中心病原微生物菌（毒）种保藏中心病毒病所分中心 ←中国疾病预防控制中心病毒病预防控制所麻疹室

用　　途：传染病病原监测和溯源

联系单位：中国疾病预防控制中心病毒病预防控制所

电子邮箱：measleslab@ivdc.chinacdc.cn

18. 麻疹病毒

国家科技资源标识符：CSTR: 16698.06.NPRC 2.3.403

平台资源号：NPRC 2.3.403

保藏编号：CHPC 2.4.1.HB/18/014.23

中文名称：麻疹病毒 / 河北 /14/2018

外文名称：*MVi*/Hebei.CHN/27.18/1[H1a]

分类学地位：Orthornavirae; Negarnaviricota; Monjiviricetes; Mononegavirales; Paramyxoviridae; *Morbillivirus*

生物危害程度：第三类

分离时间：2018-08-10

分离地址：中国河北省

分离基物：患者咽拭子

致病名称：麻疹

致病对象：人

来源历史：←中国疾病预防控制中心病原微生物菌（毒）种保藏中心病毒病所分中心 ←中国疾病预防控制中心病毒病预防控制所麻疹室

用　　途：传染病病原监测和溯源

联系单位：中国疾病预防控制中心病毒病预防控制所

电子邮箱：measleslab@ivdc.chinacdc.cn

19. 麻疹病毒

国家科技资源标识符：CSTR: 16698.06.NPRC 2.3.404

平台资源号：NPRC 2.3.404

保藏编号：CHPC 2.4.1.HB/18/015.23

中文名称：麻疹病毒 / 河北 /15/2018

外文名称：*MVi*/Hebei.CHN/30.18/1[H1a]

分类学地位：Orthornavirae; Negarnaviricota; Monjiviricetes; Mononegavirales; Paramyxoviridae; *Morbillivirus*

生物危害程度：第三类

分离时间：2018-09-10

分离地址：中国河北省

分离基物：患者咽拭子

致病名称：麻疹

致病对象：人

来源历史：←中国疾病预防控制中心病原微生物菌（毒）种保藏中心病毒病所分中心 ←中国疾病预防控制中心病毒病预防控制所麻疹室

用　　途：传染病病原监测和溯源

联系单位：中国疾病预防控制中心病毒病预防控制所

电子邮箱：measleslab@ivdc.chinacdc.cn

20. 麻疹病毒

国家科技资源标识符：CSTR: 16698.06.NPRC 2.3.405

平台资源号：NPRC 2.3.405

保藏编号：CHPC 2.4.1.HN/18/001.23

中文名称：麻疹病毒 / 河南 /1/2018

外文名称：*MVi*/Henan.CHN/3.18/1[H1a]

分类学地位：Orthornavirae; Negarnaviricota; Monjiviricetes; Mononegavirales; Paramyxoviridae; *Morbillivirus*

生物危害程度：第三类

分离时间：2018-03-10

分离地址：中国河南省

分离基物：患者咽拭子

致病名称：麻疹

致病对象：人

来源历史：←中国疾病预防控制中心病原微生物菌（毒）种保藏中心病毒病所分中心 ←中国疾病预防控制中心病毒病预防控制所麻疹室

用　　途：传染病病原监测和溯源

联系单位：中国疾病预防控制中心病毒病预防控制所

电子邮箱：measleslab@ivdc.chinacdc.cn

21. 麻疹病毒

国家科技资源标识符：CSTR: 16698.06.NPRC 2.3.406

平台资源号：NPRC 2.3.406

保藏编号：CHPC 2.4.1.HN/18/002.23

中文名称：麻疹病毒 / 河南 /2/2018

外文名称：*MVi*/Henan.CHN/3.18/2[H1a]

分类学地位：Orthornavirae; Negarnaviricota; Monjiviricetes; Mononegavirales; Paramyxoviridae; *Morbillivirus*

生物危害程度：第三类

分离时间：2018-03-10

分离地址：中国河南省

分离基物：患者咽拭子

致病名称：麻疹

致病对象：人

来源历史：←中国疾病预防控制中心病原微生物菌（毒）种保藏中心病毒病所分中心 ←中国疾病预防控制中心病毒病预防控制所麻疹室

用　　途：传染病病原监测和溯源

联系单位：中国疾病预防控制中心病毒病预防控制所

电子邮箱：measleslab@ivdc.chinacdc.cn

病毒

22. 麻疹病毒

国家科技资源标识符：CSTR: 16698.06.NPRC 2.3.407

平台资源号：NPRC 2.3.407

保藏编号：CHPC 2.4.1.HN/18/003.23

中文名称：麻疹病毒 / 河南 /3/2018

外文名称：*MVi*/Henan.CHN/4.18/1[H1a]

分类学地位：Orthornavirae; Negarnaviricota;
　　　　　　Monjiviricetes; Mononegavirales;
　　　　　　Paramyxoviridae; *Morbillivirus*

生物危害程度：第三类

分离时间：2018-03-10

分离地址：中国河南省

分离基物：患者咽拭子

致病名称：麻疹

致病对象：人

来源历史：←中国疾病预防控制中心病原微生物
　　　　　菌（毒）种保藏中心病毒病所分中心
　　　　　←中国疾病预防控制中心病毒病预防
　　　　　控制所麻疹室

用　　途：传染病病原监测和溯源

联系单位：中国疾病预防控制中心病毒病预防控
　　　　　制所

电子邮箱：measleslab@ivdc.chinacdc.cn

23. 麻疹病毒

国家科技资源标识符：CSTR: 16698.06.NPRC 2.3.408

平台资源号：NPRC 2.3.408

保藏编号：CHPC 2.4.1.HN/18/004.23

中文名称：麻疹病毒 / 河南 /4/2018

外文名称：*MVi*/Henan.CHN/5.18/1[H1a]

分类学地位：Orthornavirae; Negarnaviricota;
　　　　　　Monjiviricetes; Mononegavirales;
　　　　　　Paramyxoviridae; *Morbillivirus*

生物危害程度：第三类

分离时间：2018-03-10

分离地址：中国河南省

分离基物：患者咽拭子

致病名称：麻疹

致病对象：人

来源历史：←中国疾病预防控制中心病原微生物
　　　　　菌（毒）种保藏中心病毒病所分中心
　　　　　←中国疾病预防控制中心病毒病预防
　　　　　控制所麻疹室

用　　途：传染病病原监测和溯源

联系单位：中国疾病预防控制中心病毒病预防控
　　　　　制所

电子邮箱：measleslab@ivdc.chinacdc.cn

24. 麻疹病毒

国家科技资源标识符：CSTR: 16698.06.NPRC 2.3.409

平台资源号：NPRC 2.3.409

保藏编号：CHPC 2.4.1.HN/18/005.23

中文名称：麻疹病毒 / 河南 /5/2018

外文名称：*MVi*/Henan.CHN/5.18/2[H1a]

分类学地位：Orthornavirae; Negarnaviricota;
　　　　　　Monjiviricetes; Mononegavirales;
　　　　　　Paramyxoviridae; *Morbillivirus*

生物危害程度：第三类

分离时间：2018-03-10

分离地址：中国河南省

分离基物：患者咽拭子

致病名称：麻疹

致病对象：人

来源历史：←中国疾病预防控制中心病原微生物
　　　　　菌（毒）种保藏中心病毒病所分中心
　　　　　←中国疾病预防控制中心病毒病预防
　　　　　控制所麻疹室

用　　途：传染病病原监测和溯源

联系单位：中国疾病预防控制中心病毒病预防控
　　　　　制所

电子邮箱：measleslab@ivdc.chinacdc.cn

25. 麻疹病毒

国家科技资源标识符：CSTR: 16698.06.NPRC 2.3.410

平台资源号：NPRC 2.3.410

保藏编号：CHPC 2.4.1.HN/18/006.23

中文名称：麻疹病毒 / 河南 /6/2018

外文名称：*MVi*/Henan.CHN/6.18/1[H1a]

分类学地位：Orthornavirae; Negarnaviricota; Monjiviricetes; Mononegavirales; Paramyxoviridae; *Morbillivirus*

生物危害程度：第三类

分离时间：2018-03-10

分离地址：中国河南省

分离基物：患者咽拭子

致病名称：麻疹

致病对象：人

来源历史：←中国疾病预防控制中心病原微生物菌（毒）种保藏中心病毒病所分中心←中国疾病预防控制中心病毒病预防控制所麻疹室

用　　途：传染病病原监测和溯源

联系单位：中国疾病预防控制中心病毒病预防控制所

电子邮箱：measleslab@ivdc.chinacdc.cn

26. 麻疹病毒

国家科技资源标识符：CSTR: 16698.06.NPRC 2.3.411

平台资源号：NPRC 2.3.411

保藏编号：CHPC 2.4.1.HN/18/007.23

中文名称：麻疹病毒 / 河南 /7/2018

外文名称：*MVi*/Henan.CHN/8.18/1[H1a]

分类学地位：Orthornavirae; Negarnaviricota; Monjiviricetes; Mononegavirales; Paramyxoviridae; *Morbillivirus*

生物危害程度：第三类

分离时间：2018-04-10

分离地址：中国河南省

分离基物：患者咽拭子

致病名称：麻疹

致病对象：人

来源历史：←中国疾病预防控制中心病原微生物菌（毒）种保藏中心病毒病所分中心←中国疾病预防控制中心病毒病预防控制所麻疹室

用　　途：传染病病原监测和溯源

联系单位：中国疾病预防控制中心病毒病预防控制所

电子邮箱：measleslab@ivdc.chinacdc.cn

27. 麻疹病毒

国家科技资源标识符：CSTR: 16698.06.NPRC 2.3.412

平台资源号：NPRC 2.3.412

保藏编号：CHPC 2.4.1.HN/18/008.23

中文名称：麻疹病毒 / 河南 /8/2018

外文名称：*MVi*/Henan.CHN/8.18/2[H1a]

分类学地位：Orthornavirae; Negarnaviricota; Monjiviricetes; Mononegavirales; Paramyxoviridae; *Morbillivirus*

生物危害程度：第三类

分离时间：2018-04-10

分离地址：中国河南省

分离基物：患者咽拭子

致病名称：麻疹

致病对象：人

来源历史：←中国疾病预防控制中心病原微生物菌（毒）种保藏中心病毒病所分中心←中国疾病预防控制中心病毒病预防控制所麻疹室

用　　途：传染病病原监测和溯源

联系单位：中国疾病预防控制中心病毒病预防控制所

电子邮箱：measleslab@ivdc.chinacdc.cn

病

毒

28. 麻疹病毒

国家科技资源标识符：CSTR: 16698.06.NPRC 2.3.413

平台资源号：NPRC 2.3.413

保藏编号：CHPC 2.4.1.HN/18/009.23

中文名称：麻疹病毒 / 河南 /9/2018

外文名称：*MVi*/Henan.CHN/8.18/3[H1a]

分类学地位：Orthornavirae; Negarnaviricota; Monjiviricetes; Mononegavirales; Paramyxoviridae; *Morbillivirus*

生物危害程度：第三类

分离时间：2018-04-10

分离地址：中国河南省

分离基物：患者咽拭子

致病名称：麻疹

致病对象：人

来源历史：←中国疾病预防控制中心病原微生物菌（毒）种保藏中心病毒病所分中心 ←中国疾病预防控制中心病毒病预防控制所麻疹室

用　　途：传染病病原监测和溯源

联系单位：中国疾病预防控制中心病毒病预防控制所

电子邮箱：measleslab@ivdc.chinacdc.cn

29. 麻疹病毒

国家科技资源标识符：CSTR: 16698.06.NPRC 2.3.414

平台资源号：NPRC 2.3.414

保藏编号：CHPC 2.4.1.HN/18/010.23

中文名称：麻疹病毒 / 河南 /10/2018

外文名称：*MVi*/Henan.CHN/5.18/3[H1a]

分类学地位：Orthornavirae; Negarnaviricota; Monjiviricetes; Mononegavirales; Paramyxoviridae; *Morbillivirus*

生物危害程度：第三类

分离时间：2018-03-10

分离地址：中国河南省

分离基物：患者咽拭子

致病名称：麻疹

致病对象：人

来源历史：←中国疾病预防控制中心病原微生物菌（毒）种保藏中心病毒病所分中心 ←中国疾病预防控制中心病毒病预防控制所麻疹室

用　　途：传染病病原监测和溯源

联系单位：中国疾病预防控制中心病毒病预防控制所

电子邮箱：measleslab@ivdc.chinacdc.cn

30. 麻疹病毒

国家科技资源标识符：CSTR: 16698.06.NPRC 2.3.415

平台资源号：NPRC 2.3.415

保藏编号：CHPC 2.4.1.HN/18/011.23

中文名称：麻疹病毒 / 河南 /11/2018

外文名称：*MVi*/Henan.CHN/9.18/1[H1a]

分类学地位：Orthornavirae; Negarnaviricota; Monjiviricetes; Mononegavirales; Paramyxoviridae; *Morbillivirus*

生物危害程度：第三类

分离时间：2018-04-10

分离地址：中国河南省

分离基物：患者咽拭子

致病名称：麻疹

致病对象：人

来源历史：←中国疾病预防控制中心病原微生物菌（毒）种保藏中心病毒病所分中心 ←中国疾病预防控制中心病毒病预防控制所麻疹室

用　　途：传染病病原监测和溯源，

联系单位：中国疾病预防控制中心病毒病预防控制所

电子邮箱：measleslab@ivdc.chinacdc.cn

31. 麻疹病毒

国家科技资源标识符：CSTR: 16698.06.NPRC 2.3.416

平台资源号：NPRC 2.3.416

保藏编号：CHPC 2.4.1.HN/18/012.23

中文名称：麻疹病毒 / 河南 /12/2018

外文名称：*MVi*/Henan.CHN/10.18/1[H1a]

分类学地位：Orthornavirae; Negarnaviricota;
　　　　　　Monjiviricetes; Mononegavirales;
　　　　　　Paramyxoviridae; *Morbillivirus*

生物危害程度：第三类

分离时间：2018-04-10

分离地址：中国河南省

分离基物：患者咽拭子

致病名称：麻疹

致病对象：人

来源历史：←中国疾病预防控制中心病原微生物
　　　　　菌（毒）种保藏中心病毒病所分中心
　　　　　←中国疾病预防控制中心病毒病预防
　　　　　控制所麻疹室

用　　途：传染病病原监测和溯源

联系单位：中国疾病预防控制中心病毒病预防控
　　　　　制所

电子邮箱：measleslab@ivdc.chinacdc.cn

32. 麻疹病毒

国家科技资源标识符：CSTR: 16698.06.NPRC 2.3.417

平台资源号：NPRC 2.3.417

保藏编号：CHPC 2.4.1.HN/18/013.23

中文名称：麻疹病毒 / 河南 /13/2018

外文名称：*MVi*/Henan.CHN/9.18/2[H1a]

分类学地位：Orthornavirae; Negarnaviricota;
　　　　　　Monjiviricetes; Mononegavirales;
　　　　　　Paramyxoviridae; *Morbillivirus*

生物危害程度：第三类

分离时间：2018-04-10

分离地址：中国河南省

分离基物：患者咽拭子

致病名称：麻疹

致病对象：人

来源历史：←中国疾病预防控制中心病原微生物
　　　　　菌（毒）种保藏中心病毒病所分中心
　　　　　←中国疾病预防控制中心病毒病预防
　　　　　控制所麻疹室

用　　途：传染病病原监测和溯源

联系单位：中国疾病预防控制中心病毒病预防控
　　　　　制所

电子邮箱：measleslab@ivdc.chinacdc.cn

33. 麻疹病毒

国家科技资源标识符：CSTR: 16698.06.NPRC 2.3.418

平台资源号：NPRC 2.3.418

保藏编号：CHPC 2.4.1.HN/18/014.23

中文名称：麻疹病毒 / 河南 /14/2018

外文名称：*MVi*/Henan.CHN/9.18/3[H1a]

分类学地位：Orthornavirae; Negarnaviricota;
　　　　　　Monjiviricetes; Mononegavirales;
　　　　　　Paramyxoviridae; *Morbillivirus*

生物危害程度：第三类

分离时间：2018-04-10

分离地址：中国河南省

分离基物：患者咽拭子

致病名称：麻疹

致病对象：人

来源历史：←中国疾病预防控制中心病原微生物
　　　　　菌（毒）种保藏中心病毒病所分中心
　　　　　←中国疾病预防控制中心病毒病预防
　　　　　控制所麻疹室

用　　途：传染病病原监测和溯源

联系单位：中国疾病预防控制中心病毒病预防控
　　　　　制所

电子邮箱：measleslab@ivdc.chinacdc.cn

病毒

34. 麻疹病毒

国家科技资源标识符：CSTR: 16698.06.NPRC 2.3.419

平台资源号：NPRC 2.3.419

保藏编号：CHPC 2.4.1.HN/18/015.23

中文名称：麻疹病毒 / 河南 /15/2018

外文名称：*MVi*/Henan.CHN/10.18/2[H1a]

分类学地位：Orthornavirae; Negarnaviricota;
Monjiviricetes; Mononegavirales;
Paramyxoviridae; *Morbillivirus*

生物危害程度：第三类

分离时间：2018-04-10

分离地址：中国河南省

分离基物：患者咽拭子

致病名称：麻疹

致病对象：人

来源历史：←中国疾病预防控制中心病原微生物
菌（毒）种保藏中心病毒病所分中心
←中国疾病预防控制中心病毒病预防
控制所麻疹室

用　　途：传染病病原监测和溯源

联系单位：中国疾病预防控制中心病毒病预防控
制所

电子邮箱：measleslab@ivdc.chinacdc.cn

35. 麻疹病毒

国家科技资源标识符：CSTR: 16698.06.NPRC 2.3.420

平台资源号：NPRC 2.3.420

保藏编号：CHPC 2.4.1.HN/18/016.23

中文名称：麻疹病毒 / 河南 /16/2018

外文名称：*MVi*/Henan.CHN/10.18/3[H1a]

分类学地位：Orthornavirae; Negarnaviricota;
Monjiviricetes; Mononegavirales;
Paramyxoviridae; *Morbillivirus*

生物危害程度：第三类

分离时间：2018-04-10

分离地址：中国河南省

分离基物：患者咽拭子

致病名称：麻疹

致病对象：人

来源历史：←中国疾病预防控制中心病原微生物
菌（毒）种保藏中心病毒病所分中心
←中国疾病预防控制中心病毒病预防
控制所麻疹室

用　　途：传染病病原监测和溯源

联系单位：中国疾病预防控制中心病毒病预防控
制所

电子邮箱：measleslab@ivdc.chinacdc.cn

36. 麻疹病毒

国家科技资源标识符：CSTR: 16698.06.NPRC 2.3.421

平台资源号：NPRC 2.3.421

保藏编号：CHPC 2.4.1.HN/18/017.23

中文名称：麻疹病毒 / 河南 /17/2018

外文名称：*MVi*/Henan.CHN/10.18/4[H1a]

分类学地位：Orthornavirae; Negarnaviricota;
Monjiviricetes; Mononegavirales;
Paramyxoviridae; *Morbillivirus*

生物危害程度：第三类

分离时间：2018-04-10

分离地址：中国河南省

分离基物：患者咽拭子

致病名称：麻疹

致病对象：人

来源历史：←中国疾病预防控制中心病原微生物
菌（毒）种保藏中心病毒病所分中心
←中国疾病预防控制中心病毒病预防
控制所麻疹室

用　　途：传染病病原监测和溯源

联系单位：中国疾病预防控制中心病毒病预防控
制所

电子邮箱：measleslab@ivdc.chinacdc.cn

37. 麻疹病毒

国家科技资源标识符：CSTR: 16698.06.NPRC 2.3.422

平台资源号：NPRC 2.3.422

保藏编号：CHPC 2.4.1.HN/18/018.23

中文名称：**麻疹病毒 / 河南 /18/2018**

外文名称：*MVi*/Henan.CHN/10.18/5[H1a]

分类学地位：Orthornavirae; Negarnaviricota; Monjiviricetes; Mononegavirales; Paramyxoviridae; *Morbillivirus*

生物危害程度：第三类

分离时间：2018-04-10

分离地址：中国河南省

分离基物：患者咽拭子

致病名称：麻疹

致病对象：人

来源历史：←中国疾病预防控制中心病原微生物菌（毒）种保藏中心病毒病所分中心←中国疾病预防控制中心病毒病预防控制所麻疹室

用　　途：传染病病原监测和溯源

联系单位：中国疾病预防控制中心病毒病预防控制所

电子邮箱：measleslab@ivdc.chinacdc.cn

三、仙台病毒

38. 仙台病毒

国家科技资源标识符：CSTR: 16698.06.NPRC 2.5.58

平台资源号：NPRC 2.5.58

保藏编号：CAMS-CCPM-C- Ⅲ -013-M

中文名称：**仙台病毒**

外文名称：*Sendai virus*

分类学地位：Orthornavirae; Negarnaviricota; Monjiviricetes; Mononegavirales; Paramyxoviridae; *Respirovirus*

生物危害程度：第三类

分离时间：2007-07-11

分离地址：中国武汉

分离基物：患者咽拭子

致病名称：呼吸道疾病

致病对象：人、动物

来源历史：←中国医学科学院病原微生物菌（毒）种保藏中心医学病原微生物菌（毒）种保藏分中心←中国医学科学院病原生物学研究所

用　　途：科研、教学等科学实验

联系单位：中国医学科学院病原生物学研究所

电子邮箱：CCPM_C@ipbcams.ac.cn

四、冠状病毒

39. 冠状病毒

国家科技资源标识符：CSTR: 16698.06.NPRC 2.5.41

平台资源号：NPRC 2.5.41

保藏编号：CAMS-CCPM-C- Ⅲ -005-M

中文名称：**冠状病毒 229E**

外文名称：*Human coronavirus* 229E

分类学地位：Orthornavirae; Pisuviricota; Pisoniviricetes; Nidovirales; Coronaviridae; *Alphacoronavirus*

生物危害程度：第三类

分离时间：2014-01-12

分离地址：未知

分离基物：患者咽拭子

致病名称：呼吸道感染

致病对象：人

来源历史：←中国医学科学院病原微生物菌（毒）种保藏中心医学病原微生物菌（毒）种保藏分中心←中国医学科学院病原

病

毒

生物学研究所

用　　途：, 科研、教学等科学实验

联系单位：中国医学科学院病原生物学研究所

电子邮箱：CCPM_C@ipbcams.ac.cn

40. 冠状病毒

国家科技资源标识符：CSTR: 16698.06.NPRC 2.5.42

平台资源号：NPRC 2.5.42

保藏编号：CAMS-CCPM-C-Ⅲ-005-002-M

中文名称：冠状病毒 OC43

外文名称：*Human coronavirus* OC43

分类学地位：Orthornavirae; Pisuviricota; Pisoni-viricetes; Nidovirales; Coronaviridae; *Betacoronavirus*

生物危害程度：第三类

分离时间：2014-01-12

分离地址：未知

分离基物：患者咽拭子

致病名称：呼吸道感染

致病对象：人

来源历史：←中国医学科学院病原微生物菌（毒）种保藏中心医学病原微生物菌（毒）种保藏分中心←中国医学科学院病原生物学研究所

用　　途：科研、教学等科学实验

联系单位：中国医学科学院病原生物学研究所

电子邮箱：CCPM_C@ipbcams.ac.cn

41. 冠状病毒

国家科技资源标识符：CSTR: 16698.06.NPRC 2.5.43

平台资源号：NPRC 2.5.43

保藏编号：CAMS-CCPM-C-Ⅲ-005-003-M

中文名称：冠状病毒 HKU1

外文名称：*Human coronavirus* HKU1

分类学地位：Orthornavirae; Pisuviricota; Pisoni-viricetes; Nidovirales; Coronaviridae; *Betacoronavirus*

生物危害程度：第三类

分离时间：2014-01-12

分离地址：未知

分离基物：患者咽拭子

致病名称：呼吸道感染

致病对象：人

来源历史：←中国医学科学院病原微生物菌（毒）种保藏中心医学病原微生物菌（毒）种保藏分中心←中国医学科学院病原生物学研究所

用　　途：科研、教学等科学实验

联系单位：中国医学科学院病原生物学研究所

电子邮箱：CCPM_C@ipbcams.ac.cn

42. 冠状病毒

国家科技资源标识符：CSTR: 16698.06.NPRC 2.5.44

平台资源号：NPRC 2.5.44

保藏编号：CAMS-CCPM-C-Ⅲ-005-004-M

中文名称：冠状病毒 NL63

外文名称：*Human coronavirus* NL63

分类学地位：Orthornavirae; Pisuviricota; Pisoni-viricetes; Nidovirales; Coronaviridae; *Alphacoronavirus*

生物危害程度：第三类

分离时间：2014-01-12

分离地址：中国北京市

分离基物：患者咽拭子

致病名称：呼吸道感染

致病对象：人

来源历史：←中国医学科学院病原微生物菌（毒）种保藏中心医学病原微生物菌（毒）种保藏分中心←中国医学科学院病原生物学研究所

用　　途：科研、教学等科学实验

联系单位：中国医学科学院病原生物学研究所

电子邮箱：CCPM_C@ipbcams.ac.cn

五、登革病毒

43. 登革病毒

国家科技资源标识符：CSTR: 16698.06.NPRC 2.13.102

平台资源号：NPRC 2.13.102

保藏编号：GDPCC 2.00249

中文名称：登革病毒Ⅰ型

外文名称：*Dengue virus* Ⅰ

分类学地位：Orthornavirae; Kitrinoviricota; Flasuviricetes; Amarillovirales; Flaviviridae; *Flavivirus*

生物危害程度：第三类

分离时间：2020-10-20

分离地址：中国广东省广州市

分离基物：患者血清

致病名称：登革热

致病对象：人

来源历史：←广东省人间传染的病原微生物菌（毒）种保藏中心←广东省疾病预防控制中心

用　　途：传染病病原监测和溯源

联系单位：广东省疾病预防控制中心病原微生物检验所

电子邮箱：sjkzx_wjs@gd.gov.cn

44. 登革病毒

国家科技资源标识符：CSTR: 16698.06.NPRC 2.13.103

平台资源号：NPRC 2.13.103

保藏编号：GDPCC 2.00250

中文名称：登革病毒Ⅰ型

外文名称：*Dengue virus* Ⅰ

分类学地位：Orthornavirae; Kitrinoviricota; Flasuviricetes; Amarillovirales; Flaviviridae; *Flavivirus*

生物危害程度：第三类

分离时间：2020-10-20

分离地址：中国广东省广州市

分离基物：患者血清

致病名称：登革热

致病对象：人

来源历史：←广东省人间传染的病原微生物菌（毒）种保藏中心←广东省疾病预防控制中心

用　　途：传染病病原监测和溯源

联系单位：广东省疾病预防控制中心病原微生物检验所

电子邮箱：sjkzx_wjs@gd.gov.cn

45. 登革病毒

国家科技资源标识符：CSTR: 16698.06.NPRC 2.13.104

平台资源号：NPRC 2.13.104

保藏编号：GDPCC 2.00251

中文名称：登革病毒Ⅱ型

外文名称：*Dengue virus* Ⅱ

分类学地位：Orthornavirae; Kitrinoviricota; Flasuviricetes; Amarillovirales; Flaviviridae; *Flavivirus*

生物危害程度：第三类

分离时间：2020-10-23

分离地址：中国广东省广州市

分离基物：患者血清

致病名称：登革热

致病对象：人

来源历史：←广东省人间传染的病原微生物菌（毒）种保藏中心←广东省疾病预防控制中心

用　　途：传染病病原监测和溯源

联系单位：广东省疾病预防控制中心病原微生物检验所

电子邮箱：sjkzx_wjs@gd.gov.cn

46. 登革病毒

国家科技资源标识符：CSTR: 16698.06.NPRC 2.13.105

平台资源号：NPRC 2.13.105

保藏编号：GDPCC 2.00252

中文名称：登革病毒Ⅰ型

外文名称：*Dengue virus* Ⅰ

分类学地位：Orthornavirae; Kitrinoviricota; Flasu-
viricetes; Amarillovirales; Flaviviri-
dae; *Flavivirus*

生物危害程度：第三类

分离时间：2020-10-23

分离地址：中国广东省广州市

分离基物：患者血清

致病名称：登革热

致病对象：人

来源历史：←广东省人间传染的病原微生物菌（毒）
种保藏中心←广东省疾病预防控制中心

用　　途：传染病病原监测和溯源

联系单位：广东省疾病预防控制中心病原微生物
检验所

电子邮箱：sjkzx_wjs@gd.gov.cn

47. 登革病毒

国家科技资源标识符：CSTR: 16698.06.NPRC 2.13.106

平台资源号：NPRC 2.13.106

保藏编号：GDPCC 2.00253

中文名称：登革病毒Ⅰ型

外文名称：*Dengue virus* Ⅰ

分类学地位：Orthornavirae; Kitrinoviricota; Flasu-
viricetes; Amarillovirales; Flaviviri-
dae; *Flavivirus*

生物危害程度：第三类

分离时间：2020-10-25

分离地址：中国广东省广州市

分离基物：患者血清

致病名称：登革热

致病对象：人

来源历史：←广东省人间传染的病原微生物菌（毒）
种保藏中心←广东省疾病预防控制中心

用　　途：传染病病原监测和溯源

联系单位：广东省疾病预防控制中心病原微生物
检验所

电子邮箱：sjkzx_wjs@gd.gov.cn

48. 登革病毒

国家科技资源标识符：CSTR: 16698.06.NPRC 2.13.107

平台资源号：NPRC 2.13.107

保藏编号：GDPCC 2.00254

中文名称：登革病毒Ⅰ型

外文名称：*Dengue virus* Ⅰ

分类学地位：Orthornavirae; Kitrinoviricota; Flasu-
viricetes; Amarillovirales; Flaviviri-
dae; *Flavivirus*

生物危害程度：第三类

分离时间：2020-11-03

分离地址：中国广东省广州市

分离基物：患者血清

致病名称：登革热

致病对象：人

来源历史：←广东省人间传染的病原微生物菌（毒）
种保藏中心←广东省疾病预防控制中心

用　　途：传染病病原监测和溯源

联系单位：广东省疾病预防控制中心病原微生物
检验所

电子邮箱：sjkzx_wjs@gd.gov.cn

49. 登革病毒

国家科技资源标识符：CSTR: 16698.06.NPRC 2.13.108

平台资源号：NPRC 2.13.108

保藏编号：GDPCC 2.00255

中文名称：登革病毒Ⅰ型

外文名称：*Dengue virus* Ⅰ

分类学地位：Orthornavirae; Kitrinoviricota; Flasu-
viricetes; Amarillovirales; Flaviviri-
dae; *Flavivirus*

生物危害程度：第三类

分离时间：2020-11-13

分离地址：中国广东省广州市

分离基物：患者血清

致病名称：登革热

致病对象：人

来源历史：←广东省人间传染的病原微生物菌（毒）
种保藏中心←广东省疾病预防控制中心

用　　途：传染病病原监测和溯源

联系单位：广东省疾病预防控制中心病原微生物
检验所

电子邮箱：sjkzx_wjs@gd.gov.cn

50. 登革病毒

国家科技资源标识符：CSTR: 16698.06.NPRC 2.13.109

平台资源号：NPRC 2.13.109

保藏编号：GDPCC 2.00256

中文名称：登革病毒Ⅱ型

外文名称：*Dengue virus* Ⅱ

分类学地位：Orthornavirae; Kitrinoviricota; Flasu-
viricetes; Amarillovirales; Flaviviri-
dae; *Flavivirus*

生物危害程度：第三类

分离时间：2019-01-14

分离地址：中国广东省广州市

分离基物：患者血清

致病名称：登革热

致病对象：人

来源历史：←广东省人间传染的病原微生物菌（毒）
种保藏中心←广东省疾病预防控制中心

用　　途：传染病病原监测和溯源

联系单位：广东省疾病预防控制中心病原微生物
检验所

电子邮箱：sjkzx_wjs@gd.gov.cn

51. 登革病毒

国家科技资源标识符：CSTR: 16698.06.NPRC 2.13.110

平台资源号：NPRC 2.13.110

保藏编号：GDPCC 2.00257

中文名称：登革病毒Ⅱ型

外文名称：*Dengue virus* Ⅱ

分类学地位：Orthornavirae; Kitrinoviricota; Flasu-
viricetes; Amarillovirales; Flaviviri-
dae; *Flavivirus*

生物危害程度：第三类

分离时间：2019-01-14

分离地址：中国广东省广州市

分离基物：患者血清

致病名称：登革热

致病对象：人

来源历史：←广东省人间传染的病原微生物菌（毒）
种保藏中心←广东省疾病预防控制中心

用　　途：传染病病原监测和溯源

联系单位：广东省疾病预防控制中心病原微生物
检验所

电子邮箱：sjkzx_wjs@gd.gov.cn

52. 登革病毒

国家科技资源标识符：CSTR: 16698.06.NPRC 2.13.111

平台资源号：NPRC 2.13.111

保藏编号：GDPCC 2.00258

中文名称：登革病毒Ⅰ型

外文名称：*Dengue virus* Ⅰ

分类学地位：Orthornavirae; Kitrinoviricota; Flasu-
viricetes; Amarillovirales; Flaviviri-
dae; *Flavivirus*

生物危害程度：第三类

分离时间：2019-01-14

分离地址：中国广东省广州市

分离基物：患者血清

致病名称：登革热

致病对象：人

来源历史：←广东省人间传染的病原微生物菌（毒）
种保藏中心←广东省疾病预防控制中心

用　　途：传染病病原监测和溯源

联系单位：广东省疾病预防控制中心病原微生物

病

毒

检验所

电子邮箱：sjkzx_wjs@gd.gov.cn

53. 登革病毒

国家科技资源标识符：CSTR: 16698.06.NPRC 2.13.112

平台资源号：NPRC 2.13.112

保藏编号：GDPCC 2.00259

中文名称：登革病毒Ⅱ型

外文名称：*Dengue virus* Ⅱ

分类学地位：Orthornavirae; Kitrinoviricota; Flasu-
viricetes; Amarillovirales; Flaviviri-
dae; *Flavivirus*

生物危害程度：第三类

分离时间：2019-01-23

分离地址：中国广东省广州市

分离基物：患者血清

致病名称：登革热

致病对象：人

来源历史：←广东省人间传染的病原微生物菌（毒）
种保藏中心←广东省疾病预防控制中心

用　　途：传染病病原监测和溯源

联系单位：广东省疾病预防控制中心病原微生物
检验所

电子邮箱：sjkzx_wjs@gd.gov.cn

54. 登革病毒

国家科技资源标识符：CSTR: 16698.06.NPRC 2.13.113

平台资源号：NPRC 2.13.113

保藏编号：GDPCC 2.00260

中文名称：登革病毒Ⅳ型

外文名称：*Dengue virus* Ⅳ

分类学地位：Orthornavirae; Kitrinoviricota; Flasu-
viricetes; Amarillovirales; Flaviviri-
dae; *Flavivirus*

生物危害程度：第三类

分离时间：2019-01-23

分离地址：中国广东省广州市

分离基物：患者血清

致病名称：登革热

致病对象：人

来源历史：←广东省人间传染的病原微生物菌（毒）
种保藏中心←广东省疾病预防控制中心

用　　途：传染病病原监测和溯源

联系单位：广东省疾病预防控制中心病原微生物
检验所

电子邮箱：sjkzx_wjs@gd.gov.cn

55. 登革病毒

国家科技资源标识符：CSTR: 16698.06.NPRC 2.13.114

平台资源号：NPRC 2.13.114

保藏编号：GDPCC 2.00261

中文名称：登革病毒Ⅰ型

外文名称：*Dengue virus* Ⅰ

分类学地位：Orthornavirae; Kitrinoviricota; Flasu-
viricetes; Amarillovirales; Flaviviri-
dae; *Flavivirus*

生物危害程度：第三类

分离时间：2019-01-25

分离地址：中国广东省广州市

分离基物：患者血清

致病名称：登革热

致病对象：人

来源历史：←广东省人间传染的病原微生物菌（毒）
种保藏中心←广东省疾病预防控制中心

用　　途：传染病病原监测和溯源，

联系单位：广东省疾病预防控制中心病原微生物
检验所

电子邮箱：sjkzx_wjs@gd.gov.cn

56. 登革病毒

国家科技资源标识符：CSTR: 16698.06.NPRC 2.13.115

平台资源号：NPRC 2.13.115

保藏编号：GDPCC 2.00262

中文名称：登革病毒Ⅰ型

外文名称：*Dengue virus* Ⅰ

分类学地位：Orthornavirae; Kitrinoviricota; Flasu-
　　　　　　viricetes; Amarillovirales; Flaviviri-
　　　　　　dae; *Flavivirus*

生物危害程度：第三类

分离时间：2019-01-29

分离地址：中国广东省广州市

分离基物：患者血清

致病名称：登革热

致病对象：人

来源历史：←广东省人间传染的病原微生物菌（毒）
　　　　　种保藏中心←广东省疾病预防控制中心

用　　途：传染病病原监测和溯源

联系单位：广东省疾病预防控制中心病原微生物
　　　　　检验所

电子邮箱：sjkzx_wjs@gd.gov.cn

57. 登革病毒

国家科技资源标识符：CSTR: 16698.06.NPRC 2.13.116

平台资源号：NPRC 2.13.116

保藏编号：GDPCC 2.00263

中文名称：登革病毒Ⅰ型

外文名称：*Dengue virus* Ⅰ

分类学地位：Orthornavirae; Kitrinoviricota; Flasu-
　　　　　　viricetes; Amarillovirales; Flaviviri-
　　　　　　dae; *Flavivirus*

生物危害程度：第三类

分离时间：2019-01-29

分离地址：中国广东省广州市

分离基物：患者血清

致病名称：登革热

致病对象：人

来源历史：←广东省人间传染的病原微生物菌（毒）
　　　　　种保藏中心←广东省疾病预防控制中心

用　　途：传染病病原监测和溯源，

联系单位：广东省疾病预防控制中心病原微生物
　　　　　检验所

电子邮箱：sjkzx_wjs@gd.gov.cn

58. 登革病毒

国家科技资源标识符：CSTR: 16698.06.NPRC 2.13.117

平台资源号：NPRC 2.13.117

保藏编号：GDPCC 2.00264

中文名称：登革病毒Ⅰ型

外文名称：*Dengue virus* Ⅰ

分类学地位：Orthornavirae; Kitrinoviricota; Flasu-
　　　　　　viricetes; Amarillovirales; Flaviviri-
　　　　　　dae; *Flavivirus*

生物危害程度：第三类

分离时间：2019-02-19

分离地址：中国广东省广州市

分离基物：患者血清

致病名称：登革热

致病对象：人

来源历史：←广东省人间传染的病原微生物菌（毒）
　　　　　种保藏中心←广东省疾病预防控制中心

用　　途：传染病病原监测和溯源

联系单位：广东省疾病预防控制中心病原微生物
　　　　　检验所

电子邮箱：sjkzx_wjs@gd.gov.cn

59. 登革病毒

国家科技资源标识符：CSTR: 16698.06.NPRC 2.13.118

平台资源号：NPRC 2.13.118

保藏编号：GDPCC 2.00265

中文名称：登革病毒Ⅲ型

外文名称：*Dengue virus* Ⅲ

分类学地位：Orthornavirae; Kitrinoviricota; Flasu-
　　　　　　viricetes; Amarillovirales; Flaviviri-
　　　　　　dae; *Flavivirus*

生物危害程度：第三类

分离时间：2019-02-22

分离地址：中国广东省广州市

分离基物：患者血清

致病名称：登革热

致病对象：人

来源历史：←广东省人间传染的病原微生物菌（毒）种保藏中心←广东省疾病预防控制中心

用　　途：传染病病原监测和溯源

联系单位：广东省疾病预防控制中心病原微生物检验所

电子邮箱：sjkzx_wjs@gd.gov.cn

60. 登革病毒

国家科技资源标识符：CSTR: 16698.06.NPRC 2.13.119

平台资源号：NPRC 2.13.119

保藏编号：GDPCC 2.00266

中文名称：登革病毒Ⅰ型

外文名称：*Dengue virus* Ⅰ

分类学地位：Orthornavirae; Kitrinoviricota; Flasuviricetes; Amarillovirales; Flaviviridae; *Flavivirus*

生物危害程度：第三类

分离时间：2019-03-04

分离地址：中国广东省广州市

分离基物：患者血清

致病名称：登革热

致病对象：人

来源历史：←广东省人间传染的病原微生物菌（毒）种保藏中心←广东省疾病预防控制中心

用　　途：传染病病原监测和溯源，

联系单位：广东省疾病预防控制中心病原微生物检验所

电子邮箱：sjkzx_wjs@gd.gov.cn

61. 登革病毒

国家科技资源标识符：CSTR: 16698.06.NPRC 2.13.120

平台资源号：NPRC 2.13.120

保藏编号：GDPCC 2.00267

中文名称：登革病毒Ⅱ型

外文名称：*Dengue virus* Ⅱ

分类学地位：Orthornavirae; Kitrinoviricota; Flasuviricetes; Amarillovirales; Flaviviridae; *Flavivirus*

生物危害程度：第三类

分离时间：2019-04-01

分离地址：中国广东省广州市

分离基物：患者血清

致病名称：登革热

致病对象：人

来源历史：←广东省人间传染的病原微生物菌（毒）种保藏中心←广东省疾病预防控制中心

用　　途：传染病病原监测和溯源

联系单位：广东省疾病预防控制中心病原微生物检验所

电子邮箱：sjkzx_wjs@gd.gov.cn

62. 登革病毒

国家科技资源标识符：CSTR: 16698.06.NPRC 2.13.121

平台资源号：NPRC 2.13.121

保藏编号：GDPCC 2.00268

中文名称：登革病毒Ⅱ型

外文名称：*Dengue virus* Ⅱ

分类学地位：Orthornavirae; Kitrinoviricota; Flasuviricetes; Amarillovirales; Flaviviridae; *Flavivirus*

生物危害程度：第三类

分离时间：2019-04-30

分离地址：中国广东省广州市

分离基物：患者血清

致病名称：登革热

致病对象：人

来源历史：←广东省人间传染的病原微生物菌（毒）种保藏中心←广东省疾病预防控制中心

用　　途：传染病病原监测和溯源

联系单位：广东省疾病预防控制中心病原微生物检验所

电子邮箱：sjkzx_wjs@gd.gov.cn

六、寨卡病毒

63. 寨卡病毒

国家科技资源标识符：CSTR: 16698.06.NPRC 2.5.46

平台资源号：NPRC 2.5.46

保藏编号：CAMS-CCPM-C-Ⅲ-010-M

中文名称：寨卡病毒

外文名称：*Zika Virus*

分类学地位：Orthornavirae; Kitrinoviricota; Flasuviricetes; Amarillovirales; Flaviviridae; *Orthoflavivirus*

生物危害程度：第三类

分离时间：2016-04-27

分离地址：中国北京市

分离基物：患者肛拭子

致病名称：发热、丘疹、新生儿小头畸形等

致病对象：人

来源历史：←中国医学科学院病原微生物菌（毒）种保藏中心医学病原微生物菌（毒）种保藏分中心←中国医学科学院病原生物学研究所

用　　途：科研、教学等科学实验

联系单位：中国医学科学院病原生物学研究所

电子邮箱：CCPM_C@ipbcams.ac.cn

七、巨细胞病毒

64. 巨细胞病毒

国家科技资源标识符：CSTR: 16698.06.NPRC 2.7.35

平台资源号：NPRC 2.7.35

保藏编号：CCPM（A）-V-030601

中文名称：巨细胞病毒 Davis 株

外文名称：*human cytomegalovirus* Davis strain

分类学地位：Heunggongvirae; Peploviricota; Herviviricetes; Herpesvirales; Herpesviridae; *Cytomegalovirus*

生物危害程度：第三类

分离时间：未知

分离地址：未知

分离基物：肝活检样本

致病名称：泌尿生殖系统感染，中枢神经系统感染，肺炎或肝炎

致病对象：人

来源历史：←中国医学科学院病原微生物菌（毒）种保藏中心药用微生物相关菌（毒）种保藏分中心←中国医学科学院医药生物技术研究所← ATCC

用　　途：药物研发

联系单位：中国医学科学院医药生物技术研究所

电子邮箱：camskladr@imb.pumc.edu.cn

八、腺病毒

65. 腺病毒

国家科技资源标识符：CSTR: 16698.06.NPRC 2.3.423

平台资源号：NPRC 2.3.423

保藏编号：CHPC 2.8.3.BJXC/22/001.23

中文名称：腺病毒 1 型 / 北京西城 /2022

外文名称：*Adenovirus 1*/Beijing-Xicheng/2022

分类学地位：Bamfordvirae; Preplasmiviricota; Tectiliviricetes; Rowavirales; Adenoviridae; *Mastadenovirus*

生物危害程度：第三类

分离时间：2022-08-15

分离地址：中国北京市昌平区

分离基物：患者咽拭子

致病名称：呼吸道感染

致病对象：人

来源历史：←中国疾病预防控制中心病原微生物
菌（毒）种保藏中心病毒病所分中心
←中国疾病预防控制中心病毒病预防
控制所病毒资源中心

用　　途：传染病病原监测和溯源

联系单位：中国疾病预防控制中心病毒病预防控
制所

电子邮箱：chpc@ivdc.chinacdc.cn

66. 腺病毒

国家科技资源标识符：CSTR: 16698.06.NPRC 2.3.424

平台资源号：NPRC 2.3.424

保藏编号：CHPC 2.8.5.BJXC/22/001.23

中文名称：腺病毒 4 型 / 北京西城 /2022

外文名称：*Adenovirus 4*/Beijing-Xicheng/2022

分类学地位：Bamfordvirae; Preplasmiviricota; Tec-
tiliviricetes; Rowavirales; Adenoviri-
dae; *Mastadenovirus*

生物危害程度：第三类

分离时间：2022-08-15

分离地址：中国北京市昌平区

分离基物：患者咽拭子

致病名称：呼吸道感染

致病对象：人

来源历史：←中国疾病预防控制中心病原微生物
菌（毒）种保藏中心病毒病所分中心
←中国疾病预防控制中心病毒病预防
控制所病毒资源中心

用　　途：传染病病原监测和溯源

联系单位：中国疾病预防控制中心病毒病预防控
制所

电子邮箱：chpc@ivdc.chinacdc.cn

67. 腺病毒

国家科技资源标识符：CSTR: 16698.06.NPRC 2.3.425

平台资源号：NPRC 2.3.425

保藏编号：CHPC 2.8.3.BJXC/22/002.23

中文名称：腺病毒 5 型 / 北京西城 /2022

外文名称：*Adenovirus 5*/Beijing-Xicheng/2022

分类学地位：Bamfordvirae; Preplasmiviricota; Tec-
tiliviricetes; Rowavirales; Adenoviri-
dae; *Mastadenovirus*

生物危害程度：第三类

分离时间：2022-08-15

分离地址：中国北京市昌平区

分离基物：患者咽拭子

致病名称：呼吸道感染

致病对象：人

来源历史：←中国疾病预防控制中心病原微生物
菌（毒）种保藏中心病毒病所分中心
←中国疾病预防控制中心病毒病预防
控制所病毒资源中心

用　　途：传染病病原监测和溯源

联系单位：中国疾病预防控制中心病毒病预防控
制所

电子邮箱：chpc@ivdc.chinacdc.cn

68. 腺病毒

国家科技资源标识符：CSTR: 16698.06.NPRC 2.3.426

平台资源号：NPRC 2.3.426

保藏编号：CHPC 2.8.2.BJXC/21/001.23

中文名称：腺病毒 7 型 / 北京西城 /2021

外文名称：*Adenovirus 7*/Beijing-Xicheng/2021

分类学地位：Bamfordvirae; Preplasmiviricota; Tec-
tiliviricetes; Rowavirales; Adenoviri-
dae; *Mastadenovirus*

生物危害程度：第三类

分离时间：2022-08-15

分离地址：中国北京市昌平区

分离基物：患者咽拭子

致病名称：呼吸道感染

致病对象：人

来源历史：←中国疾病预防控制中心病原微生物

菌（毒）种保藏中心病毒病所分中心
←中国疾病预防控制中心病毒病预防
控制所病毒资源中心

用　　途：传染病病原监测和溯源

联系单位：中国疾病预防控制中心病毒病预防控
制所

电子邮箱：chpc@ivdc.chinacdc.cn

69. 腺病毒

国家科技资源标识符：CSTR: 16698.06.NPRC 2.3.427

平台资源号：NPRC 2.3.427

保藏编号：CHPC 2.8.4.BJXC/21/001.23

中文名称：腺病毒 27 型 / 北京西城 /2021

外文名称：*Adenovirus* 27/Beijing-Xicheng/2021

分类学地位：*Bamfordvirae; Preplasmiviricota; Tectiliviricetes; Rowavirales; Adenoviridae; Mastadenovirus*

生物危害程度：第三类

分离时间：2022-08-15

分离地址：中国北京市昌平区

分离基物：患者咽拭子

致病名称：呼吸道感染

致病对象：人

来源历史：←中国疾病预防控制中心病原微生物
菌（毒）种保藏中心病毒病所分中心
←中国疾病预防控制中心病毒病预防
控制所病毒资源中心

用　　途：传染病病原监测和溯源

联系单位：中国疾病预防控制中心病毒病预防控
制所

电子邮箱：chpc@ivdc.chinacdc.cn

70. 腺病毒

国家科技资源标识符：CSTR: 16698.06.NPRC 2.3.428

平台资源号：NPRC 2.3.428

保藏编号：CHPC 2.8.4.BJXC/21/002.23

中文名称：腺病毒 28 型 / 北京西城 /2021

外文名称：*Adenovirus* 28/Beijing-Xicheng/2021

分类学地位：*Bamfordvirae; Preplasmiviricota; Tectiliviricetes; Rowavirales; Adenoviridae; Mastadenovirus*

生物危害程度：第三类

分离时间：2022-08-15

分离地址：中国北京市昌平区

分离基物：患者咽拭子

致病名称：呼吸道感染

致病对象：人

来源历史：←中国疾病预防控制中心病原微生物
菌（毒）种保藏中心病毒病所分中心
←中国疾病预防控制中心病毒病预防
控制所病毒资源中心

用　　途：传染病病原监测和溯源

联系单位：中国疾病预防控制中心病毒病预防控
制所

电子邮箱：chpc@ivdc.chinacdc.cn

71. 腺病毒

国家科技资源标识符：CSTR: 16698.06.NPRC 2.5.47

平台资源号：NPRC 2.5.47

保藏编号：CAMS-CCPM-C-Ⅲ-008-001-M

中文名称：腺病毒 3 型

外文名称：*Adenovirus 3*

分类学地位：Bamfordvirae; Preplasmiviricota; Tectiliviricetes; Rowavirales; Adenoviridae; *Mastadenovirus*

生物危害程度：第三类

分离时间：未知

分离地址：中国北京市

分离基物：患者咽拭子

致病名称：呼吸道感染

致病对象：人

来源历史：←中国医学科学院病原微生物菌（毒）
种保藏中心医学病原微生物菌（毒）
种保藏分中心←中国医学科学院病原

病

毒

生物学研究所

用　　途：科研、教学等科学实验

联系单位：中国医学科学院病原生物学研究所

电子邮箱：CCPM_C@ipbcams.ac.cn

72. 腺病毒

国家科技资源标识符：CSTR: 16698.06.NPRC 2.5.48

平台资源号：NPRC 2.5.48

保藏编号：CAMS-CCPM-C-Ⅲ-008-002-M

中文名称：腺病毒 5 型

外文名称：*Adenovirus 5*

分类学地位：Bamfordvirae; Preplasmiviricota; Tectiliviricetes; Rowavirales; Adenoviridae; *Mastadenovirus*

生物危害程度：第三类

分离时间：未知

分离地址：中国北京市

分离基物：患者咽拭子

致病名称：呼吸道感染

致病对象：人

来源历史：←中国医学科学院病原微生物菌（毒）种保藏中心医学病原微生物菌（毒）种保藏分中心←中国医学科学院病原生物学研究所

用　　途：科研、教学等科学实验

联系单位：中国医学科学院病原生物学研究所

电子邮箱：CCPM_C@ipbcams.ac.cn

九、肠道病毒

73. 肠道病毒

国家科技资源标识符：CSTR: 16698.06.NPRC 2.14.11

平台资源号：NPRC 2.14.11

保藏编号：SZCDC-JB142230047

中文名称：柯萨奇病毒 A16

外文名称：*Coxsackievirus* A16

分类学地位：Orthornavirae; Pisuviricota; Pisoniviricetes; Picornavirales; Picornaviridae; *Enterovirus*

生物危害程度：第三类

分离时间：2022-02-28

分离地址：中国广东省深圳市

分离基物：患者肛拭子

致病名称：手足口病

致病对象：人

来源历史：←深圳市疾病预防控制中心←深圳市坪山区人民医院

用　　途：传染病病原监测

联系单位：深圳市疾病预防控制中心

电子邮箱：pengbo@wjw.sz.gov.cn

74. 肠道病毒

国家科技资源标识符：CSTR: 16698.06.NPRC 2.3.429

平台资源号：NPRC 2.3.429

保藏编号：CHPC 2.7.10.BJXC/22/002.23

中文名称：柯萨奇病毒 CVB4 型 / 北京西城 /2022

外文名称：*Coxsackievirus CVB 4*/Beijing-Xicheng/2022

分类学地位：Orthornavirae; Pisuviricota; Pisoniviricetes; Picornavirales; Picornaviridae; *Enterovirus*

生物危害程度：第三类

分离时间：2022-08-15

分离地址：中国北京市昌平区

分离基物：患者咽拭子

致病名称：手足口病

致病对象：人

来源历史：←中国疾病预防控制中心病原微生物菌（毒）种保藏中心病毒病所分中心←中国疾病预防控制中心病毒病预防控制所病毒资源中心

用　　途：传染病病原监测和溯源

联系单位：中国疾病预防控制中心病毒病预防控
　　　　　制所

电子邮箱：chpc@ivdc.chinacdc.cn

75. 肠道病毒

国家科技资源标识符：CSTR: 16698.06.NPRC 2.13.122

平台资源号：NPRC 2.13.122

保藏编号：GDPCC 2.00200

中文名称：柯萨奇病毒 A4 型

外文名称：*Coxsackie virus* A4

分类学地位：Orthornavirae; Pisuviricota; Pisonivir-
　　　　　icetes; Picornavirales; Picornaviridae;
　　　　　Enterovirus

生物危害程度：第三类

分离时间：2022-07-10

分离地址：中国广东省广州市

分离基物：患者肛拭子

致病名称：手足口病

致病对象：人

来源历史：←广东省人间传染的病原微生物菌（毒）
　　　　　种保藏中心←广东省疾病预防控制中心

用　　途：传染病病原监测和溯源

联系单位：广东省疾病预防控制中心病原微生物
　　　　　检验所

电子邮箱：sjkzx_wjs@gd.gov.cn

76. 肠道病毒

国家科技资源标识符：CSTR: 16698.06.NPRC 2.13.123

平台资源号：NPRC 2.13.123

保藏编号：GDPCC 2.00201

中文名称：柯萨奇病毒 A2 型

外文名称：*Coxsackie virus* A2

分类学地位：Orthornavirae; Pisuviricota; Pisonivir-
　　　　　icetes; Picornavirales; Picornaviridae;
　　　　　Enterovirus

生物危害程度：第三类

分离时间：2022-07-10

分离地址：中国广东省广州市

分离基物：患者粪便

致病名称：手足口病

致病对象：人

来源历史：←广东省人间传染的病原微生物菌（毒）
　　　　　种保藏中心←广东省疾病预防控制中心

用　　途：传染病病原监测和溯源

联系单位：广东省疾病预防控制中心病原微生物
　　　　　检验所

电子邮箱：sjkzx_wjs@gd.gov.cn

77. 肠道病毒

国家科技资源标识符：CSTR: 16698.06.NPRC 2.13.124

平台资源号：NPRC 2.13.124

保藏编号：GDPCC 2.00202

中文名称：柯萨奇病毒 A4 型

外文名称：*Coxsackie virus* A4

分类学地位：Orthornavirae; Pisuviricota; Pisonivir-
　　　　　icetes; Picornavirales; Picornaviridae;
　　　　　Enterovirus

生物危害程度：第三类

分离时间：2022-07-10

分离地址：中国广东省广州市

分离基物：患者肛拭子

致病名称：手足口病

致病对象：人

来源历史：←广东省人间传染的病原微生物菌（毒）
　　　　　种保藏中心←广东省疾病预防控制中心

用　　途：传染病病原监测和溯源

联系单位：广东省疾病预防控制中心病原微生物
　　　　　检验所

电子邮箱：sjkzx_wjs@gd.gov.cn

78. 肠道病毒

国家科技资源标识符：CSTR: 16698.06.NPRC 2.13.125

平台资源号：NPRC 2.13.125

保藏编号：GDPCC 2.00206

病

毒

中文名称：柯萨奇病毒 A4 型

外文名称：*Coxsackie virus* A4

分类学地位：Orthornavirae; Pisuviricota; Pisoniviricetes; Picornavirales; Picornaviridae; *Enterovirus*

生物危害程度：第三类

分离时间：2022-07-10

分离地址：中国广东省广州市

分离基物：患者肛拭子

致病名称：手足口病

致病对象：人

来源历史：←广东省人间传染的病原微生物菌（毒）种保藏中心←广东省疾病预防控制中心

用　　途：传染病病原监测和溯源

联系单位：广东省疾病预防控制中心病原微生物检验所

电子邮箱：sjkzx_wjs@gd.gov.cn

79. 肠道病毒

国家科技资源标识符：CSTR: 16698.06.NPRC 2.13.126

平台资源号：NPRC 2.13.126

保藏编号：GDPCC 2.00209

中文名称：柯萨奇病毒 A6 型

外文名称：Coxsackie virus *A6*

分类学地位：Orthornavirae; Pisuviricota; Pisoniviricetes; Picornavirales; Picornaviridae; Enterovirus

生物危害程度：第三类

分离时间：2022-07-10

分离地址：中国广东省广州市

分离基物：患者肛拭子

致病名称：手足口病

致病对象：人

来源历史：←广东省人间传染的病原微生物菌（毒）种保藏中心←广东省疾病预防控制中心

用　　途：传染病病原监测和溯源，

联系单位：广东省疾病预防控制中心病原微生物

检验所

电子邮箱：sjkzx_wjs@gd.gov.cn

80. 肠道病毒

国家科技资源标识符：CSTR: 16698.06.NPRC 2.13.127

平台资源号：NPRC 2.13.127

保藏编号：GDPCC 2.00210

中文名称：柯萨奇病毒 A6 型

外文名称：*Coxsackie virus* A6

分类学地位：Orthornavirae; Pisuviricota; Pisoniviricetes; Picornavirales; Picornaviridae; *Enterovirus*

生物危害程度：第三类

分离时间：2022-07-10

分离地址：中国广东省广州市

分离基物：患者粪便

致病名称：手足口病

致病对象：人

来源历史：←广东省人间传染的病原微生物菌（毒）种保藏中心←广东省疾病预防控制中心

用　　途：传染病病原监测和溯源

联系单位：广东省疾病预防控制中心病原微生物检验所

电子邮箱：sjkzx_wjs@gd.gov.cn

81. 肠道病毒

国家科技资源标识符：CSTR: 16698.06.NPRC 2.13.128

平台资源号：NPRC 2.13.128

保藏编号：GDPCC 2.00211

中文名称：柯萨奇病毒 A16 型

外文名称：*Coxsackie virus* A16

分类学地位：Orthornavirae; Pisuviricota; Pisoniviricetes; Picornavirales; Picornaviridae; *Enterovirus*

生物危害程度：第三类

分离时间：2022-07-09

分离地址：中国广东省广州市

分离基物：患者粪便

致病名称：手足口病

致病对象：人

来源历史：←广东省人间传染的病原微生物菌（毒）种保藏中心←广东省疾病预防控制中心

用　　途：传染病病原监测和溯源，

联系单位：广东省疾病预防控制中心病原微生物检验所

电子邮箱：sjkzx_wjs@gd.gov.cn

82. 肠道病毒

国家科技资源标识符：CSTR: 16698.06.NPRC 2.13.129

平台资源号：NPRC 2.13.129

保藏编号：GDPCC 2.00212

中文名称：柯萨奇病毒 A16 型

外文名称：*Coxsackie virus* A16

分类学地位：Orthornavirae; Pisuviricota; Pisuniviricetes; Picornavirales; Picornaviridae; *Enterovirus*

生物危害程度：第三类

分离时间：2022-07-09

分离地址：中国广东省广州市

分离基物：患者粪便

致病名称：手足口病

致病对象：人

来源历史：←广东省人间传染的病原微生物菌（毒）种保藏中心←广东省疾病预防控制中心

用　　途：传染病病原监测和溯源

联系单位：广东省疾病预防控制中心病原微生物检验所

电子邮箱：sjkzx_wjs@gd.gov.cn

83. 肠道病毒

国家科技资源标识符：CSTR: 16698.06.NPRC 2.13.130

平台资源号：NPRC 2.13.130

保藏编号：GDPCC 2.00213

中文名称：柯萨奇病毒 A10 型

外文名称：*Coxsackie virus* A10

分类学地位：Orthornavirae; Pisuviricota; Pisoniviricetes; Picornavirales; Picornaviridae; *Enterovirus*

生物危害程度：第三类

分离时间：2022-07-09

分离地址：中国广东省广州市

分离基物：患者肛拭子

致病名称：手足口病

致病对象：人

来源历史：←广东省人间传染的病原微生物菌（毒）种保藏中心←广东省疾病预防控制中心

用　　途：传染病病原监测和溯源

联系单位：广东省疾病预防控制中心病原微生物检验所

电子邮箱：sjkzx_wjs@gd.gov.cn

84. 肠道病毒

国家科技资源标识符：CSTR: 16698.06.NPRC 2.13.131

平台资源号：NPRC 2.13.131

保藏编号：GDPCC 2.00216

中文名称：柯萨奇病毒 A16 型

外文名称：*Coxsackie virus* A16

分类学地位：Orthornavirae; Pisuviricota; Pisoniviricetes; Picornavirales; Picornaviridae; *Enterovirus*

生物危害程度：第三类

分离时间：2022-07-09

分离地址：中国广东省广州市

分离基物：患者粪便

致病名称：手足口病

致病对象：人

来源历史：←广东省人间传染的病原微生物菌（毒）种保藏中心←广东省疾病预防控制中心

用　　途：传染病病原监测和溯源

联系单位：广东省疾病预防控制中心病原微生物检验所

病

毒

电子邮箱：sjkzx_wjs@gd.gov.cn

85. 肠道病毒

国家科技资源标识符：CSTR: 16698.06.NPRC 2.13.132

平台资源号：NPRC 2.13.132

保藏编号：GDPCC 2.00217

中文名称：柯萨奇病毒 A10 型

外文名称：*Coxsackie virus* A10

分类学地位：Orthornavirae; Pisuviricota; Pisoniviricetes; Picornavirales; Picornaviridae; *Enterovirus*

生物危害程度：第三类

分离时间：2022-07-09

分离地址：中国广东省广州市

分离基物：患者咽拭子

致病名称：手足口病

致病对象：人

来源历史：←广东省人间传染的病原微生物菌（毒）种保藏中心←广东省疾病预防控制中心

用　　途：传染病病原监测和溯源

联系单位：广东省疾病预防控制中心病原微生物检验所

电子邮箱：sjkzx_wjs@gd.gov.cn

86. 肠道病毒

国家科技资源标识符：CSTR: 16698.06.NPRC 2.7.36

平台资源号：NPRC 2.7.36

保藏编号：CCPM（A)-V-050601

中文名称：柯萨奇病毒 B5 Faulkner 株

外文名称：*Human Coxsackievirus* B5 Faulkner Strain

分类学地位：Orthornavirae; Pisuviricota; Pisoniviricetes; Picornavirales; Picornaviridae; *Enterovirus*

生物危害程度：第三类

分离时间：1952-01-01

分离地址：美国肯塔基州

分离基物：未知

致病名称：无菌性脑膜炎、心肌炎、麻痹、上呼吸道感染、肺炎、不明原因发热

致病对象：人

来源历史：←中国医学科学院病原微生物菌（毒）种保藏中心药用微生物相关菌（毒）种保藏分中心←中国医学科学院医药生物技术研究所← ATCC

用　　途：药物研发

联系单位：中国医学科学院医药生物技术研究所

电子邮箱：camskladr@imb.pumc.edu.cn

87. 肠道病毒

国家科技资源标识符：CSTR: 16698.06.NPRC 2.7.37

平台资源号：NPRC 2.7.37

保藏编号：CCPM（A)-V-050701

中文名称：柯萨奇病毒 B6 Schmitt 株

外文名称：*Human Coxsackievirus* B6 Schmitt Strain

分类学地位：Orthornavirae; Pisuviricota; Pisoniviricetes; Picornavirales; Picornaviridae; *Enterovirus*

生物危害程度：第三类

分离时间：1953-01-01

分离地址：菲律宾

分离基物：患者肛拭子

致病名称：无菌性脑膜炎、不明原因发热

致病对象：人

来源历史：←中国医学科学院病原微生物菌（毒）种保藏中心药用微生物相关菌（毒）种保藏分中心←中国医学科学院医药生物技术研究所← ATCC

用　　途：药物研发

联系单位：中国医学科学院医药生物技术研究所

电子邮箱：camskladr@imb.pumc.edu.cn

88. 肠道病毒

国家科技资源标识符：CSTR: 16698.06.NPRC 2.5.49

平台资源号：NPRC 2.5.49

保藏编号：CAMS-CCPM-C- Ⅲ -002 002-M

中文名称：柯萨奇病毒 B3

外文名称：*Coxsackievirus* B3

分类学地位：Orthornavirae; Pisuviricota; Pisoniviricetes; Picornavirales; Picornaviridae; *Enterovirus*

生物危害程度：第三类

分离时间：2007-09-01

分离地址：中国北京市

分离基物：患者肛拭子

致病名称：心肌炎等

致病对象：人

来源历史：←中国医学科学院病原微生物菌（毒）种保藏中心医学病原微生物菌（毒）种保藏分中心←中国医学科学院病原生物学研究所

用　　途：科研、教学等科学实验

联系单位：中国医学科学院病原生物学研究所

电子邮箱：CCPM_C@ipbcams.ac.cn

89. 肠道病毒

国家科技资源标识符：CSTR: 16698.06.NPRC 2.13.133

平台资源号：NPRC 2.13.133

保藏编号：GDPCC 2.00204

中文名称：埃可病毒 11 型

外文名称：*ECHO virus* 11

分类学地位：Orthornavirae; Pisuviricota; Pisoniviricetes; Picornavirales; Picornaviridae; *Enterovirus*

生物危害程度：第三类

分离时间：2018

分离地址：中国广东省广州市

分离基物：患者粪便

致病名称：手足口病

致病对象：人

来源历史：←广东省人间传染的病原微生物菌（毒）种保藏中心←广东省疾病预防控制中心

用　　途：传染病病原监测和溯源

联系单位：广东省疾病预防控制中心病原微生物检验所

电子邮箱：sjkzx_wjs@gd.gov.cn

90. 肠道病毒

国家科技资源标识符：CSTR: 16698.06.NPRC 2.13.134

平台资源号：NPRC 2.13.134

保藏编号：GDPCC 2.00207

中文名称：埃可病毒 11 型

外文名称：*ECHO virus* 11

分类学地位：Orthornavirae; Pisuviricota; Pisoniviricetes; Picornavirales; Picornaviridae; *Enterovirus*

生物危害程度：第三类

分离时间：2018

分离地址：中国广东省广州市

分离基物：患者咽拭子

致病名称：手足口病

致病对象：人

来源历史：←广东省人间传染的病原微生物菌（毒）种保藏中心←广东省疾病预防控制中心

用　　途：传染病病原监测和溯源

联系单位：广东省疾病预防控制中心病原微生物检验所

电子邮箱：sjkzx_wjs@gd.gov.cn

91. 肠道病毒

国家科技资源标识符：CSTR: 16698.06.NPRC 2.13.135

平台资源号：NPRC 2.13.135

保藏编号：GDPCC 2.00208

中文名称：埃可病毒 11 型

外文名称：*ECHO virus* 11

分类学地位：Orthornavirae; Pisuviricota; Pisoniviricetes; Picornavirales; Picornaviridae; *Enterovirus*

生物危害程度：第三类

病毒

分离时间：2018

分离地址：中国广东省广州市

分离基物：患者咽拭子

致病名称：手足口病

致病对象：人

来源历史：←广东省人间传染的病原微生物菌（毒）种保藏中心←广东省疾病预防控制中心

用　　途：传染病病原监测和溯源

联系单位：广东省疾病预防控制中心病原微生物检验所

电子邮箱：sjkzx_wjs@gd.gov.cn

92. 肠道病毒

国家科技资源标识符：CSTR: 16698.06.NPRC 2.5.50

平台资源号：NPRC 2.5.50

保藏编号：CAMS-CCPM-C- Ⅲ -002 001-Z

中文名称：肠道病毒 A71

外文名称：*Enterovirus* A71

分类学地位：Orthornavirae; Pisuviricota; Pisoniviricetes; Picornavirales; Picornaviridae; *Enterovirus*

生物危害程度：第三类

分离时间：2007-09-01

分离地址：中国广州深圳市

分离基物：患者肛拭子

致病名称：手足口病

致病对象：人

来源历史：←中国医学科学院病原微生物菌（毒）种保藏中心医学病原微生物菌（毒）种保藏分中心←中国医学科学院病原生物学研究所

用　　途：科研、教学等科学实验

联系单位：中国医学科学院病原生物学研究所

电子邮箱：CCPM_C@ipbcams.ac.cn

93. 肠道病毒

国家科技资源标识符：CSTR: 16698.06.NPRC 2.5.51

平台资源号：NPRC 2.5.51

保藏编号：CAMS-CCPM-C- Ⅲ -002 003-M

中文名称：肠道病毒 EV68

外文名称：*Enterovirus* EV68

分类学地位：Orthornavirae; Pisuviricota; Pisoniviricetes; Picornavirales; Picornaviridae; *Enterovirus*

生物危害程度：第三类

分离时间：2012-07-16

分离地址：中国北京市

分离基物：患者肛拭子

致病名称：呼吸道疾病

致病对象：人

来源历史：←中国医学科学院病原微生物菌（毒）种保藏中心医学病原微生物菌（毒）种保藏分中心←中国医学科学院病原生物学研究所

用　　途：科研、教学等科学实验

联系单位：中国医学科学院病原生物学研究所

电子邮箱：CCPM_C@ipbcams.ac.cn

94. 肠道病毒

国家科技资源标识符：CSTR: 16698.06.NPRC 2.5.52

平台资源号：NPRC 2.5.52

保藏编号：CAMS-CCPM-C- Ⅲ -002 004-M

中文名称：肠道病毒 E4

外文名称：*Enterovirus* E4

分类学地位：Orthornavirae; Pisuviricota; Pisoniviricetes; Picornavirales; Picornaviridae; *Enterovirus*

生物危害程度：第三类

分离时间：2018-11-15

分离地址：中国云南瑞丽

分离基物：患者血清

致病名称：手足口病

致病对象：人

来源历史：←中国医学科学院病原微生物菌（毒）

种保藏中心医学病原微生物菌（毒）种保藏分中心←中国医学科学院病原生物学研究所

用　　途：科研、教学等科学实验

联系单位：中国医学科学院病原生物学研究所

电子邮箱：CCPM_C@ipbcams.ac.cn

95. 肠道病毒

国家科技资源标识符：CSTR: 16698.06.NPRC 2.13.136

平台资源号：NPRC 2.13.136

保藏编号：GDPCC 2.00198

中文名称：肠道病毒 -71 型

外文名称：*Enterovirus* 71

分类学地位：Orthornavirae; Pisuviricota; Pisoniviricetes; Picornavirales; Picornaviridae; *Enterovirus*

生物危害程度：第三类

分离时间：2022-07-10

分离地址：中国广东省广州市

分离基物：患者肛拭子

致病名称：手足口病

致病对象：人

来源历史：←广东省人间传染的病原微生物菌（毒）种保藏中心←广东省疾病预防控制中心

用　　途：传染病病原监测和溯源

联系单位：广东省疾病预防控制中心病原微生物检验所

电子邮箱：sjkzx_wjs@gd.gov.cn

96. 肠道病毒

国家科技资源标识符：CSTR: 16698.06.NPRC 2.13.137

平台资源号：NPRC 2.13.137

保藏编号：GDPCC 2.00199

中文名称：肠道病毒 -71 型

外文名称：*Enterovirus* 71

分类学地位：Orthornavirae; Pisuviricota; Pisoniviricetes; Picornavirales; Picornaviridae; *Enterovirus*

生物危害程度：第三类

分离时间：2022-07-10

分离地址：中国广东省广州市

分离基物：患者粪便

致病名称：手足口病

致病对象：人

来源历史：←广东省人间传染的病原微生物菌（毒）种保藏中心←广东省疾病预防控制中心

用　　途：传染病病原监测和溯源

联系单位：广东省疾病预防控制中心病原微生物检验所

电子邮箱：sjkzx_wjs@gd.gov.cn

97. 肠道病毒

国家科技资源标识符：CSTR: 16698.06.NPRC 2.13.138

平台资源号：NPRC 2.13.138

保藏编号：GDPCC 2.00203

中文名称：肠道病毒 -71 型

外文名称：*Enterovirus* 71

分类学地位：Orthornavirae; Pisuviricota; Pisoniviricetes; Picornavirales; Picornaviridae; *Enterovirus*

生物危害程度：第三类

分离时间：2022-07-10

分离地址：中国广东省广州市

分离基物：患者肛拭子

致病名称：手足口病

致病对象：人

来源历史：←广东省人间传染的病原微生物菌（毒）种保藏中心←广东省疾病预防控制中心

用　　途：传染病病原监测和溯源

联系单位：广东省疾病预防控制中心病原微生物检验所

电子邮箱：sjkzx_wjs@gd.gov.cn

病
毒

98. 肠道病毒

国家科技资源标识符：CSTR: 16698.06.NPRC 2.13.139

平台资源号：NPRC 2.13.139

保藏编号：GDPCC 2.00205

中文名称：肠道病毒 -71 型

外文名称：*Enterovirus* 71

分类学地位：Orthornavirae; Pisuviricota; Pisonivir-
icetes; Picornavirales; Picornaviridae;
Enterovirus

生物危害程度：第三类

分离时间：2022-07-10

分离地址：中国广东省广州市

分离基物：患者粪便

致病名称：手足口病

致病对象：人

来源历史：←广东省人间传染的病原微生物菌（毒）
种保藏中心←广东省疾病预防控制中心

用　　途：传染病病原监测和溯源

联系单位：广东省疾病预防控制中心病原微生物
检验所

电子邮箱：sjkzx_wjs@gd.gov.cn

99. 肠道病毒

国家科技资源标识符：CSTR: 16698.06.NPRC 2.13.140

平台资源号：NPRC 2.13.140

保藏编号：GDPCC 2.00214

中文名称：肠道病毒 -71 型

外文名称：*Enterovirus* 71

分类学地位：Orthornavirae; Pisuviricota; Pisonivir-
icetes; Picornavirales; Picornaviridae;
Enterovirus

生物危害程度：第三类

分离时间：2022-07-09

分离地址：中国广东省广州市

分离基物：患者肛拭子

致病名称：手足口病

致病对象：人

来源历史：←广东省人间传染的病原微生物菌（毒）
种保藏中心←广东省疾病预防控制中心

用　　途：传染病病原监测和溯源

联系单位：广东省疾病预防控制中心病原微生物
检验所

电子邮箱：sjkzx_wjs@gd.gov.cn

100. 肠道病毒

国家科技资源标识符：CSTR: 16698.06.NPRC 2.13.141

平台资源号：NPRC 2.13.141

保藏编号：GDPCC 2.00215

中文名称：肠道病毒 -71 型

外文名称：*Enterovirus* 71

分类学地位：Orthornavirae; Pisuviricota; Pisonivir-
icetes; Picornavirales; Picornaviridae;
Enterovirus

生物危害程度：第三类

分离时间：2022-07-09

分离地址：中国广东省广州市

分离基物：患者肛拭子

致病名称：手足口病

致病对象：人

来源历史：←广东省人间传染的病原微生物菌（毒）
种保藏中心←广东省疾病预防控制中心

用　　途：传染病病原监测和溯源

联系单位：广东省疾病预防控制中心病原微生物
检验所

电子邮箱：sjkzx_wjs@gd.gov.cn

十、鼻病毒

101. 鼻病毒

国家科技资源标识符：CSTR: 16698.06.NPRC 2.3.430

平台资源号：NPRC 2.3.430

保藏编号：CHPC 2.7.7.BJXC/22/001.23

中文名称：鼻病毒 A16 型 / 北京西城 /2022

外文名称：*Rhinovirus* A16/Beijing-Xicheng/2022

分类学地位：Orthornavirae; Pisuviricota; Pisoniviricetes; Picornavirales; Picornaviridae; *Enterovirus*

生物危害程度：第三类

分离时间：2022-08-15

分离地址：中国北京市昌平区

分离基物：患者咽拭子

致病名称：呼吸道疾病

致病对象：人

来源历史：←中国疾病预防控制中心病原微生物菌（毒）种保藏中心病毒病所分中心←中国疾病预防控制中心病毒病预防控制所病毒资源中心

用　　途：传染病病原监测和溯源

联系单位：中国疾病预防控制中心病毒病预防控制所

电子邮箱：chpc@ivdc.chinacdc.cn

102. 鼻病毒

国家科技资源标识符：CSTR: 16698.06.NPRC 2.3.431

平台资源号：NPRC 2.3.431

保藏编号：CHPC 2.7.8.BJXC/22/001.23

中文名称：鼻病毒 B42 型 / 北京西城 /2022

外文名称：*Rhinovirus* B42/Beijing-Xicheng/202

分类学地位：Orthornavirae; Pisuviricota; Pisoniviricetes; Picornavirales; Picornaviridae; *Enterovirus*

生物危害程度：第三类

分离时间：2022-08-15

分离地址：中国北京市昌平区

分离基物：患者咽拭子

致病名称：呼吸道疾病

致病对象：人

来源历史：←中国疾病预防控制中心病原微生物

菌（毒）种保藏中心病毒病所分中心←中国疾病预防控制中心病毒病预防控制所病毒资源中心

用　　途：传染病病原监测和溯源

联系单位：中国疾病预防控制中心病毒病预防控制所

电子邮箱：chpc@ivdc.chinacdc.cn

103. 鼻病毒

国家科技资源标识符：CSTR: 16698.06.NPRC 2.5.53

平台资源号：NPRC 2.5.53

保藏编号：CAMS-CCPM-C- Ⅲ -003-M

中文名称：鼻病毒 16 型

外文名称：*Rhinovirus* A16

分类学地位：Orthornavirae; Pisuviricota; Pisoniviricetes; Picornavirales; Picornaviridae; *Enterovirus*

生物危害程度：第三类

分离时间：未知

分离地址：中国北京市

分离基物：患者咽拭子

致病名称：呼吸道疾病

致病对象：人

来源历史：←中国医学科学院病原微生物菌（毒）种保藏中心医学病原微生物菌（毒）种保藏分中心←中国医学科学院病原生物学研究所

用　　途：科研、教学等科学实验

联系单位：中国医学科学院病原生物学研究所

电子邮箱：CCPM_C@ipbcams.ac.cn

104. 鼻病毒

国家科技资源标识符：CSTR: 16698.06.NPRC 2.5.54

平台资源号：NPRC 2.5.54

保藏编号：CAMS-CCPM-C- Ⅲ -003-02

中文名称：鼻病毒 A21

外文名称：*Rhinovirus* A21

病

毒

分类学地位：Orthornavirae; Pisuviricota; Pisoniviricetes; Picornavirales; Picornaviridae; *Enterovirus*

生物危害程度：第三类

分离时间：2021-01-01

分离地址：中国北京市

分离基物：患者咽拭子

致病名称：呼吸道疾病

致病对象：人

来源历史：←中国医学科学院病原微生物菌（毒）种保藏中心医学病原微生物菌（毒）种保藏分中心←中国医学科学院病原生物学研究所

用　　途：科研、教学等科学实验

联系单位：中国医学科学院病原生物学研究所

电子邮箱：CCPM_C@ipbcams.ac.cn

十一、流感病毒

105. 流感病毒

国家科技资源标识符：CSTR: 16698.06.NPRC 2.13.142

平台资源号：NPRC 2.13.142

保藏编号：GDPCC 2.00337

中文名称：流感病毒 B

外文名称：*Influenza virus* B

分类学地位：Orthornavirae; Negarnaviricota; Insthoviricetes; Articulavirales; Orthomyxoviridae; *Betainfluenzavirus*

生物危害程度：第三类

分离时间：2022-07-12

分离地址：中国广东省广州市

分离基物：患者咽拭子

致病名称：流行性感冒

致病对象：人

来源历史：←广东省人间传染的病原微生物菌（毒）

种保藏中心←广东省疾病预防控制中心←广州市疾病预防控制中心

用　　途：传染病病原监测和溯源

联系单位：广东省疾病预防控制中心病原微生物检验所

电子邮箱：sjkzx_wjs@gd.gov.cn

106. 流感病毒

国家科技资源标识符：CSTR: 16698.06.NPRC 2.13.143

平台资源号：NPRC 2.13.143

保藏编号：GDPCC 2.00338

中文名称：流感病毒 A

外文名称：*Influenza virus* A

分类学地位：Orthornavirae; Negarnaviricota; Insthoviricetes; Articulavirales; Orthomyxoviridae; *Alphainfluenzavirus*

生物危害程度：第三类

分离时间：2022-07-12

分离地址：中国广东省清远市

分离基物：患者咽拭子

致病名称：流行性感冒

致病对象：人

来源历史：←广东省人间传染的病原微生物菌（毒）种保藏中心←广东省疾病预防控制中心←清远市疾病预防控制中心

用　　途：传染病病原监测和溯源

联系单位：广东省疾病预防控制中心病原微生物检验所

电子邮箱：sjkzx_wjs@gd.gov.cn

107. 流感病毒

国家科技资源标识符：CSTR: 16698.06.NPRC 2.13.144

平台资源号：NPRC 2.13.144

保藏编号：GDPCC 2.00339

中文名称：流感病毒 A

外文名称：*Influenza virus* A

分类学地位：Orthornavirae; Negarnaviricota; Insthoviricetes; Articulavirales; Orthomyxoviridae; *Alphainfluenzavirus*

生物危害程度：第三类

分离时间：2022-07-12

分离地址：中国广东省惠州市

分离基物：患者咽拭子

致病名称：流行性感冒

致病对象：人

来源历史：←广东省人间传染的病原微生物菌（毒）种保藏中心←广东省疾病预防控制中心←惠州市疾病预防控制中心

用　　途：传染病病原监测和溯源

联系单位：广东省疾病预防控制中心病原微生物检验所

电子邮箱：sjkzx_wjs@gd.gov.cn

108. 流感病毒

国家科技资源标识符：CSTR: 16698.06.NPRC 2.13.145

平台资源号：NPRC 2.13.145

保藏编号：GDPCC 2.00340

中文名称：流感病毒 B

外文名称：*Influenza virus* B

分类学地位：Orthornavirae; Negarnaviricota; Insthoviricetes; Articulavirales; Orthomyxoviridae; *Betainfluenzavirus*

生物危害程度：第三类

分离时间：2022-07-12

分离地址：中国广东省惠州市

分离基物：患者咽拭子

致病名称：流行性感冒

致病对象：人

来源历史：←广东省人间传染的病原微生物菌（毒）种保藏中心←广东省疾病预防控制中心←惠州市疾病预防控制中心

用　　途：传染病病原监测和溯源

联系单位：广东省疾病预防控制中心病原微生物检验所

电子邮箱：sjkzx_wjs@gd.gov.cn

109. 流感病毒

国家科技资源标识符：CSTR: 16698.06.NPRC 2.13.146

平台资源号：NPRC 2.13.146

保藏编号：GDPCC 2.00341

中文名称：流感病毒 A

外文名称：*Influenza virus* A

分类学地位：Orthornavirae; Negarnaviricota; Insthoviricetes; Articulavirales; Orthomyxoviridae; *Alphainfluenzavirus*

生物危害程度：第三类

分离时间：2022-07-12

分离地址：中国广东省广州市

分离基物：患者咽拭子

致病名称：流行性感冒

致病对象：人

来源历史：←广东省人间传染的病原微生物菌（毒）种保藏中心←广东省疾病预防控制中心←广州市疾病预防控制中心

用　　途：传染病病原监测和溯源

联系单位：广东省疾病预防控制中心病原微生物检验所

电子邮箱：sjkzx_wjs@gd.gov.cn

110. 流感病毒

国家科技资源标识符：CSTR: 16698.06.NPRC 2.13.147

平台资源号：NPRC 2.13.147

保藏编号：GDPCC 2.00342

中文名称：流感病毒 A

外文名称：*Influenza virus* A

分类学地位：Orthornavirae; Negarnaviricota; Insthoviricetes; Articulavirales; Orthomyxoviridae; *Alphainfluenzavirus*

生物危害程度：第三类

分离时间：2022-07-12

分离地址：中国广东省惠州市

病

毒

分离基物：患者咽拭子

致病名称：流行性感冒

致病对象：人

来源历史：←广东省人间传染的病原微生物菌（毒）
种保藏中心←广东省疾病预防控制中心
←惠州市疾病预防控制中心

用　　途：传染病病原监测和溯源

联系单位：广东省疾病预防控制中心病原微生物
检验所

电子邮箱：sjkzx_wjs@gd.gov.cn

111. 流感病毒

国家科技资源标识符：CSTR: 16698.06.NPRC 2.13.148

平台资源号：NPRC 2.13.148

保藏编号：GDPCC 2.00343

中文名称：流感病毒 A

外文名称：*Influenza virus* A

分类学地位：Orthornavirae; Negarnaviricota; Ins-
thoviricetes; Articulavirales; Ortho-
myxoviridae; *Alphainfluenzavirus*

生物危害程度：第三类

分离时间：2022-07-12

分离地址：中国广东省惠州市

分离基物：患者咽拭子

致病名称：流行性感冒

致病对象：人

来源历史：←广东省人间传染的病原微生物菌（毒）
种保藏中心←广东省疾病预防控制中心
←惠州市疾病预防控制中心

用　　途：传染病病原监测和溯源

联系单位：广东省疾病预防控制中心病原微生物
检验所

电子邮箱：sjkzx_wjs@gd.gov.cn

112. 流感病毒

国家科技资源标识符：CSTR: 16698.06.NPRC 2.13.149

平台资源号：NPRC 2.13.149

保藏编号：GDPCC 2.00344

中文名称：流感病毒 A

外文名称：*Influenza virus* A

分类学地位：Orthornavirae; Negarnaviricota; Ins-
thoviricetes; Articulavirales; Ortho-
myxoviridae; *Alphainfluenzavirus*

生物危害程度：第三类

分离时间：2022-07-12

分离地址：中国广东省惠州市

分离基物：患者咽拭子

致病名称：流行性感冒

致病对象：人

来源历史：←广东省人间传染的病原微生物菌（毒）
种保藏中心←广东省疾病预防控制中心
←惠州市疾病预防控制中心

用　　途：传染病病原监测和溯源

联系单位：广东省疾病预防控制中心病原微生物
检验所

电子邮箱：sjkzx_wjs@gd.gov.cn

113. 流感病毒

国家科技资源标识符：CSTR: 16698.06.NPRC 2.13.150

平台资源号：NPRC 2.13.150

保藏编号：GDPCC 2.00345

中文名称：流感病毒 A

外文名称：*Influenza virus* A

分类学地位：Orthornavirae; Negarnaviricota; Ins-
thoviricetes; Articulavirales; Ortho-
myxoviridae; *Alphainfluenzavirus*

生物危害程度：第三类

分离时间：2022-07-12

分离地址：中国广东省肇庆市

分离基物：患者咽拭子

致病名称：流行性感冒

致病对象：人

来源历史：←广东省人间传染的病原微生物菌（毒）
种保藏中心←广东省疾病预防控制中心

←肇庆市疾病预防控制中心

用　　途：传染病病原监测和溯源

联系单位：广东省疾病预防控制中心病原微生物
检验所

电子邮箱：sjkzx_wjs@gd.gov.cn

114. 流感病毒

国家科技资源标识符：CSTR: 16698.06.NPRC 2.13.151

平台资源号：NPRC 2.13.151

保藏编号：GDPCC 2.00346

中文名称：流感病毒 A

外文名称：*Influenza virus* A

分类学地位：Orthornavirae; Negarnaviricota; Insthoviricetes; Articulavirales; Orthomyxoviridae; *Alphainfluenzavirus*

生物危害程度：第三类

分离时间：2022-07-12

分离地址：中国广东省湛江市

分离基物：患者咽拭子

致病名称：流行性感冒

致病对象：人

来源历史：←广东省人间传染的病原微生物菌（毒）
种保藏中心←广东省疾病预防控制中心
←湛江市疾病预防控制中心

用　　途：传染病病原监测和溯源

联系单位：广东省疾病预防控制中心病原微生物
检验所

电子邮箱：sjkzx_wjs@gd.gov.cn

115. 流感病毒

国家科技资源标识符：CSTR: 16698.06.NPRC 2.14.12

平台资源号：NPRC 2.14.12

保藏编号：SZCDC-ILI202211248

中文名称：流感病毒 /A/ 广东深圳 /11248/2022(H3)

外文名称：*Influenza virus* A/Guangdong-Shenzhen/
11248/2022(H3)

分类学地位：Orthornavirae; Negarnaviricota; Ins-

thoviricetes; Articulavirales; Orthomyxoviridae; *Alphainfluenzavirus*

生物危害程度：第三类

分离时间：2022-08-03

分离地址：中国广东省深圳市

分离基物：患者咽拭子

致病名称：流行性感冒

致病对象：人

来源历史：←深圳市疾病预防控制中心←北京大
学深圳医院

用　　途：传染病病原监测和溯源

联系单位：深圳市疾病预防控制中心病原微生物
检测所

电子邮箱：pengbo@wjw.sz.gov.cn

116. 流感病毒

国家科技资源标识符：CSTR: 16698.06.NPRC 2.14.13

平台资源号：NPRC 2.14.13

保藏编号：SZCDC-ILI202211249

中文名称：流感病毒 /A/ 广东深圳 /11249/2022(H3)

外文名称：*Influenza virus* A/Guangdong-Shenzhen/
11249/2022(H3)

分类学地位：Orthornavirae; Negarnaviricota; Insthoviricetes; Articulavirales; Orthomyxoviridae; *Alphainfluenzavirus*

生物危害程度：第三类

分离时间：2022-08-03

分离地址：中国广东省深圳市

分离基物：患者咽拭子

致病名称：流行性感冒

致病对象：人

来源历史：←深圳市疾病预防控制中心←北京大
学深圳医院

用　　途：传染病病原监测和溯源

联系单位：深圳市疾病预防控制中心病原微生物
检测所

电子邮箱：pengbo@wjw.sz.gov.cn

病

毒

117. 流感病毒

国家科技资源标识符：CSTR: 16698.06.NPRC 2.3.432

平台资源号：NPRC 2.3.432

保藏编号：CHPC 2.18.1.HBCX/22/001.23

中文名称：流感病毒 A/ 河北磁县 /11140/2022

外文名称：*Influenza virus* A/Hebei-Cixian/ 11140/2022

分类学地位：Orthornavirae; Negarnaviricota; Insthoviricetes; Articulavirales; Orthomyxoviridae; *Alphainfluenzavirus*

生物危害程度：第三类

分离时间：2022-12-19

分离地址：中国河北省邯郸市

分离基物：患者咽拭子

致病名称：流行性感冒

致病对象：人

来源历史：←中国疾病预防控制中心病原微生物菌（毒）种保藏中心病毒病所分中心 ←中国疾病预防控制中心病毒病预防控制所流感室

用　　途：传染病病原监测和溯源

联系单位：中国疾病预防控制中心病毒病预防控制所

电子邮箱：huangwj@ivdc.chinacdc.cn

118. 流感病毒

国家科技资源标识符：CSTR: 16698.06.NPRC 2.3.433

平台资源号：NPRC 2.3.433

保藏编号：CHPC 2.18.1.ZJLH/22/001.23

中文名称：流感病毒 A/ 浙江临海 /11405/2022

外文名称：*Influenza virus* A/Zhejiang-Linhai/ 11405/2022

分类学地位：Orthornavirae; Negarnaviricota; Insthoviricetes; Articulavirales; Orthomyxoviridae; *Alphainfluenzavirus*

生物危害程度：第三类

分离时间：2022-12-18

分离地址：中国浙江省台州市

分离基物：患者咽拭子

致病名称：流行性感冒

致病对象：人

来源历史：←中国疾病预防控制中心病原微生物菌（毒）种保藏中心病毒病所分中心 ←中国疾病预防控制中心病毒病预防控制所流感室

用　　途：传染病病原监测和溯源

联系单位：中国疾病预防控制中心病毒病预防控制所

电子邮箱：huangwj@ivdc.chinacdc.cn

119. 流感病毒

国家科技资源标识符：CSTR: 16698.06.NPRC 2.3.434

平台资源号：NPRC 2.3.434

保藏编号：CHPC 2.18.1.SDZD/22/001.23

中文名称：流感病毒 A/ 山东张店 /1730/2022

外文名称：*Influenza virus* A/Shandong-Zhangdian/1730/2022

分类学地位：Orthornavirae; Negarnaviricota; Insthoviricetes; Articulavirales; Orthomyxoviridae; *Alphainfluenzavirus*

生物危害程度：第三类

分离时间：2022-12-15

分离地址：中国山东省淄博市

分离基物：患者咽拭子

致病名称：流行性感冒

致病对象：人

来源历史：←中国疾病预防控制中心病原微生物菌（毒）种保藏中心病毒病所分中心 ←中国疾病预防控制中心病毒病预防控制所流感室

用　　途：传染病病原监测和溯源

联系单位：中国疾病预防控制中心病毒病预防控制所

电子邮箱：huangwj@ivdc.chinacdc.cn

120. 流感病毒

国家科技资源标识符：CSTR: 16698.06.NPRC 2.3.435

平台资源号：NPRC 2.3.435

保藏编号：CHPC 2.18.1.ZJNH/22/001.23

中文名称：流感病毒 A/ 浙江南湖 /11279/2022

外文名称：*Influenza virus* A/Zhejiang-Nan-hu/11279/2022

分类学地位：Orthornavirae; Negarnaviricota; Insthoviricetes; Articulavirales; Orthomyxoviridae; *Alphainfluenzavirus*

生物危害程度：第三类

分离时间：2022-12-15

分离地址：中国浙江省嘉兴市

分离基物：患者咽拭子

致病名称：流行性感冒

致病对象：人

来源历史：←中国疾病预防控制中心病原微生物菌（毒）种保藏中心病毒病所分中心←中国疾病预防控制中心病毒病预防控制所流感室

用　　途：传染病病原监测和溯源

联系单位：中国疾病预防控制中心病毒病预防控制所

电子邮箱：huangwj@ivdc.chinacdc.cn

121. 流感病毒

国家科技资源标识符：CSTR: 16698.06.NPRC 2.3.436

平台资源号：NPRC 2.3.436

保藏编号：CHPC 2.18.1.HNJY/22/001.23

中文名称：流感病毒 A/ 河南济源 /1548/2022

外文名称：*Influenza virus* A/Henan-Jiyuan/1548/2022

分类学地位：Orthornavirae; Negarnaviricota; Insthoviricetes; Articulavirales; Orthomyxoviridae; *Alphainfluenzavirus*

生物危害程度：第三类

分离时间：2022-11-01

分离地址：中国河南省济源市

分离基物：患者咽拭子

致病名称：流行性感冒

致病对象：人

来源历史：←中国疾病预防控制中心病原微生物菌（毒）种保藏中心病毒病所分中心←中国疾病预防控制中心病毒病预防控制所流感室

用　　途：传染病病原监测和溯源

联系单位：中国疾病预防控制中心病毒病预防控制所

电子邮箱：huangwj@ivdc.chinacdc.cn

122. 流感病毒

国家科技资源标识符：CSTR: 16698.06.NPRC 2.3.437

平台资源号：NPRC 2.3.437

保藏编号：CHPC 2.18.1.BJHR/22/001.23

中文名称：流感病毒 A/ 北京怀柔 /11307/2022

外文名称：*Influenza virus* A/Beijing-Huairou/11307/2022

分类学地位：Orthornavirae; Negarnaviricota; Insthoviricetes; Articulavirales; Orthomyxoviridae; *Alphainfluenzavirus*

生物危害程度：第三类

分离时间：2022-10-13

分离地址：中国北京市怀柔区

分离基物：患者咽拭子

致病名称：流行性感冒

致病对象：人

来源历史：←中国疾病预防控制中心病原微生物菌（毒）种保藏中心病毒病所分中心←中国疾病预防控制中心病毒病预防控制所流感室

用　　途：传染病病原监测和溯源

联系单位：中国疾病预防控制中心病毒病预防控

制所

电子邮箱：huangwj@ivdc.chinacdc.cn

123. 流感病毒

国家科技资源标识符：CSTR: 16698.06.NPRC 2.3.438

平台资源号：NPRC 2.3.438

保藏编号：CHPC 2.18.1.NMGHS/22/001.23

中文名称：流感病毒 A/ 内蒙古红山 /1598/2022

外文名称：*Influenza virus* A/Neimenggu-Hongshan/1598/2022

分类学地位：Orthornavirae; Negarnaviricota; Insthoviricetes; Articulavirales; Orthomyxoviridae; *Alphainfluenzavirus*

生物危害程度：第三类

分离时间：2022-11-26

分离地址：中国内蒙古自治区赤峰市

分离基物：患者咽拭子

致病名称：流行性感冒

致病对象：人

来源历史：←中国疾病预防控制中心病原微生物菌（毒）种保藏中心病毒病所分中心 ←中国疾病预防控制中心病毒病预防控制所流感室

用　　途：传染病病原监测和溯源

联系单位：中国疾病预防控制中心病毒病预防控制所

电子邮箱：huangwj@ivdc.chinacdc.cn

124. 流感病毒

国家科技资源标识符：CSTR: 16698.06.NPRC 2.3.439

平台资源号：NPRC 2.3.439

保藏编号：CHPC 2.18.1.SCFC/22/001.23

中文名称：流感病毒 A/ 四川涪城 /12066/2022

外文名称：*Influenza virus* A/Sichuan-Fucheng/12066/2022

分类学地位：Orthornavirae; Negarnaviricota; Insthoviricetes; Articulavirales; Ortho-

myxoviridae; *Alphainfluenzavirus*

生物危害程度：第三类

分离时间：2022-11-20

分离地址：中国四川省绵阳市

分离基物：患者咽拭子

致病名称：流行性感冒

致病对象：人

来源历史：←中国疾病预防控制中心病原微生物菌（毒）种保藏中心病毒病所分中心 ←中国疾病预防控制中心病毒病预防控制所流感室

用　　途：传染病病原监测和溯源

联系单位：中国疾病预防控制中心病毒病预防控制所

电子邮箱：huangwj@ivdc.chinacdc.cn

125. 流感病毒

国家科技资源标识符：CSTR: 16698.06.NPRC 2.3.440

平台资源号：NPRC 2.3.440

保藏编号：CHPC 2.18.1.HNMY/22/001.23

中文名称：流感病毒 A/ 河南牧野 /51/2022

外文名称：*Influenza virus* A/Henan-Muye/51/2022

分类学地位：Orthornavirae; Negarnaviricota; Insthoviricetes; Articulavirales; Orthomyxoviridae; *Alphainfluenzavirus*

生物危害程度：第三类

分离时间：2022-10-29

分离地址：中国河南省新乡市

分离基物：患者咽拭子

致病名称：流行性感冒

致病对象：人

来源历史：←中国疾病预防控制中心病原微生物菌（毒）种保藏中心病毒病所分中心 ←中国疾病预防控制中心病毒病预防控制所流感室

用　　途：传染病病原监测和溯源

联系单位：中国疾病预防控制中心病毒病预防控

制所

电子邮箱：huangwj@ivdc.chinacdc.cn

126. 流感病毒

国家科技资源标识符：CSTR: 16698.06.NPRC 2.3.441

平台资源号：NPRC 2.3.441

保藏编号：CHPC 2.18.1.HNWB/22/001.23

中文名称：流感病毒 A/ 河南卫滨 /1538/2022

外文名称：*Influenza virus* A/Henan-Weibin/ 1538/2022

分类学地位：Orthornavirae; Negarnaviricota; Insthoviricetes; Articulavirales; Orthomyxoviridae; *Alphainfluenzavirus*

生物危害程度：第三类

分离时间：2022-10-30

分离地址：中国河南省新乡市

分离基物：患者咽拭子

致病名称：流行性感冒

致病对象：人

来源历史：←中国疾病预防控制中心病原微生物菌（毒）种保藏中心病毒病所分中心←中国疾病预防控制中心病毒病预防控制所流感室

用　　途：传染病病原监测和溯源

联系单位：中国疾病预防控制中心病毒病预防控制所

电子邮箱：huangwj@ivdc.chinacdc.cn

127. 流感病毒

国家科技资源标识符：CSTR: 16698.06.NPRC 2.3.442

平台资源号：NPRC 2.3.442

保藏编号：CHPC 2.18.1.SHCM/22/001.23

中文名称：流感病毒 A/ 上海崇明 /1804/2022

外文名称：*Influenza virus* A/Shanghai-Chongming/ 1804/2022

分类学地位：Orthornavirae; Negarnaviricota; Insthoviricetes; Articulavirales; Ortho-

myxoviridae; *Alphainfluenzavirus*

生物危害程度：第三类

分离时间：2022-10-19

分离地址：中国上海市崇明区

分离基物：患者咽拭子

致病名称：流行性感冒

致病对象：人

来源历史：←中国疾病预防控制中心病原微生物菌（毒）种保藏中心病毒病所分中心←中国疾病预防控制中心病毒病预防控制所流感室

用　　途：传染病病原监测和溯源

联系单位：中国疾病预防控制中心病毒病预防控制所

电子邮箱：huangwj@ivdc.chinacdc.cn

128. 流感病毒

国家科技资源标识符：CSTR: 16698.06.NPRC 2.3.443

平台资源号：NPRC 2.3.443

保藏编号：CHPC 2.18.1.HBYY/22/001.23

中文名称：流感病毒 A/ 湖北郧阳 /2311/2022

外文名称：*Influenza virus* A/Hubei-Yunyang/ 2311/2022

分类学地位：Orthornavirae; Negarnaviricota; Insthoviricetes; Articulavirales; Orthomyxoviridae; *Alphainfluenzavirus*

生物危害程度：第三类

分离时间：2022-08-02

分离地址：中国湖北省十堰市

分离基物：患者咽拭子

致病名称：流行性感冒

致病对象：人

来源历史：←中国疾病预防控制中心病原微生物菌（毒）种保藏中心病毒病所分中心←中国疾病预防控制中心病毒病预防控制所流感室

用　　途：传染病病原监测和溯源

联系单位：中国疾病预防控制中心病毒病预防控制所

电子邮箱：huangwj@ivdc.chinacdc.cn

129. 流感病毒

国家科技资源标识符：CSTR: 16698.06.NPRC 2.3.444

平台资源号：NPRC 2.3.444

保藏编号：CHPC 2.18.1.YNMZ/22/001.23

中文名称：流感病毒 A/ 云南蒙自 /1497/2022

外文名称：*Influenza virus* A/Yunnan-Mengzi/1497/2022

分类学地位：Orthornavirae; Negarnaviricota; Insthoviricetes; Articulavirales; Orthomyxoviridae; *Alphainfluenzavirus*

生物危害程度：第三类

分离时间：2022-08-02

分离地址：中国云南省红河州

分离基物：患者咽拭子

致病名称：流行性感冒

致病对象：人

来源历史：←中国疾病预防控制中心病原微生物菌（毒）种保藏中心病毒病所分中心 ←中国疾病预防控制中心病毒病预防控制所流感室

用　　途：传染病病原监测和溯源

联系单位：中国疾病预防控制中心病毒病预防控制所

电子邮箱：huangwj@ivdc.chinacdc.cn

130. 流感病毒

国家科技资源标识符：CSTR: 16698.06.NPRC 2.3.445

平台资源号：NPRC 2.3.445

保藏编号：CHPC 2.18.1.ZJSC/22/001.23

中文名称：流感病毒 A/ 浙江上城 /1896/2022

外文名称：*Influenza virus* A/Zhejiang-Shangcheng/1896/2022

分类学地位：Orthornavirae; Negarnaviricota; Ins-

thoviricetes; Articulavirales; Orthomyxoviridae; *Alphainfluenzavirus*

生物危害程度：第三类

分离时间：2022-08-08

分离地址：中国浙江省杭州市

分离基物：患者咽拭子

致病名称：流行性感冒

致病对象：人

来源历史：←中国疾病预防控制中心病原微生物菌（毒）种保藏中心病毒病所分中心 ←中国疾病预防控制中心病毒病预防控制所流感室

用　　途：传染病病原监测和溯源

联系单位：中国疾病预防控制中心病毒病预防控制所

电子邮箱：huangwj@ivdc.chinacdc.cn

131. 流感病毒

国家科技资源标识符：CSTR: 16698.06.NPRC 2.3.446

平台资源号：NPRC 2.3.446

保藏编号：CHPC 2.18.1.SCQY/22/001.23

中文名称：流感病毒 A/ 四川青羊 /11390/2022

外文名称：*Influenza virus* A/Sichuan-Qingyang/11390/2022

分类学地位：Orthornavirae; Negarnaviricota; Insthoviricetes; Articulavirales; Orthomyxoviridae; *Alphainfluenzavirus*

生物危害程度：第三类

分离时间：2022-08-08

分离地址：中国四川省成都市

分离基物：患者咽拭子

致病名称：流行性感冒

致病对象：人

来源历史：←中国疾病预防控制中心病原微生物菌（毒）种保藏中心病毒病所分中心 ←中国疾病预防控制中心病毒病预防控制所流感室

用　　途：传染病病原监测和溯源

联系单位：中国疾病预防控制中心病毒病预防控制所

电子邮箱：huangwj@ivdc.chinacdc.cn

132. 流感病毒

国家科技资源标识符：CSTR: 16698.06.NPRC 2.3.447

平台资源号：NPRC 2.3.447

保藏编号：CHPC 2.18.1.HNZY/22/001.23

中文名称：流感病毒 A/ 河南中原 /1347/2022

外文名称：*Influenza virus* A/Henan-Zhongyuan/1347/2022

分类学地位：Orthornavirae; Negarnaviricota; Insthoviricetes; Articulavirales; Orthomyxoviridae; *Alphainfluenzavirus*

生物危害程度：第三类

分离时间：2022-08-01

分离地址：中国河南省郑州市

分离基物：患者咽拭子

致病名称：流行性感冒

致病对象：人

来源历史：←中国疾病预防控制中心病原微生物菌（毒）种保藏中心病毒病所分中心←中国疾病预防控制中心病毒病预防控制所流感室

用　　途：传染病病原监测和溯源

联系单位：中国疾病预防控制中心病毒病预防控制所

电子邮箱：huangwj@ivdc.chinacdc.cn

133. 流感病毒

国家科技资源标识符：CSTR: 16698.06.NPRC 2.3.448

平台资源号：NPRC 2.3.448

保藏编号：CHPC 2.18.1.JLCY/22/001.23

中文名称：流感病毒 A/ 吉林朝阳 /1848/2022

外文名称：*Influenza virus* A/Jilin-Chaoyang/1848/2022

分类学地位：Orthornavirae; Negarnaviricota; Insthoviricetes; Articulavirales; Orthomyxoviridae; *Alphainfluenzavirus*

生物危害程度：第三类

分离时间：2022-08-01

分离地址：中国吉林省长春市

分离基物：患者咽拭子

致病名称：流行性感冒

致病对象：人

来源历史：←中国疾病预防控制中心病原微生物菌（毒）种保藏中心病毒病所分中心←中国疾病预防控制中心病毒病预防控制所流感室

用　　途：传染病病原监测和溯源

联系单位：中国疾病预防控制中心病毒病预防控制所

电子邮箱：huangwj@ivdc.chinacdc.cn

134. 流感病毒

国家科技资源标识符：CSTR: 16698.06.NPRC 2.3.449

平台资源号：NPRC 2.3.449

保藏编号：CHPC 2.18.1.YNSM/22/001.23

中文名称：流感病毒 A/ 云南思茅 /1935/2022

外文名称：*Influenza virus* A/Yunnan-Simao/1935/2022

分类学地位：Orthornavirae; Negarnaviricota; Insthoviricetes; Articulavirales; Orthomyxoviridae; *Alphainfluenzavirus*

生物危害程度：第三类

分离时间：2022-08-13

分离地址：中国云南省普洱市

分离基物：患者咽拭子

致病名称：流行性感冒

致病对象：人

来源历史：←中国疾病预防控制中心病原微生物菌（毒）种保藏中心病毒病所分中心←中国疾病预防控制中心病毒病预防

病

毒

控制所流感室

用　　途：传染病病原监测和溯源

联系单位：中国疾病预防控制中心病毒病预防控制所

电子邮箱：huangwj@ivdc.chinacdc.cn

135. 流感病毒

国家科技资源标识符：CSTR: 16698.06.NPRC 2.3.450

平台资源号：NPRC 2.3.450

保藏编号：CHPC 2.18.1.ZJHS/22/001.23

中文名称：流感病毒 A/ 浙江海曙 /11509/2022

外文名称：*Influenza virus* A/Zhejiang-Haishu/11509/2022

分类学地位：Orthornavirae; Negarnaviricota; Insthoviricetes; Articulavirales; Orthomyxoviridae; *Alphainfluenzavirus*

生物危害程度：第三类

分离时间：2022-08-01

分离地址：中国浙江省宁波市

分离基物：患者咽拭子

致病名称：流行性感冒

致病对象：人

来源历史：←中国疾病预防控制中心病原微生物菌（毒）种保藏中心病毒病所分中心←中国疾病预防控制中心病毒病预防控制所流感室

用　　途：传染病病原监测和溯源

联系单位：中国疾病预防控制中心病毒病预防控制所

电子邮箱：huangwj@ivdc.chinacdc.cn

136. 流感病毒

国家科技资源标识符：CSTR: 16698.06.NPRC 2.3.451

平台资源号：NPRC 2.3.451

保藏编号：CHPC 2.18.1.JLTX/22/001.23

中文名称：流感病毒 A/ 吉林铁西 /1341/2022

外文名称：*Influenza virus* A/Jilin-Tiexi/1341/2022

分类学地位：Orthornavirae; Negarnaviricota; Insthoviricetes; Articulavirales; Orthomyxoviridae; *Alphainfluenzavirus*

生物危害程度：第三类

分离时间：2022-08-22

分离地址：中国吉林省四平市

分离基物：患者咽拭子

致病名称：流行性感冒

致病对象：人

来源历史：←中国疾病预防控制中心病原微生物菌（毒）种保藏中心病毒病所分中心←中国疾病预防控制中心病毒病预防控制所流感室

用　　途：传染病病原监测和溯源

联系单位：中国疾病预防控制中心病毒病预防控制所

电子邮箱：huangwj@ivdc.chinacdc.cn

137. 流感病毒

国家科技资源标识符：CSTR: 16698.06.NPRC 2.3.452

平台资源号：NPRC 2.3.452

保藏编号：CHPC 2.18.1.YNHT/22/001.23

中文名称：流感病毒 A/ 云南红塔 /11025/2022

外文名称：*Influenza virus* A/Yunnan-Hongta/11025/2022

分类学地位：Orthornavirae; Negarnaviricota; Insthoviricetes; Articulavirales; Orthomyxoviridae; *Alphainfluenzavirus*

生物危害程度：第三类

分离时间：2022-08-16

分离地址：中国云南省玉溪市

分离基物：患者咽拭子

致病名称：流行性感冒

致病对象：人

来源历史：←中国疾病预防控制中心病原微生物菌（毒）种保藏中心病毒病所分中心←中国疾病预防控制中心病毒病预防

控制所流感室

用　　途：传染病病原监测和溯源

联系单位：中国疾病预防控制中心病毒病预防控
制所

电子邮箱：huangwj@ivdc.chinacdc.cn

138. 流感病毒

国家科技资源标识符：CSTR: 16698.06.NPRC 2.3.453

平台资源号：NPRC 2.3.453

保藏编号：CHPC 2.18.1.BJCY/22/001.23

中文名称：流感病毒 A/ 北京朝阳 /11942/2022

外文名称：*Influenza virus* A/Beijing-Chaoyang/
11942/2022

分类学地位：Orthornavirae; Negarnaviricota; Ins-
thoviricetes; Articulavirales; Ortho-
myxoviridae; *Alphainfluenzavirus*

生物危害程度：第三类

分离时间：2022-08-15

分离地址：中国北京市朝阳区

分离基物：患者咽拭子

致病名称：流行性感冒

致病对象：人

来源历史：←中国疾病预防控制中心病原微生物
菌（毒）种保藏中心病毒病所分中心
←中国疾病预防控制中心病毒病预防
控制所流感室

用　　途：传染病病原监测和溯源

联系单位：中国疾病预防控制中心病毒病预防控
制所

电子邮箱：huangwj@ivdc.chinacdc.cn

139. 流感病毒

国家科技资源标识符：CSTR: 16698.06.NPRC 2.3.454

平台资源号：NPRC 2.3.454

保藏编号：CHPC 2.18.1.SXQD/22/001.23

中文名称：流感病毒 A/ 陕西秦都 /1796/2022

外文名称：*Influenza virus* A/Shaanxi-Qindou/ 1796/

2022

分类学地位：Orthornavirae; Negarnaviricota; Ins-
thoviricetes; Articulavirales; Ortho-
myxoviridae; *Alphainfluenzavirus*

生物危害程度：第三类

分离时间：2022-08-10

分离地址：中国陕西省咸阳市

分离基物：患者咽拭子

致病名称：流行性感冒

致病对象：人

来源历史：←中国疾病预防控制中心病原微生物
菌（毒）种保藏中心病毒病所分中心
←中国疾病预防控制中心病毒病预防
控制所流感室

用　　途：传染病病原监测和溯源

联系单位：中国疾病预防控制中心病毒病预防控
制所

电子邮箱：huangwj@ivdc.chinacdc.cn

140. 流感病毒

国家科技资源标识符：CSTR: 16698.06.NPRC 2.3.455

平台资源号：NPRC 2.3.455

保藏编号：CHPC 2.18.1.HNHL/22/001.23

中文名称：流感病毒 A/ 河南华龙 /1391/2022

外文名称：*Influenza virus* A/Henan-Hualong/1391/
2022

分类学地位：Orthornavirae; Negarnaviricota; Ins-
thoviricetes; Articulavirales; Ortho-
myxoviridae; *Alphainfluenzavirus*

生物危害程度：第三类

分离时间：2022-08-22

分离地址：中国河南省濮阳市

分离基物：患者咽拭子

致病名称：流行性感冒

致病对象：人

来源历史：←中国疾病预防控制中心病原微生物
菌（毒）种保藏中心病毒病所分中心

←中国疾病预防控制中心病毒病预防控制所流感室

用　　途：传染病病原监测和溯源

联系单位：中国疾病预防控制中心病毒病预防控制所

电子邮箱：huangwj@ivdc.chinacdc.cn

141. 流感病毒

国家科技资源标识符：CSTR: 16698.06.NPRC 2.3.456

平台资源号：NPRC 2.3.456

保藏编号：CHPC 2.18.1.JXJZ/22/001.23

中文名称：流感病毒 A/ 江西吉州 /1780/2022

外文名称：*Influenza virus* A/Jiangxi-Jizhou/1780/2022

分类学地位：Orthornavirae; Negarnaviricota; Insthoviricetes; Articulavirales; Orthomyxoviridae; *Alphainfluenzavirus*

生物危害程度：第三类

分离时间：2022-08-08

分离地址：中国江西省吉安市

分离基物：患者咽拭子

致病名称：流行性感冒

致病对象：人

来源历史：←中国疾病预防控制中心病原微生物菌（毒）种保藏中心病毒病所分中心
←中国疾病预防控制中心病毒病预防控制所流感室

用　　途：传染病病原监测和溯源

联系单位：中国疾病预防控制中心病毒病预防控制所

电子邮箱：huangwj@ivdc.chinacdc.cn

142. 流感病毒

国家科技资源标识符：CSTR: 16698.06.NPRC 2.3.457

平台资源号：NPRC 2.3.457

保藏编号：CHPC 2.18.1.GZCJ/22/001.23

中文名称：流感病毒 A/ 贵州从江 /312/2022

外文名称：*Influenza virus* A/Guizhou-congjiang/312/2022

分类学地位：Orthornavirae; Negarnaviricota; Insthoviricetes; Articulavirales; Orthomyxoviridae; *Alphainfluenzavirus*

生物危害程度：第三类

分离时间：2022-04-06

分离地址：中国贵州省贵阳市

分离基物：患者咽拭子

致病名称：流行性感冒

致病对象：人

来源历史：←中国疾病预防控制中心病原微生物菌（毒）种保藏中心病毒病所分中心
←中国疾病预防控制中心病毒病预防控制所流感室

用　　途：传染病病原监测和溯源

联系单位：中国疾病预防控制中心病毒病预防控制所

电子邮箱：huangwj@ivdc.chinacdc.cn

143. 流感病毒

国家科技资源标识符：CSTR: 16698.06.NPRC 2.3.458

平台资源号：NPRC 2.3.458

保藏编号：CHPC 2.18.1.GDCK/22/001.23

中文名称：流感病毒 A/ 广东赤坎 /1237/2022

外文名称：*Influenza virus* A/Guangdong-chikan/1237/2022

分类学地位：Orthornavirae; Negarnaviricota; Insthoviricetes; Articulavirales; Orthomyxoviridae; *Alphainfluenzavirus*

生物危害程度：第三类

分离时间：2022-03-21

分离地址：中国广东省广州市

分离基物：患者咽拭子

致病名称：流行性感冒

致病对象：人

来源历史：←中国疾病预防控制中心病原微生物

菌（毒）种保藏中心病毒病所分中心
←中国疾病预防控制中心病毒病预防
控制所流感室

用　　途：传染病病原监测和溯源

联系单位：中国疾病预防控制中心病毒病预防控
制所

电子邮箱：huangwj@ivdc.chinacdc.cn

144. 流感病毒

国家科技资源标识符：CSTR: 16698.06.NPRC 2.3.459

平台资源号：NPRC 2.3.459

保藏编号：CHPC 2.18.1.HNDA/22/001.23

中文名称：流感病毒 A/ 海南定安 /331/2022

外文名称：*Influenza virus* A/Hainan-Dingan/331/2022

分类学地位：Orthornavirae; Negarnaviricota; Insthoviricetes; Articulavirales; Orthomyxoviridae; *Alphainfluenzavirus*

生物危害程度：第三类

分离时间：2022-05-31

分离地址：中国海南省海口市

分离基物：患者咽拭子

致病名称：流行性感冒

致病对象：人

来源历史：←中国疾病预防控制中心病原微生物
菌（毒）种保藏中心病毒病所分中心
←中国疾病预防控制中心病毒病预防
控制所流感室

用　　途：传染病病原监测和溯源

联系单位：中国疾病预防控制中心病毒病预防控
制所

电子邮箱：huangwj@ivdc.chinacdc.cn

145. 流感病毒

国家科技资源标识符：CSTR: 16698.06.NPRC 2.3.460

平台资源号：NPRC 2.3.460

保藏编号：CHPC 2.18.1.HNDA/22/002.23

中文名称：流感病毒 A/ 海南定安 /327/2022

外文名称：*Influenza virus* A/Hainan-Dingan/327/2022

分类学地位：Orthornavirae; Negarnaviricota; Insthoviricetes; Articulavirales; Orthomyxoviridae; *Alphainfluenzavirus*

生物危害程度：第三类

分离时间：2022-05-31

分离地址：中国海南省海口市

分离基物：患者咽拭子

致病名称：流行性感冒

致病对象：人

来源历史：←中国疾病预防控制中心病原微生物
菌（毒）种保藏中心病毒病所分中心
←中国疾病预防控制中心病毒病预防
控制所流感室

用　　途：传染病病原监测和溯源

联系单位：中国疾病预防控制中心病毒病预防控
制所

电子邮箱：huangwj@ivdc.chinacdc.cn

146. 流感病毒

国家科技资源标识符：CSTR: 16698.06.NPRC 2.3.461

平台资源号：NPRC 2.3.461

保藏编号：CHPC 2.18.1.SCGA/22/001.23

中文名称：流感病毒 A/ 湖南浏阳 /362/2022

外文名称：*Influenza virus* A/Hunan-liuyang/362/2022

分类学地位：Orthornavirae; Negarnaviricota; Insthoviricetes; Articulavirales; Orthomyxoviridae; *Alphainfluenzavirus*

生物危害程度：第三类

分离时间：2022-03-11

分离地址：中国湖南省长沙市

分离基物：患者咽拭子

致病名称：流行性感冒

致病对象：人

来源历史：←中国疾病预防控制中心病原微生物

菌（毒）种保藏中心病毒病所分中心
←中国疾病预防控制中心病毒病预防控制所流感室

用　　途：传染病病原监测和溯源

联系单位：中国疾病预防控制中心病毒病预防控制所

电子邮箱：huangwj@ivdc.chinacdc.cn

147. 流感病毒

国家科技资源标识符：CSTR: 16698.06.NPRC 2.3.462

平台资源号：NPRC 2.3.462

保藏编号：CHPC 2.18.1.SCGA/22/001.23

中文名称：流感病毒 A/ 四川广安 /1188/2022

外文名称：*Influenza virus* A/Sichuan-Guangan/ 1188/2022

分类学地位：Orthornavirae; Negarnaviricota; Insthoviricetes; Articulavirales; Orthomyxoviridae; *Alphainfluenzavirus*

生物危害程度：第三类

分离时间：2022-03-20

分离地址：中国四川省广安市

分离基物：患者咽拭子

致病名称：流行性感冒

致病对象：人

来源历史：←中国疾病预防控制中心病原微生物菌（毒）种保藏中心病毒病所分中心←中国疾病预防控制中心病毒病预防控制所流感室

用　　途：传染病病原监测和溯源

联系单位：中国疾病预防控制中心病毒病预防控制所

电子邮箱：huangwj@ivdc.chinacdc.cn

148. 流感病毒

国家科技资源标识符：CSTR: 16698.06.NPRC 2.3.463

平台资源号：NPRC 2.3.463

保藏编号：CHPC 2.18.1.GDZS/22/001.23

中文名称：流感病毒 A/ 广东中山 /1249/2022

外文名称：*Influenza virus* A/Guangdong-Zhongshan/1249/2022

分类学地位：Orthornavirae; Negarnaviricota; Insthoviricetes; Articulavirales; Orthomyxoviridae; *Alphainfluenzavirus*

生物危害程度：第三类

分离时间：2022-03-22

分离地址：中国广东省中山市

分离基物：患者咽拭子

致病名称：流行性感冒

致病对象：人

来源历史：←中国疾病预防控制中心病原微生物菌（毒）种保藏中心病毒病所分中心←中国疾病预防控制中心病毒病预防控制所流感室

用　　途：传染病病原监测和溯源

联系单位：中国疾病预防控制中心病毒病预防控制所

电子邮箱：huangwj@ivdc.chinacdc.cn

149. 流感病毒

国家科技资源标识符：CSTR: 16698.06.NPRC 2.3.464

平台资源号：NPRC 2.3.464

保藏编号：CHPC 2.18.1.ZJDT/22/001.23

中文名称：流感病毒 A/ 浙江洞头 /251/2022

外文名称：*Influenza virus* A/Zhejiang-Dongtou/ 251/2022

分类学地位：Orthornavirae; Negarnaviricota; Insthoviricetes; Articulavirales; Orthomyxoviridae; *Alphainfluenzavirus*

生物危害程度：第三类

分离时间：2022-03-26

分离地址：中国浙江省温州市

分离基物：患者咽拭子

致病名称：流行性感冒

致病对象：人

来源历史：←中国疾病预防控制中心病原微生物
菌（毒）种保藏中心病毒病所分中心
←中国疾病预防控制中心病毒病预防
控制所流感室

用　　途：传染病病原监测和溯源

联系单位：中国疾病预防控制中心病毒病预防控
制所

电子邮箱：huangwj@ivdc.chinacdc.cn

150. 流感病毒

国家科技资源标识符：CSTR: 16698.06.NPRC 2.3.465

平台资源号：NPRC 2.3.465

保藏编号：CHPC 2.18.1.HBJA/22/001.23

中文名称：流感病毒 A/ 湖北江岸 /1233/2022

外文名称：*Influenza virus* A/Hubei-Jiangan/1233/
2022

分类学地位：Orthornavirae; Negarnaviricota; Ins-
thoviricetes; Articulavirales; Ortho-
myxoviridae; *Alphainfluenzavirus*

生物危害程度：第三类

分离时间：2022-03-08

分离地址：中国湖北省武汉市

分离基物：患者咽拭子

致病名称：流行性感冒

致病对象：人

来源历史：←中国疾病预防控制中心病原微生物
菌（毒）种保藏中心病毒病所分中心
←中国疾病预防控制中心病毒病预防
控制所流感室

用　　途：传染病病原监测和溯源，

联系单位：中国疾病预防控制中心病毒病预防控
制所

电子邮箱：huangwj@ivdc.chinacdc.cn

151. 流感病毒

国家科技资源标识符：CSTR: 16698.06.NPRC 2.3.466

平台资源号：NPRC 2.3.466

保藏编号：CHPC 2.18.1.FJXC/22/001.23

中文名称：流感病毒 A/ 福建芗城 /1337/2022

外文名称：*Influenza virus* A/Fujian-Xiangcheng/
1337/2022

分类学地位：Orthornavirae; Negarnaviricota; Ins-
thoviricetes; Articulavirales; Ortho-
myxoviridae; *Alphainfluenzavirus*

生物危害程度：第三类

分离时间：2022-04-13

分离地址：中国福建省漳州市

分离基物：患者咽拭子

致病名称：流行性感冒

致病对象：人

来源历史：←中国疾病预防控制中心病原微生物
菌（毒）种保藏中心病毒病所分中心
←中国疾病预防控制中心病毒病预防
控制所流感室

用　　途：传染病病原监测和溯源

联系单位：中国疾病预防控制中心病毒病预防控
制所

电子邮箱：huangwj@ivdc.chinacdc.cn

152. 流感病毒

国家科技资源标识符：CSTR: 16698.06.NPRC 2.3.467

平台资源号：NPRC 2.3.467

保藏编号：CHPC 2.18.1.GZCJ/22/001.23

中文名称：流感病毒 A/ 贵州从江 /311/2022

外文名称：*Influenza virus* A/Guizhou-congjiang/
311/2022

分类学地位：Orthornavirae; Negarnaviricota; Ins-
thoviricetes; Articulavirales; Ortho-
myxoviridae; *Alphainfluenzavirus*

生物危害程度：第三类

分离时间：2022-04-06

分离地址：中国贵州省贵阳市

分离基物：患者咽拭子

致病名称：流行性感冒

病

毒

致病对象：人

来源历史：←中国疾病预防控制中心病原微生物菌（毒）种保藏中心病毒病所分中心
←中国疾病预防控制中心病毒病预防控制所流感室

用　　途：传染病病原监测和溯源

联系单位：中国疾病预防控制中心病毒病预防控制所

电子邮箱：huangwj@ivdc.chinacdc.cn

153. 流感病毒

国家科技资源标识符：CSTR: 16698.06.NPRC 2.3.468

平台资源号：NPRC 2.3.468

保藏编号：CHPC 2.18.2.GDLW/22/001.23

中文名称：流感病毒 B/ 广东荔湾 /1547/2022

外文名称：*Influenza virus* B/Guangdong-Liwan/ 1547/2022

分类学地位：Orthornavirae; Negarnaviricota; Insthoviricetes; Articulavirales; Orthomyxoviridae; *Betainfluenzavirus*

生物危害程度：第三类

分离时间：2022-07-19

分离地址：中国广东省广州市

分离基物：患者咽拭子

致病名称：流行性感冒

致病对象：人

来源历史：←中国疾病预防控制中心病原微生物菌（毒）种保藏中心病毒病所分中心
←中国疾病预防控制中心病毒病预防控制所流感室

用　　途：传染病病原监测和溯源

联系单位：中国疾病预防控制中心病毒病预防控制所

电子邮箱：huangwj@ivdc.chinacdc.cn

154. 流感病毒

国家科技资源标识符：CSTR: 16698.06.NPRC 2.3.469

平台资源号：NPRC 2.3.469

保藏编号：CHPC 2.18.2.BJHR/22/001.23

中文名称：流感病毒 B/ 北京怀柔 /1418/2022

外文名称：*Influenza virus* B/Beijing-Huairou/ 1418/2022

分类学地位：Orthornavirae; Negarnaviricota; Insthoviricetes; Articulavirales; Orthomyxoviridae; *Betainfluenzavirus*

生物危害程度：第三类

分离时间：2022-03-13

分离地址：中国北京市怀柔区

分离基物：患者咽拭子

致病名称：流行性感冒

致病对象：人

来源历史：←中国疾病预防控制中心病原微生物菌（毒）种保藏中心病毒病所分中心
←中国疾病预防控制中心病毒病预防控制所流感室

用　　途：传染病病原监测和溯源

联系单位：中国疾病预防控制中心病毒病预防控制所

电子邮箱：huangwj@ivdc.chinacdc.cn

155. 流感病毒

国家科技资源标识符：CSTR: 16698.06.NPRC 2.3.470

平台资源号：NPRC 2.3.470

保藏编号：CHPC 2.18.2.JSGL/22/001.23

中文名称：流感病毒 B/ 江苏广陵 /11004/2022

外文名称：*Influenza virus* B/Jiangsu-Guangling/ 11004/2022

分类学地位：Orthornavirae; Negarnaviricota; Insthoviricetes; Articulavirales; Orthomyxoviridae; *Betainfluenzavirus*

生物危害程度：第三类

分离时间：2022-06-15

分离地址：中国江苏省扬州市

分离基物：患者咽拭子

致病名称：流行性感冒

致病对象：人

来源历史：←中国疾病预防控制中心病原微生物菌（毒）种保藏中心病毒病所分中心

　　　　　←中国疾病预防控制中心病毒病预防控制所流感室

用　　途：传染病病原监测和溯源

联系单位：中国疾病预防控制中心病毒病预防控制所

电子邮箱：huangwj@ivdc.chinacdc.cn

156. 流感病毒

国家科技资源标识符：CSTR: 16698.06.NPRC 2.3.471

平台资源号：NPRC 2.3.471

保藏编号：CHPC 2.18.2.GDPJ/22/001.23

中文名称：流感病毒 B/ 广东蓬江 /1561/2022

外文名称：*Influenza virus* B/Guangdong-Pengjiang/1561/2022

分类学地位：Orthornavirae; Negarnaviricota; Insthoviricetes; Articulavirales; Orthomyxoviridae; *Betainfluenzavirus*

生物危害程度：第三类

分离时间：2022-06-08

分离地址：中国广东省江门市

分离基物：患者咽拭子

致病名称：流行性感冒

致病对象：人

来源历史：←中国疾病预防控制中心病原微生物菌（毒）种保藏中心病毒病所分中心

　　　　　←中国疾病预防控制中心病毒病预防控制所流感室

用　　途：传染病病原监测和溯源

联系单位：中国疾病预防控制中心病毒病预防控制所

电子邮箱：huangwj@ivdc.chinacdc.cn

157. 流感病毒

国家科技资源标识符：CSTR: 16698.06.NPRC 2.3.472

平台资源号：NPRC 2.3.472

保藏编号：CHPC 2.18.2.HBSZ/22/001.23

中文名称：流感病毒 B/ 湖北松滋 /1409/2022

外文名称：*Influenza virus* B/Hubei-Songzi/1409/2022

分类学地位：Orthornavirae; Negarnaviricota; Insthoviricetes; Articulavirales; Orthomyxoviridae; *Betainfluenzavirus*

生物危害程度：第三类

分离时间：2022-05-18

分离地址：中国湖北省荆州市

分离基物：患者咽拭子

致病名称：流行性感冒

致病对象：人

来源历史：←中国疾病预防控制中心病原微生物菌（毒）种保藏中心病毒病所分中心

　　　　　←中国疾病预防控制中心病毒病预防控制所流感室

用　　途：传染病病原监测和溯源

联系单位：中国疾病预防控制中心病毒病预防控制所

电子邮箱：huangwj@ivdc.chinacdc.cn

158. 流感病毒

国家科技资源标识符：CSTR: 16698.06.NPRC 2.3.473

平台资源号：NPRC 2.3.473

保藏编号：CHPC 2.18.2.GDDM/22/001.23

中文名称：流感病毒 B/ 广东斗门 /22/2022

外文名称：*Influenza virus* B/Guangdong-Doumen/22/2022

分类学地位：Orthornavirae; Negarnaviricota; Insthoviricetes; Articulavirales; Orthomyxoviridae; *Betainfluenzavirus*

生物危害程度：第三类

病

毒

分离时间：2022-07-18

分离地址：中国广东省珠海市

分离基物：患者咽拭子

致病名称：流行性感冒

致病对象：人

来源历史：←中国疾病预防控制中心病原微生物
　　　　　菌（毒）种保藏中心病毒病所分中心
　　　　　←中国疾病预防控制中心病毒病预防
　　　　　控制所流感室

用　　途：传染病病原监测和溯源

联系单位：中国疾病预防控制中心病毒病预防控
　　　　　制所

电子邮箱：huangwj@ivdc.chinacdc.cn

159. 流感病毒

国家科技资源标识符：CSTR: 16698.06.NPRC 2.3.474

平台资源号：NPRC 2.3.474

保藏编号：CHPC 2.18.2.JXZG/22/001.23

中文名称：流感病毒 B/ 江西章贡 /1556/2022

外文名称：*Influenza virus* B/Jiangxi-Zhanggong/
1556/2022

分类学地位：Orthornavirae; Negarnaviricota; Ins-
　　　　　　thoviricetes; Articulavirales; Ortho-
　　　　　　myxoviridae; *Betainfluenzavirus*

生物危害程度：第三类

分离时间：2022-06-06

分离地址：中国江西省赣州市

分离基物：患者咽拭子

致病名称：流行性感冒

致病对象：人

来源历史：←中国疾病预防控制中心病原微生物
　　　　　菌（毒）种保藏中心病毒病所分中心
　　　　　←中国疾病预防控制中心病毒病预防
　　　　　控制所流感室

用　　途：传染病病原监测和溯源

联系单位：中国疾病预防控制中心病毒病预防控
　　　　　制所

电子邮箱：huangwj@ivdc.chinacdc.cn

160. 流感病毒

国家科技资源标识符：CSTR: 16698.06.NPRC 2.3.475

平台资源号：NPRC 2.3.475

保藏编号：CHPC 2.18.2.YNMS/22/001.23

中文名称：流感病毒 B/ 云南芒市 /1571/2022

外文名称：*Influenza virus* B/Yunnan-Maoshi/1571/
2022

分类学地位：Orthornavirae; Negarnaviricota; Ins-
　　　　　　thoviricetes; Articulavirales; Ortho-
　　　　　　myxoviridae; *Betainfluenzavirus*

生物危害程度：第三类

分离时间：2022-06-01

分离地址：中国云南省德宏州

分离基物：患者咽拭子

致病名称：流行性感冒

致病对象：人

来源历史：←中国疾病预防控制中心病原微生物
　　　　　菌（毒）种保藏中心病毒病所分中心
　　　　　←中国疾病预防控制中心病毒病预防
　　　　　控制所流感室

用　　途：传染病病原监测和溯源

联系单位：中国疾病预防控制中心病毒病预防控
　　　　　制所

电子邮箱：huangwj@ivdc.chinacdc.cn

161. 流感病毒

国家科技资源标识符：CSTR: 16698.06.NPRC 2.3.476

平台资源号：NPRC 2.3.476

保藏编号：CHPC 2.18.2.GXJZ/22/001.23

中文名称：流感病毒 B/ 广西江州 /1485/2022

外文名称：*Influenza virus* B/Guangxi-Jiangzhou/
1485/2022

分类学地位：Orthornavirae; Negarnaviricota; Ins-
　　　　　　thoviricetes; Articulavirales; Ortho-
　　　　　　myxoviridae; *Betainfluenzavirus*

生物危害程度：第三类

分离时间：2022-06-20

分离地址：中国广西省崇左市

分离基物：患者咽拭子

致病名称：流行性感冒

致病对象：人

来源历史：←中国疾病预防控制中心病原微生物
菌（毒）种保藏中心病毒病所分中心
←中国疾病预防控制中心病毒病预防
控制所流感室

用　　途：传染病病原监测和溯源

联系单位：中国疾病预防控制中心病毒病预防控
制所

电子邮箱：huangwj@ivdc.chinacdc.cn

162. 流感病毒

国家科技资源标识符：CSTR: 16698.06.NPRC 2.3.477

平台资源号：NPRC 2.3.477

保藏编号：CHPC 2.18.2.ZJSC/22/001.23

中文名称：流感病毒 B/ 浙江上城 /1685/2022

外文名称：*Influenza virus* B/Zhejiang-Shangcheng/
1685/2022

分类学地位：Orthornavirae; Negarnaviricota; Ins-
thoviricetes; Articulavirales; Ortho-
myxoviridae; *Betainfluenzavirus*

生物危害程度：第三类

分离时间：2022-06-16

分离地址：中国浙江省杭州市

分离基物：患者咽拭子

致病名称：流行性感冒

致病对象：人

来源历史：←中国疾病预防控制中心病原微生物
菌（毒）种保藏中心病毒病所分中心
←中国疾病预防控制中心病毒病预防
控制所流感室

用　　途：传染病病原监测和溯源

联系单位：中国疾病预防控制中心病毒病预防控

制所

电子邮箱：huangwj@ivdc.chinacdc.cn

163. 流感病毒

国家科技资源标识符：CSTR: 16698.06.NPRC 2.3.478

平台资源号：NPRC 2.3.478

保藏编号：CHPC 2.18.2.YNMS/22/002.23

中文名称：流感病毒 B/ 云南芒市 /1822/2022

外文名称：*Influenza virus* B/Yunnan-Maoshi/
1822/2022

分类学地位：Orthornavirae; Negarnaviricota; Ins-
thoviricetes; Articulavirales; Ortho-
myxoviridae; *Betainfluenzavirus*

生物危害程度：第三类

分离时间：2022-07-12

分离地址：中国云南省德宏州

分离基物：患者咽拭子

致病名称：流行性感冒

致病对象：人

来源历史：←中国疾病预防控制中心病原微生物
菌（毒）种保藏中心病毒病所分中心
←中国疾病预防控制中心病毒病预防
控制所流感室

用　　途：传染病病原监测和溯源

联系单位：中国疾病预防控制中心病毒病预防控
制所

电子邮箱：huangwj@ivdc.chinacdc.cn

164. 流感病毒

国家科技资源标识符：CSTR: 16698.06.NPRC 2.3.479

平台资源号：NPRC 2.3.479

保藏编号：CHPC 2.18.2.YNYJ/22/001.23

中文名称：流感病毒 B/ 云南盈江 /351/2022

外文名称：*Influenza virus* B/Yunnan-Yingjiang/351/
2022

分类学地位：Orthornavirae; Negarnaviricota; Ins-
thoviricetes; Articulavirales; Ortho-

病

毒

myxoviridae; *Betainfluenzavirus*

生物危害程度：第三类

分离时间：2022-07-06

分离地址：中国云南省德宏州

分离基物：患者咽拭子

致病名称：流行性感冒

致病对象：人

来源历史：←中国疾病预防控制中心病原微生物
菌（毒）种保藏中心病毒病所分中心
←中国疾病预防控制中心病毒病预防
控制所流感室

用　　途：传染病病原监测和溯源

联系单位：中国疾病预防控制中心病毒病预防控
制所

电子邮箱：huangwj@ivdc.chinacdc.cn

165. 流感病毒

国家科技资源标识符：CSTR: 16698.06.NPRC 2.3.480

平台资源号：NPRC 2.3.480

保藏编号：CHPC 2.18.2.GDDM/22/002.23

中文名称：流感病毒 B/ 广东斗门 /21/2022

外文名称：*Influenza virus* B/Guangdong-Dou-
men/21/2022

分类学地位：Orthornavirae; Negarnaviricota; Ins-
thoviricetes; Articulavirales; Ortho-
myxoviridae; *Betainfluenzavirus*

生物危害程度：第三类

分离时间：2022-07-12

分离地址：中国广东省珠海市

分离基物：患者咽拭子

致病名称：流行性感冒

致病对象：人

来源历史：←中国疾病预防控制中心病原微生物
菌（毒）种保藏中心病毒病所分中心
←中国疾病预防控制中心病毒病预防
控制所流感室

用　　途：传染病病原监测和溯源

联系单位：中国疾病预防控制中心病毒病预防控
制所

电子邮箱：huangwj@ivdc.chinacdc.cn

166. 流感病毒

国家科技资源标识符：CSTR: 16698.06.NPRC 2.3.481

平台资源号：NPRC 2.3.481

保藏编号：CHPC 2.18.2.GDLW/22/002.23

中文名称：流感病毒 B/ 广东荔湾 /1508/2022

外文名称：*Influenza virus* B/Guangdong-Liwan/
1508/2022

分类学地位：Orthornavirae; Negarnaviricota; Ins-
thoviricetes; Articulavirales; Ortho-
myxoviridae; *Betainfluenzavirus*

生物危害程度：第三类

分离时间：2022-07-05

分离地址：中国广东省广州市

分离基物：患者咽拭子

致病名称：流行性感冒

致病对象：人

来源历史：←中国疾病预防控制中心病原微生物
菌（毒）种保藏中心病毒病所分中心
←中国疾病预防控制中心病毒病预防
控制所流感室

用　　途：传染病病原监测和溯源

联系单位：中国疾病预防控制中心病毒病预防控
制所

电子邮箱：huangwj@ivdc.chinacdc.cn

167. 流感病毒

国家科技资源标识符：CSTR: 16698.06.NPRC 2.3.482

平台资源号：NPRC 2.3.482

保藏编号：CHPC 2.18.2.GDJP/22/001.23

中文名称：流感病毒 B/ 广东金平 /8139/2022

外文名称：*Influenza virus* B/Guangdong-Jinping/
8139/2022

分类学地位：Orthornavirae; Negarnaviricota; Insthoviricetes; Articulavirales; Ortho-myxoviridae; *Betainfluenzavirus*

生物危害程度：第三类

分离时间：2022-07-12

分离地址：中国广东省汕头市

分离基物：患者咽拭子

致病名称：流行性感冒

致病对象：人

来源历史：←中国疾病预防控制中心病原微生物菌（毒）种保藏中心病毒病所分中心←中国疾病预防控制中心病毒病预防控制所流感室

用　　途：传染病病原监测和溯源

联系单位：中国疾病预防控制中心病毒病预防控制所

电子邮箱：huangwj@ivdc.chinacdc.cn

168. 流感病毒

国家科技资源标识符：CSTR: 16698.06.NPRC 2.3.483

平台资源号：NPRC 2.3.483

保藏编号：CHPC 2.18.2.HNBH/22/001.23

中文名称：流感病毒 B/ 湖南北湖 /1675/2022

外文名称：*Influenza virus* B/Hunan-Beihu/1675/2022

分类学地位：Orthornavirae; Negarnaviricota; Ins-thoviricetes; Articulavirales; Ortho-myxoviridae; *Betainfluenzavirus*

生物危害程度：第三类

分离时间：2022-07-04

分离地址：中国湖南省郴州市

分离基物：患者咽拭子

致病名称：流行性感冒

致病对象：人

来源历史：←中国疾病预防控制中心病原微生物菌（毒）种保藏中心病毒病所分中心←中国疾病预防控制中心病毒病预防控制所流感室

用　　途：传染病病原监测和溯源，

联系单位：中国疾病预防控制中心病毒病预防控制所

电子邮箱：huangwj@ivdc.chinacdc.cn

169. 流感病毒

国家科技资源标识符：CSTR: 16698.06.NPRC 2.3.484

平台资源号：NPRC 2.3.484

保藏编号：CHPC 2.18.2.GDMN/22/001.23

中文名称：流感病毒 B/ 广东茂南 /1616/2022

外文名称：*Influenza virus* B/Guangdong-Maonan/1616/2022

分类学地位：Orthornavirae; Negarnaviricota; Ins-thoviricetes; Articulavirales; Ortho-myxoviridae; *Betainfluenzavirus*

生物危害程度：第三类

分离时间：2022-07-05

分离地址：中国广东省茂名市

分离基物：患者咽拭子

致病名称：流行性感冒

致病对象：人

来源历史：←中国疾病预防控制中心病原微生物菌（毒）种保藏中心病毒病所分中心←中国疾病预防控制中心病毒病预防控制所流感室

用　　途：传染病病原监测和溯源

联系单位：中国疾病预防控制中心病毒病预防控制所

电子邮箱：huangwj@ivdc.chinacdc.cn

170. 流感病毒

国家科技资源标识符：CSTR: 16698.06.NPRC 2.3.485

平台资源号：NPRC 2.3.485

保藏编号：CHPC 2.18.2.HLJAM/22/001.23

中文名称：流感病毒 B/ 黑龙江爱民 /1203/2022

外文名称：*Influenza virus* B/Heilongjiang-Aim-in/1203/2022

病毒

分类学地位：Orthornavirae; Negarnaviricota; Insthoviricetes; Articulavirales; Orthomyxoviridae; *Betainfluenzavirus*

生物危害程度：第三类

分离时间：2022-03-14

分离地址：中国黑龙江省牡丹江市

分离基物：患者咽拭子

致病名称：流行性感冒

致病对象：人

来源历史：←中国疾病预防控制中心病原微生物菌（毒）种保藏中心病毒病所分中心←中国疾病预防控制中心病毒病预防控制所流感室

用　　途：传染病病原监测和溯源

联系单位：中国疾病预防控制中心病毒病预防控制所

电子邮箱：huangwj@ivdc.chinacdc.cn

171. 流感病毒

国家科技资源标识符：CSTR: 16698.06.NPRC 2.3.486

平台资源号：NPRC 2.3.486

保藏编号：CHPC 2.18.2.GSLX/22/001.23

中文名称：流感病毒 B/ 甘肃临夏 /1187/2022

外文名称：*Influenza virus* B/Gansu-Linxia/1187/2022

分类学地位：Orthornavirae; Negarnaviricota; Insthoviricetes; Articulavirales; Orthomyxoviridae; *Betainfluenzavirus*

生物危害程度：第三类

分离时间：2022-03-07

分离地址：中国甘肃省临夏市

分离基物：患者咽拭子

致病名称：流行性感冒

致病对象：人

来源历史：←中国疾病预防控制中心病原微生物菌（毒）种保藏中心病毒病所分中心←中国疾病预防控制中心病毒病预防

控制所流感室

用　　途：传染病病原监测和溯源

联系单位：中国疾病预防控制中心病毒病预防控制所

电子邮箱：huangwj@ivdc.chinacdc.cn

172. 流感病毒

国家科技资源标识符：CSTR: 16698.06.NPRC 2.3.487

平台资源号：NPRC 2.3.487

保藏编号：CHPC 2.18.2.GZHC/22/001.23

中文名称：流感病毒 B/ 贵州汇川 /1291/2022

外文名称：*Influenza virus* B/Guizhou-Huichuan/1291/2022

分类学地位：Orthornavirae; Negarnaviricota; Insthoviricetes; Articulavirales; Orthomyxoviridae; *Betainfluenzavirus*

生物危害程度：第三类

分离时间：2022-03-21

分离地址：中国贵州省遵义市

分离基物：患者咽拭子

致病名称：流行性感冒

致病对象：人

来源历史：←中国疾病预防控制中心病原微生物菌（毒）种保藏中心病毒病所分中心←中国疾病预防控制中心病毒病预防控制所流感室

用　　途：传染病病原监测和溯源

联系单位：中国疾病预防控制中心病毒病预防控制所

电子邮箱：huangwj@ivdc.chinacdc.cn

173. 流感病毒

国家科技资源标识符：CSTR: 16698.06.NPRC 2.3.488

平台资源号：NPRC 2.3.488

保藏编号：CHPC 2.18.2.GZXX/22/001.23

中文名称：流感病毒 B/ 贵州西秀 /1222/2022

外文名称：*Influenza virus* B/Guizhou-Xixiu/1222/

2022

分类学地位：Orthornavirae; Negarnaviricota; Insthoviricetes; Articulavirales; Orthomyxoviridae; *Betainfluenzavirus*

生物危害程度：第三类

分离时间：2022-03-21

分离地址：中国贵州省安顺市

分离基物：患者咽拭子

致病名称：流行性感冒

致病对象：人

来源历史：←中国疾病预防控制中心病原微生物菌（毒）种保藏中心病毒病所分中心
　　　　　←中国疾病预防控制中心病毒病预防控制所流感室

用　　途：传染病病原监测和溯源

联系单位：中国疾病预防控制中心病毒病预防控制所

电子邮箱：huangwj@ivdc.chinacdc.cn

174. 流感病毒

国家科技资源标识符：CSTR: 16698.06.NPRC 2.3.489

平台资源号：NPRC 2.3.489

保藏编号：CHPC 2.18.2.BJHD/22/001.23

中文名称：流感病毒 B/ 北京海淀 /1231/2022

外文名称：*Influenza virus* B/Beijing-Haidian/1231/2022

分类学地位：Orthornavirae; Negarnaviricota; Insthoviricetes; Articulavirales; Orthomyxoviridae; *Betainfluenzavirus*

生物危害程度：第三类

分离时间：2022-03-24

分离地址：中国北京市海淀区

分离基物：患者咽拭子

致病名称：流行性感冒

致病对象：人

来源历史：←中国疾病预防控制中心病原微生物菌（毒）种保藏中心病毒病所分中心

←中国疾病预防控制中心病毒病预防控制所流感室

用　　途：传染病病原监测和溯源

联系单位：中国疾病预防控制中心病毒病预防控制所

电子邮箱：huangwj@ivdc.chinacdc.cn

175. 流感病毒

国家科技资源标识符：CSTR: 16698.06.NPRC 2.3.490

平台资源号：NPRC 2.3.490

保藏编号：CHPC 2.18.2.SXYY/22/001.23

中文名称：流感病毒 B/ 陕西榆阳 /1231/2022

外文名称：*Influenza virus* B/Shaanxi-Yuyang/1231/2022

分类学地位：Orthornavirae; Negarnaviricota; Insthoviricetes; Articulavirales; Orthomyxoviridae; *Betainfluenzavirus*

生物危害程度：第三类

分离时间：2022-03-02

分离地址：中国陕西省榆林市

分离基物：患者咽拭子

致病名称：流行性感冒

致病对象：人

来源历史：←中国疾病预防控制中心病原微生物菌（毒）种保藏中心病毒病所分中心

←中国疾病预防控制中心病毒病预防控制所流感室

用　　途：传染病病原监测和溯源

联系单位：中国疾病预防控制中心病毒病预防控制所

电子邮箱：huangwj@ivdc.chinacdc.cn

176. 流感病毒

国家科技资源标识符：CSTR: 16698.06.NPRC 2.3.491

平台资源号：NPRC 2.3.491

保藏编号：CHPC 2.18.2.YNAN/22/001.23

中文名称：流感病毒 B/ 云南安宁 /1239/2022

外文名称：*Influenza virus* B/Yunnan-Anning/1239/2022

分类学地位：Orthornavirae; Negarnaviricota; Insthoviricetes; Articulavirales; Orthomyxoviridae; *Betainfluenzavirus*

生物危害程度：第三类

分离时间：2022-03-22

分离地址：中国云南省昆明市

分离基物：患者咽拭子

致病名称：流行性感冒

致病对象：人

来源历史：←中国疾病预防控制中心病原微生物菌（毒）种保藏中心病毒病所分中心←中国疾病预防控制中心病毒病预防控制所流感室

用　　途：传染病病原监测和溯源

联系单位：中国疾病预防控制中心病毒病预防控制所

电子邮箱：huangwj@ivdc.chinacdc.cn

177. 流感病毒

国家科技资源标识符：CSTR: 16698.06.NPRC 2.3.492

平台资源号：NPRC 2.3.492

保藏编号：CHPC 2.18.2.HBLN/22/001.23

中文名称：流感病毒 B/ 河北路南 /1517/2022

外文名称：*Influenza virus* B/Hebei-Lunan/1517/2022

分类学地位：Orthornavirae; Negarnaviricota; Insthoviricetes; Articulavirales; Orthomyxoviridae; *Betainfluenzavirus*

生物危害程度：第三类

分离时间：2022-03-14

分离地址：中国河北省唐山市

分离基物：患者咽拭子

致病名称：流行性感冒

致病对象：人

来源历史：←中国疾病预防控制中心病原微生物

菌（毒）种保藏中心病毒病所分中心←中国疾病预防控制中心病毒病预防控制所流感室

用　　途：传染病病原监测和溯源

联系单位：中国疾病预防控制中心病毒病预防控制所

电子邮箱：huangwj@ivdc.chinacdc.cn

178. 流感病毒

国家科技资源标识符：CSTR: 16698.06.NPRC 2.3.493

平台资源号：NPRC 2.3.493

保藏编号：CHPC 2.18.2.HBZD/22/001.23

中文名称：流感病毒 B/ 湖北曾都 /1197/2022

外文名称：*Influenza virus* B/Hubei-Zengdou/1197/2022

分类学地位：Orthornavirae; Negarnaviricota; Insthoviricetes; Articulavirales; Orthomyxoviridae; *Betainfluenzavirus*

生物危害程度：第三类

分离时间：2022-03-09

分离地址：中国湖北省随州市

分离基物：患者咽拭子

致病名称：流行性感冒

致病对象：人

来源历史：←中国疾病预防控制中心病原微生物菌（毒）种保藏中心病毒病所分中心←中国疾病预防控制中心病毒病预防控制所流感室

用　　途：传染病病原监测和溯源

联系单位：中国疾病预防控制中心病毒病预防控制所

电子邮箱：huangwj@ivdc.chinacdc.cn

179. 流感病毒

国家科技资源标识符：CSTR: 16698.06.NPRC 2.3.494

平台资源号：NPRC 2.3.494

保藏编号：CHPC 2.18.2.HNJS/22/001.23

中文名称：流感病毒 B/ 湖南吉首 /11034/2022

外文名称：*Influenza virus* B/Hunan-Jishou/11034/2022

分类学地位：Orthornavirae; Negarnaviricota; Insthoviricetes; Articulavirales; Orthomyxoviridae; *Betainfluenzavirus*

生物危害程度：第三类

分离时间：2022-05-09

分离地址：中国湖南省湘西州

分离基物：患者咽拭子

致病名称：流行性感冒

致病对象：人

来源历史：←中国疾病预防控制中心病原微生物菌（毒）种保藏中心病毒病所分中心 ←中国疾病预防控制中心病毒病预防控制所流感室

用　　途：传染病病原监测和溯源

联系单位：中国疾病预防控制中心病毒病预防控制所

电子邮箱：huangwj@ivdc.chinacdc.cn

180. 流感病毒

国家科技资源标识符：CSTR: 16698.06.NPRC 2.3.495

平台资源号：NPRC 2.3.495

保藏编号：CHPC 2.18.2.GDZS/22/001.23

中文名称：流感病毒 B/ 广东中山 /1487/2022

外文名称：*Influenza virus* B/Guangdong-Zhongshan/1487/2022

分类学地位：Orthornavirae; Negarnaviricota; Insthoviricetes; Articulavirales; Orthomyxoviridae; *Betainfluenzavirus*

生物危害程度：第三类

分离时间：2022-06-01

分离地址：中国广东省中山市

分离基物：患者咽拭子

致病名称：流行性感冒

致病对象：人

来源历史：←中国疾病预防控制中心病原微生物菌（毒）种保藏中心病毒病所分中心 ←中国疾病预防控制中心病毒病预防控制所流感室

用　　途：传染病病原监测和溯源

联系单位：中国疾病预防控制中心病毒病预防控制所

电子邮箱：huangwj@ivdc.chinacdc.cn

181. 流感病毒

国家科技资源标识符：CSTR: 16698.06.NPRC 2.3.496

平台资源号：NPRC 2.3.496

保藏编号：CHPC 2.18.2.YNQL/22/001.23

中文名称：流感病毒 B/ 云南麒麟 /1414/2022

外文名称：*Influenza virus* B/Yunnan-Qilin/1414/2022

分类学地位：Orthornavirae; Negarnaviricota; Insthoviricetes; Articulavirales; Orthomyxoviridae; *Betainfluenzavirus*

生物危害程度：第三类

分离时间：2022-05-26

分离地址：中国云南省曲靖市

分离基物：患者咽拭子

致病名称：流行性感冒

致病对象：人

来源历史：←中国疾病预防控制中心病原微生物菌（毒）种保藏中心病毒病所分中心 ←中国疾病预防控制中心病毒病预防控制所流感室

用　　途：传染病病原监测和溯源

联系单位：中国疾病预防控制中心病毒病预防控制所

电子邮箱：huangwj@ivdc.chinacdc.cn

182. 流感病毒

国家科技资源标识符：CSTR: 16698.06.NPRC 2.3.497

平台资源号：NPRC 2.3.497

保藏编号：CHPC 2.18.2.BJXC/22/001.23

中文名称：乙型流感病毒 Y 型 / 北京西城 /2022

外文名称：*Influenza virus* B/Beijing-Xicheng/2022

分类学地位：Orthornavirae; Negarnaviricota; Insthoviricetes; Articulavirales; Orthomyxoviridae; *Betainfluenzavirus*

生物危害程度：第三类

分离时间：2022-08-15

分离地址：中国北京市昌平区

分离基物：患者咽拭子

致病名称：流行性感冒

致病对象：人

来源历史：←中国疾病预防控制中心病原微生物菌（毒）种保藏中心病毒病所分中心←中国疾病预防控制中心病毒病预防控制所病毒资源中心

用　　途：传染病病原监测和溯源

联系单位：中国疾病预防控制中心病毒病预防控制所

电子邮箱：chpc@ivdc.chinacdc.cn

183. 流感病毒

国家科技资源标识符：CSTR: 16698.06.NPRC 2.3.498

平台资源号：NPRC 2.3.498

保藏编号：CHPC 2.18.2.BJXC/22/002.23

中文名称：乙型流感病毒 V 型 / 北京西城 /2022

外文名称：*Influenza virus* B/Beijing-Xicheng/2022

分类学地位：Orthornavirae; Negarnaviricota; Insthoviricetes; Articulavirales; Orthomyxoviridae; *Betainfluenzavirus*

生物危害程度：第三类

分离时间：2022-08-15

分离地址：中国北京市昌平区

分离基物：患者咽拭子

致病名称：流行性感冒

致病对象：人

来源历史：←中国疾病预防控制中心病原微生物

菌（毒）种保藏中心病毒病所分中心←中国疾病预防控制中心病毒病预防控制所病毒资源中心

用　　途：传染病病原监测和溯源

联系单位：中国疾病预防控制中心病毒病预防控制所

电子邮箱：chpc@ivdc.chinacdc.cn

184. 流感病毒

国家科技资源标识符：CSTR: 16698.06.NPRC 2.3.499

平台资源号：NPRC 2.3.499

保藏编号：CHPC 2.18.1.HN/22/001.23

中文名称：流感病毒A/ 河南 /4-10CNIC/2022（H3N8）

外文名称：*Influenza virus* A/Henan/4-10CNIC/2022(H3N8)

分类学地位：Orthornavirae; Negarnaviricota; Insthoviricetes; Articulavirales; Orthomyxoviridae; *Alphainfluenzavirus*

生物危害程度：第三类

分离时间：2022-04-19

分离地址：中国北京市昌平区

分离基物：患者咽拭子

致病名称：感冒、支气管炎

致病对象：人

来源历史：←中国疾病预防控制中心病原微生物菌（毒）种保藏中心病毒病所分中心←中国疾病预防控制中心病毒病预防控制所流感室

用　　途：传染病病原监测和溯源

联系单位：中国疾病预防控制中心病毒病预防控制所

电子邮箱：huangwj@ivdc.chinacdc.cn

185. 流感病毒

国家科技资源标识符：CSTR: 16698.06.NPRC 2.3.500

平台资源号：NPRC 2.3.500

保藏编号：CHPC 2.18.1.CS/22/001.23

中文名称：流感病毒 A/ 长沙 /1000/2022（H3N8）

外文名称：*Influenza virus* A/Changsha/1000/2022(H3N8)

分类学地位：Orthornavirae; Negarnaviricota; Insthoviricetes; Articulavirales; Orthomyxoviridae; *Alphainfluenzavirus*

生物危害程度：第三类

分离时间：2022-05-12

分离地址：中国北京市昌平区

分离基物：患者咽拭子

致病名称：感冒、支气管炎

致病对象：人

来源历史：←中国疾病预防控制中心病原微生物菌（毒）种保藏中心病毒病所分中心←中国疾病预防控制中心病毒病预防控制所流感室

用　　途：传染病病原监测和溯源

联系单位：中国疾病预防控制中心病毒病预防控制所

电子邮箱：huangwj@ivdc.chinacdc.cn

186. 流感病毒

国家科技资源标识符：CSTR: 16698.06.NPRC 2.5.55

平台资源号：NPRC 2.5.55

保藏编号：CAMS-CCPM-C- Ⅲ -004-M

中文名称：流感病毒 PR8

外文名称：*Influence virus* PR8

分类学地位：Orthornavirae; Negarnaviricota; Insthoviricetes; Articulavirales; Orthomyxoviridae; *Alphainfluenzavirus*

生物危害程度：第三类

分离时间：2010-09-01

分离地址：中国北京市

分离基物：患者咽拭子

致病名称：流行性感冒

致病对象：人

来源历史：←中国医学科学院病原微生物菌（毒）种保藏中心医学病原微生物菌（毒）种保藏分中心←中国医学科学院病原生物学研究所

用　　途：科研、教学等科学实验

联系单位：中国医学科学院病原生物学研究所

电子邮箱：CCPM_C@ipbcams.ac.cn

187. 流感病毒

国家科技资源标识符：CSTR: 16698.06.NPRC 2.5.56

平台资源号：NPRC 2.5.56

保藏编号：CAMS-CCPM-C- Ⅲ -004-02

中文名称：流感病毒 H1N1/WSN

外文名称：*Influence virus* H1N1/WSN

分类学地位：Orthornavirae; Negarnaviricota; Insthoviricetes; Articulavirales; Orthomyxoviridae; *Alphainfluenzavirus*

生物危害程度：第三类

分离时间：2019-05-01

分离地址：中国北京市

分离基物：患者咽拭子

致病名称：流行性感冒

致病对象：人

来源历史：←中国医学科学院病原微生物菌（毒）种保藏中心医学病原微生物菌（毒）种保藏分中心←中国医学科学院病原生物学研究所

用　　途：科研、教学等科学实验

联系单位：中国医学科学院病原生物学研究所

电子邮箱：CCPM_C@ipbcams.ac.cn

病

毒